会议医疗保健基础与实践

主　审　罗正学　周玉杰　王建昌

主　编　张海涛　陈大伟

副主编　史冬梅　张　伟　张　婧　任兴华　柴　萌

编　委　（按姓氏音序排列）

柴玉倬	陈冰	陈威	陈英	陈贝贝	党梓怡　董菁　董志伟
杜文津	方舟	葛淑静	顾国利	顾伟杰	胡亚华　金占国　李迪
李建	李强	李凤芝	李建业	李松林	李妍妍　李宗雪　林建梅
刘磊	刘颖	吕超	马晨越	马建锋	牛建荣　逄键梁　祁烨
乔丽	乔海燕	任志霞	苏金桥	孙津津	滕文赫　王东　王猛
王晨蕊	王怀宇	王良宸	吴宏勖	肖年军	邢俊华　薛恒怡　杨海瑞
叶高峰	尹延伟	于鹏飞	袁鹰	翟文超	张泠　张智　张成业
张红蕾	张金康	张静瑜	张小东	张晓艳	张玉辉　赵聪　周岩
周海洋	邹晓防				

审　校　段连宁　罗惠兰　王蓉美　司冰心　甄　贞

学术秘书　何萍萍

科学技术文献出版社
SCIENTIFIC AND TECHNICAL DOCUMENTATION PRESS

·北京·

图书在版编目（CIP）数据

会议医疗保健基础与实践 / 张海涛，陈大伟主编. —北京：科学技术文献出版社，2022.2

ISBN 978-7-5189-8660-6

Ⅰ. ①会…　Ⅱ. ①张…　②陈…　Ⅲ. ①医疗保健—应用—会议—研究　Ⅳ. ① R197.1

中国版本图书馆 CIP 数据核字（2021）第 242430 号

会议医疗保健基础与实践

策划编辑：胡　丹　　责任编辑：胡　丹　　责任校对：张吲哚　　责任出版：张志平

出　版　者	科学技术文献出版社
地　　　址	北京市复兴路15号　　邮编　100038
编　务　部	（010）58882938，58882087（传真）
发　行　部	（010）58882868，58882870（传真）
邮　购　部	（010）58882873
官 方 网 址	www.stdp.com.cn
发　行　者	科学技术文献出版社发行　全国各地新华书店经销
印　刷　者	北京虎彩文化传播有限公司
版　　　次	2022 年 2 月第 1 版　2022 年 2 月第 1 次印刷
开　　　本	787×1092　1/16
字　　　数	601千
印　　　张	27.5　彩插 2 面
书　　　号	ISBN 978-7-5189-8660-6
定　　　价	128.00元

作者简介

张海涛 空军特色医学中心心血管内科主任医师，医学博士，硕士研究生导师，空军高层次科技人才。

从事心血管内科及干部保健工作 20 余年，曾参加纪念中国人民抗日战争暨世界反法西斯战争胜利 70 周年阅兵仪式的老兵方队全程保健工作，并多次执行全国两会医疗保健等重要任务。获全军医疗成果奖二等奖 1 项、全军科技进步奖二等奖 2 项，承担医院临床创新技术 11 项，发表论著 90 余篇，主编著作 1 部，副主编研究生教材 1 部，参编 8 部。共完成及在研各类课题 20 项，其中作为第 1 负责人 10 项。荣立专项三等功 1 次。

中国优生优育协会心血管结构与代谢专委会副主任委员，全军心血管专业委员会冠心病学组委员，全军心血管专业青年委员会常务委员，第六届中国高血压联盟理事会理事。曾任中国医促会胸痛分会青委会副主任委员，北京医学会心血管分会重症学组委员，第 1、第 2 届中国医师协会心血管分会青委会委员，第 1、第 2 届北京医学会心血管分会青委会委员。

陈大伟 空军特色医学中心神经内科副主任医师，医学博士，空军高层次科技人才。

长期从事干部保健、航空医学评定及神经内科临床工作等，擅长老年神经变性疾病和脑血管病的诊治及老年综合评估等。曾执行中国人民抗日战争胜利60周年、空剑-2016军事演习等会议保健任务。承担全军后勤科研课题、全军保健课题、国家军用标准和首都特色医学基金等多项科研项目。发表论文30余篇，其中SCI收录论文10篇。作为执笔人发表专家共识1部，撰写国家军用标准2部，在《中华神经科杂志》《中华老年心脑血管病杂志》发表专家述评。获全军科技进步奖二等奖1项，重庆市科技进步奖二等奖1项。

全军神经内科学专业委员会青年委员，全军保健医学委员会委员，北京医学会帕金森病分会委员，北京医师协会介入分会理事，《中华神经医学杂志》特约审稿专家，《实用老年医学》青年编委。

前言

　　会议的医疗保健工作具有环境特殊、要求特殊、服务群体特殊和持续时间特殊等特性，直接关系到全体参会人员的身体健康，关系到会议能否顺利进行，这就要求会议保健人员必须具有较高的综合素质和丰富的临床经验。专业技术、预警意识、应急反应、应对能力、信息报送以及岗位职责与要求的细化都是圆满完成保健任务的要素。医疗保健工作不是片面强调某个专业如何精湛，而是要求医务人员要掌握足够的全科知识，对于医疗的基本知识、基本技能、基本理论做到全面有效掌握，做到"一专多能"，而且要求能够及时了解最新医学动态，做到"心中有数"。

　　有调查表明，大部分保健人员的工作压力主要来源于保健知识和院外急救技能的欠缺，但目前国内还没有一本专门围绕会议医疗保健方面系统、全面的著作。基于此，经过前期充分的酝酿、讨论，我们组织编写了这部《会议医疗保健基础与实践》，本书主要有以下特点：①内容全面，主要包括会议保健基础知识、危急症状的识别、危重疾病的院前救治、易发病的防治、传染病及疫情的防控，以及会场常见技术操作的 SOP 及考核标准等；②实用性强，既可以作为会议医疗保健的参考培训教材，也可以作为基层全科医师的学习资料；③针对性强，全书针对会议现场这一特殊背景，重点突出危急重症疾病的院前识别、急救等措施及转运后送注意事项等，同时又针对保健过程中可能遇到的易发疾病进行了梳理及系统介绍，但并未过多渲染高尖、复杂的诊治手段；④内容规范，各个疾病的处理均以权威教材、论文、指南及专家共识为依据，理论及实操部分均有 SOP 操作规范及流程。

　　本书的主要编写者均为临床相关专业的中青年骨干专家，有着扎实的专业理论基础以及丰富的会议保健经验，其中许多专家多次参加过各类国家及军队的会议现场医疗保健工作，为写好本书创造了良好条件。正是各位专家不断努力和无私奉献才使得本书内容丰富，有亮点、有新意，且可读性强。在此，谨向本书的编者和参与者表示崇高的敬意及衷心的感谢。由于编写时间紧，尽管我们做了最大的努力，但书中肯定还有很多的不足甚至错误，还请各位读者批评指正，以便再版时完善。

　　本书的出版得到了空军特色医学中心罗正学主任、彭家良政委、钟贵陵副主任及医研部党小荣部长的大力支持和指导，在此表示衷心的感谢。同时感谢首都医科大学附属北京安贞医院及长治医学院附属和平医院专家们的辛勤付出，感谢出版社编辑们的协助，正是大家共同的努力，才保证了本书如期问世。

張海涛

2021 年 12 月 6 日

目录

第三篇　危重疾病院前救治

第四篇　易发病防治

第一篇

会议医疗保健基础知识

第一章　会议医疗保健的概念及分类

一、会议医疗保健的概念

　　会议医疗保健是指为了保证参会人员在会议过程中健康安全地参加会议活动所实施的一系列医疗行为。会议的医疗保健工作具有环境特殊、要求特殊、服务群体特殊和持续时间特殊等特性，直接关系到会议能否顺利进行，所以要求工作有流程、处置有预案、技术有规范等，逐渐形成了一种特殊的临床工作模式，既有类似临床工作部分，又有其特需的理论知识背景、技术技能，尤其是在参会人员的健康评估、急危重症预判、预防和救治的快速反应、慢病接续性日常诊疗等方面，凸显团队成员技术技能的有机组合，才能形成在会议特殊环境下，针对影响会议的健康特情，采取有效的医疗保健措施，以保障会议的顺利进行。

二、常见会议的分类

　　根据会议的不同分类，明确医疗保健的实际需要，从而使会前预先准备的药品及物资更具有侧重性，制定的应急抢救预案及培训演练更具有针对性。

（一）根据参会人数规模

　　可分为小型会议、中型会议、大型会议、特大型会议。

　　小型会议：出席的人数少则几人，多则几十人，但是一般不超过 100 人。

　　中型会议：出席人数在 100 ～ 1000 人。

　　大型会议：出席人数在 1000 ～ 10000 人。

　　特大型会议：出席人数在 10000 人以上，如重大节日庆典、大型表彰、庆祝大会等。

（二）根据会议性质

　　可以分为政治性会议、商务会议、展销会议、文化交流会议、专业学术会议、度假型会议。

　　政治性会议：国际政治组织、国家和地方政府为某一政治议题召开的各种会议属于政治性会议。政治性会议根据内容需要一般采取大会和分组讨论等形式。

　　商务会议：企业、公司因为业务、管理方面的发展需要而开展的会议称之为商务会议，该类会议的出席人员多为公司各个部门的管理层，分为本公司举办及多个公司联合举办，商务会议对于会议环境的要求比较高，一般会伴随各种宴会展开。

　　展销会议：商品交易会、展销会、展览会的各类展商及一些与会者除参加展览外，还会在饭店、会议中心等场所举办一些招待会、报告会、谈判会、签字仪式、娱乐活动等，这些会议可以统称为展销会议。

　　文化交流会议：各种民间或政府组织组成的跨区域性的文化学习交流活动，常以考察、交流等形式出现。

专业学术会议：这类会议是某一领域具有一定专业技术的专家学者参加的会议，如专题研究会、学术报告会、专家评审会等。

度假型会议：指企业或组织利用假期或自行安排时间组织员工开展旅游度假，在休闲的同时开展会议，既能增加相互了解，增强机构的凝聚力，又能解决所面临的问题。

（三）根据会议周期长短

可分为定期会议、不定期会议。

定期会议：即有固定周期，定时召开的会议，一般来说，国际会议的周期以 1 年居多，称为年会，但也有 2 年、3 年不等；会期基本固定，如联合国大会的开幕时间定于每年 9 月。我国的政治协商会议及人民代表大会（两会）的时间基本定于每年 3 月。

不定期会议：这类会议的周期和会期根据实际情况确定，有客观需要或条件成熟便举行，必要时可以举行临时会议、紧急会议和特别会议。

（四）根据参会人员平均年龄

可以分为青年会议、中年会议、老年会议。

青年会议：参会人员年龄在 18 ～ 44 岁；

中年会议：参会人员年龄在 45 ～ 59 岁；

老年会议：参会人员平均年龄大于 60 岁。

（五）根据会议季节

可以分为春季会议、夏季会议、秋季会议、冬季会议。

其他与分类相关的，如地区会议期间天气、空气污染、传染病流行状态等也是需要提前关注的内容。

三、会议医疗保健的特点

（一）政治要求高

会议医疗保健往往不单纯是一项医疗任务，还是一项政治任务。保健任务完成的好坏，直接影响到活动或会议是否能够顺利进行，是否能取得理想的效果。尤其是国际性活动或会议，甚至还会影响到我国的国际声誉。因此，必须要周密准备、谨慎实施，确保万无一失。

（二）服务形式多样

从医疗保健工作的性质来讲，可分为驻地保健、现场保健和随队保健 3 种类型。

驻地保健：即派医疗小组在会议的驻地进行保健任务的实施。如地市级及全国的"两会"等。会场驻地保健的特点是地点稳定、工作及生活条件较好、人员及设备配备相对完善等，但也存在出勤时间较长、慢病急发的机会较多，医疗诉求较多、医务人员易出现心理及家庭困难问题等。

现场保健：即在会议举行的现场进行医疗保健。特点是活动时间集中、场地不熟悉、对保健对象的健康状况不了解、医务人员及可携带的急救设备相对不足，现场医疗急救条件差等。

随队保健：会议期间多个地点间转移过程中的医疗保健，即派医疗组跟随参会人员外出保健。特点是保障对象流动性大、行程劳顿、医务人员及设备少、缺乏后援保障等。

（三）保健对象身份多样

医疗保健服务的对象不同于医院的患者。主要特点是：第一，来自国内不同的地区或国家，生活习惯不同，国际会议还存在语言不同、文化不同、宗教不同等；第二，来自不同的阶层，对服务的要求不同，有些甚至是国家元首，需要专门的保健服务；第三，年龄跨度大，参加会议的人员一般中年以上者较多，身体状况基础不同，潜在的风险较大。在环境改变、劳累、情绪激动等情况下容易突发急性心脑血管疾病。

第二章 会议医疗保健的前期准备

　　健全的保健制度流程、高素质的保健队伍、充分的物资、药品准备，以及针对性的工作方案是做好医疗保健工作的基础；全过程管理是医疗保健任务顺利完成的保证；注重细节，不断总结是提高医疗保健能力和水平的有效途径。为了高效有序地完成会议的医疗保健任务，及时恰当地应对各种突发事件，精准熟练地完成就地诊治，必须科学地制定医疗保障方案，进行充分的任务前准备。

一、人员选拔及组成

（一）成立领导小组

　　大型会议成立以医疗机构或其上级机关组成的领导小组，中小型会议成立以医疗机构保健部门形成的领导小组，负责把握全局、重大事项决策及协调全院资源。一般应下设工作组、专家组和保障组。工作组应由干部保健科（处）或医务部（处）牵头，由医务部（处）、护理部、干部科（人事处）部门组成。主要负责医疗保障所有工作的安排和与相关各方的协调沟通；专家组由相关科室经验丰富的专家组成，负责为派出的医疗队进行技术支持和咨询；保障组由保障部（总务处）、药剂科、医学工程科等组成，主要负责所有工作的后勤保障，如车辆、设备、药品、物资等。驻会医疗组设立一名组长，负责组织、协调会议期间就诊科室门诊、病房与驻地及会场医疗保健的工作。建立急诊、就诊、住院"绿色通道"，根据病情需要，参会人员到医院门急诊就诊、住院治疗时提供优质和安全便捷的服务。同时应指定一名院领导担任总指挥，明确层级关系、确定联系方式，保证指挥畅通。

（二）成立专家小组

　　成立以医疗机构业务主管为组长的专家治疗小组，职称应在副高级以上，要涵盖内科、外科、急诊、重症及承担保健任务医院的特色科室，任务是对外出执行医疗保健任务的医疗组提供技术支持（外出医疗队受人数、专业及经验限制，在遇到的复杂问题时，往往需要后方的专家给予技术支持）；同时负责会议期间参会人员的门诊、急诊及住院的医疗保健工作，并组织会诊讨论，明确诊断，确定治疗方案。

（三）驻会保健人员选拔

　　由拟执行外出医疗保健任务的医师、护士、司机等组成。选派政治素质好、临床经验丰富、技术过硬、善于沟通交流的医护人员组成驻会医疗保健小组，要根据保健任务的性质、特点、保健对象组成等合理搭配医疗队员，包括内科、外科医师比例、医护比例、有保健工作经验的人员和新手的比例等。医疗组长应选择年资较高、保障经验丰富、身体素质好、沟通能力强、业务能力强的同志担任。医疗组要明确内部分工，团结协作，认真接诊、出诊，及时处置参会人员及工作人员病情。执行 24 小时值班制度，每日巡诊制度，并负责紧急情况下的就地抢救工作。

二、技能培训

（一）院前综合急救培训

驻会医疗组成员应接受院前综合急救培训，培训内容主要有工作方案、会议相关的制度和要求、药品及各种急救仪器的使用、车载急救设备及与救护车的配合等。执行任务前应组织实地专项和全要素情景演练，强化应急演练，充分熟悉急救药品、急救器械的使用，充分了解现场应急转运路线等。通过演练提高小组成员对预案的熟悉程度和对突发事件的实际应对能力。相关医疗机构要及时对执行任务的医务人员进行规范化的培训、严格考核，务必达到人人过关。

（二）熟悉掌握危急症候群及救治流程

熟悉掌握常见的威胁生命的急危重症的临床表现、鉴别诊断及救治流程，包括心搏骤停、呼吸骤停、气道梗阻（完全、不完全）、过敏性休克、大出血等。熟悉掌握常见急症症候群的诊治流程，包括高血压急症、呼吸困难（肺栓塞、气胸、哮喘等）、胸痛（心绞痛、心肌梗死、主动脉夹层、肺栓塞等）、脑血管意外（脑卒中等）、外伤症候群（扭伤、骨折、颅脑外伤、心包填塞、气胸等）。

三、物资和药品准备

医疗保健所用物品包括急救设备、药品、救护车及医务人员着装等。医疗组要根据参会人员年龄、举办会议的季节、地点、会议周期、特殊参会代表和重点保健人员的基础健康状态等因素，准备物资及药品，同时进行清单管理。设备要进行定期检修和保养，尤其是需要用电的设备，要定期充电，以免接到临时任务时来不及充电或因长期不用电池损害。每件设备的保养要有规定的内容、标准和时间，并有检查、维修记录。要始终使设备处于完好和临战状态，保证可以随时使用。要有一个总的药品清单，还要有执行不同保健任务的药品清单。每次执行任务后，要根据清单进行清点补充。准备药品时要重点注意失效期，临近失效期的药品一定要与药房及时更换，避免浪费或误用失效药品。发放药品要认真登记，发放药量一般1～2天，特殊情况的酌情给药，特殊药品须及时请示会务组或会议卫生组，批准后方可实施。非紧急特殊情况，在会议驻地一般不进行静脉输液治疗。执行医疗保健任务时医务人员不宜穿白大褂，除每人一套深色正装外，北方地区还应准备防寒服。

设备准备：主要是用于急救的设备，如心电图机、心电除颤监护仪、电动负压吸引器、气管插管、简易呼吸器、外科诊箱、内科诊箱、快速血糖检测仪、血氧饱和度检测仪、氧气瓶等。对保障用急救车辆进行一次全面维护保养，确保车辆正常运行。

药品准备：①急救类药品。②与季节发病相关的药品，如冬季应多带治疗感冒的药品，夏季应多带治疗肠道传染病的药品。③与保健对象来源地相关的药品，如有来自非洲的人参加，则应携带适量治疗疟疾等热带疾病的药物。④治疗慢性病的药品，虽然医疗保健以应对急性病为主，但经常会有参加会议或活动的人员忘带慢性病治疗药物，尤其是治疗高血压、糖尿病的药品。此外，还应准备适量的安眠类药、抗过敏药和晕车药。

四、重点对象医疗资料收集

会议准备阶段要预先与会务组及重点保障对象的保健医师沟通，熟悉掌握重点保障对象的健康状况，了解其基础疾病及常规用药，并针对可能发生的病情变化做好应急预案，做好针对性的准备工作。

五、会议现场勘查及预案准备

领导小组要组织驻会医疗组提前至会议现场进行勘察，预先了解会议场地及参会人员驻地环境、气候、卫生条件、通道、楼梯、电梯等情况，了解重点保健对象会议期间24小时活动位置，明确救护车停放场地，检查救护车内抢救仪器设备（如气管插管箱、心电图机、除颤仪、转运呼吸机等）随时处于备用状态。根据实际工作需要，会议医疗组制定院前急救医疗保障方案和应急预案，确定应急转运路线，做好参会人员和工作人员的突发医疗急救工作，确保反应迅速、应急到位、报告及时。以确保生命安全为底线，对参会人员出现可能威胁生命的危急症候群，立即在现场采取急救措施。医疗应急预案的制定通常有两种方式：一种是根据疾病制定；另一种是根据症状制定。原则上在常见急危重症救治预案的基础上，根据对参会人员的健康状态的预判，同时制定相应的个性化方案。应急预案的制定要做到简明扼要，清晰易记，最好附有详细的操作流程图。

六、巡诊原则及注意事项

1. 巡诊原则

巡诊要按照"按时＋按需"的原则进行。按时是指每天固定时间段进行巡诊，按需是指参会人员有不适主诉时及时进行巡诊，同时如果参会人员存在慢性病状况不稳定、特殊疾病、新发疾病等情况，要进行专项巡诊及跟踪随访。

2. 巡诊时间

根据参会人员需要合理安排巡诊时间，制定巡诊工作计划。一般巡诊分两个时间段，第一时间段为11：30—12：00，以参会人员结束上午会议及午餐前后、午休前为宜；第二时间段为19：30—20：00，以参会人员晚餐后通常收看完电视新闻后为宜。因为这两个时间段人员相对比较集中。

3. 巡诊物品准备

医护人员应根据参会人员年龄、季节、举办会议的地点提前做好巡诊箱内物品、药品、器材等相关准备工作。对70岁以上和患有多种疾病的参会人员，要提前主动掌握其健康状况，遇有情况及时处置。一般巡诊箱内要配备血压计、血糖仪、血氧仪、体温计、听诊器、压舌板、手电筒、常用药品、急救药品等。

4. 巡诊记录及反馈

巡诊过程中发现的问题要及时记录，及时反馈给驻会医疗组组长，并做好会议后期的随访工作，尤其是对于发热、腹泻人员进行登记，严密跟踪随访，及时排除传染性疾病。同时巡诊过程中要注重礼貌礼仪，对于不便打扰的首长或领导要注意规避，也可先行询问其秘书或随从人员，避免机械、生硬的巡诊方式。此外，执行巡诊的医护人员要着装整齐，主动热情服务，同时做好健康宣教和指导。

七、突发事件处理流程

1. 驻会医疗组组长负责组织、协调、安排参会人员的抢救及转运后送等工作。

2. 参会人员发生紧急情况时，驻会医疗组组长带领相关医护人员携急救物品赴现场开展紧急救治工作，并立即向会议卫生组和医院保健办公室报告。

3. 现场救治应根据参会人员病情，按照相应的疾病紧急救治规范进行院前对症处置，并随时向会务组及后送医院保健办公室汇报疾病进展情况。

4. 后送医院保健办公室立即通知医院相关科室启动应急救治预案，做好接收患者准备；待参会人员病情相对稳定后，由驻会医疗组组长安排人员转运后送至指定医院。

5. 现场抢救人员要与转运后送人员及应急转运医院做好病人情况交接，详细制定转运途中医疗保障措施，应对各种突发应急事件。

八、保密规定

不同的会议有不同的保密要求，驻会医疗组与会议代表接触频繁、密切，因此驻会医疗组应强化保密教育，一切言行按会议保密要求，做好相关工作。不该问的不问，严格遵守保密纪律、提高保密意识、落实各项保密规定、遵守各项涉网要求，不得随意发布和会议相关的信息至互联网或朋友圈，必要时签订保密协议。会议结束后，与会议相关的涉密文件及时上交或销毁。同时会务组及驻会医疗组要强化监督、考核，严格落实责任，严防失密、泄密事件发生。

九、请示报告制度

医疗组应严格履行请示报告制度，医院与医疗组之间、医院与上级主管部门之间要建立可靠的信息沟通渠道。医疗组每日整理值班内容，按规定时间向会务组及医院报告当日工作情况，报告内容应包括接诊次数、巡诊次数、疾病诊断、处置用药、转院人数等情况，特殊情况、重要问题、重点病人要随时汇报。如发现疑似传染病例或其他紧急情况时应立即向会务组报告。报告内容应客观、翔实、准确，不得瞒报、漏报、错报、延误报告等。院内工作组、驻地医疗组、专家组、上级主管部门之间要无缝对接，各级领导随时掌握保障工作动态，使保障工作成为一个有机整体顺利进行。

十、激励机制

承担医疗保健任务较多的医院，要协调处理好日常工作与医疗保健工作的关系。医院一方面要把承担医疗保健工作作为政治任务来完成；另一方面要把这项工作纳入到绩效考核中，通过绩效激励，充分调动各科室及医务人员的积极性，确保不折不扣的完成保健任务。

第三章 会议医疗保健实施过程中的注意事项

一、驻地保健

1. 医疗组到达现场后应及时与会务组和警卫组取得联系，建立随时联络的渠道，了解会议的议程、地点及对医疗保健的要求等。

2. 立即熟悉会场及酒店的布局，尤其是逃生通道、转运路径和距离，要注意转运路径中的电梯大小、无障碍通道等，做好应对突发事件的准备。

3. 立即确定临时诊室的位置，抓紧时间布置临时诊室，包括诊桌、诊床、药品、设备摆放，力求方便、实用，并再次检测设备完好性，并全部试用 1 次，以防止搬运途中导致的设备损坏。诊室外应设立清晰的一级和二级标识。

4. 与保健对象的随队医师或保健局工作人员取得联系，掌握保健对象的健康状况，确定重点关注的对象。

5. 与酒店建立工作联系，请酒店工作人员协助利用多种机会对保健对象进行关注，如根据早餐就餐率、会议参会率等情况及时掌握保健对象健康情况，争取第一时间发现问题。

6. 医疗组成员应轮流休息，实行 24 小时值班制度，保证医疗点始终有一组医师、护士在岗，同时公布值班应急电话。

7. 在传染病流行期间，对有传染病隐患的保障对象应采取戴口罩等防护措施，并应到其房间入室诊疗，避免相互传播。

8. 要建立就诊登记本、电话记录本、病情记录本、药品消耗本等，做好痕迹管理。

二、会议现场保健

1. 应与活动主办方取得联系，最好能事先勘查现场，根据现场特点设定临时医疗点的位置、救护车停放点及急救转运的路径。除固定医疗点外，要安排 1 名医疗队员流动巡查，使主要保健对象始终在视野内。

2. 制定预案，并对预案进行桌面推演；

3. 根据季节、天气、活动类型做好相关的准备和提示，如夏天炎热应多准备饮水，冬季天寒应注意保暖等。

4. 对年老或身体不适的人员要进行重点陪伴与照顾。

三、随队保健

1. 精选出便于携带的急救设备和药品。

2. 事先了解行程及沿途的自然条件、文化习俗和生活环境。

3. 事先熟悉保健对象们的健康状况及需要特殊关注的重点对象。

4. 根据日程安排好自己工作及就餐、如厕等时间，不因自己拖延团队的时间。此外，无论是驻地、现场、还是随队保健，事先准备好后备医院十分重要。应事先选定一两家距离近、水平高的医院作为应急后备医院，并与之建立畅通的沟通渠道。

参考文献

1. 赵冬梅，李肖琦，严荣玲，等．重要会议和大型活动医疗保障工作的实践与思考．中国临床保健杂志，2017，20（4）：477-480．

2. 胡雅洁，姜鸿，陈丽霞．浅淡大型活动的医疗保障．中华保健医学杂志，2016，8（4）：334．

3. 王颐，张文中，刘红梅，等．重要会议和大型活动院前急救医疗保障工作经验和思考．中国卫生标准管理，2019，10（8），19-21．

4. 王力军，张羡，吴帆，等．部队会议保健过程中存在的问题及对策探讨．武警后勤学院学报（医学版），2016，25（2）：162-164．

（张伟　张海涛）

危急症状识别

第四章　发热

一、定义

发热是指机体在致热源或各种原因作用下引起体温调节中枢功能障碍，使体温升高超出正常范围的一种表现。在正常情况下，人体产热和散热保持动态平衡，由于各种原因导致产热增加或散热减少，则出现发热。

正常体温是指口腔温度（舌下测量）36.3 ~ 37.2 ℃，直肠温度 36.5 ~ 37.7 ℃，腋窝温度 36.0 ~ 37.0 ℃。

二、临床表现及分类

（一）发热的分度

按体温高低分：低热 37.3 ~ 38 ℃；中度发热 38.1 ~ 39.0 ℃；高热 39.1 ~ 41 ℃；超高热 41 ℃以上。

（二）发热的类型

1. 感染性发热

起病急骤、伴或不伴寒战；全身中毒症状明显；有局部定位症状和体征；白细胞高于 $1.0 \times 10^9/L$ 或低于 $0.5 \times 10^9/L$；病原微生物检查可为阳性。根据病原体不同，感染性疾病可分为细菌感染、病毒感染、立克次体感染、真菌感染、螺旋体感染、原虫感染、蠕虫感染。

2. 非感染性发热

主要有风湿性疾病、血液系统疾病、恶性肿瘤、内分泌疾病、中枢性疾病致发热、外科手术后吸收热、出血后组织坏死发热、药物和化学因素、体液失衡致发热。

3. 功能性发热

表现为全身一般情况良好，可正常参加工作和学习，但容易疲劳，有皮肤灼热感，试用抗感染、抗风湿或抗结核治疗均无效。主要有神经功能性低热、感染治愈后低热、月经前及妊娠期低热、夏季热等。

三、诊断注意事项

（一）问诊的要点

1. 一般资料

包括发病年龄、发病的缓急、诱发因素、加重和缓解的方式；是否接受过治疗，曾用何种药物；近期或长期服用的药物或保健品。

2. 传染病接触史

疫区居住、旅居史，疫水接触史，是否为聚集性病例。

3. 热程

热程短（数周），有利于感染性疾病的诊断；热程中等（数月），肿瘤多见；热程长（数年），有利于结缔组织病的诊断。

4. 热型

（1）稽留热，是指体温恒定维持在 39 ～ 40 ℃，达数天或数周，24 小时体温波动范围不超过 1 ℃。常见于大叶性肺炎、斑疹伤寒、伤寒高热期。

（2）弛张热，又称败血症热型，体温常在 39 ℃以上，波动幅度大，24 小时波动范围超过 2 ℃，但都在正常水平以上。常见于败血症、风湿热、重症肺结核及化脓性炎症等。

（3）间歇热，体温骤升达高峰后持续数小时，又迅速降至正常水平，无热期可持续 1 天至数天，如此高热期与无热期反复交替出现。常见于疟疾、急性肾盂肾炎等。

（4）波状热，体温逐渐上升达 39 ℃或以上，数天后又逐渐下降至正常水平，持续数天后又逐渐升高，如此反复多次。常见于布氏杆菌感染。

（5）回归热，体温急剧上升至 39 ℃或以上，持续数天后又逐渐下降至正常水平。高热期与无热期各持续若干天后规律性交替 1 次。可见于霍奇金淋巴瘤等。

（6）不规则热，发热的体温曲线无一定的规律，可见于结核病、风湿热、支气管炎等。

5. 伴随症状

可按照系统顺序逐一询问，寒战常见于大叶性肺炎、败血症、急性胆囊炎、急性肾盂肾炎等急性炎症；咳嗽、咳痰和（或）呼吸困难常见于气管、支气管和肺部疾病；恶心、呕吐、腹痛常见于腹腔内疾病，如感染等；泌尿系统刺激症状多见于膀胱炎、肾盂肾炎；头痛、头晕、癫痫多见于颅内疾病，如感染、肿瘤、血管病变。

（二）查体的重点

（1）全身浅表淋巴结的肿大情况及有无皮疹、黄疸、结膜充血、关节肿痛。

（2）有无呼吸系统和循环系统的病理体征：肺部听诊有无干湿啰音及哮鸣音，心脏听诊是否有杂音。

（3）腹部查体：腹部有无压痛及反跳痛，墨菲氏征如何，肝脾是否肿大，阑尾区、肾区有无压痛、叩击痛等。

（4）神经病理征及脑膜刺激征。

（5）出现以下征象提示为高危发热：体温＞ 41 ℃，伴有惊厥、抽搐、昏迷、休克和多器官功能衰竭。在抢救的同时，积极明确病因，并在条件允许的情况下迅速转诊。

（三）可行的检查

会场因条件受限，可尽快测量体温、血压、呼吸、脉搏，条件允许可进一步行血常规、尿常规、便常规＋潜血、肝肾功能、肌酸激酶、新冠病毒核酸检测等。

第二篇

四、诊断思路及流程

（一）发热的主要疾病的鉴别诊断（表 4-1）

表 4-1　常见发热的病因

可能病因	诱因和病程	伴随症状	体征	主要危险因素
传染病发热	急性起病、有传染源接触史、旅居史或聚集性发病	鼻塞、流涕、咳嗽、腹泻、水样便、皮疹等	面色潮红、心率加快、肺部可闻及啰音等	任何年龄均可发病
感染性发热	急性起病，可有受凉或接触感染者病史	寒战、鼻塞、咳嗽、咳痰、恶心、呕吐、腹泻、尿频、尿急、尿痛、淋巴结肿大等	面色潮红、心率加快、肺部可闻及啰音、腹部有压痛等	任何年龄均可发病
血液病发热	慢性起病，多数发热病程超过2周	食欲差、消瘦、乏力、全身不适	心率增快、淋巴结肿大	年龄、糖尿病、吸烟等
结缔组织病引起的发热	慢性起病、发热超过2周	晨僵、皮疹、关节炎、胸痛、胸腔积液	心率增快、肺部听诊可闻及啰音、双下肢可有水肿	有结缔组织病史，抗体异常
恶性肿瘤引起的发热	原发病进展、病程可达数月	消瘦、乏力、盗汗、食欲减退、皮下结节	心率增快、淋巴结肿大、肝脾大	有恶性肿瘤病史
其他原因发热（功能性发热、药物热及不明原因发热等）	病程长，感染后、女性月经期、夏季	容易疲劳、乏力	心率增快	药物热有相关药物服用史，功能性发热有相关诱因

（二）发热的诊断流程（图 4-1）

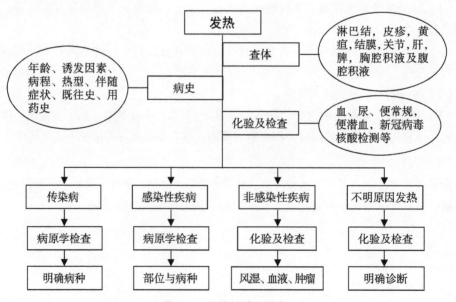

图 4-1　发热的诊断流程

参考文献

1. 《中华传染病杂志》编辑委员会. 发热待查诊治专家共识. 中华传染病杂志，2017，35（11）：641-655.
2. 刘凤奎. 发热的临床诊断思路. 中国临床医师杂志，2016，44（8）：13-16.
3. 万学红，卢雪峰. 诊断学. 9版. 北京：人民卫生出版社，2018.
4. STATLER V A, MARSHALL G S. Characteristics of patients referred to a pediatric infectious diseases clinic with unexplained fever. J Pediatric Infect Dis Soc，2016，5（3）：249-256.

（李凤芝　王东）

第二篇

第五章　呼吸困难

一、定义

呼吸困难是指患者主观感到空气不足、呼吸费力，客观上表现呼吸运动用力，严重时可出现张口呼吸、鼻翼翕动、端坐呼吸，甚至发绀、呼吸辅助肌参与呼吸运动，并且可有呼吸频率、深度、节律的改变。

二、临床表现

根据发生机制及临床表现特点，呼吸困难可以分为以下 5 种类型。

（一）肺源性呼吸困难

主要是呼吸系统疾病引起的通气、换气功能障碍导致缺氧和（或）二氧化碳潴留引起。临床上分为以下 3 种类型。

1. 吸气性呼吸困难

主要特点表现为吸气显著费力，严重者吸气时出现"三凹征"，表现为胸骨上窝、锁骨上窝和肋间隙明显凹陷，此时可伴有干咳及高调吸气性喉鸣。常见于喉部、气管、大支气管狭窄与阻塞。

2. 呼气性呼吸困难

主要特点表现为呼气费力、呼气缓慢、呼气时间明显延长，常伴有呼气相哮鸣音。常见于慢性阻塞性肺疾病急性加重期、支气管哮喘急性发作、弥漫性泛细支气管炎等。

3. 混合性呼吸困难

主要特点表现为吸气及呼气时均感呼吸费力、呼吸频率增快、深度变浅，可伴有呼吸音异常或病理性呼吸音。常见于重症肺炎、重症肺结核、大面积肺栓塞（梗死）、弥漫性肺间质疾病、大量胸腔积液、气胸、广泛性胸膜增厚等。

（二）心源性呼吸困难

主要是由左心衰竭和（或）右心衰竭引起，尤其是左心衰竭时呼吸困难更为严重。

1. 左心衰竭引起的呼吸困难

特点为：①有引起左心衰竭的基础病因，如风湿性心脏病、高血压心脏病、冠状动脉粥样硬化性心脏病等；②呈混合性呼吸困难，活动时呼吸困难出现或加重，休息时减轻或消失，卧位明显，坐位或立位时减轻，当患者病情较重时常被迫采取半坐位或端坐位呼吸；③两肺底部或全肺出现湿啰音；④应用血管扩张、利尿和强心药物改善左心功能后呼吸困难症状随之好转。

急性左心衰竭常出现夜间阵发性呼吸困难，表现为夜间突感胸闷、气急、被迫坐起、惊恐不安。较轻者数分钟至数十分钟后可逐渐减轻或消失，重者可见端坐呼吸、面色发绀、大汗，伴有哮鸣音，咳粉红色泡沫痰，两肺底可有较多湿啰音，心率增快，严重时可有奔马律，此种呼吸困难称为心源性哮喘。

2. 右心衰竭引起的呼吸困难

右心衰竭严重时也可出现呼吸困难，但程度常较左心衰竭轻。主要见于慢性肺源性心脏病、某些先天性心脏病或由左心衰竭发展而来。

另外，各种原因引起的急性或慢性心包积液也可引起呼吸困难。

（三）中毒性呼吸困难

代谢性酸中毒时血液中代谢产物增多，刺激颈动脉窦、主动脉体化学感受器或直接兴奋呼吸中枢引起呼吸困难。常见表现：①有引起代谢性酸中毒的基础疾病，如尿毒症、糖尿病酮症酸中毒等；②出现深长而规则的呼吸，可伴有鼾音，称为酸中毒深大呼吸（Kussmaul呼吸）。

某些中枢抑制药物（如吗啡类、巴比妥类）和有机磷农药中毒时，可抑制呼吸中枢引起呼吸困难。特点：①有药物或化学毒物中毒史；②呼吸浅慢伴有呼吸节律异常（如潮式呼吸或间停呼吸）。化学毒物中毒也可致机体缺氧而引起呼吸困难，常见有一氧化碳中毒、亚硝酸盐中毒等。

（四）神经、精神性呼吸困难

神经性呼吸困难主要是呼吸中枢受颅内压增高和供血减少的刺激，呼吸变慢而深，常伴有呼吸节律的改变，如双吸气（抽泣样呼吸）、呼吸遏制（吸气突然停止）等，临床常见于重症颅脑疾病患者。精神性呼吸困难主要表现为呼吸浅快，伴有叹息样呼吸或出现手足搐搦，常见于癔症患者，可突然出现呼吸困难，严重时也可出现意识障碍。

（五）血源性呼吸困难

多由红细胞携氧量减少、血氧含量降低所致。表现为呼吸浅、心率快。常见于重度贫血患者，另外大出血或休克时缺氧和血压下降，也会引起呼吸加快。

三、诊断注意事项

（一）问诊的要点

1. 呼吸困难发生的诱因

包括有无引起呼吸困难的基础疾病和直接诱因，如心肺疾病、肾病、代谢性疾病病史和药物、毒物摄入史及头痛、意识障碍、颅脑外伤史。

2. 呼吸困难发生的快与慢

询问起病是突然发生、缓慢发生还是渐进发生或有明显的时间性。

3. 呼吸困难与活动、体位的关系

如左心衰竭引起的呼吸困难，表现为活动或劳累后加重，休息时减轻；卧位时加重，坐位时减轻。

4. 伴随症状

如发热、咳嗽、咳痰、咯血、胸痛等。临床常见的伴随症状如下。

（1）发作性呼吸困难伴哮鸣音，多见于支气管哮喘、心源性哮喘；突发性重度呼吸困难见于急性喉水肿、气管异物、大面积肺栓塞、自发性气胸等。

（2）呼吸困难伴发热，多见于肺炎、肺脓肿、严重的肺结核、胸膜炎、急性心包炎等。

（3）呼吸困难伴一侧胸痛，见于大叶性肺炎、急性渗出性胸膜炎、肺栓塞、自发性气胸、急性心肌梗死、支气管肺癌等。

（4）呼吸困难伴咳嗽、咳痰，见于慢性支气管炎、慢性阻塞性肺疾病急性加重、阻塞性肺气肿继发肺部感染、支气管扩张、肺脓肿等；伴有大量泡沫痰可见于有机磷中毒；伴有粉红色泡沫痰见于急性左心衰竭。

（5）呼吸困难伴意识障碍，见于脑出血、脑膜炎、糖尿病酮症酸中毒、尿毒症、肺性脑病、急性中毒、休克型肺炎等。

（二）查体的重点

（1）患者的生命体征，特别是呼吸频率、深度和节律的变化及精神、神志状态和体位，皮肤、黏膜有无苍白、发绀。

（2）上呼吸道相关的体格检查，包括声带的检查。

（3）气管是否居中，有无胸廓畸形、辅助呼吸肌用力、吸气"三凹征"，两侧肺部呼吸音是否对称，有无减弱或增强，有无干湿啰音、哮鸣音及胸膜摩擦音。

（4）有无心界扩大、心音亢进、心脏杂音等异常体征。

（5）腹部有无异常膨隆，有无移动性浊音，触诊有无肝脾大、腹部压痛、反跳痛，有无肝颈静脉回流征等。

（6）有无双下肢非对称性水肿、杵状指（趾）、关节畸形等。

呼吸困难症状与活动相关者，可在患者活动后重复查体。

（三）可行的检验、检查

会场保障条件有限，主要依靠查体及问诊进行初步判断，但应进一步掌握必要的检查及检验方法。呼吸困难患者可行血常规、肝肾功能、动脉血气分析或经皮脉搏氧饱和度、心肌酶、脑钠肽（brain natriuretic peptide，BNP）、D-二聚体、心电图、心脏彩超、胸部正位片、肺功能检查等评估病情，缩小鉴别诊断范围。若不能或不需行 CT 肺动脉造影时，可行胸部正侧位片、心脏彩超、肺功能等检查。呼吸困难患者专科评估分为以下几类。

1. 肺功能

肺通气功能、弥散功能、动脉血气分析、心肺运动功能、支气管激发试验；影像学检查可行胸部正侧位片或薄层高分辨 CT、肺通气血流灌注、膈肌活动度透视等。

2. 心脏功能

超声心动图或放射性核素心室造影、铊扫描、动态心电监测、心导管检查、BNP 检查等。

3. 其他

食管镜或试管 pH 监测、耳鼻咽喉科检查、睡眠监测、心理评估及血红蛋白、肾功能、甲状腺功能检查等。

四、诊断思路及流程

（一）诊疗流程

（1）首先区分急性、慢性和发作性呼吸困难。

（2）其次区分病因尚未明确的新发呼吸困难者及已有基础疾病加重者。

（3）病因尚未明确的新发呼吸困难者应首先评估患者是否存在紧急症状和生命体征是否平稳，尽快明确潜在疾病诊断。

（4）急性呼吸困难患者中，症状紧急、生命体征不平稳时，应当立即监护生命体征、建立静脉输液通路和吸氧治疗，同时针对可能病因进行初步治疗。

（5）已有基础疾病加重者诊断的目标为明确是否为原有疾病的恶化及其引起恶化的原因或是否合并新的疾病。

（6）进行呼吸困难临床评估时，详细询问病史和患者症状、感受并结合诊断性检查是呼吸困难诊断的重要基础。

（二）急性呼吸困难常见病因的鉴别诊断（表 5-1）

表 5-1　急性呼吸困难常见病因的鉴别诊断

病因	诊断提示要点
气道阻塞：喉痉挛、异物吸入、肿瘤、感染等	有异物吸入或呛咳史；听诊可在喉部或大气道闻及吸气相哮鸣音
急性呼吸窘迫综合征	有肺部感染、误吸、脓毒症等高危因素；呼吸增快、窘迫；胸部影像学检查两肺有浸润影；$PaO_2/FiO_2 \leqslant 300$ mmHg；除外心源性肺水肿
肺栓塞	有制动、创伤、肿瘤、长期口服避孕药等诱发因素；合并深静脉血栓形成的症状和体征；血浆 D- 二聚体测定有排除意义
肺炎	伴有咳嗽、咳痰、发热、胸痛等；肺部湿啰音及哮鸣音
慢性阻塞性肺疾病及其急性加重	有吸烟史、粉尘接触史；慢性咳嗽、咳痰及喘息病史；进行性呼吸困难；桶状胸、呼气相延长，肺气肿体征等
哮喘及其急性发作	过敏史，哮喘病史，双肺呼气相哮鸣音
气胸	有抬举重物等用力动作或咳嗽、屏气等诱发因素；合并一侧胸痛；查体气管向健侧移位，患侧胸廓膨隆，呼吸运动减弱，叩诊呈过清音或鼓音，听诊呼吸音减弱或消失
间质性肺疾病	有职业及环境暴露；进行性呼吸困难；干咳；肺部吸气相湿啰音；杵状指（趾）
心功能不全	多有高血压、冠心病、糖尿病等基础疾病；感染、劳累、过量或过快输液等诱因；查体双肺湿啰音，左心扩大，可闻及奔马律或心脏杂音；X 线胸片可见肺淤血、心脏增大等征象
精神性因素	有情绪异常、神经质、焦虑和抑郁病态；伴有叹气

参考文献

1. 陈文彬，潘祥林.诊断学.7 版.北京：人民卫生出版社，2008：31-34.
2. 呼吸困难诊断、评估与处理的专家共识组.呼吸困难诊断、评估与处理的专家共识.中华内科杂志，2014，53（4）：337-341.
3. PARSHALL M B, SCHWARTZSTEIN R M, ADAMS L, et al. American Thoracic Society Committee on Dyspnea. An official American Thoracic Society statement：update on the mechanisms, assessment, and management of dyspnea. Am J Respir Crit Care Med, 2012, 185（4）：435-452.

（吴宏勋　王东）

第二篇

第六章　咯血

一、定义

咯血是临床上常见的急症之一，主要是指喉及喉部以下的呼吸道任何部位的出血，并经咳嗽动作从口腔排出的过程。

二、临床表现

（一）发病年龄

青壮年咯血常见于肺结核、支气管扩张、二尖瓣狭窄等。40 岁以上有长期吸烟史（纸烟 20 支 / 日 ×20 年）者，应注意支气管肺癌的可能。儿童慢性咳嗽伴少量咯血合并小细胞低色素贫血，须注意特发性含铁血黄素沉着症的可能。

（二）咯血量

咯血量一般认为每日咯血量在不超过 100 mL 为小量咯血；100 ~ 500 mL 为中等量咯血；500 mL 以上或一次性咯血量在 100 mL 以上为大量咯血。大量咯血主要见于空洞性肺结核、支气管扩张和慢性肺脓肿，支气管肺癌主要表现为痰中带血，呈持续或间断性，少有大咯血。慢性支气管炎和支原体肺炎也可出现痰中带血或血性痰，但常伴有剧烈咳嗽。

（三）颜色和性状

由肺结核、支气管扩张、肺脓肿和出血性疾病所致咯血，其颜色为鲜红色；铁锈色血痰可见于肺炎链球菌肺炎，也可见于肺吸虫病和肺泡出血；砖红色胶冻样痰见于肺炎克雷白杆菌肺炎；二尖瓣狭窄所致咯血多为暗红色；左心衰竭所致咯血为浆液性粉红色泡沫痰；肺栓塞引起咯血为黏稠暗红色血痰。

三、诊断注意事项

（一）问诊的要点

1. 一般资料

包括发病年龄、发病的缓急、诱发因素、加重和缓解的方式；以往有无类似发作，如何治疗，曾用何种药物；有无手术史、外伤史等。

2. 咯血表现

包括咯血量、咯血颜色和性状、咯血前症状、血中混有物等。

3. 伴随症状及临床意义

（1）发热：常见于肺结核、肺炎、肺脓肿、流行性出血热、肺出血型钩端螺旋体病、支气管肺癌等。

（2）胸痛：常见于肺炎链球菌性肺炎、肺结核、肺栓塞（梗死）、支气管肺癌等。

（3）呛咳：常见于支气管肺癌、支原体肺炎等。

（4）脓痰：常见于支气管扩张、肺脓肿、空洞型肺结核继发细菌感染等。

（5）皮肤黏膜出血：常见于血液病、风湿病、肺出血型钩端螺旋体病、流行性出血热等。

（6）杵状指（趾）：常见于支气管扩张、肺脓肿、支气管肺癌等。

（7）黄疸：常见于钩端螺旋体病、肺炎链球菌性肺炎、肺栓塞等。

（二）查体的重点

（1）一般检查：神志水平、体位改变、呼吸、血压、脉搏。当出现以下情况意味着病情危重：咯血突然停止或减少，伴烦躁不安、神志改变、面色发绀、大汗淋漓、呼吸音消失，严重者呼吸停止；血压下降、面色苍白、周身湿冷、脉搏细速、尿量减少等。

（2）有黏膜、皮下出血等全身出血倾向者要考虑血液病（如血小板减少性紫癜、白血病、血友病等）。

（3）寒战、高热、急性发病，伴有肌肉酸痛及皮肤、黏膜、内脏的出血征象者，应结合流行病学史，考虑肺出血型钩端螺旋体病或流行性出血热。

（4）锁骨上淋巴结肿大的老年患者要注意肿瘤的肺内转移。

（5）肺部听到局限性哮鸣音提示支气管有狭窄、阻塞现象，常由肿瘤引起。肺部湿啰音可能是肺部炎性病变的特征，也应考虑是否为血液存积在呼吸道所致。

（6）慢性肺脓肿、支气管扩张常伴有杵状指（趾）。

（三）可行的检查

会场保障条件有限，主要依靠查体及问诊进行初步判断，但应进一步掌握必要的检查及检验方法。

1. 痰检查

观察痰的性状对咯血病因诊断十分重要，如痰中有小血点或血丝，提示外伤、支气管肺癌、肺结核；血脓痰相混，提示肺炎、肺脓肿急性期；痰存放后分层，上为泡沫，中为黏液，下为脓块，提示支气管扩张症；粉红色泡沫痰，见于肺水肿和左心衰竭；鲜红色痰，见于呼吸道外伤，肺部炎症、梗死、淤血，支气管扩张，血液系统疾病；铁锈色痰常提示大叶性肺炎；巧克力色血痰要想到阿米巴肝脓肿穿破到肺；暗红色痰见于尘肺；带蓝绿色血痰提示铜绿假单胞菌感染。痰涂片检查有助于发现抗酸杆菌、真菌、细菌、癌细胞、寄生虫卵等。

2. 常规检查

血常规中红细胞计数与红细胞比容可评估出血量和出血时程，嗜酸粒细胞增多提示寄生虫病的可能性大；出血时间、凝血时间、凝血酶原时间、血小板计数等有助于出血性疾病或其他凝血系统疾病的诊断；尿液分析和肾功能检测可用于诊断肺出血肾炎综合征或肉芽肿病伴多血管炎；脉搏血氧饱和度或动脉血气分析可用来评估患者的氧合水平，对于具有肺栓塞危险因素和通气血流比值异常的患者，应考虑肺栓塞的可能。

3. 胸部 X 线检查

咯血患者应常规行胸部 X 线检查或 CT 检查，有助于发现细小的出血病灶；对于疑似肿瘤、慢性支气管炎，病史或 X 线检查提示支气管扩张或动静脉畸形的患者首选高分辨率 CT（high resolute CT，HRCT）；如果咯血持续且最初支气管镜检查结果阴性者，应再次行 HRCT。虽然 HRCT 作为初始诊断方法的诊断效能仍存在争议，但是尽早行 HRCT 对寻找咯血原因有重要价值。

4.纤维支气管镜检查

支气管镜检查对于具有肿瘤或慢性支气管炎危险因素（尤其是吸烟）的患者是首选检查方法。支气管镜检查常可定位咯血部位并在直视下观察造成出血的支气管内病变，故提倡在咯血时或咯血停止后48小时内进行；紧急支气管镜检查更能直视到活动性出血或出血部位，需要强调的是，早期或延迟行支气管镜检查对患者临床结局无明显影响。原因不明的咯血或支气管阻塞性肺不张患者也应考虑行支气管镜检查。

四、诊断思路及流程

（一）咯血与呕血的鉴别（表6-1）

表6-1　咯血与呕血的鉴别

鉴别要点	咯血	呕血
颜色	泡沫状、色鲜红	无泡沫、呈暗红色或棕色
混杂内容物	常混有痰	常有食物及胃液
酸碱度	呈碱性反应	呈酸性反应或碱性反应
基础疾病	有肺部或心脏疾病史	有胃病或肝硬化病史
出血前兆	咯血前喉部瘙痒、胸闷、咳嗽	呕血前常上腹不适及恶心
出血后血便	除非将血咽下，否则无血便改变	粪便带黑色或呈柏油状

（二）咯血的主要病因的鉴别诊断（表6-2）

表6-2　咯血的主要病因的鉴别诊断

可能病因	流行病学	伴随症状	辅助检查	确诊标准
肺结核	青少年多见	常有低热、盗汗等毒性症状	胸片，痰涂片	痰涂片找到结核杆菌
支气管扩张	青壮年	慢性咳嗽、咳大量脓痰	胸片，HRCT	HRCT
肺癌	中老年人多见	胸闷、胸痛	胸片，HRCT，支气管镜，淋巴结活检	病理组织活检
肺脓肿	中老年人多见	高热、胸痛、脓臭痰	胸片，HRCT，痰培养，痰涂片	HRCT
细菌性肺炎	均可见	发热、咳嗽、咳痰	胸部X线，CT，痰培养，痰涂片	痰培养
肺栓塞	中老年人	胸痛、胸闷	肺增强CT，血气分析，核素扫描	肺增强CT
风湿性心脏病二尖瓣狭窄	青少年多见	心慌、胸痛	心脏超声，心电图，心脏CT	心脏超声

（三）咯血的诊断流程（图 6-1）

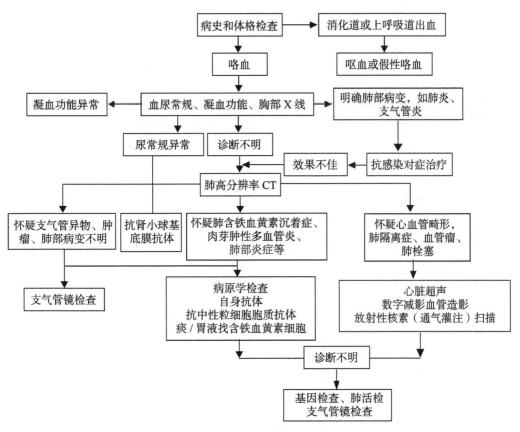

图 6-1　咯血的诊断流程

参考文献

1. 中华医学会儿科学分会呼吸学组，《中华实用儿科临床杂志》编辑委员会. 儿童咯血诊断与治疗专家共识. 中华实用儿科临床杂志，2016，31（20）：1525-1530.

2. 中国医师协会整合医学分会呼吸专业委员会. 大咯血诊疗规范. 中华肺部疾病杂志（电子版），2019，12（1）：1-8.

3. 万学红，卢雪峰. 诊断学. 9 版. 北京：人民卫生出版社，2018：23-24.

（刘颖　王东）

第七章　胸痛

一、定义

胸痛是临床上常见的急症之一，主要是指胸前区的疼痛和不适感，胸痛的部位一般指从颈部到胸廓下端的范围内，有时可放射至颌面部、牙齿和咽喉部、肩背部、双上肢或上腹部。

二、临床表现

（一）发病年龄

青壮年胸痛多考虑结核性胸膜炎、自发性气胸、心肌炎、心肌病、风湿性心脏瓣膜病，40岁以上则需要注意心绞痛、心肌梗死。

（二）胸痛部位

大部分疾病引起的胸痛常有相对应的部位。如胸壁疾病所致的疼痛常固定在病变部位，且局部有压痛，若为胸壁皮肤的炎症性病变，局部可有红、肿、热、痛表现；带状疱疹所致的疼痛，可见成簇的水泡沿一侧肋间神经分布伴剧痛，且疱疹不超过体表中线；肋软骨炎引起的胸痛常局部有压痛，但无红肿表现；心绞痛和心肌梗死的疼痛多在胸骨后和心前区或剑突下，可向左肩和左臂内侧放射；夹层动脉瘤引起的疼痛多位于胸背部，向下放射至下腹、腰部与两侧腹股沟和下肢；胸膜炎引起的疼痛多在胸侧部；食管及纵隔病变引起的胸痛多在胸骨后；肝胆疾病及膈下脓肿引起的疼痛多在右下胸。

（三）疼痛性质

胸痛的程度可呈剧烈痛、轻微痛和隐痛。胸痛的性质可多种多样，如带状疱疹呈刀割样或灼热样剧痛；食管炎多呈烧灼痛；肋间神经痛为阵发性灼痛或刺痛；心绞痛呈绞榨样痛并有重压迫感；心肌梗死则疼痛更为剧烈并有恐惧、濒死感；气胸在发病初期有撕裂样疼痛；胸膜炎常呈隐痛、钝痛和刺痛；夹层动脉瘤常呈突然发生于胸背部的撕裂样剧痛或锥痛。

（四）疼痛持续时间

平滑肌痉挛或血管狭窄缺血所致的疼痛为阵发性，炎症、肿瘤、栓塞或梗死所致疼痛呈持续性。如心绞痛发作时间短暂（持续1～5分钟），而心肌梗死疼痛持续时间很长（数小时或更长）且不易缓解。

（五）影响疼痛因素

主要为疼痛发生的诱因、加重与缓解的因素。例如心绞痛发作可在劳力或精神紧张时诱发，休息后或含服硝酸甘油后1～2分钟缓解，而心肌梗死所致疼痛则服上述药物无效。

三、诊断注意事项

（一）问诊的要点

1. 一般资料

包括发病年龄、发病的缓急、诱发因素、加重和缓解的方式；以往有无类似发作，如何治疗，曾用何种药物；有无手术史、外伤史等。

2. 胸痛表现

包括胸痛部位、性质、严重程度、持续时间及其有无放射痛。

3. 伴随症状及临床意义

（1）呼吸困难常见于大叶性肺炎、自发性气胸、渗出性胸膜炎和肺栓塞等。

（2）咳嗽、咳痰和（或）发热常见于气管、支气管和肺部疾病。

（3）咯血常见于肺栓塞、支气管肺癌，后者可因肿瘤表面糜烂严重侵袭大血管而引起大咯血。

（4）苍白、大汗、血压下降或休克常见于急性心肌梗死，心肌供氧障碍、灌注不足、心功能下降、血液循环障碍常引起休克、意识不清；主动脉夹层动脉瘤、主动脉窦瘤破裂等，易导致大出血，进而出现失血性休克甚至死亡。

（5）吞咽困难常见于食道疾病或纵隔疾病，吞咽困难呈进行性加重。

（二）查体的重点

1. 胸壁有无异常

包括皮肤、肋骨、肋间神经等，如胸壁局部有压痛可见于胸肌疼痛、肋软骨炎、肋骨骨折、肋间神经炎等；皮肤出现丘疹及疱疹，并为单侧疼痛，提示可能为带状疱疹。

2. 有无呼吸系统和循环系统的病理体征

出现面色苍白、呼吸困难、大汗、低血压、奔马律、肺部啰音、心律失常、休克等要考虑急性心肌梗死。

呼吸急促伴有发绀、心动过速、肺动脉瓣区第二心音（P_2）亢进或分裂、三尖瓣收缩期杂音等是肺栓塞最常见的体征，大面积肺栓塞以低血压和休克为主要表现。

主动脉夹层累及主动脉根部，可导致主动脉瓣关闭不全及反流，查体可闻及主动脉瓣杂音；夹层累及冠状动脉开口可表现为典型急性冠状动脉综合征（acute coronary syndrome，ACS）；夹层破入心包则引起心脏压塞。

张力性气胸典型体征为患侧胸廓饱满，呼吸运动减弱，叩诊鼓音，呼吸音减弱或消失，气管向健侧移位。

3. 脊柱有无畸形、压痛、叩击痛

脊柱炎、脊柱结核、椎管内肿瘤等可因脊神经后根受压或刺激引起胸痛，查体有阳性体征。

4. 出现以下征象提示为高危胸痛

（1）神志模糊或意识丧失。

（2）面色苍白。

（3）大汗及四肢厥冷。

（4）低血压（血压＜ 90/60 mmHg）。

（5）呼吸急促或困难。

（6）低氧血症（血氧饱和度＜ 90%）。

在抢救的同时，积极明确病因，并在条件允许的情况下迅速转诊。

（三）可行的检查

根据会场条件，所有胸痛患者均需行心电图检查。心电图应尽快完成并采用标准 12 导联心电图，下壁心肌梗死患者建议行右侧胸前导联（V3R 和 V4R）检查明确有无右心室心肌梗死。如出现 V1 ～ V3 导联 ST 段压低，应行 V7 ～ V9 检查明确有无后壁心肌梗死。初始心电图正常不能除外 ACS，若胸痛持续不缓解，需每间隔 5 ～ 10 分钟复查 1 次心电图。

四、诊断思路及流程

（一）胸痛的主要病因的鉴别诊断（表 7-1）

表 7-1　胸痛的主要鉴别诊断

可能病因	诱因和缓解方式	伴随症状	体征	主要危险因素
心绞痛	劳累、运动、情绪激动、饱餐等 休息或含服硝酸甘油持续不缓解	胸闷、心悸、出汗、表情焦虑	面色苍白、血压增高、心率加快	年龄、高血压、糖尿病、吸烟、高脂血症等
急性心肌梗死	劳累、运动、情绪激动、饱餐等 休息或含服硝酸甘油持续不缓解	胸闷、大汗、呼吸困难、恶心、呕吐、头晕、晕厥等	心率增快 / 减慢、奔马律、心包摩擦音、血压变化	年龄、高血压、糖尿病、吸烟、高脂血症等
急性肺栓塞	长期卧床、与呼吸和体位改变有关	胸闷、呼吸困难、咯血、咳嗽、焦虑、出汗	呼吸增快、发绀、窦性心动过速、颈静脉充盈、P$_2$ 亢进	长期卧床及长时间坐飞机、肿瘤病史、下肢深静脉血栓
主动脉夹层	突然用力活动、情绪突然波动、体位改变等	刀割样或撕裂样剧痛、面色苍白、大汗	累及升主动脉时可闻及舒张期吹风样杂音，心率增快、血压增高	长期高血压
张力性气胸	咳嗽、提重物、剧烈运动	胸闷、大汗、烦躁不安、进行性呼吸困难、干咳、发绀	患侧呼吸音减弱、胸部隆起、皮下气肿、叩诊呈鼓音、气管向健侧移位	胸壁创伤史
食管破裂	过食、饮酒、呕吐	呕血、烦躁不安、吞咽困难、呼吸困难、口渴、发热	上腹肌紧张、反跳痛、颈部皮下气肿	过食、饮酒、呕吐史

（二）高危胸痛的初步判断流程（图 7-1）

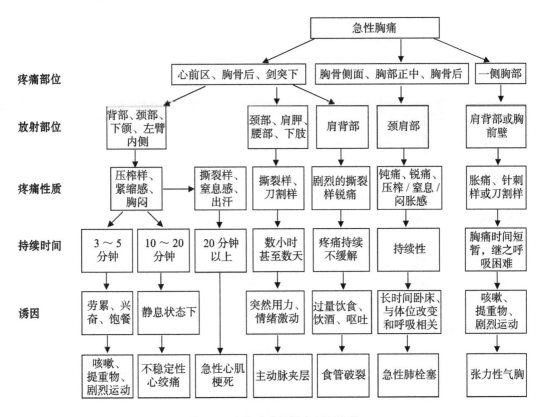

图 7-1 高危胸痛的初步判断流程

参考文献

1. 中华心血管杂志编辑委员会，胸痛规范化评估与诊断共识专家组.胸痛规范化评估与诊断中国专家共识.中华心血管病杂志，2014，42（8）：627-632.
2. 中华医学会，中华医学会杂志社，中华医学会全科医学分会，等.胸痛基层诊疗指南（2019 年）.中华全科医师杂志，2019，18（10）：913-919.
3. 中华医学会急诊医学分会，中国医疗保健国际交流促进会胸痛分会.急性胸痛急诊诊疗专家共识.中华急诊医学杂志，2019，28（4）：413-420.
4. 于学忠，黄子通.急诊医学.北京：人民卫生出版社，2015：76-79.
5. 陈文彬，潘祥林.诊断学.7 版.北京：人民卫生出版社，2008：28-30.

（张婧 张海涛）

第八章　心悸

一、定义

心悸是一种自觉心脏跳动的不适感或心慌感。当心率加快时感到心脏跳动不适，心率缓慢时则感到搏动有力。心悸时，心率可快、可慢，也可有心律失常，心率和心律正常者亦可有心悸。

二、临床表现

心悸是患者对自身心脏或胸前区跳动不适的一种主观感觉，可由心跳有力或频率过快所致。除外剧烈活动或情绪激动后出现的心悸属生理现象，其余情况下出现的心悸均为病理现象。

心悸可短阵发作，亦可持续存在。持续存在者需经治疗方能终止。《欧洲心律协会2011年心悸诊疗专家共识》提出将心悸分为4类，包括期前收缩型、心动过速型、焦虑相关型及脉冲型心悸。

（一）期前收缩型

患者多有"漏跳"的不适感甚至疼痛，常突发突止，多见于无器质性心脏病年轻患者的房性 / 室性期前收缩，预后通常良好。

（二）心动过速型

患者常自觉心跳极快，可为规则（如房室折返性心动过速、心房扑动、室性心动过速）或不规则（如心房颤动），常由室上性 / 室性心动过速引起，常表现为突发突止。

（三）焦虑相关型

患者多有明显的焦虑症状，心率仅轻度加快，不会高过相应年龄段上限心率。此型心悸均呈渐发渐止，且常合并一些非特异性症状如手面部发麻，不典型的胸痛或呼吸急促、过度换气，多于心悸发作前出现，多与心理疾病有关，诊断前应排除心律失常原因。

（四）脉冲型

患者感觉心跳非常有力、心律规则，但心率轻度加快。多见于器质性心脏病，呈持续性发作。而贫血、脚气病等可导致高动力循环的疾病也会产生脉冲式心悸。

三、诊断注意事项

（一）问诊的要点

1.发作诱因、时间、频率、病程、特点

（1）是否与活动有关：若心悸发生在轻度体力活动之后，则病变多为器质性的，应进一步询问既往有无器质性心脏病病史，若发生在剧烈运动之后，则为机体的一种生理性心脏搏动增强。

（2）是否与精神因素有关：若心悸发生在精神过度紧张时，则为机体的一种生理性心脏搏动增强。若临床表现还伴有心率加快、心前区或心尖部隐痛，以及疲乏、失眠、头晕、头痛、耳鸣、记忆力减退等神经衰弱表现，且患者为青年女性，则可能为神经症，是由自主神经功能紊乱所引起的，心脏本身无器质性病变。

（3）是否与药物、食物有关：若心悸发生在饮酒、浓茶、咖啡或使用肾上腺素、麻黄碱、咖啡因、阿托品、甲状腺素片等药物后，则为生理性心脏搏动增强。

（4）心悸发生的时间、频率及病程：心悸在短时间内很快消失，但易很快发作，则多与心律失常有关。此时应详细追问患者的主观感觉，如有无心跳加快、过慢、不规则的感觉或是否伴有意识改变及周围循环障碍。若患者从幼年时即出现心悸，则多与先天性心脏病有关，如动脉导管未闭、室间隔缺损等。

（5）心悸发作的特点：是否为突发突止。

2. 心悸发生时伴随的症状

（1）伴心前区疼痛：见于冠心病（如心绞痛、心肌梗死）、心肌炎、心包炎，也可见于心脏神经症等。

（2）伴发热：见于急性传染病、风湿热、心肌炎、心包炎、感染性心内膜炎等。

（3）伴晕厥或抽搐：见于高度房室传导阻滞、心室颤动或持续性室性心动过速、病态窦房结综合征等。

（4）伴有虚汗、脉搏微弱、血压下降或休克：可见于各种原因的急性失血。

（5）伴有呼吸困难：见于急性心肌梗死、心肌炎、心包炎、心力衰竭、重度贫血等。

（6）伴消瘦及出汗：见于甲状腺功能亢进。

3. 既往史

（1）心脏病病史。

（2）内分泌疾病病史。

（3）贫血性疾病病史。

（二）查体的重点

（1）心悸发作时查体包括心悸的频率及通过听诊或摸脉搏了解患者的心律是否规则。可以通过刺激迷走神经等方法鉴别各种类型的心动过速，如颈动脉窦按摩使心动过速突然终止，则高度提示房室交界区参与的心动过速；如果心动过速的频率暂时降低，提示心房颤动、心房扑动或房性心动过速。

（2）检查患者生命体征时注意有无血压增高、脉压增大、水冲脉。

（3）注意患者精神状态及体温。

（4）怀疑有器质性心脏病时，应重点检查心脏有无病理性体征，即有无心脏杂音、心脏增大及心律改变等。

（三）可行的检查

会场保障条件有限，主要依靠查体及问诊进行初步判断，所有心悸患者应行心电图检查，不仅可以判断有无心律失常，还可以发现心律失常的性质。

四、诊断思路及流程

（一）心悸常见病因

所有心悸患者都要接受初始的临床评估，包括病史、体格检查和标准 12 导联心电图检查。心悸常见病因见表 8-1。

表 8-1 心悸常见病因

心律失常
心律不规则：期前收缩、心房扑动、心房颤动等
心动过速：窦性心动过速、阵发性室上性心动过速或室性心动过速
心动过缓：高度房室传导阻滞、窦性心动过缓或病态窦房结综合征
器质性心脏病
二尖瓣脱垂
重度二尖瓣反流
分流型先天性心脏病
各种原因的心脏扩大和（或）心功能衰竭
肥厚性心肌病
精神心理疾病
焦虑、惊恐发作
抑郁所致的躯体疾病
系统性疾病
甲状腺功能亢进、低血糖、绝经后综合征、发热、贫血、怀孕、血容量不足、直立性低血压、嗜铬细胞瘤、动静脉瘘
药物或毒品作用
拟交感药物、血管扩张剂
抗胆碱药物
刚停用 β 受体阻滞剂
酒精、咖啡因、海洛因、减肥药等

（二）心悸诊断流程（图8-1）

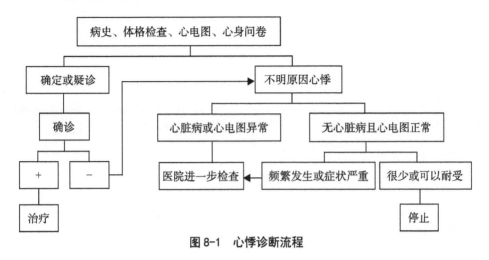

图8-1　心悸诊断流程

参考文献

1. 陈文彬，潘祥林.诊断学.7版.北京：人民卫生出版社，2008：34-35.
2. 郑黎晖，欧洲心律协会2011年心悸诊疗专家共识解读.心血管病学进展，2012，33（2）：161-163.
3. 张澍，霍勇.内科学·心血管内科分册.北京：人民卫生出版社，2016：17-19.
4. RAVIELE A，GIADA F，BERGFELDT L，et al. Management of patients with palpitations：a position paper from the European Heart Rhythm Association. Europace，2011，13（7）：920-934.

（张婧　柴萌）

第九章　晕厥

一、定义

晕厥是由于一时性、广泛性脑供血不足所致的短暂性意识丧失状态，发作时患者因肌张力消失不能保持正常姿势而倒地。一般为突然发作，迅速恢复，很少有后遗症。

二、临床表现及分类

（一）血管舒缩障碍

见于单纯性晕厥、直立性低血压、颈动脉窦综合征、排尿性晕厥、咳嗽性晕厥及疼痛性晕厥等，通常这类型晕厥伴有头晕、恶心、脸色苍白、出汗等前驱症状。

1. 血管迷走性晕厥

血管迷走性晕厥也称单纯性晕厥，多见于青年女性，尤其是体弱者。发作诱因明显，如疼痛、情绪紧张、恐惧等。发作常有明显诱因，晕厥前期有头晕、眩晕、恶心、上腹部不适、面色苍白等，持续数分钟继而突然意识丧失，常伴有血压下降、脉搏微弱，持续数秒或数分钟后可自然苏醒，无后遗症。

2. 直立性低血压

表现为体位骤变，主要由卧位或蹲位突然站起时发生晕厥。与服用血管扩张剂或利尿剂有关。部分患者出现餐后低血压。

3. 颈动脉窦综合征

由于颈动脉窦周围病变，如局部动脉硬化、动脉炎，致使迷走神经兴奋，心率减慢，心排血量减少、血压下降致脑供血不足。可表现为发作性晕厥或伴有抽搐。常见诱因有用手压迫颈动脉窦、突然转头、衣领过紧等。

4. 排尿性晕厥

多见于青年男性。在排尿过程中或排尿结束时发作，持续 1 ~ 2 分钟，自行苏醒，无后遗症。

5. 咳嗽性晕厥

见于患慢性阻塞性肺疾病患者，剧烈咳嗽后发生。

6. 其他因素

如剧烈疼痛、下腔静脉综合征、食管疾病、纵隔疾病、胸腔疾病、支气管镜检查时由于血管舒缩功能障碍或迷走神经兴奋引起晕厥。

（二）心源性晕厥

见于严重心律失常、心脏排血受阻、心肌缺血及心力衰竭等。如阵发性心动过速、病态窦房结综合征、高度房室传导阻滞、主动脉瓣狭窄、心肌梗死等，最严重的是阿—斯综合征。心源性晕厥是最危险的一类，容易发生猝死。多于用力或仰卧时发生，突发心悸，随后立即发生晕厥。心源性晕厥多见于有结构性心脏病或冠状动脉疾病或有不明原因猝死家族史者。

（三）脑源性晕厥

主要见于脑动脉粥样硬化、短暂性脑缺血发作、偏头痛等。这类型晕厥通常呈一过性，意识丧失前通常有复视、晕眩等症状。由脑部血管或主要供应脑部血液的血管发生循环障碍，进而出现一过性广泛性脑供血不足所致。由于损害的血管不同而表现多样化，如偏瘫、肢体麻木、语言障碍等。

（四）血液成分异常

见于过低血糖、过度通气综合征、重度贫血及高原反应所致晕厥等。

三、诊断注意事项

（一）问诊的要点

（1）晕厥发生的年龄、性别。

（2）晕厥发作的诱因及发作与体位的关系、与咳嗽和排尿的关系、与用药的关系：劳力诱发提示主动脉瓣狭窄、肥厚梗阻性心肌病和肺动脉高压；体位改变提示直立性低血压；咳嗽、排便、排尿和吞咽诱发提示血管迷走性晕厥；头部位置变动提示颈动脉窦敏感；上肢运动诱发提示可能为锁骨下动脉盗血。可诱发晕厥的药物包括 α 受体阻断剂、硝酸酯类药物、利尿剂、抗心律失常药物及精神科用药等。

（3）晕厥发生的速度、发作持续时间及发作时面色、血压及脉搏情况：前驱症状如出汗、恶心、视力模糊等，心源性晕厥 < 5 秒，血管迷走性晕厥 > 5 秒，大小便失禁提示短暂性大脑低灌注，一般 < 10 秒，可发生痉挛、惊厥，类似癫痫发作。

（4）伴随症状：①伴有明显的自主神经功能障碍可出现面色苍白、出冷汗、恶心、乏力等，多见于血管抑制性晕厥。②伴有面色苍白、发绀、呼吸困难，见于急性左心衰竭。③伴有心率和心律改变，见于心源性晕厥。④伴有抽搐，见于中枢神经系统疾病和心源性晕厥。⑤伴头痛、呕吐、视听障碍，提示中枢神经系统疾病。⑥伴有发热、水肿、杵状指（趾）提示心肺疾病。⑦伴有呼吸深而快、手足发麻、抽搐者见于过度通气综合征、癔症等。

（5）有无心脑血管病史：既往有无心血管和神经系统疾病。

（6）既往有无相同发作史及家族史：心肌病、心脏性猝死、晕厥家族史。其中血管迷走性晕厥可有遗传易感性。

（二）查体的重点

全面查体，发现阳性体征，主要内容包括：①心脏查体，是否有器质性心脏病、是否有心律失常。②神经系统查体。③监测卧位及立位血压。④血管查体。

（三）可行的检查

根据会场现有条件，对患者行心电图检查、测量卧位及立位血压。心电图敏感性低，但特异性高。

四、诊断思路及流程

（一）晕厥的诊断要点

是否为完全的一过性意识丧失？意识丧失是否为短暂性的？是否能自行恢复且无后遗症？若上述答案为肯定，可诊断为晕厥。

（二）晕厥的鉴别

1. 眩晕

感觉周围环境旋转或晃动，通常无意识障碍。

2. 昏迷

意识障碍持续时间长，恢复困难。

3. 癫痫

（1）小发作：不倒地，恢复比晕厥快，无后遗症。

（2）发作：面色发绀，血压和脉搏改变不明显，肢体强直性或痉挛性抽搐，而晕厥仅有局部肢体抽动。

（三）诊断流程（图9-1）

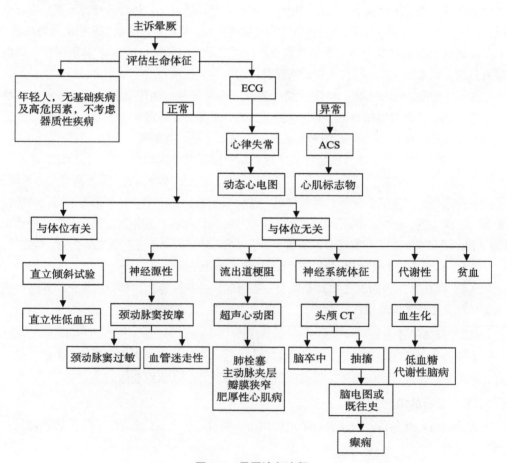

图9-1 晕厥诊断流程

参考文献

1. 陈文彬，潘祥林.诊断学.7版.北京：人民卫生出版社，2008：64-66.
2. 于学忠，黄子通.急诊医学.北京：人民卫生出版社，2016：80-82.
3. 中华心血管病杂志编委会，中国生物医学工程学会心律分会，中国老年学和老年医学学会心血管病专业委员会，等.晕厥诊断与治疗中国专家共识.中华心血管病杂志，2019，47（2）：96-107.

（张婧　柴萌）

第十章　恶心、呕吐

一、定义

恶心、呕吐是临床常见症状。恶心为上腹部不适和紧迫欲吐的感觉，可伴有皮肤苍白、出汗、流涎、血压降低及心动过缓等迷走神经兴奋的症状，常为呕吐的前奏。呕吐是指通过胃的强烈收缩迫使胃或部分小肠的内容物经食管、口腔而排出体外的现象。

二、临床表现

（一）呕吐的时间

清晨空腹时的恶心、呕吐多见于妊娠、尿毒症、慢性酒精性胃炎和颅内压升高。消化性溃疡有幽门水肿和痉挛者也可在餐后很快发生呕吐，吐后上腹胀痛消失，与胰腺炎等吐后上腹痛不同。胃幽门梗阻或胃轻瘫所致的呕吐，一般于进食1小时后发生。餐后隔12小时呕吐，量多而有食物残渣者，提示有幽门梗阻，这类患者空腹时胃内有振水音。

（二）呕吐物的内容

详细询问和观察呕吐物的内容，酸而夹杂食物残渣见胃潴留、幽门梗阻；有食物残渣而不酸，提示严重的贲门失弛缓症或胃癌；胃癌常有慢性渗血，呕吐物常呈咖啡渣样；呕吐物含有胆汁提示十二指肠液反流、高位小肠梗阻、胃大部切除术后；呕吐物含有胆汁且有粪臭味提示低位小肠梗阻、腹膜炎伴肠麻痹、胃结肠瘘、小肠缺血性损伤、慢性幽门梗阻合并继发性细菌过度繁殖。

（三）呕吐伴腹泻

多见于急性胃肠道感染性疾病和各种病因的急性中毒。

（四）喷射性呕吐伴头痛

常见于颅内压增高时，如颅内炎症、水肿、出血、占位性病变、脑膜粘连等，喷射性呕吐并非颅内压升高独有，颅内高压者呕吐也可经过恶心和干呕阶段。

三、诊断注意事项

（一）问诊要点

（1）呕吐的起病：如起病的急缓、有无酗酒史、晕车及晕船史、与以往同样的发作史、既往腹部手术史、女性患者的月经史等；呕吐的时间，晨起还是夜间、间歇或持续，与饮食、活动等有无关系；呕吐物的特征、性状及气味，由此可以推断是否为中毒、消化道器质性梗阻等；根据是否有酸味可区别胃潴留与贲门失弛缓；根据是否有胆汁，可区分十二指肠乳头平面上、下的梗阻；根据呕吐物的量可确定有无消化道梗阻，并评估液体丢失量。

（2）发作的诱因：如体位、进食、药物、精神因素、咽部刺激等。

（3）症状的特点及变化：如症状出现频率、持续时间、严重程度等。

（4）加重与缓解因素。

（5）诊治情况：如是否做 X 线钡餐、胃镜、腹部 B 超、CT、血糖、尿素氮等检查。

（二）查体的重点

1. 一般检查

包括体温、脉搏、血压、神志状态、皮肤弹性、黏膜干燥情况。若患者烦躁不安、黏膜干燥、皮肤弹性差、尿少，可能存在脱水、电解质紊乱情况。

2. 皮肤及巩膜黄染

皮肤及巩膜黄染者要考虑存在胆道感染或肿瘤。

3. 腹部查体

重点查有无腹肌紧张、腹部压痛及反跳痛、腹膜刺激征、墨菲征、肠鸣音。右上腹压痛、墨菲征阳性者考虑急性胆囊炎或急性胆管炎；腹胀、蠕动波、高亢肠鸣音提示肠梗阻、胃轻瘫、胃出口梗阻；肠鸣音减弱提示肠梗阻；腹膜刺激征阳性应高度警惕急性化脓性阑尾炎、急性化脓性胆管炎、急性重症胰腺炎、内脏穿孔。患者咳嗽后腹痛加重的意义等同于反跳痛。

4. 眼部检查

眼球震颤提示椎基底动脉供血不足、小脑梗死或出血、小脑脑桥角肿瘤。视盘水肿提示颅内压升高。

5. 神经系统

神志异常、小脑体征、颅神经征提示中枢神经系统病变。

（三）可行性检查

会场保障条件有限，主要依靠查体及问诊进行初步判断，但应进一步掌握必要的检查、检验方法。

1. 常规化验

（1）呕吐物潜血阳性考虑存在上消化道出血或食管及胃黏膜损伤。

（2）血常规：红细胞比容和血红蛋白增高提示有血液浓缩。

（3）白细胞、中性粒细胞百分比及快速 C- 反应蛋白、降钙素原可提示是否存在炎症及炎症严重程度。

（4）电解质：严重长时间的呕吐可以引起低氯血症、低钾血症、代谢性碱中毒，对于症状超过 3 日和需要静脉补液的患者应检测电解质。

（5）血尿素氮和肌酐：血尿素氮 / 肌酐比值大于 20 ：1 提示有严重脱水。

（6）血清酶：胰腺炎患者血清淀粉酶、脂肪酶升高；胆道感染者转氨酶升高；急性心肌梗死患者可出现肌酸激酶、肌酸激酶同工酶、肌钙蛋白升高。

（7）凝血指标：凝血酶原时间、活化部分凝血酶时间明显延长，警惕脑出血可能；纤维蛋白原、D- 二聚体升高者须警惕脑梗死、急性心肌梗死、急性动静脉血栓可能，尤其是老年患者。

（8）动脉血气分析：pH 或乳酸升高，提示代谢性酸中毒、乳酸中毒。

（9）血药浓度监测：高度怀疑药物中毒者应行需要浓度监测，老年患者尤其警惕洋地黄中毒。

（10）尿常规：对所有育龄妇女都要做尿妊娠实验；尿中有亚硝酸盐、白细胞和细菌提示尿路感染；有酮体提示糖尿病酮症；血尿则可能是尿路结石。

2. 心电图检查

怀疑冠心病者应行心电图检查，有冠心病基础病者可判断有无恶性心律失常、急性心肌梗死等。

3. 腹部超声或 CT

（1）腹痛或发热者，首先行腹部超声，重点关注有无胆囊结石、胆囊是否增大及胆囊壁是否增厚，怀疑胰腺炎者，可行腹部 CT 检查确定胰腺有无水肿、周边渗出甚至坏死。

（2）伴有腰痛、血尿者，腹部超声重点关注有无肾结石、输尿管结石。

（3）腹膜刺激征阳性者要关注腹腔有无渗出。

4. X 线检查

怀疑肠梗阻者要拍腹部 X 线平片或立位片。

5. 头颅 CT 检查

以下患者需行头颅 CT 平扫检查除外急性脑血管病变：①喷射性呕吐患者；②高血压患者，尤其是高血压 2 ～ 3 级；③剧烈运动或情绪激动后伴有头晕、头痛者；④大量饮酒者。

四、鉴别诊断（表 10-1）

表 10-1　常见急性恶心、呕吐的鉴别诊断

诊断	伴随症状	查体	实验室检查	诊断提示
妊娠	发生在清晨，伴有乳房胀，典型者 4 ～ 7 周开始，10 ～ 18 周达高峰，20 周消失	腹部无异常	尿妊娠试验、血电解质及尿酮体检查以排除妊娠剧吐	所有育龄妇女都应想到妊娠呕吐
急性胃肠炎	发热、腹泻、腹痛、呕吐和腹痛发生早，随后 24 小时内出现腹泻	腹部正常或脐周隐痛	一般需要	大多有不洁饮食史
消化性溃疡	90% 有上腹痛，球部溃疡者进食后缓解，胃溃疡者进食后疼痛加剧，剧痛者考虑穿孔	上腹轻压痛，大便潜血阳性	出血者血红蛋白低，怀疑穿孔者行腹部立位片	有慢性上腹部不适，急性加重
胆道疾病	右上腹或中上腹痛，多在食油腻食物后出现，部分患者出现右肩背部放射痛	右上腹压痛，墨菲征阳性	血常规、C- 反应蛋白、降钙素原、腹部超声检查	白细胞、体温正常提示胆绞痛，发热伴白细胞升高、墨菲征阳性提示胆囊炎
心肌梗死	典型胸骨下端疼痛，向左肩背部放射，常伴有呼吸困难	无异常体征	心电图、肌酸激酶、肌酸激酶同工酶、肌钙蛋白	不是所有人都有胸痛，可只有恶心、呕吐症状
糖尿病酮症酸中毒	先有多饮、多尿，随之出现神志改变甚至昏迷，可以由感染、外伤等诱发	呼吸有烂苹果味，呼吸急促，脱水和意识改变	血气分析及血糖、尿酮检查	糖尿病酮症可以是糖尿病的首发表现

诊断	伴随症状	查体	实验室检查	诊断提示
胰腺炎	上腹痛，向背部放射，多与胆石症、饮酒、高脂血症有关	上腹压痛，肠麻痹时腹胀，肠鸣音减弱，休克，低热等	血常规、脂酶、血糖、乳酸脱氢酶、血钙、血气分析，腹部 CT	病情重，死亡率高，早期容量复苏，监护
肠梗阻	典型者腹痛呈间歇性，频率和程度与梗阻水平相关，高位梗阻上腹痛，结肠梗阻下腹痛	腹胀，弥漫性压痛，高调肠鸣音	腹部立位片、腹部 CT	粘连（有腹部手术史）、疝气、肿瘤引起的肠梗阻占 90%
脑出血	高血压病史，有情绪激动、剧烈活动、咳嗽、排便等诱发因素，常伴有头痛甚至意识障碍，起病急骤	脑膜刺激征阳性	头颅 CT	一般发病前无预兆

参考文献

1. 陈文彬，潘祥林．诊断学．7 版．北京：人民卫生出版社，2008：35-37.
2. 莫剑忠，江石湖，萧树东，等．江绍基胃肠病学．2 版．上海：上海科学技术出版社，2014：180-182.
3. 沈洪，刘中民，周荣斌，等．急诊与灾难医学．3 版．北京：人民卫生出版社，2018：123-127.

（葛淑静　陈英）

第二篇

第十一章　腹泻

一、定义

腹泻指排便次数增多、粪质稀薄，或带有黏液、脓血或未消化的食物，如解黏液样便，每日 3 次以上，或每天粪便总量大于 200 g，其中粪便含水量大于 80%。腹泻分为急性与慢性两种。本章主要介绍急性腹泻，指突发且病程在 2 ～ 3 周以内的腹泻。

二、临床表现

发病特点：起病急骤，病程较短，多为感染或食物中毒所致，感染性腹泻常有不洁饮食史，于进食后 24 小时内发病，每天排便数次甚至数十次，多呈糊状或水样便，少数为脓血便，常有腹痛。

三、诊断注意事项

（一）问诊要点

1. 患者一般情况

包括性别、年龄、居住地区、发病时间等。

2. 腹泻的起病

是否有不洁饮食、旅行、聚餐史，是否与摄入脂肪餐有关，或与紧张、焦虑有关。

3. 腹泻次数及大便量

有助于判断腹泻的类型及病变的部位，次数多而量少多与直肠刺激有关。

4. 大便的形状及臭味

除仔细观察大便形状外，配合大便常规检查，可大致分为感染与非感染性、炎性渗出与分泌性、动力性腹泻。大便奇臭多有消化吸收障碍，无臭多为分泌性腹泻。

5. 同食者群体发病史及地区和家族中的发病情况

对诊断食物中毒、流行病、地方病及遗传病具有价值。

6. 腹泻加重、缓解的因素

如与进食、与油腻食物的关系及抗生素使用等。

（二）查体的重点

1. 一般检查

评估患者一般情况，查找容量不足的证据和中毒表现，排除腹部外科情况，并明确有无血便。低血压和心动过速提示容量不足，应当检查黏膜的湿度、皮肤的弹性，是否有意识状态的改变、排尿有无减少及体重下降情况。

2.腹部查体

有明显腹痛的患者应首先考虑是否有感染性胃肠炎以外的其他疾病,如外科急症。

3.直肠检查

可确定有无粪便嵌塞、黑粪便和血便,大量血液见于消化道出血、缺血性肠病、肠套叠和放疗等,同时取标本送检。

(三)可行的检查

会场保障条件有限,主要依靠查体及问诊进行初步判断,但应进一步掌握必要的检查、检验方法。

1.粪便检查

(1)粪便潜血和细胞计数:许多因素引起的炎症性腹泻在粪便化验中均可出现红细胞和白细胞,并不具有特异性,粪便中发现白细胞并不是采用抗生素治疗的绝对适应证。排泄物中红细胞、白细胞不一定同时存在,粪便中只有红细胞没有白细胞往往提示阿米巴感染、恶性肿瘤、重金属中毒、穿孔、痔疮、肠缺血和消化道出血等。

(2)艰难梭菌检测:患者近期使用过抗生素则考虑行该项检查,25%～40%的病例在使用抗生素12周后出现腹泻。

(3)大肠埃希菌O157：H7菌毒素:对流行地区和怀疑溶血性尿毒症综合征的患者可以考虑检查。

(4)粪便细菌培养:对于有发热、中毒表现、免疫抑制和高龄、病程延长、传统治疗无效的患者必要时进行粪便培养。

(5)粪便寄生虫和虫卵测定:不推荐常规检查。

2.常规化验

(1)血常规:红细胞比容和血红蛋白增高提示有血液浓缩。

(2)白细胞、中性粒细胞百分比、快速C-反应蛋白、降钙素原可提示是否存在感染性腹泻。

(3)电解质:严重的腹泻可以引起低钠血症、低钾血症、代谢性碱中毒,对于需要静脉补液的患者应检测电解质。

(4)血尿素氮和肌酐:血尿素氮/肌酐比值大于20：1提示有严重脱水。

3.结肠镜检查

考虑存在肿瘤、克罗恩病、溃疡性结肠炎时应行结肠镜检查。

4.X线或CT检查

存在可疑肠梗阻、瘘管时行腹部X线或CT检查。

四、腹泻诊治思路（图 11-1）

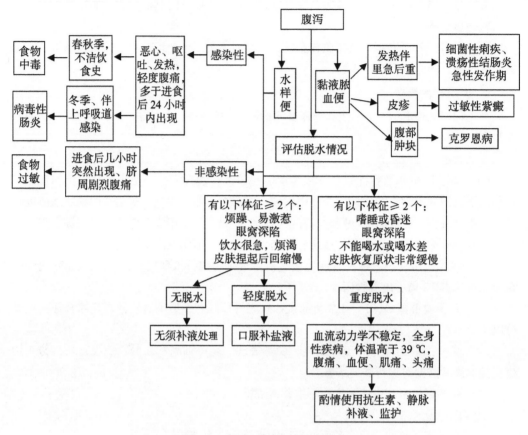

图 11-1　常见急性腹泻诊治思路

参考文献

1. 陈文彬，潘祥林.诊断学.7 版.北京：人民卫生出版社，2008：43-45.
2. 莫剑忠，江石湖，萧树东.江绍基胃肠病学.2 版.上海：上海科学技术出版社，2014：201-206.
3. 叶礼燕，陈凤钦.腹泻病诊断治疗指南.实用儿科临床杂志，2009，24（19）：1538-1540.
4. 沈洪，刘中民，周荣斌，等.急诊与灾难医学.3 版.北京：人民卫生出版社，2018：128-131.

（葛淑静　陈英）

第十二章 腹痛

一、定义

腹痛是临床上极其常见的症状，多数由腹部脏器疾病引起，但腹腔外疾病及全身性疾病也可引起。腹痛的性质及程度，既受病变性质和刺激程度的影响，也受神经和心理因素的影响。本章主要介绍急性腹痛。

二、临床表现

（一）腹痛部位（表 12-1）

表 12-1 急性腹痛部位与疾病的关系

部位		腹内病变	腹外病变
上腹痛			
	中	胃、十二指肠溃疡及胃溃疡穿孔、胃癌急性穿孔、胃痉挛、胃炎、胃黏膜脱垂症、急性胰腺炎、胆道蛔虫病	急性心肌梗死、急性心包炎
	左	胃溃疡、急性胰腺炎、脾栓塞、脾破裂、结肠癌梗阻	左侧胸膈膜炎、左肺基底部大叶性肺炎、左肾结石、左侧肾盂肾炎
	右	急性胆囊炎、胆石症、十二指肠溃疡及穿孔、肝脓肿、肝破裂、胆道蛔虫病、结肠癌梗阻	右肺基底部大叶性肺炎、右侧胸膈膜炎、右肾结石、右侧肾盂肾炎
中下腹			
	脐周	肠炎、肠蛔虫症、急性机械性肠梗阻、急性肠系膜淋巴结炎、腹主动脉瘤、急性阑尾炎	
	右下腹	急性阑尾炎、急性克罗恩病、右侧嵌顿性腹股沟疝、右侧输卵管炎、右侧卵巢囊肿蒂输卵管扭转、右侧黄体破裂、异位妊娠破裂、痛经	
	左下腹	乙状结肠扭转、左侧嵌顿性腹股沟疝、左侧输卵管炎、左侧卵巢囊肿蒂输卵管扭转、左侧黄体破裂、异位妊娠破裂、痛经	
弥漫性或部位不确定			
		急性原发性或继发性腹膜炎、急性肠穿孔、大网膜扭转等	慢性铅中毒、血卟啉病、腹型过敏性紫癜、腹型风湿病、腹型癫痫、糖尿病酮症、急性溶血

（二）腹痛性质和程度

突发的中上腹剧烈刀割样、烧灼样痛，多为胃、十二指肠溃疡穿孔；中上腹持续性隐痛多考虑慢性胃炎及胃、十二指肠溃疡；上腹部持续性钝痛或刀割样疼痛呈阵发性加剧多为急性胰腺炎；胆石症或泌尿系统结石常为阵发性绞痛，相当剧烈，致使患者辗转不安；阵发性剑突下钻顶样疼痛是胆道蛔虫病的典型表现；持续性、广泛性剧烈腹痛伴腹壁肌紧张或板样强直，提示急性弥漫性腹膜炎。其中隐痛或钝痛多为内脏性疼痛，多由胃肠张力变化或轻度炎症引起，腹痛可能为实质脏器包膜牵张所致。

（三）诱发因素

胆囊炎或胆石症发作前常有进油腻食物史，急性胰腺炎发作前则常有酗酒、暴饮暴食史，部分机械性肠梗阻多与腹部手术有关，腹部受暴力作用引起剧痛并有休克者，可能是由肝、脾破裂所致。

（四）发作时间

餐后痛可能由胆胰疾病、胃部肿瘤或消化不良所致；周期性、节律性上腹痛见于胃、十二指肠溃疡，子宫内膜异位症患者腹痛与月经来潮相关；卵泡破裂引起的腹痛常发生在月经间期。

（五）与体位的关系

某些体位可使腹痛加剧或减轻，有可能成为诊断的线索。如胃黏膜脱垂患者左侧卧位可使疼痛减轻；十二指肠淤滞症患者胸膝位或俯卧位可使腹痛及呕吐等症状缓解；胰体癌患者仰卧位时疼痛明显，而前倾或卧位时减轻；反流性食管炎患者烧灼痛在躯体前屈时明显，直立位减轻。

三、诊断注意事项

（一）问诊要点

1. 一般资料

包括患者年龄、性别、起病时间、诱发因素、伴随症状、缓解或加重的方式，以往有无类似发作，如何治疗，曾用何种药物，有无手术史、外伤史等。

2. 伴随症状及临床意义

（1）腹痛伴发热、寒战，提示存在炎症，见于急性胆道感染、胆囊炎、肝脓肿、腹腔脓肿，也见于腹腔外感染性疾病。

（2）腹痛伴黄疸，多见于肝、胆、胰疾病或急性溶血。

（3）腹痛伴休克，同时伴有贫血者可能提示腹腔脏器破裂（肝、脾或异位妊娠破裂），无贫血者可见于胃肠穿孔、绞窄性肠梗阻、肠扭转、急性出血坏死性胰腺炎、急性心肌梗死等，肺炎亦不能除外。

（4）腹痛伴呕吐、反酸、腹泻，提示食管、胃肠病变，呕吐量大提示肠梗阻。

（5）伴有反酸、嗳气者提示胃、十二指肠溃疡。

（6）伴腹泻者提示消化吸收障碍或肠道炎症、溃疡或肿瘤。

（7）腹痛伴血尿，考虑泌尿系疾病（泌尿系结石）所致。

（二）查体的重点

1. 一般检查

包括体温、脉搏、血压、神志水平，若出现高热、心率快、血压下降、腹膜刺激征、急性剧烈腹痛者提示病情危重，需高度警惕，尤其是有高血压、糖尿病、动脉粥样硬化等基础病者。

2. 腹部检查

必须仔细检查腹部，重点是压痛部位及有无腹膜刺激征、肠鸣音、血管杂音。

（1）显著腹胀、腹肌紧张的患者必须测量腹腔内压除外腹腔室隔综合征，腹腔内压升高可影响静脉回流，降低肺顺应性、增加颅内压，腹腔内压大于 25 mmHg 可引起腹腔脏器灌注减少，属外科急症。

（2）胃、十二指肠和胰腺疾病，疼痛多在中上腹，胆囊炎、胆石症、肝脓肿等疼痛多在右上腹，急性阑尾炎疼痛在右下腹麦氏点，小肠疾病疼痛多在脐部或脐周，结肠疾病疼痛多在下腹或左下腹，弥漫性或部位不定的腹痛多见于急性弥漫性腹膜炎、机械性肠梗阻、急性出血坏死性肠炎、腹型过敏性紫癜、血卟啉病、铅中毒。

（3）高亢肠鸣音或肠鸣音减弱提示肠梗阻。

（4）腹膜刺激征阳性高度提示急性化脓性阑尾炎、急性化脓性胆管炎、急性重症胰腺炎、内脏穿孔。患者咳嗽后腹痛加重的意义等同于反跳痛。

（5）出现急性腹症时，男性应检查睾丸，老年人需除外绞窄疝，儿童除外睾丸扭转。

（6）下腹痛和里急后重的患者若下腹压痛明显，考虑盆腔脓肿。

（7）心房颤动患者出现急性腹痛首先考虑肠系膜动脉栓塞。

（8）泌尿系结石和腹主动脉瘤均可造成腰背痛并向会阴部放射。

（三）可行的检查

会场保障条件有限，主要依靠查体及问诊进行初步判断，但应进一步掌握必要的检查、检验方法。

1. 常规化验

（1）血常规中白细胞、中性粒细胞百分比及快速 C- 反应蛋白、降钙素原可提示是否存在炎症及炎症严重程度。

（2）血清酶：胰腺炎患者血清淀粉酶、脂肪酶升高；胆道感染者转氨酶升高；急性心肌梗死患者可出现肌酸激酶、肌酸激酶同工酶、肌钙蛋白升高。

（3）凝血指标：纤维蛋白原、D- 二聚体升高者需警惕急性心肌梗死、急性动脉栓塞可能。

（4）尿常规：镜下或肉眼血尿提示尿路结石。

（5）大便常规＋潜血：可见红细胞、潜血阳性者警惕肠系膜动脉栓塞。

2. 心电图检查

冠状动脉硬化性心脏病伴有上腹痛者，建议行心电图检查。

3. 腹部超声

如有条件行腹部超声检查，可初步筛查肝胆/泌尿/生殖系统疾病、腹主动脉瘤、阑尾炎。

4. 腹部 CT

对于急性胰腺炎、阑尾炎、主动脉夹层、肠缺血的诊断具有重要意义。

5. X 线检查

对可疑空腔脏器穿孔、肠梗阻者应及时行腹部 X 线检查。

6. 诊断性腹腔穿刺

腹腔穿刺是腹膜炎、腹腔内出血确诊的重要检查手段。

四、急性腹痛诊断流程图（图 12-1）

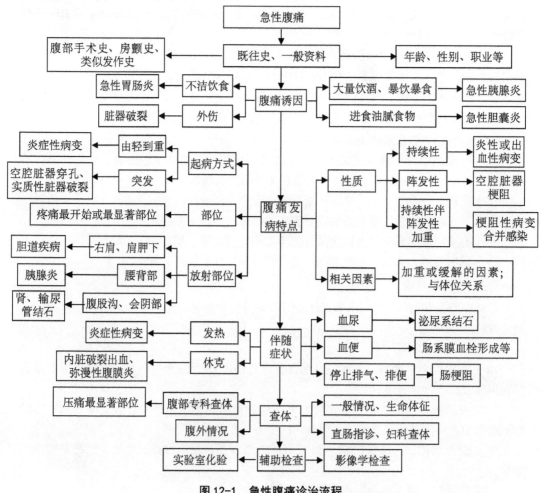

图 12-1　急性腹痛诊治流程

参考文献

1. 莫剑忠, 江石湖, 萧树东. 江绍基胃肠病学. 2 版. 上海: 上海科学技术出版社, 2014: 189-196.

2. 陈文彬, 潘祥林. 诊断学. 7 版. 北京: 人民卫生出版社, 2008: 40-43.

3. 沈洪, 刘中民, 周荣斌, 等. 急诊与灾难医学. 3 版. 北京: 人民卫生出版社, 2018: 87-97.

（葛淑静　陈英）

第十三章　血尿

一、定义

正常尿液仅含有极少量红细胞，如尿液中红细胞增多，则称为血尿（hematuria）。根据尿液中红细胞含量的多少，血尿可分为肉眼血尿和镜下血尿。肉眼血尿为肉眼能看见血色的尿，一般在 1000 mL 尿中含 1 mL 血液即为肉眼血尿。镜下血尿为借助于显微镜见到尿液中红细胞数量超过正常值，但肉眼下观察尿液呈正常颜色。一般认为新鲜尿离心后尿沉渣每高倍视野红细胞＞ 3 个即有病理意义。

发现红色尿后，首先要分清是真性血尿还是假性血尿。有些药物可以引起红色尿，如氨基比林、苯妥英钠、利福平、酚红等，须与真性血尿区别。

二、临床表现

（一）尿颜色的改变

血尿的主要表现是尿颜色的改变，除镜下血尿颜色正常外，肉眼血尿根据出血量多少而呈不同颜色。尿呈淡红色像洗肉水样，提示每升尿含血量超过 1 mL；出血严重时尿可呈血液状；肾脏出血时，尿与血混合均匀，尿呈暗红色；膀胱或前列腺出血尿色鲜红，有时有血凝块。

（二）分段尿异常

常用尿三杯试验：分别对起始段、中段和终末段尿液进行观察或化验，出现肉眼血尿或显微镜下见红细胞增多，分别具有不同的临床意义。起始段血尿：出血部位在尿道；终末段血尿：出血部位在膀胱颈部、三角区或后尿道的前列腺、精囊腺；全程血尿：血尿来自肾脏、输尿管或膀胱壁。

（三）肾性或肾后性血尿

显微镜检查不仅可以确定血尿，还可辅助判断血尿来源是肾性或肾后性。镜下红细胞大小均一，异型、破碎的红细胞占比小于 25%，多为肾后性出血（输尿管、膀胱或尿道），多由结石、肿瘤、创伤、畸形、出凝血机制障碍或炎症等引起。如红细胞大小不一，形态多样，异型红细胞占比大于 75%，镜检有时合并管型、蛋白等，考虑来源于肾小球（见于肾小球肾炎）。

（四）症状性血尿

出现血尿同时伴有全身或局部症状。全身症状如发热、皮肤黏膜出血点、腹痛、水肿、高血压等，多见于肾小球肾炎、过敏性紫癜、肾病综合征。如伴有肾区疼痛、腹痛，多见于肾盂肾炎、输尿管结石。膀胱和尿道病变导致的血尿多合并尿频、尿急、排尿困难。

（五）无症状性血尿

血尿患者既无泌尿系统症状也无全身合并症状，见于某些疾病的早期和起病较隐匿的疾病，如肾癌、尿路上皮癌早期及早期肾结核。

（六）常见伴随症状

（1）血尿伴腰腹疼痛通常是肾或输尿管结石的特点。

（2）血尿伴尿流中断见于膀胱和尿道结石。

（3）血尿伴尿流细和排尿困难见于前列腺增生、前列腺癌。

（4）血尿伴尿频、尿急、尿痛见于膀胱炎和尿道炎，如合并腰痛、高热、畏寒多为肾盂肾炎。

（5）血尿伴有水肿、血压升高、尿蛋白升高见于肾小球肾炎。

（6）血尿伴随查体时触及单侧肾区肿块，可见于肿瘤、肾积水，双侧肾区可触及肿块可见于先天性多囊肾，如触及移动性肾脏提示可能为肾下垂或游走肾。

（7）血尿伴有皮肤黏膜及其他部位出血，见于血液系统疾病和某些感染性疾病。

（8）血尿合并乳糜尿见于丝虫病、慢性肾盂肾炎。

三、诊断

根据尿中血液含量多少、尿液酸碱性不同，尿色表现差异不一。为避免肉眼所见的假象及尿潜血化验的假阳性，血尿诊断需以新鲜尿液镜检结果作为诊断标准。如尿中含血凝块或血条，则血尿可肉眼确诊。

尿液离心沉淀后取沉渣镜检，当红细胞个数 ≥ 3 个 /HP，表明肾脏和（或）尿路系统有异常出血。需注意的是红细胞数量和引起血尿疾病的严重程度无相关性。

四、鉴别诊断

（一）真性血尿和假性血尿鉴别

某些食物（如红心火龙果、紫甘蓝、蓝莓、红苋菜、紫薯、黑枸杞等含花青素）和某些药物及其代谢产物（如利福平、酚红、苯妥英钠、氨基比林、吩噻嗪等）可导致红色尿液，一般停服后 1 ~ 2 天即可消失。运动后肌细胞损伤及血管内溶血引起的肌红蛋白、血红蛋白尿可使尿潜血呈阳性反应。鉴别要点是尿沉渣镜检有无红细胞。

（二）外科血尿和内科血尿鉴别（定位诊断）

通过尿红细胞形态均一性来鉴别血尿来源于肾小球（内科）或尿路（外科）。尿相差显微镜检就是通过相差显微镜来观察人体的尿，比传统显微镜可以更加精细观察红细胞形态。一般认为异型红细胞比例超过 75% 考虑为肾小球性血尿，如红细胞均一性高，异型红细胞比例低于 25% 考虑为外科血尿。

（三）病因鉴别

1. 泌尿系统疾病

（1）炎症：急慢性肾盂肾炎、膀胱炎等；特异性感染如结核、真菌感染等。

（2）结石：泌尿系结石可引起血尿，包括肾结石、输尿管结石、膀胱结石及尿道结石。如结石体积大造成尿路梗阻，或结石稳定后没有移位，尿中亦可没有红细胞。

（3）肿瘤：泌尿系统肿瘤（良性、恶性）及邻近脏器累及肾脏集合系统或尿路时，可引起血尿。常见有：肾肿瘤、膀胱肿瘤、输尿管肿瘤、肾盂癌、前列腺癌、胃肠道肿瘤及妇科肿瘤侵犯膀胱或输尿管等。需要注意的是，良性病变如前列腺增生、膀胱颈硬化亦可出现血尿，多见于中老年男性。

（4）外伤：外力伤及泌尿系统时可出现血尿，如肾挫裂伤、膀胱裂伤、骨盆骨折伤及前列腺及尿道。

（5）先天畸形、多囊肾、重复肾、胡桃夹现象、马蹄肾均可引起不同程度的血尿。

2. 全身性疾病

（1）出血性疾病：如过敏性紫癜、血友病、白血病、血小板减少性紫癜、再生障碍性贫血等。

（2）心血管疾病：心力衰竭、休克、肾栓塞、肾静脉血栓形成。

（3）感染性疾病：流行性出血热、丝虫病、细菌性心内膜炎、猩红热及钩端螺旋体病等。

（4）结缔组织病：如狼疮性肾炎、皮肌炎、结节性多动脉炎、硬皮病等。

（5）代谢疾病：糖尿病肾病、痛风性肾病、甲状旁腺继发功能亢进继发结石症。

（6）物理化学因素：过敏、放射线照射、药物（烷化剂如环磷酰胺类化疗药，磺胺、酚、汞、铅、砷中毒，大量输注甘露醇、甘油等）、毒物、剧烈运动等。

3. 毗邻脏器疾病

妇科肿瘤、结直肠癌、腹膜后肿瘤侵犯尿路。血尿的诊断及鉴别诊断思路见图 13-1。

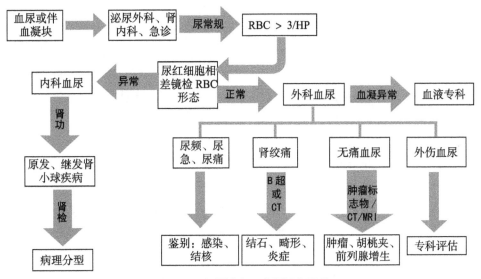

图 13-1　血尿诊断及鉴别诊断思路

参考文献

1. 刘凤奎，陈海平 . 血尿临床诊断思路 . 中国临床医师杂志，2016，44（2）：22-25.
2. 吴在德，吴肇汉 . 外科学 . 7 版 . 北京：人民卫生出版社，2008：634-704.
3. 陆再英，钟南山 . 内科学 . 7 版 . 北京：人民卫生出版社，2008：493-549.
4. 黄健 . 中国泌尿外科和男科疾病诊断治疗指南（2019 版）. 北京：科学出版社，2020：27-266.
5. 朱有华 . 泌尿外科诊疗手册 . 3 版 . 北京：人民卫生出版社，2007：6-48.

（吕超　李建业）

第十四章　头痛

一、定义

头痛是指眉弓、耳郭上部、枕外隆突连线以上部位的疼痛。可见于多种疾病，是临床上最常见的主诉之一。国际头痛疾病分类第三版将头痛分为三类：①原发性头痛；②继发性头痛；③痛性脑神经病、其他面痛和头痛。

二、临床表现

（一）头痛发生的急缓

急性头痛伴有发热者，常见于感染性疾病。急性头痛，不伴发热，但伴有恶心、呕吐及意识障碍者，多数为神经系统疾病，如脑血管疾病（脑出血、蛛网膜下隙出血等）。长期反复发作的头痛多见于偏头痛、紧张性头痛、丛集性头痛等原发性头痛。头痛缓慢发生，进行性加重，并伴有颅内压增高的症状（恶心、呕吐、视盘水肿），多提示颅内占位性病变。

（二）头痛部位

头痛的部位对于病灶的定位和病因诊断具有一定价值。一般颅外病变引起的头痛多位于病灶处或附近，如眼源性、鼻源性或牙源性头痛。青光眼头痛多集中于眼周围或眼上部。颅内病变引起的头痛常位置较深且弥散，与病变部位不一定一致。小脑幕以上的病变疼痛多位于病灶同侧，以额部最多；小脑幕以下的病变疼痛多位于后枕部。头痛伴有剧烈的颈部疼痛和颈项强直者多见于蛛网膜下隙出血、脑膜炎等。

（三）头痛的程度和性质

头痛的程度分为轻、中、重三种。重度头痛多见于三叉神经痛、偏头痛、丛集性头痛及脑膜刺激的疼痛。轻中度头痛见于脑肿瘤、慢性炎症等。发作性电击样的疼痛，持续数秒至数十秒为神经痛的特征。搏动性头痛常见于血管源性头痛，如偏头痛、颞动脉炎、高血压性头痛，亦见于发热性疾病。紧张性头痛多为具有重压感、紧箍感或戴帽感的非搏动性疼痛。

（四）头痛发生时间和持续时间

晨间头痛加重者，是由夜间颅内压相对较高所致，多为颅内占位性病变。鼻窦炎引起的头痛也多发生在早晨或上午；丛集性头痛常在夜间发生。头痛的持续时间对于诊断也很重要，神经痛持续时间短，约数秒钟；偏头痛每次发作持续时间为 4 ～ 72 小时。持续进行性头痛是脑肿瘤、颅内压增高、硬膜下血肿的特点。

（五）头痛加重或缓解的因素

咳嗽、喷嚏、摇头、低头等动作可使颅内压增高，导致头痛加重。低颅内压性头痛在站立或坐位时加重，平卧后减轻。颈肌急性炎症所致的头痛可因颈部运动而加剧。

三、诊断注意事项

（一）问诊要点

1. 一般资料

包括发病年龄，起病形式；既往史；既往有无类似头痛发作病史，相关治疗情况及治疗效果等；精神状态，包括近期睡眠、饮食情况，有无焦虑、抑郁病史等。

2. 头痛的特点

注意询问头痛部位、性质、程度、持续时间、诱发因素、加重或缓解的因素等。

3. 伴随症状

（1）剧烈呕吐：常为颅内压增高的征兆。突发头痛，伴恶心、呕吐，呕吐后缓解可见于偏头痛。

（2）眩晕：多见于颅后窝病变，如小脑或桥小脑角占位、后循环缺血等。

（3）发热：见于感染性疾病，包括中枢神经系统感染或全身性感染。

（4）精神症状：慢性进行性头痛逐渐出现精神障碍，可能为额叶肿瘤或神经梅毒。

（5）视力障碍：眼源性头痛（如青光眼）可有视力减退。部分偏头痛患者发作前可有视觉先兆，如视野中出现闪光点、暗点或偏盲。视力下降伴有恶心、呕吐应警惕高颅内压。

（6）脑膜刺激征：见于蛛网膜下隙出血或脑膜炎。

（7）癫痫发作：提示皮质或近皮质病变，多见于脑出血、脑肿瘤或寄生虫病等。

（二）查体的重点

1. 一般情况

如测量体温、血压、脉搏等。

2. 颅面部的查体

注意检查眼、鼻、口腔等头部器官有无异常。观察头面部有无皮损（如疱疹）、压痛及颈部运动时有无疼痛等。

3. 进行详细的神经系统查体

重点检查患者的颅神经（眼底检查尤为重要）、运动功能、病理征、脑膜刺激征等，神经系统出现阳性体征可能为继发性头痛。

（三）可行的检查

在会场现场，如有条件，除详尽的查体外，可进行简单的检查化验，如心电图、血常规等。眼底镜检查便捷易行，并且能快速发现视盘水肿等严重情况。若怀疑继发性头痛，可至就近医院行头颅 CT 等影像学检查。

四、诊断思路及流程

（一）继发性头痛的红旗征象

对于头痛患者，需要尽可能排除继发性头痛。下表总结了常见的继发性头痛的红旗征，归结为"SNNOOP10"原则，出现时常提示继发性头痛，需进一步检查（表14-1）。

第二篇

表 14-1　继发性头痛的红旗征

症状或体征	相关的继发性头痛举例
1. 系统性症状，包括发热 systemic symptoms	颅内感染等
2. 肿瘤病史 neoplasm	颅内肿瘤、转移瘤等
3. 神经系统功能障碍 neurologic dysfunction	颅内病变
4. 起病突然 onset is sudden	蛛网膜下隙出血等血管意外
5. 年长者（大于 50 岁） older age	颞动脉炎、肿瘤等
6. 头痛形式改变或新发头痛 pattern change or recent onset	肿瘤、血管或非血管性颅内病变
7. 体位相关头痛 positional headache	高颅内压或低颅内压相关头痛
8. 喷嚏、咳嗽或活动诱发性头痛 precipitated by sneezing, coughing or exercise	颅后窝病变、小脑扁桃体下疝畸形
9. 视盘水肿 papilledema	高颅内压
10. 进行性加重的头痛 progressive headache	颅内肿瘤等
11. 围产期头痛 pregnancy or puerperium headache	颅内静脉窦血栓形成、妊娠期高血压等
12. 眼痛伴自主神经症状 painful eye with autonomic features	眼源性头痛、痛性眼肌麻痹、颅后窝病变、垂体病变等
13. 创伤后头痛 posttraumatic onset of headache	硬膜下血肿等
14. 免疫系统缺陷 pathology of immune system	机会性感染
15. 止痛药过量 painkiller overuse	药物过量性头痛

（二）急性头痛患者诊断流程（图 14-1）

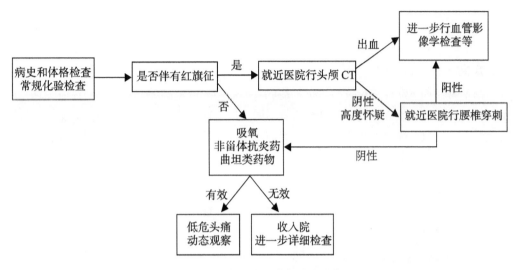

图 14-1 急性头痛患者诊断流程

参考文献

1. DO T P，REMMERS A，et al. Red and orange flags for secondary headaches in clinical practice：SNNOOP10 list. Neurology，2019，92（3）：134-144.
2. LEVIN M. Approach to the workup and management of headache in the emergency department and inpatient settings. Semin Neurol，2015，35（6）：667-674.
3. 万学红，卢雪峰 . 诊断学 . 9 版 . 北京：人民卫生出版社，2018：53-55.

（赵聪）

第十五章　眩晕

一、定义

眩晕是一种运动性或位置性错觉，造成人与周围环境空间关系在大脑中反应失真，产生旋转、倾倒及起伏等感觉。眩晕与头晕不同，后者通常代表许多不同的感觉体验，包括头昏沉感、摇摆、虚弱、头重脚轻等，无旋转感。在保健工作中应仔细甄别患者的主诉为"眩晕"还是"头晕"。

二、临床表现

根据病变部位，可将眩晕分为前庭周围性眩晕、前庭中枢性眩晕和非前庭系统眩晕，三者在临床表现上有一定区别。

（一）前庭周围性眩晕

前庭周围性眩晕指前庭感受器至前庭神经颅外段病变引起的眩晕。此种眩晕常常呈发作性，起病突然，眩晕程度较重，每次发作持续时间较短，可持续数分钟、数小时至数天。患者为稳定自己常抓牢周围物体，行走时显著偏向一侧。通常伴有恶心、呕吐、面色苍白、血压下降等自主神经症状。前庭周围性眩晕症状与耳蜗症状平行，常伴有耳鸣或听力下降。体格检查可能发现细小眼震，多为水平或旋转眼震，且眼震程度与眩晕程度一致。

（二）前庭中枢性眩晕

前庭中枢性眩晕指前庭神经颅内段、前庭神经核、核上纤维、内侧纵束、大脑皮质及小脑等部位病变引起的眩晕。通常眩晕感较轻，常可忍受，持续时间长，可达数周甚至数月。患者自觉周围物体旋转或向一侧运动，有醉酒之感。自主神经症状不常见或较轻微，常不伴有耳蜗症状。查体可见眼震，但眼震程度与眩晕程度并不一致，且眼震的形式多变。周围性眩晕与中枢性眩晕鉴别见表15-1。

表 15-1　周围性眩晕与中枢性眩晕鉴别

	前庭周围性眩晕	前庭中枢性眩晕
起病特点	突然，阵发性	逐渐，持续性
持续时间	短，数分钟、数小时至数天	长，数周至数月
眩晕程度	重	较轻
耳蜗症状	伴耳鸣或耳聋	不明显
自主神经症状	恶心、呕吐、面色苍白等	不明显
平衡障碍	不定，与眩晕程度一致	常较重
眼震	细小，水平或水平加旋转，眼震快相向健侧	粗大，形式多变，眼震方向不一致

	前庭周围性眩晕	前庭中枢性眩晕
意识障碍	无	可有
神经功能损害	无	脑神经麻痹、肢体瘫痪等
代表性疾病	位置性眩晕、前庭神经炎、梅尼埃病、药物中毒等	脑干或小脑肿瘤、后循环卒中、脱髓鞘病变等

（三）非前庭系统眩晕

非前庭系统眩晕是前庭系统以外的全身性疾病引起的，如眼部疾病、颈部疾病、贫血、心功能不全、感染或中毒等。特点是表现为头昏眼花、站立不稳，无眩晕感和眼震，不伴有自主神经症状。

三、诊断注意事项

（一）问诊

1.眩晕特点

起病急缓、发作频率、持续时间、程度、诱因、加重或缓解的因素等。此外，应着重对患者描述的"晕"的性质进行区分，除头晕或眩晕外，容易被患者描述为"晕"的临床症状还包括晕厥前状态、头昏、平衡功能障碍等，在问诊时应仔细甄别。

2.伴随症状

（1）伴耳鸣、听力下降：见于前庭器官疾病、第八脑神经病及肿瘤。

（2）伴恶心呕吐：见于位置性眩晕、梅尼埃病、晕动病等。

（3）伴中枢神经系统症状：如复视、延髓性麻痹、肢体运动或感觉障碍、共济失调等症状提示脑干、小脑疾病，需要高度重视。

（4）伴颈部症状：如颈肩痛、颈部活动相关的眩晕、上肢或手部麻木无力，提示可能为颈椎相关疾病、颅颈交界发育异常等。

3.其他病史

病前有无感染、中耳炎、颅脑外伤、肿瘤病史、服药史（尤其是氨基糖苷类药物服用史和近期新增药物）、晕车和晕船史及家族史等。

（二）查体的重点

1.生命体征

尤其需要关注患者的立卧位血压情况。

2.神经系统查体

优先排除由脑干或小脑病变所致的恶性眩晕。当出现复视、延髓性麻痹、小脑性共济失调、偏盲、肢体运动或感觉障碍（交叉性障碍提示脑干病变）、病理征阳性、闭目难立征阳性等神经系统阳性体征时需要警惕恶性眩晕，应及时到神经专科就诊。

3.HINTS检查

HINTS检查即头脉冲—眼震—眼偏斜试验（head impulse-nystagmus-test of skew, HINTS）是一项易实施的床旁检查技术，对于鉴别中枢性眩晕的敏感性和特异性均较高。中枢性病变通常为头脉冲试验阴性，凝视诱发方向变化性眼震及垂直性眼偏斜。

4. 听力检查

除对患者耳蜗症状进行问诊，还应该对患者进行听力粗测，以及行 Rinne 试验和 Weber 试验。

5. 位置试验

Dix-Hallpike 试验、Supine Roll 试验评价半规管功能。

（三）可行的检查

在会场现场可完善简单的辅助检查，包括但不限于心电图、指尖血糖等。注意，以下情况提示中枢性损害，应及时转诊至就近医疗机构完善颅脑影像学检查：起病急骤，几秒钟之内达到高峰，且持续不缓解；急性眩晕伴头痛；急性眩晕伴突发性聋，需要排除小脑前下动脉闭塞；急性眩晕，头脉冲试验正常；急性眩晕，合并神经系统阳性体征；眩晕伴一侧听力进行性下降，需要排除听神经瘤等。

四、诊断思路及流程

（一）眩晕的主要病因及鉴别诊断（表 15-2）

表 15-2　眩晕的主要病因及鉴别诊断

分类	病因	临床特点	体征
前庭周围性眩晕	良性阵发性位置性眩晕	突发突止，持续时间不超过 1 分钟，头位变化时出现，伴自主神经症状	Dix-Hallpike 试验或 Supine Roll 试验阳性
	梅尼埃病	发作性眩晕，持续 20 分钟～12 小时，波动性听力下降，伴自主神经症状、耳鸣或耳闷胀感	单侧低中频感音神经性聋
	突发性聋	突发性听力下降伴眩晕，可有耳鸣、耳闷胀感、听觉过敏、耳周皮肤感觉异常等	感音神经性聋
	听神经瘤	发作性眩晕伴非对称性渐进性听力下降，也可为突发性听力下降；晚期可有三叉神经和面神经压迫症状	高频感音神经性聋；面部感觉减退；周围性面瘫
前庭中枢性眩晕	后循环梗死或短暂性脑缺血发作	急性眩晕或头晕发作，伴有视物重影或模糊、构音障碍、面部肢体麻木或无力，步态不稳等	眼球活动障碍，延髓性麻痹，交叉性感觉或运动障碍，共济失调
	前庭性偏头痛	发作性头晕或眩晕，持续数分钟～数小时，很少超过 72 小时，眩晕通常在偏头痛发作数年后发生，出现眩晕后头痛程度减轻	发作间期无明显阳性体征，发作期可有各种类型的眼震
	颅后窝占位	进行性加重的头晕、步态不稳、头痛等	共济失调、脑干体征、颅高压等
非前庭系统眩晕	持续性姿势—知觉性头晕	持续性头晕超过 3 个月；每天都有症状；头晕可自发发生或因突然的运动引起；在站立姿势、暴露于复杂精细的视觉刺激或头部运动时加重	心理测量量表通常可发现焦虑或抑郁情绪

（二）眩晕的诊断流程图（图 15-1）

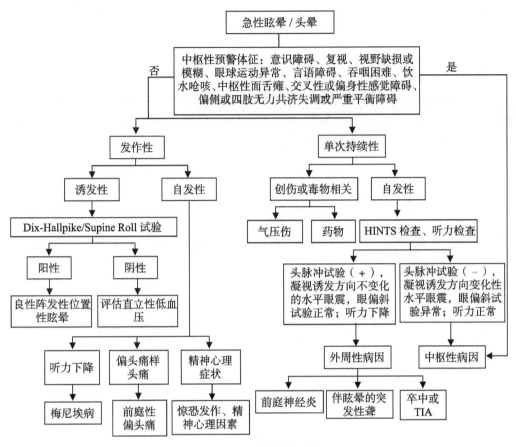

图 14-1　眩晕诊断流程

注：此图摘自《头晕 / 眩晕基层诊疗指南（实践版 2019）》。

参考文献

1. 万学红，卢雪峰 . 诊断学 . 9 版 . 北京：人民卫生出版社，2018：55-57.
2. 王维治 . 神经病学 . 2 版 . 北京：人民卫生出版社，2013：249-262.
3. 赵性泉 . 头晕 / 眩晕基层诊疗指南（实践版 2019）. 中华全科医师杂志，2020，19（3）：212.
4. KATTAH J C，TALKAD A V，WANG D Z，et al. HINTS to diagnose stroke in the acute vestibular syndrome：three-step bedside oculomotor examination more sensitive than early MRI diffusion-weighted imaging. Stroke，2009，40（11）：3504-3510.

（赵聪）

第二篇

第十六章　意识障碍

一、定义

意识障碍是指人对周围环境及自身状态的感知能力出现障碍，其病理学基础是大脑皮质、丘脑和脑干网状系统的功能障碍。意识障碍可分为觉醒度下降和意识内容变化两方面。前者表现为嗜睡、昏睡和昏迷；后者表现为意识模糊和谵妄等。

二、临床表现

（一）以觉醒度下降为主的意识障碍

1. 嗜睡

嗜睡是意识障碍的早期表现。患者表现为睡眠时间过度延长，可被唤醒，醒后能勉强回答问题及配合查体，刺激去除后又很快入睡。

2. 昏睡

昏睡是较嗜睡更严重的意识障碍。正常的外界刺激不能使其觉醒，必须在强刺激（如按压眶上神经、高声呼喊、摇动患者身体）下才能被唤醒，醒后可作含糊、不完全的对答或指令，停止刺激后很快入睡。

3. 昏迷

昏迷是最严重的意识障碍。患者觉醒程度降至最低或丧失，无有目的的自主活动，不能自发睁眼，缺乏觉醒—睡眠周期，任何感觉刺激均不能唤醒。按昏迷的严重程度分为浅昏迷、中昏迷和深昏迷三级，其各自特点见表16-1。

表 16-1　昏迷程度的鉴别

昏迷程度	无目的自发动作	对疼痛刺激反应	脑干反射	腱反射	生命体征
浅昏迷	可有	回避动作和痛苦表情	存在	存在	尚平稳
中昏迷	很少	强刺激有防御反射活动	减弱或消失	减弱或消失	轻度紊乱
深昏迷	无	无	消失	消失	严重紊乱

（二）以意识内容改变为主的意识障碍

1. 意识模糊

主要表现为注意力减退、情感反应淡漠、活动减少、语言缺乏连续性及对外界刺激可有反应但低于正常水平。

2. 谵妄

谵妄是一种急性的高级脑功能障碍。患者对外界环境及认识能力均有所下降，定向不能，注意力下降，不能仔细思考问题，常伴有言语增多、错觉、幻觉及睡眠—觉醒周期紊乱及恐惧、紧张或兴奋不安，甚至出现冲动或攻击行为。任何病情严重或服用影响脑功能药物的患者均可出现谵妄。

三、诊断注意事项

（一）问诊要点

1. 发病特点

包括起病时间、急缓、诱因、发病前后情况等。

2. 伴随症状

（1）发热：见于重症感染、脑出血等。

（2）呼吸缓慢：呼吸中枢受抑制的表现，见于镇静安眠类药物、有机磷等中毒。

（3）瞳孔散大：见于颠茄类、酒精、氰化物中毒，以及癫痫、低血糖等。

（4）瞳孔缩小：见于镇静安眠类药物、有机磷中毒等。

（5）心动过缓：见于颅内压增高、房室传导阻滞及吗啡中毒等。

（6）高血压：见于高血压脑病、脑血管意外等。

（7）低血压：见于各种原因导致的休克。

（8）皮肤黏膜改变：口唇呈樱桃红色见于一氧化碳中毒；皮肤黏膜出血见于出血性疾病或重症感染。

（9）脑膜刺激征：见于脑膜炎、蛛网膜下隙出血等。

3. 既往史

有无肿瘤、糖尿病、高血压、心脏病、肺部疾病、肝肾疾病、癫痫、急性感染等病史或滥用药物史。

（二）查体的重点

1. 内科查体

患者的体温、血压、脉搏及呼吸（呼吸频率及呼吸节律）；皮肤颜色，有无皮疹、水肿、皮下紫癜、黄疸、蜘蛛痣等。

2. 神经系统查体

（1）瞳孔：有无散大或缩小，检查对光反射。

（2）眼球运动：有无凝视、眼球浮动。

（3）脑膜刺激征。

（4）局灶神经系统体征：有无偏侧肢体自发活动减少，腱反射是否对称，是否有病理征。

（5）观察患者体位，有无去皮质强直、去大脑强直及一侧下肢外旋位等。

（三）可行的检查

会场应抓紧时间完成必要的检查项目，例如心电图、指尖血糖，若有条件可行血常规、电解质检查及血气分析。由于意识障碍是严重的临床症状，应抓紧时间转运至就近医院查明病因。

四、诊断思路及流程

意识障碍除颅内病变外，还可由全身系统性病因引起，因此意识障碍的诊断思路应尽可能发散。表 16-2 总结了意识障碍的病因分类，以帮助临床医师进行诊断及鉴别诊断。

表 16-2　昏迷的主要病因

病变部位	常见病因	
代谢及弥漫性脑病	1. 药物中毒	7. 酸碱平衡紊乱
	2. 缺氧或缺血性脑病	8. 体温调节障碍
	3. 肝性脑病	9. 尿毒症脑病
	4. 脑（脊髓）炎	10. 肺部疾病
	5. 蛛网膜下隙出血	11. 营养性疾病
	6. 内分泌异常（包括糖尿病）	12. 癫痫
幕上病变	1. 颅内血肿	5. 硬膜外血肿
	2. 硬膜下血肿	6. 丘脑梗死
	3. 脑梗死	7. 垂体卒中
	4. 脑肿瘤	8. 闭合性颅脑损伤
幕下病变	1. 脑干梗死	5. 脑干脱髓鞘
	2. 脑桥出血	6. 小脑脓肿
	3. 小脑出血	7. 颅后窝硬膜下血肿
	4. 小脑肿瘤	8. 基底动脉偏头痛

参考文献

1. 万学红，卢雪峰.诊断学.9版.北京：人民卫生出版社，2018：55-57.
2. ROPPER P，SAMUELS M，KLEIN J，et al. Admas and Victor's principles of neurology. 11th Edition. New York：McGraw-Hill Education，2019.

（赵聪）

第三篇

危重疾病院前救治

第十七章　循环系统疾病的院前处理

第一节　急性冠状动脉综合征

一、前言

急性冠状动脉综合征（acute coronary syndrome，ACS）指冠心病中急性发病的临床类型，主要是因冠状动脉粥样硬化使血管腔狭窄或阻塞和（或）因冠状动脉功能性改变（痉挛）导致急性心肌缺血而引起的一组临床综合征。根据患者发病时心电图 ST 段是否抬高，ACS 分为急性 ST 段抬高型心肌梗死（ST segment elevation myocardial infarction，STEMI）和急性非 ST 段抬高型 ACS（non-ST segment elevation-ACS，NSTE-ACS）。根据心肌损伤生物标志物测定结果，NSTE-ACS 又分为非 ST 段抬高型心肌梗死（non-ST segment elevation myocardial infarction，NSTEMI）和不稳定性心绞痛（unstable angina，UA）。

ACS 在全球的发病率和死亡率高，是导致死亡的重要原因之一。ACS 具有起病急、发病凶险、病情变化快、病死率高、预后差的特点。急性心肌梗死（acute myocardial infarction，AMI）在发病 12 小时内因心室颤动而死亡的人数约占总死亡人数的一半，发病后 6 小时内若不行有效的血运重建治疗，则大面积梗死者多会并发泵衰竭、心源性休克和机械性并发症，严重威胁着我国居民的健康安全。

基于 ACS 的预后与及时准确诊治显著相关的特点，当保健对象在院外发病时，如能及时发现病情、尽早识别、准确判断、实施有效医疗接触、安全快速转运就可以大大提高救治成功率，挽救生命和改善预后。我们在接到保健对象及目击者呼救后，应迅速启动院前急救系统。

二、院前识别和评价

（一）临床特点

1.临床表现

（1）诱因：过度用力、剧烈活动、情绪激动、过度疲劳、吸烟、大量饮酒等均可导致心率加快、血压骤升、冠状动脉痉挛，从而诱发 ACS。

（2）先兆：病前数日胸部不适，活动时胸闷、憋气、心悸、烦躁、胃部不适和咽部有堵塞感等，因症状较轻或呈一过性，不易重视，即使就诊，也因缺乏阳性诊断依据而漏诊。

（3）症状：具体如下。①典型症状：持续性心前区、胸骨后或剑突下难以忍受的压榨性或窒息性钝痛，AMI 者超过 30 分钟且含服硝酸甘油常无效，伴有出汗、皮肤苍白、气短、心悸、晕厥、恶心及呕吐，可放射至左上肢尺侧、左肩背部、颈部，也可向双肩、双上肢或双肩胛间区放射。②不典型症状：可表现为胃部、背部、左上肢酸胀不适及牙痛、憋气，特别是老年或糖尿病患者，可无胸痛，仅表现为全身不适、乏力、恶心、纳差、出汗、面色苍白等非特异性症状。③可能伴随的临床表现：多呈痛苦、焦虑面容，或静卧或辗转反侧、全身大汗淋漓、烦躁、意识淡漠，脉搏和心音可减弱，脉率多偏快亦可偏慢，血压可能升高，也可出现一过性或持续性低血压。大面积 AMI 可出现呼吸困难。

2. 心电图表现

（1）STEMI：①特征性改变。至少 2 个或 2 个以上的导联出现 ST 段弓背向上抬高（面向损伤区）、宽而深大的病理性 Q 波（面向坏死区）、T 波倒置（面向周围缺血区）。②动态性改变。超急性期（短暂，起病数小时内或更短）出现异常高尖 T 波；急性期（数小时后），ST 段弓背向上抬高，伴对侧导联 ST 段对应性压低；起病数小时即可开始出现病理性 Q 波且逐渐加深加宽，R 波降低或消失。

（2）NSTE-ACS：特征性改变包括始终无 Q 波形成；ST 段普遍压低 ≥ 0.1 mV（aVR、V1 除外）；对称性 T 波倒置，或仅有 T 波倒置。

（3）心电图定位诊断：原则上，累及的导联越多，提示病变的心肌面积越大。常见定位包括 V1 ~ V3 导联提示为前间壁，I、AVL 导联为高侧壁，V3 ~ V5 导联为局限前壁，V1 ~ V5 导联为前壁，V5 ~ V7 导联为前侧壁，V7 ~ V9 导联为正后壁，V3 ~ V5R 导联为右室，II、III、AVF 导联为下壁，V1 ~ V5 +I、AVL 导联为广泛前壁。

3. 心肌标志物（若会场提供该检测项目可参考）

心肌损伤标志物增高基本可以明确诊断 ACS。心肌梗死三项包括肌红蛋白（起病 2 小时内最早升高，12 小时达高峰）、肌钙蛋白（cardiac troponin，cTn）I/T（敏感且特异性高，起病 3 ~ 4 小时后升高，cTnI 11 ~ 24 小时达峰，cTnT 24 ~ 48 小时达峰）和肌酸激酶同工酶（早期 AMI 诊断价值高，起病 4 小时内增高，16 ~ 24 小时达峰）。

4. 诊断标准

目前临床诊断标准如下。

（1）STEMI：剧烈胸痛持续时间 > 30 分钟，心电图有 ST 段弓背向上抬高，CK-MB 升高超过正常上限值 2 倍以上，cTnI/T 阳性。

（2）NSTEMI：持续性胸痛，心电图无 ST 段抬高，表现为一过性 ST 段压低或 T 波低平或倒置，CK-MB 升高超过正常上限值 2 倍以上，cTnI/T 阳性。

（3）UA：胸痛，心电图无 ST 段抬高，表现为一过性 ST 段压低或 T 波低平或倒置，CK-MB 升高但不超过正常上限值 2 倍，cTnI/T 阴性。

（二）快速识别

根据典型临床症状、特征性心电图改变、心肌标志物特征性改变，三项中具备两项即可确定诊断。在现场无心肌标志物检测条件，依靠症状、心电图不能确定诊断者，正确的做法是：每 15 ~ 30 分钟重复做 1 次心电图，一旦发现动态变化，立即做出 ACS 诊断。

临床特点不典型者，需要同时考虑其他可能引起突发胸痛的原因，如急性肺栓塞、主动脉夹层、急性心包炎、气胸、急腹症、肺炎等。

三、院前处理

（1）首次病情评估：医护人员到达现场后，应着重观察意识状态、心跳、呼吸等生命体征，确定气道通畅及循环稳定。若出现心搏骤停或血流动力学不稳定等危急情况，应立即开始心肺复苏或血流动力学支持。

（2）询问病史和体格检查：如患者意识清楚、临床情况能够配合或有目击者在现场，应第一时间询问发病的相关情况，包括症状特点及伴随症状、近期发病前情况、可能诱因、发病起始时间、持续时间、是否加重或缓解、既往发作史等。体征重点了解血压、心率、呼吸、无创氧饱和度、体位、口唇颜色、呼吸音、心音、心律、心脏杂音、周围循环状况等。

（3）调整体位：应迅速将无明显呼吸困难的患者置于平卧位，尽可能减少心肌耗氧。肺部有啰音、有呼吸困难不能平卧的患者，应置于半坐位或坐位，必要时可使双腿下垂，以减少回心血量；存在意识障碍的患者，应置于侧卧位，以防止误吸。

（4）尽快完成心电图。

（5）氧疗：可给无明显缺氧的急性冠脉综合征患者以鼻导管或面罩进行吸氧（氧浓度一般为 2 ~ 4 L/min），有助于缓解焦虑、减轻心肌缺血；氧饱和度低或存在呼吸困难者，应给予高浓度吸氧。

（6）初步诊断：诊断有困难的患者须尽快请参与会议保障的心血管专家会诊，协助诊断。对于典型的 ACS，尤其是 STEMI，依靠症状与心电图改变可以初步确诊；如不能确诊，需要在积极鉴别诊断和处置的前提下，密切追踪心电图，每 15 ~ 30 分钟重复做心电图观察动态变化。

（7）处置胸痛：血压正常或略高者，首次舌下含服硝酸甘油 0.5 mg，观察 3 ~ 5 分钟后如无效，可重复给予硝酸甘油 0.5 mg（最多连续不超过 3 次）。如不缓解，在诊断可能性较大且无意识障碍和呼吸抑制情况下，可给予吗啡 2 ~ 4 mg 静脉注射或哌替啶 50 ~ 100 mg 肌内注射。

（8）监测血压、脉搏。

（9）除颤仪备用。

（10）紧急用药：如无过敏、出血等禁忌证，必须尽早使用以下药物。①嚼服肠溶阿司匹林 300 mg；②联合替格瑞洛负荷量 180 mg（或氯吡格雷负荷量 300 ~ 600 mg）。

急性冠状动脉综合征的现场快速诊疗流程见图 17-1。

四、转诊后送注意事项

（一）医疗转诊的启动

当会场心血管科或急诊科专家做出 ACS 诊断后，立即启动医疗急救系统（emergency medical service，EMS）。推荐呼叫国家急救电话号码，如会场配备了急救车，则立即电话联络会场应急转送医疗团队，做好转送准备。

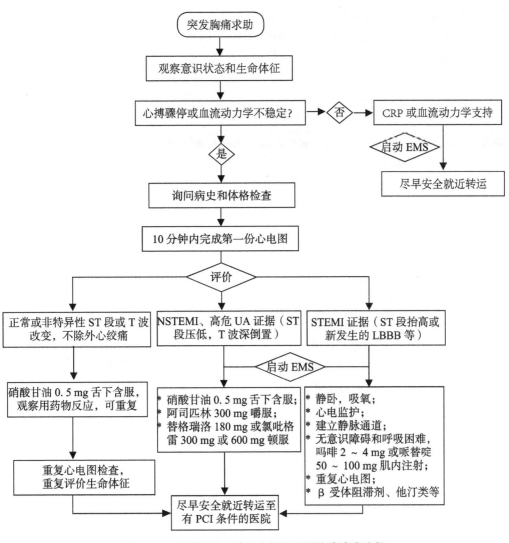

图 17-1　急性冠状动脉综合征的现场快速诊疗流程

（二）转运医院的选择

尽管"就近转运"为急救转运的基本原则，但要考虑到 ACS 患者的后续治疗，因此，应优先联系和转运到有条件进行再灌注治疗的医学中心，应直接送往有能力做紧急经皮冠状动脉介入术或冠状动脉搭桥手术的医疗机构。院前急救系统应与后送医院之间进行及时沟通和良好的医疗衔接。

（三）转运前准备

（1）转运前必须对 ACS 患者进行必要的现场处置，不能简单地采取放上担架就走的做法，但也不能过多地延长现场救治时间和推迟转运时间，这样可能会延误早期专科治疗和高级医疗救治。

（2）运送前充分准备和正确把握转诊指征和时机十分重要，应待患者生命体征相对稳定后再运送，但在特殊情况下，病情危急且现场又不具备抢救条件或可以在运送的途中进行处置时，可以考虑边后送边救治，但应该由经验丰富的专科医师来决定。

（3）运送危重患者时，运输工具必须适用且性能稳定可靠，监护抢救仪器设备和急救物品必须齐全并性能良好。

（4）通讯联络必须畅通。

（5）转运前须认真检查和记录患者生命体征，以确定气道通畅情况、静脉通道的可靠性等，对于那些需长途转运的，根据具体情况可考虑使用止吐药物及镇静剂。

（四）转运中处理

（1）严密观察患者生命体征和症状改变，随时检查病情和治疗措施的动态改变情况，对发现的问题及时采取必要的处理和调整措施。

（2）及时了解意识状态，及时给予心理治疗，帮助缓解紧张情绪。

（3）妥善固定患者及车载担架，并酌情阶段缓行。

（五）记录与抵达后交接

（1）须做好详细记录，包括一般情况、病情、抢救治疗经过及反应、目前状况等内容，还应该标明急救人员姓名和单位等信息。

（2）在转运中，随时记录病情的变化、所给处理及反应结果和仍然存在的主要问题。

（3）到达指定医院后须向接诊医师认真交接，包括口头介绍和转交所有病历资料，交接双方还应该在病历或记录表格上签字。

参考文献

1. 中华医学会急诊医学分会，中国医疗保健国际交流促进会胸痛分会.急性胸痛急诊诊疗专家共识.中华急诊医学杂志，2019，28（4）：413-420.
2. 中华医学会心血管病学分会，中华心血管病杂志编辑委员会.急性ST段抬高型心肌梗死诊断和治疗指南（2019）.中华心血管病杂志，2019，47（10）：766-783.
3. 中华医学会心血管病学分会，中华心血管病杂志编辑委员会.急性ST段抬高型急性冠状动脉综合征诊断和治疗指南（2016）.中华心血管病杂志，2017，45（5）：359-376.
4. 中国医师协会急诊医师分会，中华医学会心血管病分会.急性冠脉综合征急诊快速诊疗指南.中华危重症医学杂志，2016，9（2）：73-80.
5. COLLET J P, THIELE H, BARBATO E, et al. 2020 ESC Guidelines for the management of acute coronary syndromes in patients presenting without persistent ST-segment elevation. Eur Heart J, 2021, 42（14）: 1289-1367.
6. IBANEZ B, JAMES S, AGEWALL S, et al. 2017 ESC Guidelines for the management of acute myocardial infarction in patients presenting with ST-segment elevation of the European Society of Cardiology(ESC). Eur Heart J, 2018, 39（2）: 119-177.

（孙津津　史冬梅）

第二节 急性主动脉夹层

一、前言

主动脉夹层（aortic dissection，AD）是以急性胸痛或腹痛为主要表现得极为凶险的心血管急症，是由各种原因导致主动脉内膜、中膜撕裂，受到血液冲击后，内膜和中膜逐步剥离、扩展，在动脉内形成真、假两腔。AD 如果不进行恰当和及时的治疗，破裂的机会非常大，死亡率非常高。AD 发病的病因和易感因素包括高血压、主动脉粥样硬化、遗传性疾病、先天性心血管畸形、特发性主动脉中膜退行性变化、主动脉炎性疾病等。国内多中心研究表明，高血压、Marfan 综合征、吸烟、饮酒、主动脉瓣二叶畸形、动脉粥样硬化等是国人 AD 发病的主要独立危险因素。

根据 AD 内膜裂口的位置和夹层累及的范围，目前最广泛应用的是 DeBakey 提出的 3型分类法。Ⅰ型：主动脉夹层累及范围自升主动脉到降主动脉甚至到腹主动脉。Ⅱ型：主动脉夹层累及范围仅限于升主动脉。Ⅲ型：主动脉夹层累及降主动脉，如向下未累及腹主动脉者为ⅢA型；向下累及腹主动脉者为ⅢB型。Daily 提出依据近端内膜裂口位置的分类方法：Stanford A 型相当于 DeBakeyⅠ型和Ⅱ型，Stanford B 型相当于 DeBakey Ⅲ型。根据 AD 病程，分为急性期，病程≤ 2 周；亚急性期，发病时间 15 ～ 90 天；慢性期，发病时间＞ 90 天。

研究估计，欧美国家 AD 的年发病率为（2.6 ～ 6.0）/10 万，春季和冬季发病率较高，夏季最低。近年来我国 AD 的发病率有上升趋势，台湾地区报道年发病率约为 4.3/10 万，与欧美国家相差不大。值得注意的是，急性 AD 国际注册研究显示 AD 患者的平均年龄为63 岁，Sino-RAD 研究显示我国 AD 患者平均年龄为 51 岁，较欧美国家年轻 10 岁以上。

急性 AD 如果不进行恰当和及时的治疗，破裂的机会非常大，死亡率非常高，且早期确诊困难，误诊率高，易误诊为急性胰腺炎、急性胆囊炎、消化性溃疡穿孔及肠梗阻等，能否迅速的对该病做出诊断成为治疗该病成功与否的关键。因此，当保健对象在院外发病时，及时发现病情、准确判断和初步处置及尽早转送可能会提高存活率，挽救部分患者的生命。

二、院前识别和评价

（一）临床特点

1. 临床表现（表 17-1）

（1）突发剧烈胸痛（见于 90% 患者）：典型的急性 AD 患者往往表现为突发的、剧烈的胸背部撕裂样疼痛。严重的可以出现心力衰竭、晕厥，甚至突然死亡，多数患者同时伴有难以控制的高血压。其特点：①疼痛强度比部位更具有特征性；②疼痛部位有助于提示夹层分离的起始部位；③疼痛部位呈游走性提示夹层范围在扩大；④疼痛常呈持续性，若突然消失又复出现提示夹层再次撕裂；⑤少数患者呈无痛性夹层。

表 17-1　主动脉夹层主要临床表现

临床表现	A 型	B 型	临床表现	A 型	B 型
胸部疼痛	80%	70%	胸腔积液	15%	20%
背部疼痛	40%	70%	晕厥	15%	< 5%
突发疼痛	85%	85%	主要神经功能缺损（昏迷或卒中）	< 10%	< 5%
转移性疼痛	< 15%	20%	脊髓损伤	< 1%	NR
主动脉瓣关闭不全	40% ~ 75%	N/A	肠系膜缺血	< 5%	NR
心脏压塞	< 20%	N/A	急性肾功能衰竭	< 20%	10%
心肌缺血或梗死	10% ~ 15%	10%	下肢缺血	< 10%	< 10%
心力衰竭	< 10%	< 5%			

（2）高血压伴"休克"外貌：①约半数近端夹层和几乎全部远端夹层者患高血压；②除少数 Marfan 综合征患者外，急性发作时都有高血压，并伴有面色苍白、大汗淋漓、烦躁不安而貌似"休克"（夹层累及头臂动脉可出现一侧假性低血压；低血压时常是夹层破裂到心包腔或胸、腹腔的结果）。

（3）夹层破裂或压迫症状：主动脉分支动脉闭塞可导致相应脏器缺血症状。①心血管系统，如主动脉瓣反流、脉搏异常、心绞痛或心肌梗死、上腔静脉阻塞综合征、心包积血、心脏压塞；②神经系统，如晕厥、意识障碍或昏迷、肢体麻木、偏瘫或截瘫、压迫喉返神经出现声嘶、压迫颈交感神经节出现 Horner 征；③消化系统，如急性腹痛、呕吐、吞咽困难、呕血、黑便或血便；④泌尿系统，如腰痛、血尿或无尿、急性肾功能不全；⑤呼吸系统，如呼吸困难、胸痛或咯血、胸腔积血；⑥下肢，如无脉、疼痛甚至缺血坏死。

（4）AD 的死亡原因：AD 患者主要死亡原因是主动脉破裂、急性心脏压塞、急性心肌梗死、卒中、腹腔脏器缺血、肢体缺血等。Stanford A 型急性 AD 发病 24 小时内，病死率每小时增加 1% ~ 2%，发病 1 周病死率超过 70%。

2. 辅助检查

通过影像学检查，综合评价 AD 受累的范围、形态、不同部位 AD 的直径、主动脉瓣及各分支受累情况、与周围组织关系，以及 AD 的其他相关表现等。

（1）常规检查：对 AD 的诊断无特殊意义，只用于排除其他诊断。

（2）心电图：无特异性改变。

（3）超声及多普勒：二维超声可见分离内膜片的摆动征、真假双腔征、主动脉根部扩张、主动脉增宽、主动脉瓣关闭不全和识别并发症（心包积血、胸腔积血等）；多普勒可检出分离管腔双重回声间的异常血流，进行夹层分型、破口定位和心功能测定；但有局限性，对主动脉弓以远或局限性 AD 诊断有困难，假阳性较高。

（4）CTA 检查：具有 100% 敏感性及 98% ～ 99% 特异性，作为可疑 AD 的首选术前检查手段。

（5）MRI 检查：不需造影剂即可全面观察病变类型和范围及解剖形态的变化，尤其是夹层累及腹主动脉时，可清晰显示真腔、假腔、内膜撕裂的位置及病变与主动脉分支的关系。

（6）主动脉 DSA 造影：最大的优点是能证实内膜撕裂的入口、出口，能明确主动脉分支和主动脉受累情况，估计主动脉瓣关闭不全的严重程度，对外科制定手术计划存在必要性。局限性是此法为创伤性检查，对急性期 AD 患者有一定危险性。

3. AD 的诊断

基于病史、症状和体格检查对疾病确诊极为重要。对存在高危病史、症状及体征的初诊患者，应考虑 AD 可能并尽早安排合理的辅助检查以明确诊断。AD 的高危特征详见表 17-2。

表 17-2　主动脉夹层的高危特征

高危病史	高危疼痛症状	高危体征
1. Marfan 综合征（或其他结缔组织病）	1. 突发胸、背痛	1. 动脉搏动消失或无脉
2. 主动脉病病家族史	2. 剧烈疼痛，难以忍受	2. 四肢血压差异明显
3. 已知主动脉瓣疾病	3. 撕裂、刀割样尖锐痛	3. 局灶性神经功能缺失
4. 已知胸主动脉瘤		4. 新发主动脉瓣反流性杂音
5. 曾行主动脉介入或外科操作		5. 低血压或休克

注：AD 危险评分，根据患者符合 AD 高危特征类别（高危病史、高危疼痛特征及高危体征）中的任意 1 条，即满足该类特征，记 1 分，总计 0 ～ 3 分（0 分为低危，1 分为中危，≥2 分为高危）；该评分≥1 分时诊断 AD 的敏感度达 95.7%。

（二）快速识别

院外条件下，高度怀疑 AD 的情况如下。

1. 病史

长期高血压病史。

2. 症状

疼痛剧烈且持续，一开始即达顶峰，难以缓解，可沿血管走行。

3. 体征

有皮肤苍白出汗、周围发绀等休克表现，但血压不低或高于正常；有主动脉瓣区舒张期心脏杂音；双上肢脉搏、血压不对称，足背动脉搏动不对称；胸痛伴脑卒中的表现；伴腹部疼痛的表现，但腹部体征轻微。

4. 心电图

心电图无动态变化，除非 AD 累及冠状动脉。

5. X 线

纵隔阴影增宽，主动脉轮廓局限性隆起，伴有胸腔积液。

三、院前处理

（1）首次病情评估：医护人员到达现场后，应着重观察意识状态、心跳、呼吸等生命体征，确定气道通畅性及循环稳定性。

（2）询问病史、症状和体格检查：如患者意识清楚、临床情况能够配合或有目击者在现场，应了解既往高血压和先天性疾病史，仔细询问发病相关情况，包括胸痛特点（部位、性质、程度、转移性、持续性）及伴随症状。体征重点了解是否有"休克样"外貌（面色苍白、大汗淋漓、烦躁不安）、神志、双上肢脉搏、血压及对称性、心率、呼吸、有无主动脉瓣区舒张期心脏杂音、双下肢皮温及足背动脉搏动、肢体活动等。

（3）调整体位、氧疗、心电监护：应迅速将无明显呼吸困难的患者置于平卧位，存在意识障碍的患者，应置于侧卧位，以防止误吸；以鼻导管或面罩进行吸氧（氧浓度一般为 2 ~ 4 L/min），有助于缓解焦虑、减轻缺氧症状；有条件的给予心电和血压监测。

（4）完成心电图：以除外 ACS 可能。

（5）有效镇痛：适当肌内注射或静脉应用阿片类药物（吗啡、哌替啶）可降低交感神经兴奋导致的心率和血压上升，优化控制心率和血压的效果。用法：吗啡 5 ~ 10 mg 静脉注射，哌替啶 50 ~ 100 mg 肌内注射，6 ~ 8 小时可重复。

（6）尽早建立静脉通路。

（7）控制血压和心率：选择联合 β 受体阻滞剂和血管扩张剂静脉用药。药物治疗目标为降低左心室内压力变化率（ΔP/Δt）和血压，及时将收缩压控制在 100 ~ 120 mmHg，心率在 60 ~ 80 次/分或降至能足够维持心、脑、肾等重要器官灌注量的最低水平，防止 AD 的扩展和破裂。β 受体阻滞剂选择美托洛尔 10 ~ 15 mg/h 静脉注射或艾司洛尔 50 ~ 200 μg/（kg·min）肌内注射。血管扩张剂，如硝普钠起始剂量 0.25 μg/（kg·min），最大 10 μg/（kg·min），静脉注射；乌拉地尔初始可 10 ~ 50 mg，缓慢静脉注射，5 分钟后评估血压后可重复，或以 2 mg/min 起始速度静脉注射。静脉药物血压控制不佳，或无条件给予静脉药物时，应合理选择或联合应用口服降压药物，如 β 受体阻滞剂（美托洛尔、阿替洛尔）/钙拮抗剂（硝苯地平、地尔硫䓬）、α 受体阻滞剂（拉贝洛尔）、利尿剂（吲达帕胺）等。

（8）禁用抗凝药物：若初步诊断为 AD，禁止使用抗血小板、抗凝药物，否则可能会造成灾难性的后果。

（9）急救处理同时启动医疗转诊。

急性主动脉夹层的现场快速诊疗流程见图 17-2。

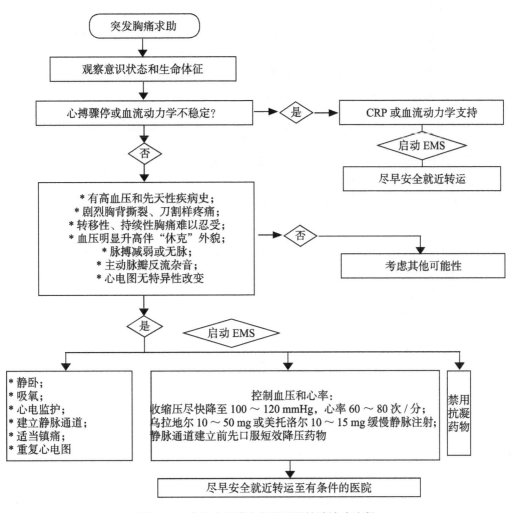

图 17-2　急性主动脉夹层的现场快速诊疗流程

四、转诊后送注意事项

（一）医疗转诊的启动

当会场心血管科、血管外科或急诊科专家做出可疑 AD 的诊断后，立即启动 EMS。推荐呼叫国家急救电话号码，如会场配备了急救车，则立即电话联络会场应急转送医疗团队，做好转送准备。

（二）转运医院的选择

"就近转运"为急救转运的基本原则，但要考虑到 AD 患者的后续治疗，因此，应优先联系具备外周血管介入的科室或具有心脏和血管外科技术的医学中心，送往有能力做紧急介入或血管外科手术的医疗机构。院前急救系统应与后送医院之间进行及时沟通和良好的医疗衔接。

（三）转运前准备

（1）转运前必须对患者进行必要的现场处置，最重要的是维持生命体征、镇痛、控制血压和心率至目标值。

（2）运送前充分准备和正确把握转诊指征和时机，病情危急且现场又不具备抢救条件时，可以边运送边处置，应该由经验丰富的专科医师来决定。

（3）运送危重患者时，运输工具必须适用且性能稳定可靠，以减少对患者不必要的刺激。

（4）监护抢救仪器设备和急救物品必须齐全并性能良好。

（5）通讯联络必须畅通。

（6）转运前须认真检查和记录患者生命体征、气道通畅情况、静脉通道可靠性等。

（四）转运中处理

（1）严密观察患者生命体征和症状改变，如出现疼痛加重，需要追加镇痛药物。

（2）及时了解意识状态，及时给予心理治疗，帮助缓解紧张情绪。

（3）妥善固定患者及车载担架。

（五）记录与抵达后交接

（1）须做好详细记录，包括一般情况、病情、抢救治疗经过及患者反应、目前状况等内容，还应该标明急救人员姓名和单位等信息。

（2）在转运中，随时记录病情的变化、所给处理及效果和仍然存在的主要问题。

（3）到达指定医院后须向接诊医师认真交接，包括口头介绍和转交所有病历资料，交接双方还都应该在病历或记录表格上签字。

参考文献

1. 中国医师协会心血管外科分会大血管外科专业委员会. 主动脉夹层诊断与治疗规范中国专家共识. 中华胸心血管外科杂志, 2017, 33（11）: 641-654.

2. HIRATZKA L F, BAKRIS G L, BECKMAN J A, et al. 2010 ACCF/AHA/AATS/ACR/ASA/SCA/SCAI/SIR/STS/SVM guidelines for the diagnosis and management of patients with thoracic aortic disease. Circulation, 2010, 111（2）: 279-315.

3. OTTO C M, NISHIMURA R A, BONOW R O, et al. 2020 ACC/AHA Guideline for the Management of Patients With Valvular Heart Disease: a report of the American College of Cardiology/American Heart Association Joint Committee on clinical practice guidelines. Circulation, 2021, 143（5）: e35-e71.

4. SAKAKURA K, KUBO N, AKO J, et al. Determinants of in-hospital death and rupture in patients with a Stanford B arotic dissection. Circ J, 2007, 71（10）: 1521-1524.

5. SHIRAKABE A, HATA N, YOKOYAMA S, et al. Diagnostic score to differentiate acute aortic dissection in the emergency room. Circ J, 2008, 72（6）: 986-990.

6. ERBEL R, ABOYANS V, BOILEAU C, et al. 2014 ESC Guidelines on the diagnosis and treatment of aortic diseases. Eur Heart J Case Rep, 2014, 35（41）: 2873-2926.

（孙津津）

第三节　高血压急症

一、前言

高血压急症（hypertensive emergencies）是指原发性或继发性高血压患者在某些诱因作用下，血压突然和显著升高（一般超过 180/120 mmHg），同时伴有进行性心、脑、肾等重要靶器官功能急性损害的一种严重危及生命的临床综合征。高血压急症包括高血压脑病、颅内出血（脑出血和蛛网膜下隙出血）、脑梗死、急性心力衰竭、肺水肿、急性冠脉综合征、主动脉夹层、子痫等。少数患者病情急骤发展，舒张压持续大于130 mmHg，并有头痛、视物模糊、眼底出血和渗出及肾损伤，称为恶性高血压（malignant hypertension）。

在我国，成人高血压患病率为 25.2%（预测人数为 2.7 亿），其中 1% ～ 2% 的高血压患者可发生高血压急症。高血压急症患者急性期病死率达 6.9%，发病后 90 天病死率和再住院率达 11%，其中约 1/4 反复出现血压突然和显著升高；部分严重的高血压急症患者12 个月内病死率可达 50%。高血压急症病情严重凶险，起病急骤，如不进行及时治疗，可对患者生命造成严重威胁。其治疗的关键在于快速诊断并立即降低血压，以避免发生进行性器官衰竭。因此高血压危象的急救，尤其是院前急救具有重要意义。

二、院前识别和评价

医护人员到达会议现场后应立即查看并评估患者的意识状态、生命体征、瞳孔大小、诱发因素等。同时询问家属或目击者相关情况，包括高血压持续时间、严重程度、合并症、药物使用情况，以及是否有心血管、肾脏、神经系统疾病病史。常见的高血压急症症状表现如下。

（1）主要表现为血压显著升高，一般超过 180/120 mmHg，恶性高血压的舒张压大于130 mmHg。

（2）患高血压脑病时，常因脑水肿和颅内压增高，出现严重的弥漫性头痛、呕吐、烦躁不安或精神萎靡、嗜睡、视物障碍，甚至可出现意识模糊、昏迷、一过性偏瘫等。

（3）血压急剧升高导致脑梗死或颅内出血时，将导致肢体运动障碍和（或）感觉障碍。

（4）高血压还可以诱发急性左心衰竭、心绞痛、心肌梗死、主动脉夹层等。

三、院前处理

（一）原则

具体如下：①先降压，后找诱因；②根据病情适度降压；③根据病情及时调整用药；④严密观察，安全转诊。

（二）措施

①对患者病情做出迅速评估，监测生命体征，保持呼吸道通畅，吸氧，建立静脉通路。②患者取头高脚低位或平卧位，把头偏向一侧，以免呕吐物吸入呼吸道而引起窒息。

（三）药物治疗

对于高血压急症的治疗，应该选择静脉药物。一方面是因为高血压急症如得不到及时有效的控制，可能危及生命；另一方面，口服降压药物的有效剂量难以控制，常常引起血压波动过大，而静脉给药可以精确调整。

（1）降压原则：初始阶段应在 1 小时内使平均动脉压迅速下降，但降幅不超过治疗前的 25%，在随后的 2 ～ 6 小时将血压降至较安全水平，一般为 160/100 mmHg 左右，但须根据不同疾病的降压目标和降压速度进行后续的血压管理。病情稳定后 24 ～ 48 小时血压逐步降至正常水平。

（2）药物选择：首选血管扩张药，如硝普钠、硝酸甘油、乌拉地尔和艾司洛尔，不宜选用利舍平、利尿剂；在会场暂无静脉用药的情况下，可先选用卡托普利、硝苯地平舌下含服（表 17-3，表 17-4）。

表 17-3　不同病因致高血压急症的降压原则与药物选择

疾病名称	降压目标、降压速度	推荐药物选择
急性冠脉综合征	立刻，血压维持在 130/80 mmHg 以下，DBP ＞ 60 mmHg	硝酸甘油、β 受体阻滞剂
急性心力衰竭	立刻，SBP ＜ 140 mmHg	硝普钠、硝酸甘油 联合利尿剂、ACEI 或 ARB
缺血性卒中	溶栓：立刻，第 1 小时 MAP 降低 15%，目标 SBP ＜ 180 mmHg，DBP ＜ 110 mmHg 不溶栓：当 SBP ＞ 220 mmHg，DBP ＞ 120 mmHg 时，第 1 小时 MAP 降低 15%	拉贝洛尔、尼卡地平
脑出血	立刻，SBP 130 ～ 180 mmHg	拉贝洛尔、尼卡地平
蛛网膜下隙出血	立刻，高出基础血压 20% 左右	尼卡地平、尼莫地平
高血压脑病	血压 160 ～ 180/100 ～ 116 mmHg，第 1 小时 MAP 降低 20% ～ 25%	拉贝洛尔、尼卡地平、硝普钠
主动脉夹层	立刻，SBP＜120 mmHg，心率 50 ～ 60 次 / 分	艾司洛尔、尼卡地平、硝普钠
子痫及子痫前期	立刻，血压＜ 160/110 mmHg	尼卡地平、拉贝洛尔、硫酸镁
恶性高血压	数小时内，MAP 降低 20% ～ 25%	拉贝洛尔、尼卡地平
嗜铬细胞瘤危象	术前 24 小时血压＜ 160/90 mmHg	酚妥拉明、乌拉地尔、硝普钠

注：SBP 为收缩压；DBP 为舒张压；ACEI 为血管紧张素转化酶抑制剂；ARB 为血管紧张素 II 受体拮抗剂；MAP 为平均动脉压。

表 17-4　部分静脉降压药物的使用方法、起效时间、持续时间及常见不良反应

药物	剂量	起效时间	持续时间	不良反应
硝普钠	$0.25 \sim 10$ μg/（kg·min）静脉注射	立刻	$2 \sim 10$ 分钟	低血压、心动过速、头痛、肌肉痉挛。连续使用超过 48 小时，须每天测定血浆中氰化物或硫氰酸盐含量，硫氰酸盐不超过 100 μg/mL，氰化物不超过 3 μmol/mL，以防氰化物中毒
硝酸甘油	$5 \sim 100$ μg/min 静脉注射	$2 \sim 5$ 分钟	$5 \sim 10$ 分钟	头痛、呕吐
尼卡地平	持续静脉注射，起始剂量 5 mg/h，每 $15 \sim 30$ 分钟增加 2.5 mg/h，直至达到目标血压，达标后可降至 3 mg/h	立刻	$30 \sim 40$ 分钟	头痛、反射性心动过速
艾司洛尔	$250 \sim 500$ μg/kg 静脉注射，然后 $50 \sim 300$ μg/（kg·min）静脉滴注	$1 \sim 2$ 分钟	$10 \sim 20$ 分钟	低血压、恶心
拉贝洛尔	$20 \sim 80$ mg 静脉滴注，然后 $0.5 \sim 2.0$ mg/min 静脉滴注	$5 \sim 10$ 分钟	$3 \sim 6$ 小时	恶心、呕吐、支气管痉挛、传导阻滞、直立性低血压
酚妥拉明	$2.5 \sim 5$ mg 静脉滴注（诊断嗜铬细胞瘤及治疗其所致的高血压发作，包括手术切除时出现的高血压）	$1 \sim 2$ 分钟	$10 \sim 30$ 分钟	心动过速、头痛、潮红
乌拉地尔	$10 \sim 50$ mg 静脉注射，然后 $6 \sim 24$ mg/h，静脉滴注	5 分钟	$2 \sim 8$ 小时	低血压、头晕、恶心、疲倦
地尔硫草	$5 \sim 10$ mg 静脉滴注，$5 \sim 15$ μg/（kg·min）泵入	5 分钟	30 分钟	心动过缓、低血压、房室传导阻滞、心力衰竭、外周水肿、头痛、便秘、肝毒性
硫酸镁（非高血压药物）	5 g 稀释至 20 mL，静脉慢推 5 分钟，继以 $1 \sim 2$ g/h 维持；或 5 g 稀释至 20 mL，每 4 小时 1 次深部肌内注射。总量 $25 \sim 30$ g/d（妊娠期高血压疾病、严重先兆子痫）			当尿量 < 600 mL/d、呼吸 < 16 次/分、腱反射消失时应及时停药

注：以上药物使用详见药物说明书，最终以说明书解释为准。

四、转诊后送注意事项

（1）转诊前患者经院前急救处置后，若症状已基本缓解，血压稳定在安全范围内，严重并发症得到有效控制，则可与医院联系转诊。

（2）医务人员需要将患者立即转送至附近能够处理高血压急症的综合性医院。转诊途中必须有医护人员跟随，严密监护患者的意识状态、呼吸、脉搏、心率、血压及并发症等病情变化，保持静脉通路通畅，随时做好急救准备。

（3）医务人员应通过电话将患者信息，包括发病时间、合并症、处理用药情况、预计到院时间等告知接诊医院。

第三篇

（4）转运途中严密监测患者生命体征及血压变化，发现异常及时给予应急处理。转运途中要做到轻、稳、快，保证各种管道通畅，防止管道扭曲、受压、移位、脱出，注意患者保暖。

参考文献

1. 陈伟伟，高润霖，胡胜涛，等.《中国心血管病报告2016》概要.中国循环杂志，2017，32（6）：521.
2. HORN D G，TRAME M N，HEMPEL G. The management of hypertensive emergencies in children after stem cell transplantation. Int J Clin Pharm，2011，33（2）：165-176.
3. 中国高血压防治指南修订委员会，高血压联盟（中国），中华医学会心血管病分会，等.中国高血压防治指南（2018年修订版）.中国心血管杂志，2019，24（1）：24-56.
4. 杨军，武军元，何新华.中国高血压急症诊治规范.岭南急诊医学杂志，2020，25（5）：427-433，441.
5. 中华急诊医学教育学院，北京市心肺脑复苏重点实验室，首都医科大学附属北京朝阳医院急诊医学临床研究中心，等.中国高血压急症诊治规范.中华急诊医学杂志，2020，29（9）：1154-1161.

（张泠　王猛）

第四节　急性心力衰竭

一、前言

心力衰竭（heart failure，简称心衰）是由心脏结构或功能异常导致心室充盈或射血能力受损的一组临床综合征，其病理生理学特征为肺淤血和（或）体循环淤血，以及组织器官低灌注，主要临床表现为呼吸困难、乏力（活动耐量受限）及液体潴留（外周水肿）。急性心力衰竭（acute heart failure，AHF）是指心衰症状和体征迅速发生或恶化，既可以是急性起病，也可以表现为慢性心力衰竭急性失代偿（acute decompensated heart failure，ADHF），其中后者更为多见，占 70% ~ 80%，临床上以急性左心衰最为常见，属本部分重点讨论范畴。

急性左心衰是指急性发作或加重的左心功能异常所致的心肌收缩力明显降低，造成急性心排血量骤降、肺循环压力突然升高、周围循环阻力增加，引起肺循环充血而出现急性肺淤血、肺水肿，以及伴组织器官灌注不足的心源性休克的临床综合征。随着人口老龄化和医疗水平提高，心力衰竭已成为 21 世纪最重要的心血管疾病，起病急、变化快，预后很差，常危及生命，住院病死率为 3%，6 个月的再住院率约 50%，5 年病死率高达 60%，必须快速诊断和紧急抢救治疗。加强对院前急性心衰的急救培训，可以提高患者的救治成功率和预后，怀疑急性心衰患者必须尽早接受合理的治疗，因此，院前处理是急性心衰处理中关键的组成部分。

二、院前识别和评价

医护人员到达会议现场后立即启动评估、诊断与无创监测，同时对患者的家属或相关人员进行病情和相关疾病病史的询问，仔细询问急性心衰相关病史、症状和本次发作的心源性或非心源性促发因素。

（一）临床表现

急性心衰临床表现是以肺淤血、体循环淤血及组织器官低灌注为特征的各种症状、体征，常见表现如下。

1.肺循环淤血的症状和体征

端坐呼吸、夜间阵发性呼吸困难、咳嗽并咯（粉红色）泡沫痰，肺部湿啰音伴或不伴哮鸣音，P_2 亢进，S_3 和（或）S_4 奔马律。

2.体循环淤血的症状和体征

颈静脉充盈、外周水肿（双侧）、肝淤血、肝颈静脉回流征、胃肠淤血、腹腔积液。

3.低灌注的临床表现

低血压（收缩压 < 90 mmHg）、四肢皮肤湿冷、少尿 [尿量 < 0.5 mL/（kg·h）]、意识模糊、头晕等。需注意，低灌注常伴有低血压，但不等同于低血压。

4.心源性休克

在血容量充足的情况下，收缩压 < 90 mmHg 或平均动脉压 < 65 mmHg，或需要血管活性药物才能维持收缩压 > 90 mmHg；心脏指数显著降低，存在肺淤血或左室充盈压升高；组织器官低灌注表现的一种或多种，如神志改变、皮肤湿冷、少尿。

5. 呼吸衰竭

由心力衰竭、肺淤血或肺水肿所导致的严重呼吸功能障碍，引起动脉血氧分压（PaO_2）降低，静息状态呼吸空气时 $PaO_2 < 60$ mmHg，伴或不伴有动脉血二氧化碳分压（$PaCO_2$）增高（> 50 mmHg）而出现的一系列病理生理紊乱临床综合征。

（二）分型

根据是否存在淤血和外周组织器官低灌注的临床表现，将急性心衰快速分为四型，以便于临床医师进行恰当的病情评估和制定个体化治疗方案，如表 17-5 所示。

表 17-5　急性心力衰竭临床分型

	肺 / 体循环淤血（−）	肺 / 体循环淤血（+）
外周组织低灌注（−）	干暖	湿暖
外周组织低灌注（+）	干冷	湿冷

注：+ 有；− 无。

（三）分级

急性心肌梗死合并急性心衰可应用 Killip 分级，其与患者的近期病死率相关（表 17-6）。

表 17-6　急性心肌梗死 Killip 分级

分级	表现	近期病死率（%）
Ⅰ级	无明显心力衰竭	6
Ⅱ级	有心力衰竭，肺部啰音 < 50% 肺野	17
Ⅲ级	有急性肺水肿，全肺干啰音和大、中、小湿啰音	38
Ⅳ级	有心源性休克、不同程度或阶段的血流动力学变化	81

三、院前处理

（一）一般处理

（1）调整体位：允许患者采取最舒适的体位，静息时呼吸困难明显者，应采取半卧位或端坐位，双腿下垂以减少回心血量，降低心脏前负荷。

（2）无创性多功能心电监测。

（3）建立静脉通路：对能够建立静脉通道的患者尽快建立有效静脉通道。在选择静脉时，应尽可能选择上臂粗、直、较大的静脉，使用静脉留置针进行穿刺，避免因患者躁动造成针头刺破血管引起药物渗漏。

（二）氧疗及通气治疗

1. 鼻导管吸氧

从低氧流量（$1 \sim 2$ L/min）开始，若无 CO_2 潴留，可采用高流量给氧（$6 \sim 8$ L/min）。

2. 面罩吸氧

适用于伴呼吸性碱中毒的患者。

3. 无创呼吸机辅助通气

呼吸频率＞ 25 次 / 分，SpO_2 ＜ 90% 的患者在有条件的情况下应尽快使用无创正压通气（non-invasive positive pressure ventilation，NIPPV）。

4. 气管插管和人工机械通气

适用于呼吸衰竭导致低氧血症（PaO_2 ＜ 60 mmHg）、$PaCO_2$ ＞ 50 mmHg 和酸中毒（pH ＜ 7.35），经无创通气治疗不能改善者应进行气管插管，行有创机械通气（invasive positive pressure ventilation，IPPV）。

5. 高流量鼻导管给氧

对于有 NIPPV 适应证而又不能良好耐受 NIPPV 的患者可应用高流量鼻导管给氧（nasal high flow oxygen，NHFO），持续提供超过吸气峰流速的高流量的加温（37 ℃）、加湿（44 mg/L，100%）的空氧混合气体。

（三）镇静

阿片类药物如吗啡可缓解焦虑和呼吸困难，急性肺水肿患者可谨慎使用，应密切观察疗效和呼吸抑制的不良反应，伴明显和持续低血压、休克、意识障碍、慢性阻塞性肺疾病（chronic obstructive pulmonary disease，COPD）等患者禁忌使用。苯二氮䓬类药物是较为安全的抗焦虑药物和镇静剂。

（四）药物治疗

1. 利尿剂

有容量超负荷证据的急性心衰患者均应在初始治疗中采用静脉利尿，但对于有低灌注表现的患者，在达到足够的灌注前，应避免使用利尿剂。首选利尿剂如呋塞米、托拉塞米等，必要时可联合应用氢氯噻嗪或保钾利尿剂，多首选静脉注射，一般呋塞米首剂量为 20 ～ 40 mg，对正在使用呋塞米或有大量水钠潴留、高血压、肾功能不全的患者，首剂量可加倍。长期使用袢利尿剂的患者在紧急情况下可能需要更高剂量，静脉给药剂量应等于或大于口服维持剂量，根据治疗反应进行调整。利尿剂剂量应个体化，并根据疗效和患者状态逐步调整。

2. 血管扩张药

收缩压是评估患者是否适宜应用此类药物的重要指标，收缩压＜ 90 mmHg 的患者不建议使用，有明显二尖瓣或主动脉瓣狭窄的患者应慎用。应用过程中需密切监测血压，根据血压情况调整合适的维持剂量。

（1）硝酸酯类药物：适用于急性心衰合并高血压、冠心病心肌缺血、二尖瓣反流的患者，持续应用可能发生耐药。硝酸甘油静脉给药，从 5 ～ 10 μg/min 开始，以后每 5 ～ 10 分钟递增 5 ～ 10 μg/min，直至心衰症状缓解或收缩压降至 100 mmHg 左右；硝酸异山梨酯静脉滴注初始剂量为 1 mg/h，根据症状、体征调整剂量，但最多控制在 8 ～ 10 mg/h。病情稳定后逐步减量至停用，突然终止用药可能会出现反跳现象。收缩压＜ 90 mmHg 或较基础血压降低＞ 30%、严重心动过缓（心率＜ 40 次 / 分）或心动过速（心率＞ 120 次 / 分）患者不宜使用。

（2）硝普钠：扩张动脉和静脉，同时降低心脏前、后负荷，适用于严重心衰、有高血压及伴肺淤血或肺水肿的患者。小剂量 0.2 ～ 0.3 μg/（kg·min）开始静脉滴注，酌情每 5 ～ 10 分钟递增 5 μg/min，最大剂量 5 μg/（kg·min），直至症状缓解、血压由原水平下降 30 mmHg 或血压降至 100 mmHg 左右。由于具有强降压效应，用药过程中须密切监测血压，调整剂量。使用时间不超过 72 小时，合并肾功能不全患者应尤其谨慎，停药应逐渐减量，以避免出现反跳现象。静脉输注时须避光。

（3）重组人利钠肽：具有多重药理作用，扩张静脉和动脉（包括冠状动脉），兼有一定的促进钠排泄、利尿作用，该药可作为血管扩张剂单独使用，也可与其他血管扩张剂、正性肌力药物合用。给药方法：1.5 ～ 2 μg/kg 负荷剂量缓慢静脉注射，继以 0.0075 ～ 0.01 μg/（kg·min）持续静脉滴注；也可不用负荷剂量而直接静脉滴注，给药时间在 3 天以内，根据血压调整剂量。

（4）乌拉地尔：降低心脏负荷和平均肺动脉压，改善心功能，对心率无明显影响。严重高血压患者可缓慢静脉注射 12.5 ～ 25 mg，如血压无明显降低可重复注射，继以 100 ～ 400 μg/min 维持，根据血压调整剂量。

3. 正性肌力药

适用于症状性低血压（收缩压 ＜ 90 mmHg）伴低心排血量和（或）组织器官低灌注的患者。注意事项：症状性低血压伴低心排血量或低灌注时应尽早使用，而当器官灌注恢复和（或）淤血减轻时则应尽快停用；药物的剂量和静脉滴注速度应根据患者的临床反应作调整，强调个体化治疗。此类药物可诱发心动过速、心律失常、心肌缺血等，用药期间应持续进行心电、血压监测；血压正常、无器官和组织灌注不足的急性心衰患者不宜使用；因低血容量或其他可纠正因素导致低血压的患者，需先去除这些因素再权衡使用。

（1）多巴胺：小剂量 [＜ 3 μg/（kg·min）] 激动多巴胺受体，扩张肾动脉；中等剂量 [3 ～ 5 μg/（kg·min）] 兴奋 β_1 受体，具有正性肌力作用；大剂量 [＞ 5 μg/（kg·min）] 激动 β_1 受体、外周血管 α 受体。小剂量起始，根据病情逐渐调节，最大剂量为 20 μg/（kg·min），＞ 10 μg/（kg·min）外周血管收缩明显，增加脏器缺血风险。

（2）多巴酚丁胺：激动 β_1 受体，在增加心排血量的同时伴有左室充盈压的下降，且具有剂量依赖性，常用于严重收缩性心力衰竭的治疗。用量与用法与多巴胺相似，一般以 2.5 ～ 10 μg/（kg·min）维持。一般持续用药时间不超过 3 ～ 7 天。

（3）磷酸二酯酶抑制剂：常用药物有米力农、依诺苷酮等，米力农首剂量 25 ～ 75 μg/kg 静脉注射（＞ 10 分钟），继以 0.375 ～ 0.75 μg/（kg·min）滴注，一般用药时间为 3 ～ 5 天。常见不良反应有低血压和心律失常。

（4）新型钙增敏剂：左西孟旦宜在低心排血量或低灌注时尽早使用，负荷量 6 ～ 12 μg/kg 静脉注射（＞ 10 分钟），继以 0.05 ～ 0.2 μg/（kg·min）静脉滴注，维持用药 24 小时，低血压时不推荐使用负荷剂量。应用期间一旦出现快速心律失常应立即停药。

（5）血管收缩药：去甲肾上腺素以 0.2 ～ 1 μg/（kg·min）静脉滴注维持。肾上腺素复苏时首先 1 mg 静脉注射，效果不佳时可每 3 ～ 5 分钟重复静脉注射用药，每次 1 ～ 2 mg，总剂量通常不超过 10 mg。

（6）洋地黄类制剂：主要适应证是心房颤动伴快速心室率的急性心衰。可选用毛花苷 C（西地兰）0.2 ～ 0.4 mg 缓慢静脉推注，必要时 2 ～ 4 小时后再重复用药。急性心肌梗死 24 小时内不建议使用。

4. 其他药物治疗

氨茶碱适用于伴有支气管痉挛的急性心衰患者。急性心肌梗死和心肌缺血者不宜使用，老年人与肝肾功能不全者用量酌减。严重不良反应包括低血压与休克，甚至发生室性心律失常而猝死。

四、转诊后送注意事项

（1）转运前，做好患者及家属的解释工作，并告知转运期间存在的风险、病情及途中可能出现的突发情况，最大限度、最短时间争取患者家属的配合与支持。注意搬运及转运安全，包括患者及医务人员安全；救护车转运过程中应予患者安全体位，系好安全带，妥善固定担架车避免摇晃，拉上窗帘使光线柔和，减少刺激，告知司机开车尽量减少震动及颠簸。

（2）对患者进行紧急现场诊疗后，重新进行病情评估，医护人员陪同家属将患者尽快转诊至附近有完备急诊科、心内科、冠心病监护病房、重症监护室的大中型医院。同时，医务人员应通过电话将患者信息、病情、院前抢救、处置反应情况、预计到达医院时间等告知接诊医院，以便到达医院后能迅速转入病房。

（3）途中加强监护，医疗监护仪器接触良好，固定吸氧管、输液通路等各种治疗管路，保证其通畅，密切监测意识、神志、血压、心率、心律、呼吸等生命体征及尿量并详细记录，做好预见性抢救准备，避免在途中因病情不稳定而出现病情恶化。

（4）早期识别急性心衰的病因或诱因，并积极处理部分急性可逆性因素，可以避免心功能进一步恶化，有利于控制心衰。STEMI 或 NSTEMI 的急性心衰患者应积极进行再灌注治疗；高血压危症所致的急性心衰应尽早应用血管扩张剂积极控制血压；因快速型心律失常或严重的缓慢型心律失常所致急性心衰应通过药物或电转复、临时起搏等纠正，对于急性心脏机械并发症所致急性心衰应急诊给予机械循环支持，而急性肺血栓栓塞合并急性心衰者应给予药物溶栓治疗。

参考文献

1. 中华医学会心血管病学分会心力衰竭学组,中国医师协会心力衰竭专业委员会,中华心血管病杂志编辑委员会. 中国心力衰竭诊断和治疗指南 2018. 中华心血管病杂志，2018，46（10）：760-789.
2. 杨杰孚，王华. 2015 年《HFA/ESC/EuSEM/SAEM 急性心力衰竭入院前及院内早期管理的建议》解读. 中国循环杂志，2015，30（Z2）：6-7.
3. MEBAZAA A，YILMAZ M B，LEVY P，et al. Recommendations on pre-hospital &early hospital management of acute heart failure：a consensus paper from the Heart FailureAssociation of the European Society of Cardiology, the European Society of Emergency Medicine and the Society of Academic Emergency Medicine. Eur J Heart Fail, 2015，17（6）：544-558.
4. 中国医师协会急诊医师分会，中国心胸血管麻醉学会急救与复苏分会. 中国急性心力衰竭急诊临床实践指南 2017. 中华急诊医学杂志，2017，26（12）：1347-1357.
5. 中国医师协会心血管内科医师分会，中国心血管健康联盟，心肌梗死后心力衰竭防治专家共识工作组. 2020 心肌梗死后心力衰竭防治专家共识. 中国循环杂志，2020，35（12）：1166-1180.
6. 中华医学会，中华医学会杂志社，中华医学会全科医学分会，等. 急性心力衰竭基层诊疗指南（2019 年）. 中华全科医师杂志，2019，18（10）：925-930.

（薛恒怡　任志霞）

第五节　心搏骤停与心源性猝死

一、前言

心源性猝死是心脏原因导致的自发死亡，表现为心血管状态急性改变伴 1 小时内的突然意识丧失；其发生前可以有或没有心脏病表现，但是死亡发生的时间和方式不可预测。心搏骤停指心脏机械功能突然终止，紧急干预可能会逆转，不及时干预则导致死亡。

由于心搏骤停发生率和预后数据范围很广，不同区域差异很大，因此只有通过一项精心设计的前瞻性流行病学研究才能确定精确数字。目前，对每年心源性猝死数据引用最广泛的为 30 万～ 35 万人，这表现出人群的总发生率为 1‰～ 2‰。猝死是根据死亡证明书进行回顾性研究的，如果将其定义为从症状开始到死亡的时间小于 2 小时，则猝死人数占全部自然死亡人数的 12%～ 15%，其中接近 90% 的猝死是心脏原因。与之对照，如果猝死的时限定义为 24 小时，则猝死可以占到全部自然死亡的 30% 以上，但是心脏原因的比例降至 75%。

有效的院前处理可以挽救更多的生命。在急救医疗服务人员开始接触到患者时大多数患者表现为缓慢性心律失常、心搏骤停或无脉性电活动，这说明从患者发病到急救医疗服务人员到达的时间间隔长，或没有旁观者干预，或旁观者干预无效。纽约市报道显示出院生存率仅 1.4%。在得到旁观者心肺复苏（cardiopulmonary resuscitation，CPR）的患者中，生存率增加到 2.9%，得到旁观者 CPR 并且起始心律为心室颤动者生存率进一步增加至 8.5%。这些数据支持这样一种概念："生存链"的延迟和断裂是人口稠密地区急救医疗服务效果的主要负性影响因素。根据对生存链概念的描述，随着院外救助和院内技术的提高和经验的积累，患者预后可以改善，这更体现出院前处理的重要性。

二、院前识别和评价

（一）疾病的主要症状和体征

根据目前的定义，临床心搏骤停和心源性猝死可分为四个时相：前驱症状、终末事件的发生、心搏骤停和进展至生物学死亡。

1. 前驱症状

心脏性猝死发生前可以出现一些前驱症状，如胸痛、呼吸困难、乏力或疲劳、心悸、晕厥，以及一些非特异性的主诉。在心搏骤停前最后几小时或几分钟出现的症状是最特异的心脏病表现，常表现为心律失常、缺血和心功能不全。

2. 终末事件的发生

急性心血管状态变化和心搏骤停本身之间不足 1 小时的时段被定义为"终末事件的发生"。典型的表现包括严重胸痛、急性呼吸困难、突发心悸或眩晕等。在猝死前数小时或数分钟内常见心电活动的改变，其中以心率加快及室性异位搏动增加最为常见。因心室颤动猝死的患者，常先有室性心动过速。另有少部分患者以循环衰竭发病。

3. 心搏骤停

首先心音消失，脉搏触不到，血压测不出，继之意识突然丧失，呈叹息样或短促痉挛性呼吸，随后呼吸停止。皮肤苍白或发绀，瞳孔散大，出现二便失禁。

4. 进展至生物学死亡

不可逆脑损伤的发生始于脑循环丧失后 4 ～ 6 分钟，若无干预，生物学死亡很快随之而来。心搏骤停发生后立即实施心肺复苏和尽早除颤，是避免发生生物学死亡的关键。

（二）评估工具或方法

发现患者突然倒地，意识丧失，呼吸停止或无正常呼吸（叹息样呼吸）。首先要做的应该是确认患者为心搏骤停或怀疑心搏骤停：应用数秒钟评估患者对声音的反应、观察呼吸运动和皮肤颜色、并同时触诊大动脉搏动判断有无脉搏，这足以提供足够的信息判断是否正在发生致命事件。

（1）没有颈动脉或股动脉搏动，特别是不能闻及心音时，是初步诊断标准。

（2）皮肤颜色可能是苍白或严重发绀。

（3）没有呼吸运动或仅存在濒死呼吸运动，加上脉搏消失，可以诊断心搏骤停；然而，在心搏骤停后呼吸运动仍然可以存在 1 分钟甚至更长。

三、院前处理

主要措施包括人工胸外按压（circulation）、通畅气道（airways）及重建呼吸（breathing），简称为 CAB，开始实施 CPR。

1. 胸外按压和早期除颤（C）

具体实施方法：抢救者应紧靠患者胸部一侧，一般为其右侧，抢救者可根据患者所处位置的高低采用跪式或用脚凳等不同体位。正确的按压部位是胸骨下半段，为胸部正中两乳头之间，即把手掌放在胸部正中、双乳头之间的胸骨上，另一只手置于其上方。然后按压胸部，施救者手臂肘部伸直以减少疲劳及在胸背部连接处提供更有力的支点。在应用这种技术时，要使用足够的力量使胸部下移 4 ～ 5 cm，然后突然放松，频率约为按压 100 次 / 分钟。对于单个施救者救治婴儿（不包括新生儿）、儿童、少年或成人时，或两名施救者救治成人时，目前推荐按压 - 通气比例是 30 ：2。这种技术的目的是使没有受过训练或很早之前受过训练，但对单独实施按压—通气救治没有信心的旁观者能够参与 CPR。

除颤复律的速度是心脏复苏成功的关键，每推迟 1 分钟除颤，存活率下降 7% ～ 10%。

（1）非同步直流电除颤：80% 左右的心搏骤停类型为心室颤动，而终止心室颤动最迅速、最有效的方法即电除颤，可以进行一次除颤，然后立即继续心肺复苏。目前主张一开始即用高能量 -360 J（单向波），如仍为心室颤动，则下一次除颤电量不变。用较大压力将胸骨电极板置于右锁骨下胸骨右侧，心尖电极板放在左乳头的左下方。不应在电击除颤后立即检查患者脉搏和心跳，而应是立即恢复 CPR，5 组 CPR（2 分钟）后再检查脉搏和心律，必要时再进行另一次电击除颤。

（2）自动体外除颤：可自动分析心律，提示施救者是否除颤放电，业余人员也很容易掌握，由此明显扩大了除颤器使用人员范围，缩短了心跳停止至除颤所需要的时间，并使除颤真正成为基础生命支持的一项内容。

2. 气道（A）

清理气道是成功复苏的关键步骤。这个过程包括使头部后仰，抬高下颌，检查气道异物并将其清除。当怀疑口咽部有异物嵌顿时应实施 Heimlich 手法，这个手法是从后部用双臂抱着患者，用紧握的拳头突然挤压其上腹部。对于意识丧失的患者，若施救者因力气不够不能实施这种手法时，可以在平卧位挤压患者腹部，有时也可以使异物机械性排出。

3. 呼吸（B）

正确摆放头部位置和清理口咽部后，如果没有特别的急救设备，可以开始口对口复苏术。抢救者用按于前额一手的拇指和示指，捏闭患者鼻孔；抢救者吸一口气，张开口紧贴患者口部，以封闭患者的嘴周围；匀速向患者口内呼气，注意观察胸廓是否上抬；一次呼气完毕，应立即与患者口部脱离，吸入新鲜空气，以便做下一次人工呼吸，同时放松捏患者鼻部的手，以便于患者从鼻孔出气，此时患者胸部自然回复，有气流从口鼻呼出。

人工呼吸时均应吹气 1 秒以上，避免过快；胸廓有明显起伏即证明通气有效，不宜吹气过多，频率 8 ~ 10 次 / 分，尽量避免过度通气。

2010 年国际心肺复苏指南指出不论单人还是双人复苏、胸外按压与人工呼吸的比例均为 30：2。如果患者有脉搏，但无呼吸或呼吸不充分时，成人吹气频率为 10 ~ 12 次 / 分。每隔 2 分钟重新评估脉搏。

四、转诊后送注意事项

（1）观察患者的病情变化。在医院外心搏骤停幸存者无论意识是否恢复，转诊过程中均应给予吸氧，并在心电、血压、血氧饱和度监护下进行转诊。转诊过程中除注意监护仪上生命体征变化外，还应注意患者呼吸、意识状态，动态观察心电图变化。

（2）处理突发问题。转诊时需配备好除颤仪、气管插管设施及好抢救药品。心电图明确心室停搏（2 个导联或以上），若心律不明确或有心室颤动可能，予电除颤并给予肾上腺素静脉推注，以及胺碘酮泵入；若确定心室停搏，继续心肺复苏。出现血氧饱和度维持不住，及时给予气管插管；出现呼吸浅慢，及时给予呼吸兴奋剂；出现血压下降，及时给予升压药物治疗；出现心率减慢，及时给予阿托品治疗。

（3）与医院进行联系并做好接诊患者和进行下一步处理的准备。如果事件原因可能是冠状动脉粥样硬化，行心导管及冠脉造影。提前与送往医院联系，导管室做好接诊患者准备。

参考文献

1. ECC COMMITTEE, SUBCOMMITTEES AND TASK FORCES OF THE AMERICAN HEART ASSOCIATION. 2005 AHA Guidelines for Cardiopulmonary Resuscitation and Emergency Cardiovascular Care. Circulation, 2015, 112（24 Suppl）：IV1-203.
2. 金魁，付阳阳，尹路，等 . 机械按压与人工按压对心搏骤停患者自主循环恢复和预后影响的因素分析 . 中华危重病急救医学，2019（3）：303-308.
3. 吴婷婷，汤雁晓，成晓蓉 . 院前心搏骤停患者心肺复苏后自主循环恢复与存活出院的相关影响因素研究 . 临床急诊杂志，2019，20（10）：803-806，810.

（袁鹰 马晨越）

第十八章　呼吸系统疾病的院前处理

第一节　急性肺栓塞

一、前言

肺栓塞（pulmonary embolism，PE）是以各种栓子阻塞肺动脉系统为其发病原因的一组疾病或临床综合征的总称，包括肺血栓栓塞症、脂肪栓塞综合征、羊水栓塞、空气栓塞等。肺血栓栓塞症（pulmonary thromboembolism，PTE）为来自静脉系统或右心的血栓阻塞肺动脉或其分支所致疾病，以肺循环和呼吸功能障碍为主要临床和病理生理特征。PTE为PE的最常见类型，占PE的绝大多数，故通常所称PE即指PTE。肺动脉发生栓塞后，若其支配区的肺组织因血流受阻或中断而发生坏死，称为肺梗死（pulmonary infarction，PI）。引起PTE的血栓主要来源于深静脉血栓形成（deep venous thrombosis，DVT）。PTE与DVT同属于静脉血栓栓塞症（venous thromboembolism，VTE），为VTE的两种类别。PTE与DVT密切相关。大部分关于PTE流行病学、危险因素和自然病史的现存数据来自于对VTE的研究。全球范围内PTE和DVT均有很高的发病率。美国VTE每年的发病率约为1.17/1000，每年约有35万例VTE发生。在欧盟6个主要国家，症状性VTE发生例数每年大于100万，34%患者表现为突发致死性PTE，59%患者直到死亡仍未确诊，只有7%患者在死亡之前明确诊断。亚洲国家VTE并不少见，部分国家尸检VTE发生率与西方国家相近。以我国为例，近年来VTE诊断例数迅速增加，绝大部分医院诊断的VTE例数较20年前有10～30倍的增长。PTE的致死率和致残率都很高。新近国际注册登记研究显示，其7天全因病死率为1.9%～2.9%，30天全因病死率为4.9%～6.6%。随着国内医师对PTE认识和诊治水平的提高，我国急性PTE住院患者病死率逐年下降，由1997年的25.1%降至2008年的8.7%。

PTE的危险因素同VTE，包括任何可以导致静脉血液淤滞、静脉系统内皮损伤和血液高凝状态的因素。VTE的危险因素包括遗传性和获得性两类。遗传性因素由遗传变异引起，包括Ⅴ因子突变、蛋白C缺乏、蛋白S缺乏和抗凝血酶缺乏等，常以反复静脉血栓形成为主要临床表现。如50岁以下的患者无明显诱因反复发生VTE或呈家族性发病倾向，需警惕易栓症的存在。获得性危险因素是指后天获得的易发生VTE的多种病理生理异常，多为暂时性或可逆性的，包括骨折、创伤、手术、恶性肿瘤和口服避孕药等。上述危险因素可以单独存在，也可同时存在，具有协同作用。年龄可作为独立的危险因素，随着年龄的增长，VTE的发病率逐渐增高。临床上对于存在危险因素，特别是同时存在多种危险因素的病例，应加强预防和及时识别DVT和PTE的意识。对于VTE患者，应注意其中部分人存在隐藏的危险因素，如恶性肿瘤等。即使积极地应用较完备的技术手段寻找危险因素，临床上仍有相当比例的病例不能明确危险因素。

二、院前识别和评价

医护人员到达会议现场后应立即查看并评估患者的生命体征、诱发因素等。同时询问患者或目击者相关情况，包括主要阳性症状和体征，以及有无 VTE 高危因素等，做出初步判断。需要注意的是，PTE 的临床症状多种多样，但均缺乏特异性，容易被忽视或误诊。在 PTE 的诊断过程中，要注意是否存在 DVT，特别是下肢 DVT。

（一）急性 PTE 的临床表现

1. 症状

各病例所表现症状的严重程度亦有很大差别，可以从无症状到血流动力学不稳定，甚至发生猝死。常见症状：①不明原因的呼吸困难及气促（80%～90%），尤以活动后明显；②胸痛，包括胸膜炎性胸痛或心绞痛样疼痛；③晕厥，可为 PTE 的唯一或首发症状；④烦躁不安、惊恐甚至濒死感；⑤咯血，常为小量咯血，大咯血少见；⑥咳嗽、心悸等。各病例可出现以上症状的不同组合。临床上有时出现所谓"肺梗死三联征"，即同时出现呼吸困难、胸痛及咯血，但仅见于不足 30% 的患者。

2. 体征

常见体征如下。①呼吸急促（70%）：呼吸频率 > 20 次 / 分，是最常见的体征；②心动过速（30%～40%）；③血压变化，A_2 严重时可出现血压下降甚至休克；④发绀（11%～16%）；⑤发热（43%）：多为低热，少数患者可有中度以上的发热（7%）；⑥颈静脉充盈或搏动（12%）；⑦肺部可闻及哮鸣音（5%）和（或）细湿啰音（18%～51%），偶可闻及血管杂音；⑧胸腔积液的相应体征（24%～30%）；⑨肺动脉瓣区第二音亢进或分裂（23%），$P_2 > A_2$，三尖瓣区收缩期杂音。

3. 深静脉血栓的症状与体征

在注意 PTE 的相关症状和体征并考虑 PTE 诊断的同时，要注意：发现是否存在 DVT，特别是下肢 DVT。下肢 DVT 主要表现为患肢肿胀、周径增粗、疼痛或压痛、浅静脉扩张、皮肤色素沉着、行走后患肢易疲劳或肿胀加重。约半数或以上的下肢深静脉血栓患者无自觉临床症状和明显体征。

4. 心电图改变

PTE 时由于肺动脉堵塞，使肺血管床或肺动脉压力升高，右心负荷增加，右心做功和耗氧增加；而且由于右心室压力升高，主动脉与右心室压力差降低，冠状动脉灌注压下降；另外体内神经激素激活，大量缩血管物质如内皮素、血管紧张素 II 等释放，导致冠状动脉痉挛，心肌缺血；PTE 时肺通气 / 灌注比例严重失调及过度通气造成低氧、低碳酸血症，从而使心电图产生一系列改变。较为多见的表现包括 V1～V4 的 T 波改变和 ST 段异常；部分病例可出现 $S_IQ_{III}T_{III}$ 征，即 I 导联 S 波加深，III 导联出现 Q/q 波及 T 波倒置；其他心电图表现包括完全或不完全右束支传导阻滞，肺型 P 波，电轴右偏，顺钟向转位等。心电图改变多在发病后即刻开始出现，以后随病程的发展演变而呈动态变化。观察到心电图的动态改变较之静态异常对于诊断 PTE 具有重大意义。

（二）急性 PTE 的鉴别诊断包括

1.冠状动脉粥样硬化性心脏病

一部分 PTE 患者因血流动力学变化，可出现冠状动脉供血不足、心肌缺氧症状，表现为胸闷、心绞痛样胸痛，心电图有心肌缺血样改变，易误诊为冠心病所致心绞痛或心肌梗死，可通过心电图及心肌酶动态改变加以鉴别。需注意两者可能合并存在。

2.肺炎

当 PTE 患者有咳嗽、咯血、呼吸困难、胸膜炎样胸痛，出现肺不张、肺部阴影，尤其同时合并发热时，易被误诊为肺炎。肺炎往往表现为咳脓痰、寒战、高热、外周血白细胞显著增高、中性粒细胞比例增加等，抗生素治疗有效。

3.主动脉夹层

PTE 表现为胸痛时，部分患者可出现休克，须与主动脉夹层相鉴别。后者多有高血压，疼痛较剧烈，心脏超声和胸部 CT 造影检查可见主动脉夹层征象。

（三）急性 PTE 的危险分层

急性 PTE 的预后与其危险分层有密切关系，在院前急救中，由于检查设备局限，急性 PTE 很难被明确诊断，如果能尽早对疑似 PTE 患者的病情进行判断，评估危险等级，并进行院前急救和院内管理有效的衔接，将有助于患者尽快明确诊断，指导治疗方案的选择及预后的判断。首先根据是否出现休克或持续性低血压对疑诊或确诊 PTE 的患者进行初始危险度分层，识别早期死亡高危患者。对不伴休克或持续性低血压的非高危患者，超声心动图或 CT 血管造影证实右心室功能障碍，同时伴有心肌损伤生物标志物肌钙蛋白升高者为中高危，右心室功能和（或）血肌钙蛋白正常者为中低危。鉴于院前诊断设备的局限性，仅根据 PTE 患者有无休克和持续性的低血压分为高危组及非高危组。

三、院前处理

（一）一般处理

对高度疑诊或确诊 PTE 的患者应进行严密监护，监测呼吸、心率、血压、心电图及血气的变化；对于有焦虑和惊恐症状的患者应予安慰并可适当使用镇静剂；胸痛者可予止痛剂；对于有发热、咳嗽等症者可给予相应的对症治疗；对于合并高血压的患者，应尽快控制血压；要求保持大便通畅，避免用力，防止栓子再次脱落。

（二）呼吸支持治疗

对有低氧血症的患者，采用经鼻导管或面罩吸氧。当合并严重的呼吸衰竭时，可使用经鼻（面罩）无创性机械通气或经气管插管行机械通气。应避免做气管切开，以免在入院后的抗凝或溶栓过程中局部大量出血。应用机械通气时需注意尽量减少正压通气对循环的不利影响。

（三）循环支持治疗

对于出现右心功能不全，心排血量下降，但血压尚正常的病例，可予具有一定肺血管扩张作用和正性肌力作用的多巴酚丁胺和多巴胺；若出现血压下降，可增大剂量或使用其他血管加压药物，如去甲肾上腺素等。对于液体负荷疗法需持审慎态度，因过大的液体负荷可能会加重右心室扩张，进而影响心排血量，一般所予负荷量限于 500 mL 内。

四、转诊后送注意事项

（1）现场紧急处置后，医务人员需要将患者立即转送至附近能处理肺栓塞的综合性医院。

（2）医务人员应通过电话将患者信息，包括主要临床症状、血压变化情况、发病时间、处理反应情况、预计到院时间等告知接诊医院，以便到达医院后能迅速处理。

（3）转运途中严密监测患者生命体征及意识情况，尤其注意观察血压、脉搏及血氧饱和度，发现异常及时给予应急处理。

（4）转运途中要做到轻、稳、快，保证各种管道通畅，防止管道扭曲、受压、移位、脱出。

参考文献

1. KONSTANTINIDES S V, BARCO S, LANKEI M, et al. Management of pulmonary embolism: an update. J Am Coll Cardiol, 2016, 67（8）: 976-990.
2. COHEN A T, AGNELI G, ANDERSON F A, et al. Venousthrombembolism in Europe. The number of VTE events and associated morbidity and mortality. Thromb Haemost, 2007, 98（4）: 756-764.
3. JIMÉNEZ D, DE MIGUEL-DÍEZ J, GUIJARRO R, et al. Trends in the management and outcomes of acute pulmonary embolism: analysis from the RIETE registry. J Am Coll Cardiol, 2016, 67（2）: 162-170.
4. YANG Y H, LIANG L R, ZHAI Z G, et al. Pulmonary embolism incidence and fatality trends in Chinese hospitals from 1997 to 2008: a multicenter registration study. PLos One, 2011, 6（11）: e26861.
5. 陆芸, 马宝通, 郭若霖, 等. 骨科创伤患者深静脉血栓危险因素的研究. 中华骨科杂志, 2007, 27（9）: 693-698.
6. MILGROM A, LEE K, ROTHSCHILD M, et al. Thrombophilia in 153 Patients With Premature Cardiovascular Disease ≤ Age 45. Clin Appl Thromb Hemost, 2018, 24（2）: 295-302.
7. ZÖLLER B, LI X, SUNDQUIST J, et al. Age and gender-specific familial risk for venous thromboembolism: a nationwide epidemiological study based on hospitalizations in Sweden. Circulation, 2011, 124（9）: 1012-1020.

（李建）

第二节　急性呼吸衰竭

一、前言

呼吸衰竭是临床常见的急危重症，由于它的临床症状和体征在诊断上无特异性，而且当存在严重低氧血症、高碳酸血症和酸血症时，症状、体征可能十分轻微。因此，及时做出呼吸衰竭的诊断和评估对患者的治疗和预后意义重大。

呼吸衰竭是指外呼吸功能严重障碍，不能维持正常的组织氧运输和（或）组织二氧化碳排出，导致缺氧，伴或不伴二氧化碳潴留，引起一系列生理和代谢紊乱的临床综合征。其诊断标准为海平面吸入空气时动脉血氧分压 < 60 mmHg，伴或不伴二氧化碳分压 > 50 mmHg。

急性呼吸衰竭是指患者原呼吸功能正常，由于突发原因而在短时间内出现危及生命的、呈进行性加重的动脉血气及酸碱平衡的严重紊乱。根据主要发病机制的不同和治疗的需要，可分为低氧性呼吸衰竭（Ⅰ型）和高碳酸血症性呼吸衰竭（Ⅱ型）。

急性低氧性呼吸衰竭（Ⅰ型）属于氧合衰竭，低氧血症的机制包括通气/血流比例失调、肺内分流、弥散障碍、肺泡低通气和 FiO_2 降低。低氧性呼吸衰竭对机体的危害比 CO_2 潴留严重，其危害程度不仅与缺氧程度有关，也与其发生速度、持续时间长短有关。心、肺、脑等重要脏器对缺氧极为敏感，严重缺氧是诱发多脏器功能衰竭的重要原因。

急性高碳酸血症性呼吸衰竭（Ⅱ型）又称泵衰竭或通气衰竭。根据呼吸生理，CO_2 从肺泡毛细血管进入肺泡主要通过浓度梯度和压力梯度。而血中的 CO_2 能否进入肺泡并排出体外，与肺泡中的 CO_2 浓度和血中 CO_2 浓度有密切的关系。肺泡通气量减少，CO_2 产量增加或无效腔通气增加时都可导致 $PaCO_2$ 升高。在临床上，高碳酸血症很少单独存在，往往伴有低氧血症，主要是由于肺泡气中升高的 CO_2 替代了肺泡气中的 O_2，使 PaO_2 降低。

二、院前识别和评估

（一）临床表现

（1）呼吸困难。患者呼吸感到空气不足，呼吸费力，随呼吸衰竭的加重此感觉变得更加明显，表现为呼吸频率、节律和幅度的改变，且与原发病有关。如急性肺损伤患者的呼吸频率快（30 ～ 40 次 / 分），深大呼吸，伴鼻翼翕动。COPD 是由慢而深的呼吸转为浅快呼吸，辅助呼吸肌参与点头或提肩呼吸，发生 CO_2 麻醉时，出现浅慢呼吸。中枢性呼吸衰竭呈潮式、间隙或抽泣样呼吸，喉部或气道病变所致的吸气性呼吸困难易出现"三凹征"。当伴有呼吸肌疲劳时，可表现胸腹部矛盾呼吸。

（2）发绀。发绀是缺氧的典型体征。当血氧饱和度低于 85% 时，可在血流量较大的口唇、指甲出现发绀；另应注意红细胞增多者发绀更明显，而贫血者则发绀不明显或不出现。严重休克、末梢循环差的患者，即使动脉血氧分压正常，也可出现发绀。发绀还受皮肤色素及心功能的影响。

（3）精神、神经症状。急性呼吸衰竭患者的精神症状较慢性更为明显，急性缺氧者可出现精神错乱、躁狂、昏迷、抽搐等症状，慢性缺氧者多有智力或定向功能障碍。

高碳酸血症患者出现中枢抑制之前的兴奋状态，如失眠、烦躁、躁动，但此时切忌用镇静或安眠药。严重者可出现 CO_2 麻醉或称为肺性脑病，表现为神志淡漠、肌肉震颤、间歇抽搐、昏睡，甚至昏迷等。

（4）血液循环系统症状。严重缺氧和高碳酸血症可加快心率，增加心排血量，升高血压，使肺循环血管收缩引起肺动脉高压，发生右心衰竭，伴有体循环淤血体征。高碳酸血症使外周体表静脉充盈、皮肤红润、温暖多汗、血压升高、心排血量增多而致脉搏洪大；脑血管扩张，产生搏动性头痛。由于严重缺氧、酸中毒引起心肌损害，引起周围循环衰竭、血压下降、心律失常、心脏停搏。

（5）消化和泌尿系统症状。严重急性呼吸衰竭可明显影响肝肾功能，表现为血清谷丙转氨酶升高，肾功能受损、小便少，血非蛋白氮和肌酐升高，尿中出现蛋白尿、红细胞和管型。重度缺氧和高碳酸血症常因胃肠道黏膜充血、水肿、糜烂、渗血或应激性溃疡引起上消化道出血。以上这些症状均可随缺氧和高碳酸血症的纠正而消失。

（二）分层评估

医护人员到达会议现场后根据患者急性呼吸衰竭基础疾病的病史，加上缺氧或伴有高碳酸血症的上述临床表现，结合有关体征，诊断并不难。动脉血气分析能客观反映呼吸衰竭的性质及程度，并在指导氧疗、呼吸兴奋剂的应用和机械通气各种参数的调节，以及纠正酸碱平衡和电解质紊乱方面均有重要价值，动脉血气分析为必备检测项目。考虑到院前急救特点及条件限制，建议医护人员配备便携式脉氧检测仪及呼气末二氧化碳检测仪，诊断呼吸衰竭的同时对患者进行分层评估。

PaO_2 为 60 ～ 79 mmHg 为轻度缺氧，气体交换基本正常，不影响组织氧供，无须机体代偿。

PaO_2 为 40 ～ 59 mmHg 为中度缺氧，若代偿机制正常，不一定有组织缺氧。但因为此时氧分压处于氧离曲线的陡峭支，PaO_2 的轻微变化即可导致血氧饱和度的较大变化，导致组织缺氧。

PaO_2 < 40 mmHg 为重度缺氧，此时不管代偿机制是否健全，将直接影响组织氧合，甚至威胁生命。

三、院前处理

急性呼吸衰竭起病急骤，病情发展迅速，患者通过现场急救后，在可能的情况下尽快将患者转运到医院进一步治疗。

（1）建立通畅气道。无论何种原因引起的呼吸衰竭，在氧疗和改善通气之前，保持气道通畅是最基本、最重要的措施。如用吸痰管吸出口腔、咽喉部分泌物或胃内反流物，存在支气管痉挛时，可使用 β_2 受体激动剂、糖皮质激素、抗胆碱药、茶碱等，最好选用吸入方式给药。必要时可进行气管插管或气管切开，建立人工气道。

（2）氧疗。通过鼻导管或面罩吸氧，能提高肺泡氧分压，增加肺泡膜两侧氧分压差，增加氧弥散能力，以提高动脉血氧分压和血氧饱和度，改善组织缺氧。吸入氧浓度以血氧饱和度 > 90% 为标准，避免发生氧中毒。

（3）改善肺通气。高碳酸血症是由肺泡通气不足引起的，只有增加通气量，才能有效排出二氧化碳。呼吸兴奋剂的应用一直存在争议，因其兴奋作用有限，且可加重呼吸肌疲劳，仅在患者出现肺性脑病时方考虑使用，应同时保持呼吸道通畅，并加强支持治疗。

机械通气是治疗急性呼吸衰竭最有效的手段，低氧时先进行无创正压通气，当治疗失败时应进行气管插管，采用有创正压通气治疗方式，根据各种呼吸衰竭患者病理生理状况合理选择通气模式并调整参数及吸氧浓度，以达到既能改善通气和换气功能，又能减少或避免机械通气引起的不良反应。

四、转诊后送注意事项

（1）维持呼吸道通畅。在转运过程中始终要保持呼吸道通畅，这是保证足够通气量的先决条件，指导患者使用有效的呼吸技巧，如膈式呼吸、缩唇呼吸，刺激或有意识地咳嗽，通过体位引流、背部叩击和振动等促进痰液排出，每 1 ～ 2 小时变换 1 次体位，有助于改善通气和血流灌注，促进某些肺段的痰液引流。必要时予以吸痰，吸痰时要严格无菌操作。

（2）建立有效静脉通道。对于需要转运的呼吸衰竭患者，建立有效静脉通道十分重要。为了便于转运途中补液及使用急救药物，应选择外周静脉套管针建立静脉通道，以便做到方便、快捷、牢固、准确。另外在途中由于颠簸的原因可能会出现针头移位或其他一些输液故障，医护人员必须具有良好的心理素质和高超的穿刺技术。

（3）严密观察病情，监测生命体征。转运途中时刻观察患者的意识状态，呼吸频率、节律及深浅度，昏迷患者要观察瞳孔大小、对光反射、肌张力、腱反射及病理征。途中予以心电监护，观察心律、心率、呼吸、血压、血氧饱和度的变化。呼吸困难者可选用茶碱类或 β_2 受体激动剂，有助于缓解小气道平滑肌痉挛。必要时建立人工气道，给予气管插管或气管切开，同时做好抢救、观察、监护记录工作。

参考文献

1. VO P，KHARASCH V S. Respiratory failure. Pediatr Rev，2014，35（11）：476-484.
2. WALLBRIDGE P，STEINFORT D，TAY T R，et al. Diagnostic chest ultrasound for acute respiratory failure. Respir Med，2018，141：26-36.
3. LAMBA T S，SHARARA R S，SINGH A C，et al. Pathophysiology and classification of respiratory failure. Crit Care Nurs Q，2016，39（2）：85-93.
4. GILLISSEN A. Oxygen supplementation in respiratory failure. MMW Fortschr Med，2018，160（3）：51-55.
5. BUDWEISER S，JÖRRES R A，PFEIFER M. Treatment of respiratory failure in COPD. Int J Chron Obstruct Pulmon Dis，2008，3（4）：605-618.
6. LAMBA S T，SHARARA R S，LEAP J，et al. Management of respiratory failure. Crit Care Nurs Q，2016，39（2）：94-109.
7. MAS A，MASIP J. Noninvasive ventilation in acute respiratory failure. Int J Chron Obstruct Pulmon Dis，2014（9）：837-852.

（李建）

第三节 自发性气胸

一、前言

气胸（pneumothorax）是由于胸膜腔内进入空气，使肺脏受压、吸气受限而引起的一组临床综合征，是常见内科急症。通常情况下，双肺表层各有一层胸膜覆盖，左、右侧胸膜之间形成了一个相对密闭的膜腔，膜腔内仅存在少量浆液，以润滑胸膜。但在膜腔内压较大、气压较低时，胸膜腔内可产生一种负压，使肺泡不断扩张，从而导致空气进入腔内，可加大胸腔内压，甚至产生正压，使肺脏受到压迫，从而影响肺脏的气体交换功能，导致静脉血回流心脏发生障碍。临床表现为呼吸困难、胸痛、咳嗽、发绀。气胸作为一种呼吸内科的常见疾病，也是全球范围内重要的健康问题。英国每年气胸的就诊率男性为 24/100 000，女性为 9.8/100 000。美国原发性自发性气胸发病率男性为（7.4 ～ 18）/100 000，女性为（1.2 ～ 6）/100 000。气胸是最常见的胸部损伤表现，仅次于肋骨骨折。

气胸可分为自发性气胸（spontaneous pneumothorax，SP）和外伤性气胸，其中自发性气胸约占发病总体的 85%，可分为原发性自发性气胸及继发性自发性气胸。

原发性自发性气胸（primary spontaneous pneumothorax，PSP）指无明显诱因（如外伤、侵入性操作等）情况下胸膜腔内出现气体，为胸外科常见疾病之一，多见于既往无胸部疾病史、年龄 10 ～ 30 岁的年轻男性。患者多为瘦高体型，胸部 X 线检查多正常，但可有胸膜下肺大疱，多在肺尖部。肺大疱原因尚不清楚，可能与吸烟、身高和小气道炎症有关，也可能与遗传、先天性肺弹力纤维发育不良等因素有关。有较多报道提示吸烟是 PSP 的重要诱因之一，吸烟史长短及吸氧量与其有明显相关性。吸烟男性（1 ～ 12 支 / 日）发生气胸的相对危险系数是不吸烟人群的 7 倍，这可能与长期吸烟造成小呼吸道疾病进而引起肺大疱的形成有关。

继发性自发性气胸（secondary spontaneous pneumothorax，SSP）多见于有基础肺部病变者，如肺结核（病灶组织坏死或在愈合过程中，瘢痕使细支气管半阻塞形成的肺大疱破裂）、慢性阻塞性肺疾病（肺气肿泡内高压、破裂）、肺癌（细支气管半阻塞或因癌累及胸膜、阻塞性肺炎，继而导致脏层胸膜破裂）、肺脓肿、肺尘埃沉着症及淋巴管平滑肌瘤等疾病。偶尔胸膜上有异位的子宫内膜，在月经期可以脱落而发生气胸（月经性气胸），机制为由病变引起细支气管不完全堵塞，形成肺大疱破裂。

脏层胸膜破裂或胸膜粘连带撕裂，如其中的血管破裂可形成自发性血气胸。航空、潜水作业时无适当防护措施，从高压环境突然进入低压环境，以及抬举重物用力过猛、剧烈咳嗽、屏气，甚至大笑，均可能促使气胸发生。

张力性气胸也称高压性气胸，可能同时并发原发性或继发性自发性气胸。张力性气胸发生时，破裂口呈单向活瓣或活塞作用，吸气时胸廓扩大，胸膜腔内压变小，空气进入胸膜腔；呼气时胸膜腔内压力升高，压迫活瓣使之关闭，导致胸膜腔内气体越积越多，内压持续升高，使肺脏受压，纵隔向健侧移位，影响心脏血液回流。此时胸膜内压力常常超过 10 cmH$_2$O，抽气后胸膜腔内压可下降，但又迅速复升，对机体呼吸循环功能影响最大，必须紧急处置。

气胸起病时多发生在医院外。如在会议现场发作，多为自发性气胸，医疗保健人员可将轻症患者送至医院进一步处置，但一旦为张力性气胸（急症），则须及时诊断及积极救治，以减少死亡风险。因此，加强会议医疗保健人员的院前急救培训，提高自发性气胸救治成功率，尤为重要。

二、院前识别和评价

气胸患者通常自述存在呼吸困难和胸痛症状。呼吸短促的程度与气胸的大小相关，还与预先存在的肺部疾病严重程度有关。通常患者可准确指出症状发作的时间。应评估自发性气胸的危险因素，如慢性呼吸系统疾病。会场保健要重视患者呼吸困难及胸痛的主诉，同时密切观察患者呼吸频率、有无发绀、发汗、心动过速或意识丧失，通过胸部查体判断有无肋间隙变宽、气管移位及有无伴随胸呼吸音减弱或消失。初步判断有无气胸及气胸的分型，以便于更积极地进行救治。

（一）张力性气胸

患者主诉严重和恶化的呼吸困难，伴快速费力呼吸、发绀、发汗和心动过速。须立即对受累半胸进行减压干预。查体发现与严重自发性气胸患者相似，但受累的半侧胸廓更大，肋间隙变宽且气管移位向对侧胸廓。患者心肺功能突然恶化通常预示着张力性气胸的发生。因为血液流向大脑受阻，很快会发生意识丧失。胸部 X 线检查一般被推荐为大多数气胸的一线检查方法，但张力性气胸为急症，如临床怀疑张力性气胸，应立即对受累胸廓进行减压，不应浪费时间等待影像学结果的确认。

（二）原发性自发性气胸

患者常常主诉呼吸困难突然发作和同侧胸痛症状。呼吸困难严重程度与进入胸膜间隙的空气量相关。大部分原发性气胸发生在休息时，因此，患者可以回忆起发生气胸的准确时间。在某些情况下，胸痛和呼吸困难的典型症状可能比较轻微甚至不存在，需保持高度怀疑。临床症状包括胸廓活动减少、胸廓同侧过度充气且呼吸音减弱，以及叩诊时有过清音。自发性气胸胸部 X 线检查可显示脏胸膜线，不建议呼气相影像学检查作为常规诊断方法。

（三）继发性自发性气胸

患者常常主诉呼吸困难和同侧胸痛。因为存在基础肺疾病，其症状通常比原发性自发性气胸患者更为严重。查体发现与原发性自发性气胸患者相同，然而，因为患者患有基础呼吸系统疾病，所以查体结果可靠性较低。检查也可能发现与基础呼吸系统疾病相关的结果。继发性气胸患者 X 线检查很难看到胸膜线，因为邻近的患肺可能会过度透亮（如肺气肿改变患者）。另外，很难鉴别大范围、薄壁大疱与气胸。这种情况下，需要进一步行肺 CT 检查明确诊断。

在诊断气胸同时，需要鉴别诊断以下几种急症，包括哮喘急性发作、COPD 加重、肺栓塞、心肌缺血、胸腔积液、支气管胸膜瘘、肺纤维化性疾病、食管穿孔、巨型肺大疱。

三、院前处置

（一）张力性气胸患者

在通过非再呼吸型面罩补充高浓度（＞ 10 L/min）氧气同时，需要紧急减压干预。张力性气胸须立即穿刺减压，通过在气胸一侧锁骨中线和第二或第三肋间的交叉处的胸膜间隙立即插入标准 14 G 静脉导管实现。但多达 1/3 患者胸壁厚度可能大于导管长度，对于这些患者，建议使用第四或第五肋间作为减压的替代部位。不应该等待张力性气胸的放射结果确诊而耽误治疗。

张力性气胸的院前急救处理预后差异较大。胸腔闭式引流和胸腔穿刺是院前急救的主要手段，Borton 等就两种治疗方法院前急救处理张力性气胸的预后进行回顾性分析，转运途中患者死亡率分别为 17% 和 19%，说明胸腔闭式引流的治疗效果更佳，但急诊转运途中可能受条件或技术限制，胸腔穿刺也不失为另外一种有效的方法。穿刺减压后，患者需要使用小口径导管，可降低张力性气胸的复发风险。

（二）原发性自发性气胸和小于 50 岁的患者

体积小（肺缘和胸壁之间的可见边缘＜ 2 cm）且无气促症状，予以辅助供氧治疗和观察。如患者气促及体积大（肺缘和胸壁之间的可见边缘＞ 2 cm），予以辅助供氧治疗和经皮穿刺抽气法。

（三）继发性自发性气胸和大于 50 岁的患者

体积小（肺缘和胸壁之间的可见边缘＜ 1 cm）且无气促，首选供氧和后送住院观察。体积中等（肺缘和胸壁之间的可见边缘 1 ～ 2 cm）且无气促，首选供氧和后送住院，经皮穿刺抽气法治疗。体积大（肺缘和胸壁之间的可见边缘 1 ～ 2 cm）或气促，首选供氧和后送住院，胸管引流治疗。

四、转诊后送注意事项

转送过程中需严密观察患者有无张力性气胸的发作，病情进展为张力性气胸，须紧急穿刺减压处置以挽救生命。

（1）减少患者活动。患者整个病程均应以卧床休息为主，故将患者从会议现场送至医院，全程注意减少患者活动，避免过多搬动。

（2）半卧位为主。半卧位有利于呼吸、咳嗽排痰及胸腔引流。

（3）持续供氧治疗。高流量吸氧辅助治疗，保证全身器官和组织氧供。

（4）镇咳、疼痛。咳嗽及疼痛可能会加重病情，必要时予以药物对症治疗。同时教会患者自我放松，如缓慢呼吸，全身肌肉放松、听音乐，转移患者对咳嗽或疼痛的注意力。

（5）注意心理指导。本病起病急骤，患者缺乏足够的思想准备，会因疾病困扰而焦虑不安，多积极安抚患者，避免情绪激动。过于激动、屏气容易加重气胸病情。

（6）健康指导。指导患者遵医嘱积极治疗原发病。保持情绪稳定。气胸治愈 1 个月内，避免进行剧烈运动，如跑步、打球、骑自行车等。避免抬提重物、屏气等用力过度的情况，以免增加胸腔内压力。养成良好饮食习惯，保持大便通畅，避免便秘。戒烟。

参考文献

1. 陆再英，钟南山. 内科学. 7版. 北京：人民卫生出版社，2008：118.

2. 殷凯生. 难治性呼吸系统疾病. 上海：上海科学技术出版社，2007：41-53.

3. BORTON E D, EPPERSON M, HOYT D B, et al. Prehospital needle aspirationand tube thoracostomy in victions：A six-year experiencewith aeromedical crews. J Emeg Med，1995，13（2）：155-163.

4. TSCHOPP J M，BINTCLIFFE O，Astoul P，et al. ERS task force statement： diagnosis and treatment of primary spontaneous pneumothorax. Eur Respir J，2015，46（2）：321-335.

5. MACDUFF A，ARNOLD A，HARVEY J，et al. Management of spontaneous pneumothorax：British Thoracic Society Pleural Disease Guildline 2010. Thorax，2010，65（supp1）：18-31.

6. HAVELOCK T，TEOH R，LAWS D，et al. Pleural procedures and thoracic ultrasound：British Thoracic Society pleural guideline 2010. Thorax，2010，65（suppl 2）：61-76.

7. TSCHOPP J M，BINTCLIFFE O，ASTOUL P，et al. ERS task force statement：diagnosis and treatment of primary spontaneous pneumothorax. Eur Respir J，2015，46（2）：321-335.

（张晓艳　王东）

第三篇

第四节　呼吸道异物

一、前言

　　气管、支气管异物是呼吸系统的常见疾病，异物吸入的定义为异物吸入喉部及呼吸道。气管、支气管异物好发于儿童，但成人亦不少见，且症状往往不典型，容易长期误诊。在美国，异物吸入是导致儿童意外死亡的第五大常见原因，在不同国家 / 地区的流行病学类似。在 18 ～ 65 岁的成年人中，吞咽反射灵敏，咳嗽反射有力，故发生气管支气管异物者少见，因意外窒息而死亡不太常见 [在该年龄段所有意外伤害导致的死亡中占 1.6%（$n=1$，860）]。在老年人中较为普遍 [在 > 65 岁人群所有意外伤害导致的死亡中占 7%（$n=3$，920）]。口咽吞咽困难的患者（尤其是卒中或颈椎手术导致时）、服用镇静药物的老年患者、通过胃管进食或依靠他人喂食的患者及服药超过 8 种药物的患者，发生呼吸道异物的风险增高。老年人异物吸入高风险原因可能是与衰老相关的退行性神经功能紊乱和脑血管疾病的患病率更高，而这些疾病可能导致吞咽困难和（或）咳嗽反射受损。研究表明 50% 的急性食物窒息患者年龄介于 71 ～ 90 岁。成人气管异物具有体积较大、质地硬、形状不规则、边缘锐利等特点。

　　成年人气道异物主要的原因如下：

　　（1）酒精及镇静药的使用，引起精神状态改变。

　　（2）外伤引起意识水平下降。

　　（3）涉及单颗牙齿石膏固定的外科牙手术或涉及黏结的预制修复。

　　（4）高龄。

　　（5）与吞咽相关及咳嗽反射减弱相关的疾病，如脑血管疾病、癫痫、神经变性疾病如肌萎缩性侧索硬化、阿尔兹海默症、帕金森病等。

　　（6）服用抗胆碱能、抗精神病药物或抗焦虑药物等。

　　（7）咀嚼不充分或吞咽食物时因大笑或抽泣而导致异物迅速吸入。

　　气管异物梗阻是造成意外窒息的主要原因，为急症，需要及时诊断及积极救治，降低死亡风险。因此，加强会议医疗保健人员的院前急救培训，加强气道异物梗阻的预防措施及急救方法宣传，做好突发气道异物梗阻的院前应急处理，为将患者送去医院进行全面的救治争取时间，对提高救治成功率尤为重要。

二、院前识别和评价

　　迅速确诊呼吸道异物吸入非常重要，误吸后 2 天就诊的患者，并发症发生率是早期就诊患者的 3 倍。成人气管、支气管异物诊断主要依靠病史、症状、体征、CT 检查，其中有无吸入史是诊断的重要依据。对于神志清楚的患者，能准确提供异物误吸史及异物特点，患者无法通过自己的有效咳嗽清除异物，会有声音嘶哑、吞咽困难、反射性呕吐、呼吸困难表现，极度的不适会使患者不由自主地以一手呈 "V" 字状地紧贴于颈部，以示痛苦和求救。对于昏迷及癫痫发作等患者，则无法提供异物吸入史，易误诊，需要及时行电子支气管镜检查。呼吸道异物误诊率高，所以应详细询问异物吸入史，在采集病史时要耐心细致，必要时应予启发。体检时，要注意检查有无气管异物的撞击感和拍击声，避免忽略遗漏。

异物进入气管，可引起剧烈咳嗽（可发出声音或不能发出声音）和双相喘鸣音（吸气相和呼气相），呼吸道完全阻塞和窒息可能是由较大物体滞留在气管或喉部导致的。呼吸衰竭包括呼吸急促、呼吸徐缓、心动过速发展为心动过缓，以及初始增加呼吸做功，这可能会进展为呼吸功能下降和不足。发绀、喘鸣和意识水平的改变是预后不良的迹象，可预测即将发生呼吸骤停。体格检查可听到单侧呼吸音降低，局部有喘鸣音，阻塞性肺气肿或肺不张，胸部 X 线检查可见不透明异物影，均提示支气管异物。

（一）临床分期

呼吸道异物吸入依据临床症状、病理生理改变分为不同的临床分期。

1. 异物吸入期

异物经声门进入气管时，必出现剧烈呛咳，有些患者同时出现短暂憋气和面色青紫。如异物嵌顿于声门，则可出现声嘶及呼吸困难，严重者发生窒息。如异物进入气管或支气管，除有轻微咳嗽外可无其他症状。

2. 安静期

异物进入气管、支气管后，停留于某一部位，刺激性减小，此时患者可有轻微咳嗽而无其他症状，常被忽视。此期长短不定，如异物堵塞气管引起炎症，则此期很快结束而进入第 3 期。

3. 炎症期

异物的局部刺激和继发性炎症，加重了气管、支气管的堵塞，可出现咳嗽、肺不张和肺气肿的表现，患者此期可出现体温升高。

4. 并发症期

随着炎症发展，可出现肺炎、肺脓肿或脓胸等。患者有高烧、咳嗽、脓痰、胸痛、咯血、呼吸困难等。此期的长短和轻重程度可因异物大小、性质、患者的体质及治疗情况而异。

（二）临床表现

气道异物所在部位不同，可有不同的临床表现。

1. 喉异物

异物进入喉内时，出现反射性喉痉挛而引起吸气性呼吸困难和剧烈的刺激性咳嗽。若异物停留于喉入口，则有吞咽痛或咽下困难；若异物位于声门裂，大者可致窒息，小者可致呛咳及声嘶、呼吸困难、喉鸣音等；若异物为小膜片状贴于声门下，则可只有声嘶而无其他症状；若尖锐异物刺伤喉部可发生咯血及皮下气肿。

2. 气管异物

异物进入气管立即发生剧烈呛咳，并有憋气、呼吸不畅等症状，随着异物贴附于气管壁，症状可暂时缓解，若异物轻而光滑并随呼吸气流在声门裂和支气管之间上下活动，可出现刺激性咳嗽，闻及拍击音；如异物较大，阻塞气管，可致窒息。气管异物可闻及哮鸣音，两肺呼吸音相仿。此种情况危险性较大，异物随时可能上至声门引起呼吸困难或窒息。

3. 支气管异物

早期症状和气管异物相似，咳嗽症状较轻。植物性异物引起的支气管炎症明显，咳嗽、咳痰增多。呼吸困难程度与异物部位及阻塞程度有关。大支气管完全阻塞时，听诊患侧呼吸音消失；不完全阻塞时，可出现呼吸音降低。

（三）院前诊断

（1）多有异物吸入史及典型异物吸入症状。

（2）发热、咳嗽、咳痰等急性支气管炎或肺炎症状。

（3）颈胸检查，可听到拍击声、笛哨声或听到拍击感。呼吸运动度差，肺患侧呼吸音弱，可有肺不张或肺气肿、气胸、纵隔气肿体征。

（四）成人气管、支气管异物特点

（1）延误时间长，误诊率高达 53.28%，多数患者不能做到及时正确的诊治。

（2）因患者往往不能提供明确异物坠积史，胸部影像学检查结果一般滞后，错失了最佳的治疗时机，严重时不得不采用手术切除治疗的方法。

（3）具有显著的职业史：金属非医疗类异物坠积的患者大多数为从事技工行业的工人，工作中常常使用螺丝钉、图钉及垫片等，为了工作便利常年养成了口含小件金属品的习惯，在仰头工作或深吸气时容易发生异物坠积。

（4）异物的坠积部位以右肺中间段、双下叶基底段支气管为主。双上叶坠积病例数较少，可能与双上叶开口位置较高有关，直立位时不易发生坠积。发生坠积时往往与患者体位的改变有关。

（5）气管、支气管异物合并肺癌并非罕见。对于异物肉芽肿较明显的患者应常规进行活组织病理学检查，以免漏诊。

三、院前处理

成人气管、支气管异物的初始处理为气道支持，治疗原则是尽早将异物取出，目前取出方法多，但选用时均应遵循安全、有效、并发症少的原则。对于急性窒息发作且意识清醒的患者，应鼓励患者咳嗽。如果咳嗽有效，能排出异物，则没有必要进行其他外部急救法。如果咳嗽无效，可进行徒手清除方法，这些通过创造"人工咳嗽"增加胸膜腔内压，进而排出异物。紧急情况下，也可通过器械清除方法进行急救。应避免盲目或反复用手指抠喉咙试图取出异物，因为这可能会使物体深入喉咙并引起更多损伤。徒手清除方法及器械清除方法包括以下内容。

（一）徒手清除方法

1. 海姆立克法

海姆立克法也称为上腹部压迫法，其原理为经过冲击腹部使腹内压增高，引导膈肌抬高，使胸膜腔内压升高、肺内气体排出，患者通过咳嗽将异物排出。操作方法：施救者双臂环绕患者腰部，一手握拳，另一手叠加，放于剑突与脐之间，快速向上向后冲击患者腹部。操作中应避免胸腹内脏损伤、胃内容物反流、误吸等并发症的发生。

2. 立位胸部冲击法

此方法原理与海姆立克法相同，但冲击压迫部位为患者胸骨中部，并注意避开肋骨缘及剑突，适用于意识清醒的肥胖者及孕妇。

3. 自我腹部冲击法

患者自己抵住坚硬物体快速冲击，或用桌角或椅背快速挤压腹部，直至异物排出。

（二）器械清除方法

紧急情况下，急救人员施救的主要方法如下

1. 直达喉镜

医务人员用喉镜在直视下确认异物，钳子取出异物，如分泌物较多时配合吸痰器应用。

2. 插管钳（Magill 钳）

头部后方垫一个稍高的枕头，用喉镜暴露喉部，确认异物后，用 Magill 钳取出。

3. 环甲膜穿刺及切开

这是在不能有效清除异物和不能行气管内插管时实施的技术。操作时将颈部伸展开，在颈前正中线上找到甲状软骨和环状软骨间的间隙，在此间隙处用针头穿刺，或横向切开 1 cm 左右的切口。因该部位的气管接近体表，且无大血管，故出血较少。要注意无菌操作。

四、转诊后送注意事项

（1）呼吸道异物梗阻是极其危险的急症，现场不进行急救，而直接送医院救治的风险较高，因此，对气管异物梗阻患者进行院前急救是非常有必要的，如患者不能说话、咳嗽时，应立即在现场进行徒手施救，同时将患者快速送往医院，由急救人员采用器械清除异物。

（2）在会议现场进行院前急救及后送过程中，如明确看到有异物出来并清除，或是自己感觉异物排出，或观察到患者呼吸恢复，有进出气流，胸廓有明显起伏，提示呼吸道异物梗阻解除。

（3）在急救过程中，如果患者病情进一步加重，呼吸骤停、心搏骤停，应立即进行心肺复苏术。进行心肺复苏术时，每次人工通气前，都要检查异物是否排出。心肺复苏过程中，发现异物排出，及时清除，再继续进行心肺复苏术。如果没有异物排出，继续进行心肺复苏。

（4）后送过程中，异物部位有可能会发生移位，导致病情迅速变化。故需要医护人员严密观察病情变化，及时调整治疗方案。对于轻症患者可进行心理指导及健康指导，提高呼吸道异物防范意识。

参考文献

1. IGARASHI Y, NORII T, SUNG-HO K, et al. New classification for life-threatening foreign body airway obstruction. Am J Emerg Med, 2019, 37（12）: 2177-2181.
2. 丁赞，李娜. 1050 例气管支气管异物临床诊治分析. 临床耳鼻咽喉头颈外科杂志, 2012, 26（20）: 936-938.

3. 牛亚林，陈杰，薛刚，等.气管异物误诊为支气管肺炎 12 例分析.中国耳鼻咽喉颅底外科杂志，2012, 18（5）：386-387.

4. 陈敏，李娜.成人气管及支气管异物 10 例分析.中华耳鼻咽喉头颈外科杂志，2014, 49（6）：511-512.

5. 王苹，黄赞胜，汪倩情，等.电子支气管镜诊治成人气管及支气管异物 135 例临床回顾性分析.中华肺部疾病杂志，2015, 8（1）：51-54.

6. AKOPOV A L, MOLODTSOVA V P, CHISTYAKOV I V, et al. Rare case of undiagnosed foreign body in bronchus. Vestn Khir Im II Grek, 2015, 174（5）：82-85.

7. PAINTAL H S, KUSCHNER W G. Aspriation syndromes：10 clinical pearls every physician should know. Int J Clin Pract, 2007, 61（5）：846-852.

8. D'AGOSTINO F G, MONACO F, MONDELLO B, et al. Management of a case of unacknowledged foreign body in the upper airway. Asian Cardiovasc Thorac Ann, 2018, 26（6）：489-491.

9. WILLIAMSON J P, PHILLIPS M J, HILLMAN D R, et al. Managing obstruction of the central airways. Intern Med J, 2010, 40（6）：399-410.

10. LEE S L, KIM S S, SHEKHERDIMIAN S, et al. Complications as a result of the Heimlich maneuver. J Trauma, 2009, 66（3）：e34-e35.

（张晓艳　王东）

第十九章　消化系统疾病的院前处理

第一节　急性消化道出血

一、前言

消化道出血是指从食管到肛门这段消化道任意部位的出血。根据解剖结构，传统上分为上、下消化道出血。随着诊疗技术的不断改进与提高，目前消化道出血可分为上消化道、中消化道和下消化道三种。上消化道出血最多见，常表现为急性大量出血，主要病因有消化性溃疡、肝硬化患者的食管胃底静脉曲张、服用非甾体抗炎药、消化道肿瘤等。中消化道出血病因有麦克尔（Meckels）憩室、小肠血管畸形、肿瘤等。下消化道出血主要有痔疮、缺血性肠病、消化道肿瘤等。

消化道急性大量出血，导致有效血容量的不足，心率代偿增快，出现乏力、心慌等症状。血容量减少引起的急性周围循环障碍是临床常见急症，如病情严重，可出现休克，甚至死亡。上消化道出血患者中，成年人每年发病率为（100～180)/10万，病死率为2%～15%。临床实践中下消化道出血不如上消化道出血严重，出血可自发停止，下消化道出血的患者病死率约为3.6%，且下消化道出血多见于老年患者，80岁老人下消化道出血的发生率是20岁青年人的200倍以上。

二、院前识别评估

消化道出血的病情严重程度取决于出血病变的性质、部位、失血量与速度，与患者的年龄、心肾功能等全身情况也有关系。消化道急性大量出血，临床表现为呕血、黑粪、便血等，并伴有血容量减少引起的急性周围循环障碍，是临床常见急症，如病情严重，可危及生命。慢性小量出血则以粪便潜血阳性表现为主。出血部位在空肠曲氏韧带以上时，即上消化道出血，临床表现为呕血，如出血后血液在胃内潴留时间较久，呕血呈咖啡色。下消化道出血可出现肉眼可见的血便或便血。通常情况下，黑粪或柏油样粪便表示出血部位在上胃肠道，但十二指肠部位病变的出血速度过快时，在肠道停留时间短，粪便颜色会变成紫红色。结肠出血时，粪便颜色为鲜红色。在空、回肠及右半结肠病变引起小量渗血时，也可有黑粪。

如消化道急性大量出血，临床上可出现头昏、心悸、恶心、口渴、黑蒙或晕厥；皮肤发白、湿冷；颜面、口唇、甲床呈现苍白。静脉充盈差，体表静脉往往瘪陷。患者感到疲乏无力，进一步出血可出现精神萎靡、烦躁不安，甚至反应迟钝、意识模糊。老年人器官储备功能低下，加之老年人常有脑动脉硬化、高血压、冠心病、慢性支气管炎等基础病，虽然出血量不大，但也能引起多器官功能衰竭，增加了死亡风险。

判断消化道出血量的几种方式。①失血量的估计：一般每日出血量在5 mL以上，大便颜色不变，但隐血试验可以为阳性，50 mL以上出现黑粪。根据血容量减少导致周围循环的改变，判断出血量。失血在 400 mL 以下，可无自觉症状；当出现头晕、心慌、冷汗、乏力、口干等症状时，表示急性失血在 400 mL 以上；如果有晕厥、四肢冰凉、尿少、烦躁不安，表示出血量大，失血至少在 1200 mL 以上；若出血仍然继续，除晕厥外，尚有气短、无尿，此时急性失血已达 2000 mL 以上。②脉搏的改变是失血程度的重要指标：脉搏每分钟增至 100 ~ 120 次或以上，失血估计为 800 ~ 1600 mL；脉搏细微，甚至不清时，失血已达 1600 mL 以上。有些患者出血后，在平卧时脉搏、血压都可接近正常，但让患者呈坐位或半卧位时，脉搏会马上增快，出现头晕、冷汗，表示失血量大。③血压的变化：急性失血 800 ~ 1600 mL 时，收缩压可降至 70 ~ 80 mmHg，脉压小。急性失血 1600 mL 以上时，收缩压可降至 50 ~ 70 mmHg。有时，一些有严重消化道出血的患者，胃肠道内的血液尚未排出体外，仅表现为休克，可通过肠鸣音是否活跃判断有无消化道出血。此外，如条件允许，可行血红蛋白测定、红细胞计数、血细胞压积测定帮助估计失血的程度。

若上消化道出血引起的急性周围循环衰竭征象的出现先于呕血和黑粪，就必须与中毒性休克、过敏性休克、心源性休克等相鉴别。因此，患者既往史的采集非常重要。此外，口服禽畜血液、骨炭、铋剂和某些中药也可引起粪便发黑，需与上消化道出血引起的黑粪鉴别。

三、院前处理

（1）如果出现急性消化道出血，应立即安慰患者静卧，避免有效循环血量不足引起的头晕、乏力症状导致摔倒，形成二次损伤。

（2）消除患者紧张情绪，注意给患者保暖，让其保持侧卧、取头低脚高位，可在脚部垫枕头，与床面成 30° 角，这样有利于下肢血液回流至心脏，能首先保证大脑的血供。

（3）呕血时，患者的头要偏向一侧，以免血液吸入气管引起窒息。留取患者呕吐及排泄物以便到医院时化验。

（4）减少搬动患者，严密观察患者的意识、呼吸、脉搏，并快速联系急救机构。

（5）呕血后，可让患者漱口，清理口腔异物，不能饮水，可含化冰块。

（6）若可以抽血化验，则化验血常规。

（7）严重低血压患者，输液补充血容量。迅速建立静脉通道，输注平衡盐溶液，如果 45 ~ 60 分钟内输入平衡盐溶液 1500 ~ 2000 mL 后血压、脉搏仍不稳定，说明失血量很大或存在继续出血。此时，除继续用电解质溶液外，还应输入胶体溶液（如血浆代用品、人血白蛋白注射液等）。一般应用的电解质溶液与胶体溶液量的比例以（3 ~ 4）：1 为宜。参考创伤大出血的复苏理念，出血未控制时采用限制性液体复苏和允许性低血压复苏策略，建议收缩压维持在 70 ~ 80 mmHg 为宜。同时有条件者可静脉应用卡络磺钠、凝血酶等止血药物（注意药物使用禁忌）。考虑上消化道出血且现场有静脉用质子泵抑制剂时，可应用（用药前请明确患者药物过敏史，注意药物使用禁忌）。

四、转诊到院期间注意事项

（1）静卧休息，必要时给予镇静剂；观察患者皮肤黏膜色泽、温度、颈静脉充盈程度及神志。

（2）保持患者呼吸道通畅，避免呕血时引起窒息。转送过程中如患者出血后出现发热，一般无须使用抗生素。

（3）心电监测，记录患者血压、脉搏、血氧饱和度及继续出血量。判断是否补充血容量，当收缩血压低于 12 kPa（90 mmHg）时，应立即输液补充血容量。要避免输液量过多或过快而引起急性肺水肿或诱发再次出血。如出现血氧饱和度降低，给予吸氧。

（4）静脉应用止血剂。如上消化道出血，静脉应用抑制胃酸分泌药物。若出现休克，须紧急应用止血药物抢救。

（5）食管静脉曲张出血不止时，如有三腔二囊管，可应用气囊压迫止血。若患者症状好转、心率及血压稳定、尿量足 [> 0.5 mL/（kg·h）]，提示出血停止。

参考文献

1. 陆再英，钟南山 . 内科学 . 7 版 . 北京：人民卫生出版社，2008.
2. 中国医师协会急诊医师分会，中华医学会急诊医学分会，全军急救医学专业委员会，等 . 急性上消化道出血急诊诊治流程专家共识（2020 版）. 中华急诊医学杂志，2021，30（1）：15-24.
3. VENKATESH P G，NJEI B，SANAKA M R，et al. Risk of comorbidities and outcomes in patients with lower gastrointestinal bleeding-a nationwide study. Int J Colorectal Dis，2014，29（8）：953-960.
4. FEINMAN M，HAUT E R. Lower gastrointestinal bleeding. Surg Clin North Am，2014，94（1）：55-63.

（翟文超　陈英）

第二节　急性肠梗阻

一、前言

肠管内或肠管外的病变引起肠内容物不能正常运行、顺利通过肠道，称为肠梗阻（图 19-1）。肠梗阻不但可引起肠管本身解剖与功能上的改变，并可导致全身性生理上的紊乱，严重者可危及生命。院前正确及时的救治可有效缓解病情的恶化，甚至挽救患者的生命。肠梗阻按病因可分为机械性肠梗阻、动力性肠梗阻、血运性肠梗阻；按梗阻部位分为高位和低位肠梗阻；按梗阻程度分为完全性和不完全性肠梗阻；按发展过程的快慢分为急性和慢性肠梗阻。近年来，肠梗阻的发生原因已从以前的绞窄性肠梗阻为主，转变为以手术后粘连性肠梗阻为最多，国内北京宣武医院报道占 30.1%，广州南方医院占 39.5%，国外报道占 45%。而肿瘤性结、直肠梗阻已上升到第 2 位，宣武、南方两医院分别占 27.3%、31.4%。各种类型的肠梗阻多见于成年人，占患病人数的 40%。麦克尔憩室较少见，通常引起出血、炎症及肠梗阻等并发症。有研究表明，在 16 岁时麦克尔憩室并发症的发生率为 3.7%，而到 76 岁时，其并发症的发生率降为 0。另外，胆石性肠梗阻是一种少见的肠梗阻原因，主要发生在老年人群。

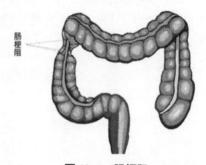

图 19-1　肠梗阻

二、院前识别评价

出现肠梗阻的患者通常表现为呕吐、腹胀、恶心等症状，轻微的肠梗阻患者可以采用保守治疗的方法，严重者需要进行手术治疗。

慢性肠梗阻多为不完全性肠梗阻，而急性肠梗阻为完全性肠梗阻，90% 以上的急性肠梗阻是由于机械因素造成肠腔狭窄或闭塞，致使肠内容物不能通过。需紧急采取措施。患有急性肠梗阻的患者可感到腹痛，快速出现停止排气、排便的现象，有些急性肠梗阻严重时甚至会造成患者死亡。

腹痛、呕吐、腹胀和肛门停止排气、排便是肠梗阻的典型症状，但在各类肠梗阻中轻重并不一致。①肠梗阻的患者大多有腹痛。机械性小肠梗阻引起的疼痛是间歇性的，是由梗阻部位以上的肠管强烈蠕动所引起的，多位于腹中部，常突然发作，逐步加剧至高峰，持续数分钟后缓解。间歇期可以完全无痛，但过一段时间后可以再发。绞痛的程度和间歇期的长短则视梗阻部位的高低和病情的缓急而异，一般而言十二指肠、上段空肠梗阻时呕吐可起减压作用，患者绞痛较轻；而低位回肠梗阻则可因肠胀气抑制肠蠕动，故绞痛亦轻；急性空肠梗阻时绞痛较剧烈，一般每 2 ～ 5 分钟即发作 1 次；急性机械性结肠梗阻时腹痛多在下腹部，一般较小肠梗阻为轻。②肠梗阻患者几乎都有呕吐。急性肠梗阻为反射性呕吐，呕吐物多为胃内容物；低位小肠梗阻时呕吐较轻亦较少。③腹胀是较迟出现的症状，其程度与梗阻部位有关。高位小肠梗阻由于频繁呕吐多无明显腹胀；低位小肠梗阻或结肠梗阻的晚期常有显著的全腹膨胀；麻痹性肠梗阻时，全部肠管均膨胀扩大，故腹胀显著。④急性完全性肠梗阻时，患者排便和排气现象消失，但在高位小肠梗阻的最初 2 ～ 3 日可无表现。绞窄性肠梗阻如肠扭转、肠套叠及结肠癌所致的肠梗阻等可有血便或脓血便排出；急性肠梗阻呕吐频繁可引起脱水、电解质紊乱；血钾过低者有疲惫、嗜睡、乏力和心律失常等症状；绞窄性肠梗阻患者的全身症状最显著，早期即有虚脱，很快进入休克状态；在机械性肠梗阻的早期，梗阻部位经常可听到肠鸣音亢进，如一阵密集的气过水声或可呈高调金属音；在麻痹性肠梗阻或机械性肠梗阻并发腹膜炎时，肠蠕动音极度减少或完全消失；急性肠梗阻伴有短期内体温升高、心率增快是肠管绞窄或肠管坏死的征象。

三、院前处理

（1）急性肠梗阻，如早期出现休克，有效循环血量不足会引起头晕、乏力症状，可导致跌倒，形成二次损伤。应立即嘱患者取头高脚低卧位，头偏向一侧，避免呕吐物误吸及跌倒风险。

（2）禁止继续摄入食物和水，消除患者紧张情绪。

（3）呕吐时，患者的头要偏向一侧，以免呕吐物吸入气管引起窒息。留取患者呕吐物以便到医院时化验。呕吐后，可让患者漱口，清理口腔异物。如条件允许，给予胃肠减压，尽量把胃肠内容物吸出来，降低肠腔内压力，减少肠腔内的细菌和毒素，改善肠壁血液循环。

（4）大量呕吐可引起电解质紊乱，如低血钾和碱中毒。由碳酸氢盐损失和组织灌注不足引起的代谢性酸中毒，若条件允许，需化验电解质及补充液体，纠正代谢紊乱及电解质失衡。

（5）绞窄性肠梗阻患者的全身症状最显著，早期即有虚脱，很快进入休克状态。如严重低血压，需输液补充血容量。迅速建立静脉通道，输注平衡盐溶液纠正休克状态。如果 1 小时内休克状态仍未纠正，且条件允许，还可考虑输入胶体溶液（如血浆代用品、人血白蛋白注射液等）。一般应用的电解质溶液与胶体溶液量的比例以（3 ～ 4）：1 为宜。

（6）若条件允许，建议行血常规、CRP 等检查。

（7）有条件的情况下，可考虑应用抗生素，包括抗厌氧菌的抗生素。

（8）减少搬动患者，严密观察患者的意识、呼吸、脉搏、血压，并快速联系急救机构。

四、转诊到院期间注意事项

（1）患者取头高脚低卧位，头偏向一侧，避免呕吐物误吸风险。

（2）稳定患者情绪。

第三篇

（3）若条件允许，给予胃肠减压，尽量把胃肠内容物吸出来，降低肠腔内压力。必要时灌肠治疗。

（4）有条件化时验血常规及电解质。

（5）建立静脉通道，给予患者静脉输液，补充血容量。有条件可考虑输注抗生素，及时纠正电解质紊乱。

（6）监测患者生命体征，如出现休克，立即抢救。

参考文献

1. 吴在德，吴肇汉．外科学．7版．北京：人民卫生出版社，2008：451．
2. LIMAS C，SERETIS K，SOULTANIDIS C，et al. Axial torsion and gangrene of a giant Meckel's diverticulum. J Gastrointestin Liver Dis，2006，15（1）：67-68.
3. LEIJONMARCK C E，BONMAN-SANDELIN K，FRISELL J，et al. Meckel's diverticulum in the adult. Br J Surg，1986，73（2）：146-149.
4. CHANG L，CHANG M，CHANG H M，et al. Clinical and radiological diagnosis of gallstone ileus：a mini review. Emerg Radiol，2018，25（2）：189-196.
5. BAIU I，HAWN M T. Small Bowel Obstruction. JAMA，2018，319（20）：2146.

（翟文超　陈英）

第三节　消化道穿孔

一、前言

急腹症是指以急性腹痛为主要表现、需要早期诊断和及时处理的腹部疾病的总称，具有发病急、进展快、病情重、病因复杂多变等特点。若因各种原因，延误诊断或治疗，将会给患者带来严重危害，甚至引起死亡，因此需要高度重视。消化道急性穿孔是临床常见的急腹症之一，其因胃肠道管壁穿破后与腹腔相通而致病，常见于胃及十二指肠溃疡穿孔、外伤（包括消化道异物、医源性损伤）导致的穿孔及恶性肿瘤、炎症性疾病或憩室导致的穿孔。按照穿孔部位的不同，可分为胃及十二指肠穿孔、小肠穿孔、大肠穿孔。在会议医疗保健过程中尤其需要注意消化性溃疡导致的胃及十二指肠穿孔。

急性十二指肠溃疡穿孔最多见于十二指肠球部前壁偏小弯侧，急性胃溃疡穿孔多发生于近幽门的胃前壁，也多偏小弯侧。溃疡发生后，食物、胃酸、十二指肠液及胰液、胆汁等具有化学性刺激的胃肠内容物流入腹腔，可引起化学性腹膜炎，导致腹部剧烈疼痛，并可引起腹腔渗液，此后由于带菌液体进入腹腔，6～8小时后细菌可以逐渐繁殖并导致细菌性腹膜炎，严重的时候可以出现急性弥漫性化脓性腹膜炎，甚至感染性休克，因此应当早期识别，早期处理，以提高消化性溃疡穿孔的救治成功率，改善患者预后。

二、院前识别与评价

医护人员到达现场后应立即查看并评估患者的意识状态、生命体征。同时可以询问患者、家属或同行人员，以了解患者基本信息及既往史，在消化性溃疡穿孔的患者中，绝大多数既往有长期溃疡病史及近期加重病史，但是需要注意，部分患者可仅有长期应用非甾体抗炎药病史，还有约10%的患者可没有明确的相关病史。医务人员可进一步按照急腹症流程评估腹痛症状，包括疼痛的部位、疼痛的性质、伴随的症状，同时可初步完善体格检查，包括生命体征的测量及腹部的视诊、听诊、叩诊、触诊。典型的消化性溃疡急性穿孔可表现出骤发的剧烈腹痛，疼痛初始位于上腹部或心窝部，很快波及全腹（以上腹部疼痛最为显著），疼痛性质如刀割样，呈持续性或阵发性加重，有时还可伴有肩胛部放射性疼痛，应注意与胆囊炎相鉴别。若化学性消化液沿右侧结肠旁沟流入右下腹，可引起右下腹痛，应注意与阑尾炎相鉴别。由于疼痛，患者于应激条件下可出现面色苍白、四肢冰凉、冷汗、脉搏快、呼吸浅快等类似休克的早期表现，同时在疼痛刺激下可伴有恶心、呕吐等消化道症状。若病情未得到及时控制，病情进一步发展，可出现发热、心跳加快、血压下降、白细胞增多等全身感染中毒症状。查体时可见患者呈痛苦面容，腹式呼吸减弱，全腹部压痛、反跳痛、腹肌紧张，可呈"木板样"强直，叩诊可发现部分患者肝浊音界消失，移动性浊音阳性，听诊可发现肠鸣音减弱。因此在会议保障过程中，若存在上述典型表现者，应当及时考虑到胃肠穿孔的可能，并及时安排相关的院前处理措施，以进一步明确病情，缓解症状，并及时转诊。

三、院前处理

（1）禁食、水。饮食过程中若出现急性穿孔应当立即停止进食或进水，因食物可刺激消化液分泌增加化学性刺激，同时食物进入腹腔后会增加感染机会，刺激并加重炎症反应，同时食物残渣的清除加大了外科手术的难度。

（2）持续胃肠减压。通过持续负压吸引，将明显减少胃肠内容物继续外漏至腹腔，有利于穿孔的闭合和腹膜炎的消退。

（3）保持侧卧位。腹痛患者平卧位可能会加重腹痛症状，同时若伴有呕吐，平卧位可能会增加误吸的风险。而侧卧位相对可避免上述问题的出现。对于合并有弥漫性腹膜炎表现的患者，还需要保持头高脚低半卧位，以促使腹腔内渗出液流向盆腔，减轻中毒症状，有利于病变局限和引流。

（4）建立静脉通道。对能够建立静脉通道的患者尽快建立有效通道，以帮助液体输注，从而补足热量和实现静脉营养支持，并可以调节水、电解质及酸碱平衡。

（5）镇静、镇痛、吸氧。对于诊断相对明确的患者可给予止痛剂、镇静剂，以减轻患者的痛苦与恐惧心理，减轻应激反应，但需要注意的是，对于诊断尚不明确的急腹症患者，止痛药物的给予需要慎重。吸氧有助于改善脑部及其他组织缺氧状况，在应激情况下有良好的效果。

（6）抑制胃酸分泌。可通过静脉持续泵入质子泵抑制剂以强力抑制胃酸分泌，减少穿孔后对腹腔的化学性刺激。

（7）应用广谱抗生素。早期经验性应用广谱抗生素对于降低腹膜炎发生风险及减轻炎症反应具有良好的临床价值。

（8）合理安排进一步检查以帮助诊断及鉴别诊断。对于有上述典型表现者可初步诊断消化道穿孔，可进一步安排腹部立位平片检查，若发现膈下游离性气体可确诊；也可行诊断性穿刺抽取腹腔液体检验，若为胃内容物的消化液，可以确诊。同时及时完善血常规、血生化等检验及心电图、腹部超声等检查项目，可以有效鉴别常见的其他疾病，如心肌梗死、急性胆囊炎、急性阑尾炎、急性胆管炎等。

四、转诊后送注意事项

（1）现场紧急处置后，医务人员需要将患者立即转送至附近能够开展腹部外科手术的综合性医院。

（2）对于消化道急性穿孔患者，医务人员应通过电话将患者信息，包括症状、发作形式、发病时间、处理反应情况、预计到院时间等告知接诊医院，以便到达医院后能迅速转入重症监护病房（intensive care unit，ICU）。

（3）转运途中严密监测患者生命体征及意识情况，尤其注意观察腹痛变化、有无发热，有无合并消化道出血，休克患者需及时进行抗休克治疗。

（4）转运途中要做到轻、稳、快，保证各种管道通畅，防止管道扭曲、受压、移位、脱出，注意保暖。

（5）转送途中若再次合并较严重的疼痛或躁动，可适当给予止痛剂及镇静剂，以减轻症状。转运途中采集的血样可在到达医院后立即送检，以缩短实验室检验时间。

参考文献

1. 赵建国，蔡兵，吴鸣宇，等.老年上消化道穿孔的临床特点和外科治疗.中国现代医学杂志，2010，20（1）：120-122.
2. 吴文军，任宏.急性胃穿孔70例诊治分析.实用医技杂志，2008，15（12）：1591-1592.
3. 张治平，张新民.溃疡穿孔326例临床分析.中国实用外科杂志，2004，24（1）：62.
4. ALLISON M C, HOWATSON A G, TORRANCE C J, et al. Gastrointestinal damage associated with the use of nonsteroidal antiinflammatory drugs. N Engl J Med，1992，327（11）：749-754.
5. 赵玉沛，陈孝平.外科学.3版.北京：人民卫生出版社，2015：440-462.

（肖年军　陈英）

第四节　急性胆囊炎

一、前言

急性胆囊炎是指胆囊的急性炎症性疾病，其中 90% ～ 95% 的急性胆囊炎由胆囊结石引起，其发病的主要原因是：①胆囊管梗阻、胆汁排出受阻；②致病菌入侵，通常为革兰阴性杆菌、厌氧菌等。另有少量患者的胆囊炎由其他原因引起，这些非结石性急性胆囊炎在老年人中更多见，特别是同时合并肿瘤、感染、糖尿病等疾病的高龄患者，该病起病通常比较严重，预后比急性结石性胆囊炎差，总病死率可高达 15%。

同消化道穿孔一样，急性胆囊炎及其他胆道系统急性感染也属于急腹症的范畴，其发生率较消化道穿孔更高，因此，在临床及会议保健过程中应引起足够的重视。而且，如果急性胆囊炎不及时诊断及治疗，疾病进一步发展，炎症累及胆囊壁全层，白细胞弥漫浸润，浆膜面出现纤维性和脓性分泌物，则发展成为急性化脓性胆囊炎或胆囊周围脓肿；若胆囊内压力持续升高，致使胆囊壁血运障碍，可导致胆囊坏疽；胆囊壁坏死可进一步发展为胆囊穿孔，引起急性胆汁性腹膜炎或感染性休克，导致多器官功能衰竭，甚至患者死亡。因此，早期诊断、早期治疗对于降低急性胆囊炎的并发症及病死率极为重要。

二、院前识别与评价

医护人员到达现场后应立即查看并评估患者的意识状态、生命体征。同时可以询问患者、家属或同行人员，以了解患者基本信息及既往史，胆囊炎通常发生于进食脂肪餐后或夜间发作，患者通常有胆囊结石病史。医务人员可进一步按照急腹症流程评估腹痛症状，包括疼痛的部位、性质、伴随的症状，同时可初步完善体格检查，包括生命体征的测量及腹部的视诊、听诊、叩诊、触诊。典型的急性胆囊炎通常表现为右上腹部的剧烈绞痛或胀痛，疼痛常放射至右肩或右背部，伴有恶心、呕吐，合并感染化脓时可伴有高热，体温可达 40 ℃及以上，与急性胆管炎不同的是，急性胆囊炎很少引起明显的黄疸，除非合并 Mirizzi 综合征。

查体可以发现患者右上腹压痛、肝区叩击痛，有时可触及肿大的胆囊。Murphy 征阳性是急性胆囊炎的典型体征，其操作方法为用手压于右上腹肋缘下，嘱患者进行腹式呼吸，若出现突然吸气暂停，即为阳性体征。

有上述典型临床表现者可考虑急性胆囊炎可能。其严重程度评估可按照《急性胆道系统感染的诊断和治疗指南（2011 版）》中急性胆囊炎严重程度评估方法，其中出现以下任何一项为重度：①低血压，需要使用多巴胺或其他药物维持；②意识障碍；③氧合指数＜ 300 mmHg；④凝血酶原时间国际标准化比值＞ 1.5；⑤少尿，血肌酐＞ 20 mg/L；⑥血小板计数＜ 10×10^9/L。出现以下任何一项为中度：①白细胞计数＞ 18×10^9/L；②右上腹可触及肿块；③发病持续时间＞ 72 小时；④局部炎症严重，出现坏疽性胆囊炎、胆囊周围脓肿、胆源性腹膜炎、肝脓肿。未出现上述情况，临床症状较轻者，为轻度。

三、院前处理

（1）禁食。通过禁食减轻胆囊收缩，减少对病变胆囊的刺激，从而避免症状持续加重。

（2）解痉、止痛治疗。通常可给予山莨菪碱缓解胆囊收缩、痉挛，从而减轻症状。

（3）建立静脉通路。对能够建立静脉通道的患者尽快建立有效通道，以帮助液体输注，从而补足液体和热量并可以调节水、电解质及酸碱平衡。

（4）经验性应用抗生素。对于单纯性轻度胆囊炎可口服抗生素治疗，首选第一代、第二代头孢菌素或氟喹诺酮类药物。对于中、重度急性胆囊炎应经验性输注抗生素治疗，并及时完善药敏试验，以帮助后续调整抗生素。

（5）及时完善相应检验和检查。对于可疑急性胆囊炎，完善急诊腹部超声具有重要价值，超声检查过程中，出现 Murphy 征阳性（用超声探头压迫胆囊时出现疼痛）、胆囊壁增厚 [在不伴有慢性肝脏疾病和（或）腹腔积液或右心衰竭时，胆囊壁厚＞ 4 mm]、胆囊增大（长轴＞ 8 cm、短轴＞ 4 cm）、胆囊颈部结石嵌顿、胆囊周围积液、胆囊壁"双边征"等表现时，结合临床表现，可以明确诊断急性胆囊炎。腹部 CT 或 MRI 可待入院后进一步完善。

四、转诊后送注意事项

（1）现场紧急处置后，医务人员需要将患者立即转送至附近能够开展腹腔镜胆囊切除术及其他腹部外科手术的综合性医院。

（2）对于急性胆囊炎患者，医务人员应通过电话将患者信息，包括症状发作形式、发病时间、处理反应情况、预计到院时间等告知接诊医院，以便到达医院后能迅速处理。

（3）转运途中严密监测患者生命体征及意识情况，尤其注意观察腹痛变化、有无发热、有无合并消化道出血，休克患者需及时进行抗休克治疗。

（4）转运途中要做到轻、稳、快，保证各种管道通畅，防止管道扭曲、受压、移位、脱出，注意保暖。

（5）转送途中若再次合并较严重的疼痛或躁动，可适当给予解痉药、止痛剂及镇静剂，以减轻症状。转运途中采集的血样可在到达后立即送检，以缩短实验室检验时间。

（6）对于单纯性轻度急性胆囊炎，若经过初步处理，病情有所缓解，可择期行腹腔镜胆囊切除术；对于合并化脓性或坏疽穿孔性胆囊炎，须行急诊手术治疗。在特殊情况下，部分重度患者可能无法耐受手术，在积极完善支持治疗的前提下，可考虑先行胆囊切开取石胆囊造口术或超声引导下胆囊造瘘术。

参考文献

1. 中华医学会外科学分会胆道外科学组．急性胆道系统感染的诊断和治疗指南（2011 版）．中华消化外科杂志，2011，10（1）：9-13.

2. 周宁新．急性胆囊炎的类型与合理治疗．中国实用外科杂志，2003，23（6）：322-323.

3. 杨文奇，彭程，徐阿曼．老年人急性非结石性胆囊炎手术时机的选择．中华普通外科杂志，1998，13（3）：155.

4. HIROTA M，TAKADA T，KAWARADA Y，et al. Diagnostic criteria and severity assessment of acute cholecystitis：Tokyo Guidelines. J Hepatobiliary Pancreat Surg，2007，14（1）：78-82.

5. SEKIMOTO M，YAMASHITA Y，GADACZ T R，et al. Definitions，pathophysiology，and epidemiology of acute cholangitis and cholecystitis：Tokyo Guidelines. J Hepatobiliary Pancreat Surg，2007，14（1）：15-26.

6. 赵玉沛，陈孝平．外科学．3 版．北京：人民卫生出版社，2015：586-587.

（肖年军　陈英）

第五节　急性胰腺炎

一、前言

急性胰腺炎（acute pancreatitis，AP）是多种病因导致胰酶在胰腺内被激活后引起胰腺组织自身消化、水肿、出血、甚至坏死的炎症反应。临床以急性上腹痛、恶心、呕吐、发热和血胰酶增高等为特点。病变程度轻重不等，轻者以胰腺水肿为主，临床多见，病情常呈自限性，预后良好，又称为轻症急性胰腺炎（mild acute pancreatitis，MAP）。少数重症患者的胰腺出血坏死，常继发感染、腹膜炎和休克等多种并发症，病死率高，称为重症急性胰腺炎（severe acute pancreatitis，SAP）。AP 的总死亡率约为 5%，其中 SAP 患者病死率较高，已成为严重危及我国居民健康和生命的重大疾病之一。

根据国际 AP 专题研讨会 2012 年修订的 AP 分级和分类系统（美国亚特兰大），结合我国具体情况，规范 AP 的分类。急性胰腺炎按照临床表现和预后的不同，可分为以下三类。

轻症 AP（mild acute pancreatitis，MAP）具备 AP 的临床表现和生化改变，不伴有器官功能衰竭及局部或全身并发症，通常在 1～2 周内就可恢复，不需反复的胰腺影像学检查，病死率极低。

中度重症 AP（moderately severe acute pancreatitis，MSAP）具备 AP 的临床表现和生化改变，伴有一过性的器官衰竭（48 小时内可以恢复），或伴有局部或全身并发症。对于有重症倾向的 AP 患者，要定期监测各项生命体征并持续评估。

重症 AP（severe acute pancreatitis，SAP）具备 AP 的临床表现和生化改变，必须伴有持续（＞48 小时）的器官功能衰竭，如果后期合并感染则病死率极高。危重急性胰腺炎（critical acute pancreatitis，CAP）由 SAP 的定义衍生而来，伴有持续的器官功能衰竭和胰腺/全身感染，病死率极高，因此值得临床关注。

二、院前识别和评价

（一）症状

急性胰腺炎常在饱食、脂餐或饮酒后发生。部分患者无诱因可查。其临床表现和病情轻重取决于病因、病理类型和诊治是否及时。

1. 腹痛

腹痛为本病的主要表现和首发症状，突然起病，程度轻重不一，可为钝痛、刀割样痛、钻痛或绞痛，呈持续性，可有阵发性加剧，不能被一般胃肠解痉药缓解，进食可加剧。疼痛部位多在中上腹，可向腰背部呈带状放射，取弯腰抱膝位可减轻疼痛。水肿型腹痛 3～5 天即缓解。坏死型病情发展较快，腹部剧痛延续较长，由于渗液扩散，可引起全腹痛。极少数年老体弱患者可无腹痛或只有轻微腹痛。

2. 发热

多数患者有中度以上发热，持续 3～5 天。持续发热 1 周以上不退或体温逐日升高、白细胞升高者应怀疑有继发感染，如胰腺脓肿或胆道感染等。

3.低血压或休克

重症胰腺炎常发生。患者烦躁不安、皮肤苍白、湿冷等；有极少数可突然发生休克，甚至发生猝死。主要原因为有效血容量不足，缓激肽类物质致周围血管扩张，并发消化道出血。

4.水、电解质、酸碱平衡及代谢紊乱

多有轻重不等的脱水、低血钾，呕吐频繁可有代谢性碱中毒。重症者尚有明显脱水与代谢性酸中毒症状，低钙血症（＜ 2 mmol/L），部分伴血糖增高，偶可发生糖尿病酮症酸中毒或高渗性昏迷。

（二）体征

1.轻症急性胰腺炎

患者腹部体征较轻，往往与主诉腹痛程度不十分相符，可有腹胀和肠鸣音减少，无肌紧张和反跳痛。

2.重症急性胰腺炎

患者上腹或全腹压痛明显，并有腹肌紧张、反跳痛。肠鸣音减弱或消失，可出现移动性浊音，并发脓肿时可扪及有明显压痛的腹块。伴麻痹性肠梗阻且有明显腹胀，腹水多呈血性，其中淀粉酶明显升高。少数患者因胰酶、坏死组织及出血沿腹膜间隙与肌层渗入腹壁下，致两侧胁腹部皮肤呈暗灰蓝色，称 Grey-Turner 征，也可致脐周围皮肤青紫，称 Cullen 征。在胆总管或壶腹部结石、胰头炎性水肿压迫胆总管时，可出现黄疸。患者因低血钙引起手足搐搦，为预后不佳表现，由大量脂肪组织坏死分解出的脂肪酸与钙结合成脂肪酸钙，大量消耗钙所致，也与胰腺炎时刺激甲状旁腺分泌降钙素有关。

（三）并发症

1.局部并发症

AP 的局部并发症包括急性液体积聚、急性坏死物积聚、胰腺假性囊肿、包裹性坏死和感染性胰腺坏死。

2.全身并发症

AP 的全身并发症，包括全身炎症反应综合征（systemic inflammatory response syndrome，SIRS）、器官功能衰竭（organ failure，OF）、脓毒症（Sepsis）、腹腔内高压（intra-abdominal hypertension，IAH）和腹腔间隔室综合征（abdominal compartment syndrome，ACS）和胰性脑病。

（四）评估方法

1.实验室和其他检查

（1）白细胞计数：多有白细胞增多及中性粒细胞核左移。

（2）血、尿淀粉酶测定：血清（胰）淀粉酶在起病后 6 ～ 12 小时开始升高，48 小时开始下降，持续 3 ～ 5 天。血清淀粉酶超过正常值 3 倍可确诊为本病。淀粉酶的高低不一定反映病情轻重，出血坏死型胰腺炎淀粉酶值可正常或低于正常。其他急腹症如消化性溃疡穿孔、胆石症、胆囊炎、肠梗阻等都可有血清淀粉酶升高，但一般不超过正常值 2 倍。

尿淀粉酶升高较晚，在发病后 12 ～ 14 小时开始升高，下降缓慢，持续 1 ～ 2 周，但尿淀粉酶值受患者尿量的影响。胰源性腹水和胸水中的淀粉酶值亦明显增高。

（3）血清脂肪酶测定：血清脂肪酶常在起病后 24 ～ 72 小时开始上升，持续 7 ～ 10 天，对发病后就诊较晚的急性胰腺炎患者有诊断价值，且特异性也较高。

（4）C- 反应蛋白（C-reactive protein，CRP）：CRP 是组织损伤和炎症的非特异性标志物。有助于评估与监测急性胰腺炎的严重性，在胰腺坏死时 CRP 明显升高。

（5）生化检查：暂时性血糖升高常见，可能与胰岛素释放减少和胰高血糖素释放增加有关。持久的空腹血糖＞ 10 mmol/L 反映胰腺坏死，提示预后不良。高胆红素血症可见于少数患者，多于发病后 4 ～ 7 天恢复正常。血清谷草转氨酶、乳酸脱氢酶可增加。暂时性低钙血症（＜ 2 mmol/L）常见于重症急性胰腺炎，低血钙程度与临床严重程度平行，若血钙＜ 1.5 mmol/L 提示预后不良。急性胰腺炎时可出现高甘油三酯血症，这种情况可能是病因或是后果，后者在急性期过后可恢复正常。持续升高的血尿素氮＞ 7.5 mmol/L、升高的红细胞压积＞ 44%、肌酐进行性上升也是病情重症化的指标。降钙素原水平升高也是作为有无继发局部或全身感染的参考指标。

2. 影像学检查

（1）腹部平片：可排除其他急腹症，如内脏穿孔等。"哨兵袢"和"结肠切割征"为胰腺炎的间接指征。弥漫性模糊影、腰大肌边缘不清，提示存在腹水。可发现肠麻痹或麻痹性肠梗阻征。

（2）腹部 B 超：应作为常规初筛检查。急性胰腺炎 B 超可见胰腺肿大，胰内及胰周围回声异常；亦可了解胆囊和胆道情况；后期对脓肿及假性囊肿有诊断意义。但因患者腹胀常影响其观察。

（3）CT 显像：CT 根据胰腺组织的影像改变进行分级，对急性胰腺炎的诊断和鉴别诊断、评估其严重程度，特别是对鉴别轻症和重症胰腺炎，以及附近器官是否累及具有重要价值。轻症可见胰腺非特异性增大和增厚，胰腺周围边缘不规则；重症可见胰周围区消失；网膜囊和网膜脂肪变性，密度增加；胸腔、腹腔积液。增强 CT 是诊断胰腺坏死的最佳方法，疑有坏死合并感染者可行 CT 引导下穿刺。

（4）胆胰管水成像：MRI 有助于判断胆源性 AP 病因，超声内镜有助于胆道微结石诊断。

（五）诊断标准

1. AP 的诊断

（1）急性、突发、持续、剧烈的上腹部疼痛，可向背部放射。

（2）血清淀粉酶和（或）脂肪酶活性至少高于正常上限值 3 倍。

（3）增强 CT/MRI 呈 AP 典型影像学改变（胰腺水肿或胰周渗出积液）。

临床上符合上述 3 项标准中的 2 项，即可诊断为 AP。

2. 分类诊断

（1）MAP：符合 AP 诊断标准，不伴有器官功能衰竭及局部或全身并发症。

（2）MSAP：伴有一过性的器官衰竭（48小时内可以恢复），或伴有局部/全身并发症。

（3）SAP：伴有持续（＞48小时）的器官功能衰竭，改良Marshall评分≥2分。

APACHEII、BISAP、JSS、MCTSI等评分系统也有助于判断AP的病情严重度。

急性胰腺炎诊断流程见图19-2。

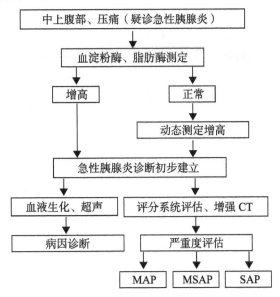

图 19-2　急性胰腺炎诊断流程

三、院前处理

MAP的治疗以禁食、抑酸、抑酶及补液治疗为主，补液只要补充每天的生理需要量即可，一般不需要进行肠内营养。对于MSAP及SAP需要采取器官功能维护、应用抑制胰腺外分泌和胰酶的抑制剂、早期肠内营养、合理使用抗菌药物、处理局部及全身并发症、镇痛等措施。①禁食；②胃肠减压：必要时置鼻胃管持续吸引胃肠减压，适用于腹痛、腹胀、呕吐严重者；③静脉输液，积极补足血容量，维持水、电解质和酸碱平衡，注意维持热能供应；④止痛：腹痛剧烈者可予哌替啶；⑤抗生素：由于急性胰腺炎属化学性炎症，抗生素并非必要，然而，我国居民急性胰腺炎的发生常与胆道疾病有关，故临床上习惯应用；如疑合并感染，则必须使用；⑥抑酸治疗：临床习惯应用H_2受体拮抗剂或质子泵抑制剂静脉给药，认为可通过抑制胃酸而抑制胰液分泌，兼有预防应激性溃疡的作用。重症胰腺炎必须入院后采取综合性措施，积极抢救治疗。

四、转诊后送注意事项

（1）监护。如有条件应转入ICU。针对器官功能衰竭及代谢紊乱采取相应的措施。

（2）维持水、电解质平衡，保持血容量。积极补充液体及电解质（钾、钠、钙、镁等离子），维持有效血容量。重症患者常有休克，应给予白蛋白、鲜血或血浆代用品。

（3）营养支持。重症胰腺炎患者尤为重要。早期一般采用全胃肠外营养；如无肠梗阻，应尽早进行空肠插管，过渡到肠内营养。营养支持可增强肠道黏膜屏障，防止肠内细菌移位引起胰腺坏死合并感染。谷氨酰胺制剂有保护肠道黏膜屏障的作用，可加用。

（4）抗生素。急性胰腺炎常规使用抗生素，有预防胰腺坏死合并感染的作用。选用抗生素时应考虑其对肠道移位细菌（大肠埃希菌、假单胞菌、金黄色葡萄球菌等）敏感，且对胰腺有较好渗透性的抗生素。以喹诺酮类或亚胺培南为佳，并联合应用对厌氧菌有效的药物如甲硝唑。

（5）减少胰液分泌。生长抑素具有抑制胰液和胰酶分泌，抑制胰酶合成的作用。虽疗效尚未最后确定，但目前国内学者多推荐尽早使用。生长抑素（somatostatin）剂量为250 μg/h；生长抑素的类似物奥曲肽为 25 ～ 50 μg/h，持续静脉滴注，疗程 3 ～ 7 天。

（6）止痛措施。止痛是 AP 的重要辅助治疗措施，可根据病情慎重选择止痛药物。MAP 也可伴有剧烈的腹痛，MSAP 及 SAP 的腹痛程度虽然和病情的严重程度不平行，但是剧烈腹痛会导致患者精神烦躁、SIRS 进展、呼吸幅度受限甚至不能配合治疗，因此止痛是 AP 的重要辅助治疗措施，可根据病情慎重选择止痛药物。可在严密观察下注射盐酸布桂嗪（强痛定）、盐酸哌替啶（杜冷丁）等。不推荐应用吗啡类药物或胆碱能受体拮抗剂如阿托品、山莨菪碱（654-2）等，因吗啡类药物会收缩奥狄氏括约肌，胆碱能受体拮抗剂则会诱发或加重肠麻痹。

参考文献

1. 陆再英，钟南山 . 内科学 . 7 版 . 北京：人民卫生出版社，2008：469-475
2. 陈灏珠，林果为 . 实用内科学 . 13 版 . 北京：人民卫生出版社，2009：2129-2135
3. 中华医学会消化病学分会胰腺疾病学组 . 中国急性胰腺炎诊治指南（草案）. 中华消化杂志，2004，24（3）：190-192.
4. BANKS P A, BOLLEN T L, DERVENIS C, et al. Classification of acute pancreatitis-2012: revision of the Atlanta classification and definitionsby international consensus. Gut, 2013, 62（1）：102-111.
5. VEGE S S, GARDNER T B, CHARI S T, et al. Low mortality and high morbidity in severe acute pancreatitis without organ failure: a case for revising the Atlanta classification to inculde "moderately severe acute pancreatitis". Am J Gastroenterol, 2009, 104（3）：710-715.
6. 中华医学会消化病学分会胰腺疾病学组，中华胰腺病杂志编辑委员会，中华消化杂志编辑委员会 . 中国急性胰腺炎诊治指南（2013 年，上海）. 中华消化杂志，2013，33（4）：217-222.
7. 中华医学会消化病学分会胰腺疾病学组，《中华胰腺病杂志》编委会，《中华消化杂志》编委会 . 中国急性胰腺炎诊治指南（2019，沈阳）. 中华消化杂志，2019，39（11）：721-730.
8. 秦丽，曹静丽，葛立宾，等 . 修订后的亚特兰大分类标准与以决定因素为基础的分类标准对急性胰腺炎病情与预后评估价值的比较研究 . 中华消化杂志，2019，39（1）：52-55.
9. WU D, LU B, XUE H D, et al. Validation of Modified Determinant-Based Classification of severity for acute pancreatitis in a tertiary teaching hospital. Pancreatology, 2019, 19（2）：217-223.
10. MINE T, MORIZANE T, KAWAGUCHI Y, et al. Clinical practice guideline for post-ERCP pancreatitis. J Gastroenterol, 2017, 52（9）：1013-1022.
11. TENNER S, BAILLIE J, DEWITT J, et al. American College of Gastroenterology Guideline: management of acute pancreatitis. Am J Gastroenterol, 2013, 108（9）：1400-1415.
12. 吴东，钱家鸣 . 急性胰腺炎的液体治疗：复苏时机、液体种类和监测方法 . 临床肝胆病杂志，2017，33（1）：5-9.
13. CROCKETT S D, WANI S, GARDNER T B, et al. American Gastroenterological Association Institute Guideline on initial management of acute pancreatitis. Gastroenterology, 2018, 154（4）：1096-1101.

（陈英）

第二十章　神经系统疾病的院前处理

第一节　急性脑血管疾病

一、前言

脑卒中（stroke）俗称"中风"，即急性起病的脑血管事件，迅速出现局限性或弥漫性脑功能缺失症状和体征，通常包括急性缺血性卒中（acute ischemic stroke，AIS）和出血性卒中。AIS 包括血栓性脑梗死、栓塞性脑梗死、腔隙性脑梗死及其他原因脑梗死等；出血性卒中根据出血部位的不同又分为脑出血（intracerebral hemorrhage，ICH）和蛛网膜下隙出血（subarachnoid hemorrhage，SAH）。一项横断面调查研究显示我国每年约有 240万人新发脑卒中，每年约 110 万人死于脑卒中，而现存脑卒中患者约有 1100 多万人，其中大多数急性卒中为缺血性，约占全部卒中的 87%，ICH 约占 10%，其余为 SAH。

脑卒中是当今威胁人类健康的主要疾病之一，具有发病率、致残率、死亡率及复发率高的特点，而我国脑卒中的疾病负担已超过冠心病，已成为我国居民首位死因。2013 年对全国 33 个省（自治区、直辖市）的医疗数据进行分析，其中脑血管疾病作为第一死亡原因的省份高达 27 个。脑卒中的救治效果具有极强的时间依赖性，即"时间就是大脑"。AIS 治疗时间窗窄，越早治疗效果越好，目前静脉溶栓要求发病后 4.5 小时（阿替普酶）或 6 小时（尿激酶）之内，机械取栓通常要求发病后 6 小时之内，出血性卒中同样需要在黄金时间内送至医院进行救治。因此，院前急救是脑卒中急救生命链的重要环节，院前延误将导致脑卒中患者不能在时间窗内到达医疗机构进行有效治疗，也是直接影响预后的重要独立因素。院前急救包括脑卒中的识别和评价、院前处理和转诊后送等环节。

二、院前识别和评价

脑卒中的院前准确识别有利于加快后续急救环节的反应、进行合理的现场处置和转运分流、缩短早期再灌注时间和提高再灌注治疗率。未能识别脑卒中可导致治疗延迟；相反，过度诊断脑卒中则会对卒中中心造成过度负担和对患者造成不必要的恐慌。

若患者突然出现以下任一症状时，应高度怀疑脑卒中：①一侧肢体（伴或不伴面部）无力或麻木；②一侧面部麻木或口角歪斜；③言语不清或理解语言困难；④双眼向一侧凝视；⑤一侧或双眼视力丧失或模糊；⑥眩晕伴恶心、呕吐；⑦不同于平常的严重头痛、呕吐；⑧意识障碍或抽搐。

除了上述临床表现和症状，国内外还开发了多个有效的院前脑卒中筛查和评价工具，常用的有辛辛那提院前卒中量表（Cincinnati prehospital stroke scale，CPSS）、面臂语言试验（face arm speech test，FAST）、洛杉矶院前卒中量表（Los Angeles prehospital stroke scale，LAPSS）、墨尔本急救车卒中筛检量表（Melbourne ambulance stroke screen，MASS）和急诊室卒中识别量表（recognition of stroke in the emergency room，ROSIER）等，

可以帮助现场医务人员准确、快速地识别脑卒中患者。CPSS 是在美国国立卫生研究院卒中量表（National Institutes of Health Stroke Scale，NIHSS）基础上简化而来的评价方法，其包括可以快速进行的 3 项查体项目：面部运动、上肢运动和言语障碍。2007 年美国又提出 FAST，即在 CPSS 内容基础上又包括了发病时间的评分，该工具被迅速推广至 28 个国家和地区，有效降低了脑卒中病死率。LAPSS 量表将筛检标准限定为年龄＞ 45 岁，发病时间＜ 24 小时，既往无癫痫和活动受限，以及血糖范围在 3.3 ～ 22.2 mmol/L（表 20-1）。这些量表各有不同的优势，研究结果发现 CPSS 和 FAST 简便易行、敏感性好，但特异性低；LAPSS 和 MASS 比较复杂，虽然识别脑卒中特异性高，但敏感度降低。上述脑卒中识别工具也可应用于我国脑卒中患者，但 2016 年国内学者提出适合中国人群卒中快速识别工具"中风 1-2-0"。1 看：指 1 张脸不对称，口角歪斜；2 查：指 2 只手臂，平行举起，单侧无力；0 聆：听语言，言语不清，表达困难。如果有以上任何突发症状，应立刻拨打急救电话"120"。

表 20-1　洛杉矶院前卒中筛查量表

筛 查 内 容			
1. 年龄≥ 45 岁	□是	□不详	□否
2. 无痫性发作或癫痫病史	□是	□不详	□否
3. 症状持续时间＜ 24 小时	□是	□不详	□否
4. 发病前患者无卧床或依赖轮椅	□是	□不详	□否
5. 血糖在 3.3 ～ 22.2 mmol/L	□是	□不详	□否
6. 根据以下 3 项体检查，患者有明显单侧力弱	□是	□不详	□否
	正常	左侧	右侧
面部表情（微笑或示齿）	□	□口角歪斜 □鼻唇沟浅	□口角歪斜 □鼻唇沟浅
握力	□	□力弱 □不能抓握	□力弱 □不能抓握
臂力	□	□摇摆 □快速坠落	□摇摆 □快速坠落

项目 1 ～ 6 全部为是（或不详），则符合 LAPSS 筛检标准，如果符合 LAPSS 卒中筛检标准，立即电话通知接诊医院，否则继续选择适当的治疗

注：即使不符合 LAPSS 标准者仍有可能是卒中患者。

　　鉴于 AIS 和出血性脑卒中的治疗原则是截然不同的，在识别脑卒中后还要进一步区分是缺血性卒中还是出血性卒中，主要鉴别要点见表 20-2。对于 AIS，近年来多项研究证实血管内介入治疗对大血管闭塞（large vessel occlusion，LVO）卒中的有效性，院前识别 LVO 越来越重要，因为这关系到转送决策，即是否直接将 LVO 卒中患者送至能提供血管内治疗的综合卒中中心。现场人员可以通过下列量表评估卒中严重性、预测 LVO：洛杉矶运动评分（Los Angeles motor scale，LAMS，表 20-3）、卒中现场评估（field assessment stroke triage for emergency destination，FAST-ED，表 20-4）、动脉闭塞快速评分（rapid arterial occlusion evaluation，RACE）等。有研究显示 LAMS ≥ 4 分预测 LVO 的敏感度 81%，特异度 89%；FAST-ED ≥ 4 分预测 LVO 的敏感度 60%，特异度 89%。但是目前尚没有证据确定哪种量表更优。

表 20-2　常见脑卒中的鉴别诊断

	脑血栓形成	脑栓塞	脑出血	蛛网膜下隙出血
发病年龄	老年人多见	青壮年多见	中老年多见	各年龄组均可见
常见病因	动脉粥样硬化	各种心脏病	高血压及动脉硬化	动脉瘤、血管畸形
TIA 史	较多见	少见	少见	无
起病时状态	多在静态时	不定，多由静态到动态时	多在激动、活动时	多在激动、活动时
起病缓急	较缓（以时、日计）	最急（以秒、分计）	急（以分、时计）	急骤（以分计）
意识障碍	无或轻度	少见、短暂	多见、持续	少见、短暂
头痛	多无	稍有	多有	剧烈
呕吐	少见	少见	多见	最常见
血压	正常或增高	多正常	明显增高	正常或增高
瞳孔	多正常	多正常	一侧变大或双侧变小	多正常
偏瘫	多见	多见	多见	正常
脑膜刺激征	无	无	可有	明显
心电图异常	正常或合并心肌缺血	多异常（如心房颤动、心房扑动等心律失常）	合并高血压性心肌受损	常异常（如 P 波高尖、QT 间期延长和 T 波增高）

表 20-3　洛杉矶运动评分

项目	评分定义	分数
面瘫	无	0
	有	1
握力	正常	0
	握力弱	1
	无握力	2
上肢瘫痪	无	0
	摇摆下落	1
	快速坠落	2

第三篇

表 20-4　脑卒中现场评估分诊量表

项目	FAST-ED 评分	项目	FAST-ED 评分
面瘫		**眼球凝视**	
正常或轻微面瘫	0	无	0
部分或完全面瘫	1	部分	1
上肢无力		完全	2
无落下	0	**失认／忽视**	
有落下，或抗部分重力	1	无	0
不能抗重力，或无活动	2	不能感知双侧同时的 1 种感觉刺激	1
语言障碍		不能识别自己的手或仅能感知一侧肢体	2
无言语障碍	0		
轻 – 中度失语	1		
完全性失语	2		

三、院前处理

现场急救为脑卒中院前处理的关键内容，主要措施包括询问病史，对患者的气道、呼吸、循环进行评估和支持，检测血糖、心电图及动态监测生命体征并给予相应处置等。但任何救治措施的进行都不应延误对患者运送，部分可在转运途中完成。

（一）询问病史

对疑似卒中患者迅速获取简要病史，包括神经症状发生及进展特征，询问症状出现的时间最为重要。若为睡眠中起病，应以最后表现正常的时间作为发病时间。为了卒中的鉴别诊断，其他病史也应该了解，其中包括：近期患病史、既往史（癫痫、既往卒中、糖尿病、高血压、心房颤动、外伤史等）；近期用药史（降糖药、抗凝药、药物滥用等）。鉴于会议期间较少有家属陪同，会议保健人员应在会议开始前就着手了解每个参会者的上述病史，以做到紧急事件发生时能及时应对。

（二）保持气道通畅和吸氧

如果存在恶心、呕吐症状，应及时清除呼吸道分泌物，防止误吸。对于意识障碍伴有舌后坠患者，应放置口咽通气管以保证呼吸道通畅。急性卒中患者可能出现神经源性肺水肿导致呼吸功能受损，应给予吸氧。虽然常规使用氧气的益处仍未被证实，但对低氧和血氧情况不明的脑卒中患者推荐吸氧，且保证血氧饱和度在 95% 以上是有利的。

（三）应该对患者进行血压和心电监测

目前关于脑卒中后早期是否应该立即降压、降压目标值等问题尚存在一定的争议。应该根据脑卒中的可能原因进行血压的控制。如果考虑出血性脑卒中，收缩压应控制在

160 mmHg 以下。如果考虑为缺血性脑卒中，24 小时内血压升高应谨慎处理，对收缩压≥ 200 mmHg 或舒张压≥ 110 mmHg，或伴有严重心功能不全、主动脉夹层、高血压脑病的患者可予降压治疗，并严密监测血压变化，避免血压急剧下降。对有低血压（指血压显著低于病前状态或收缩压＜ 120 mmHg）的患者，保持头位放平和使用等渗盐水或羟乙基淀粉等补液治疗可增加脑灌注。建议对患者进行心电图检查及心电监测，院前心电监测有助于发现导致卒中及卒中并发症的心房纤颤或严重心律失常。

（四）监测血糖

低血糖会导致类卒中样发病，每例可疑卒中患者必须测血糖，如发生低血糖应尽快纠正。严重及持续性的低血糖会造成永久性脑损伤，对于血糖低于 3.3 mmol/L 的患者给予葡萄糖口服或注射高浓度葡萄糖注射液治疗。对无低血糖患者进行过多葡萄糖输液可能加重脑组织损伤，因此在需要补充液体时，应使用 0.9% 氯化钠溶液。

（五）建立静脉通道

对患者现场建立静脉通道，不仅便于院前药物和液体的输入，同时可达到缩短急诊治疗时间的目的。

（六）降颅内压治疗

如果考虑脑卒中患者合并颅内压增高，应抬高床位，以促进脑静脉回流，限制液体、纠正低氧血症和高碳酸血症、避免使用导致脑血管扩张的药物。予过度通气、高渗盐水、渗透性利尿剂、甘露醇等可以降低颅内压。

四、转诊后送注意事项

（1）转诊后送的目的是尽快将患者送至附近有条件进行急诊 CT 检查、静脉溶栓、血管内治疗、颅内血肿微创或开颅手术的卒中中心治疗。如果不能在适当的时间窗内将卒中患者转运至卒中中心进行早期治疗干预，则应将患者转运至距离最近、有治疗卒中条件（CT 设备及紧急治疗卒中经验丰富的医师）的医院。"卒中地图"是确保高效转运脑卒中患者的电子导航地图，可以显示附近各级具有 AIS 介入治疗资质的医疗机构，以及其所在位置、距离、路线等信息。

（2）确定目标医院后，会议保健人员应通过车载信息系统、手机 APP、电话沟通等多种形式将患者信息，包括病情、发病时间、卒中评分、预计到院时间等传输给接诊医院，促进院方快速接诊及患者入院后治疗的快速展开。

（3）能叙述病史和发病情况的代理人应陪同患者一同前往医院就诊。

（4）在可能的情况下，在转运途中采集患者的血样，以便到达医院时立即将血样送检，以缩短实验室检查时间。

（5）尚缺乏临床循证医学证据确定对卒中患者院前转运最适合的体位方式。对于缺血性脑卒中，有研究显示仰卧姿势有助于脑血流和脑灌注压改善，因此对可以耐受平躺且无低氧的患者取仰卧位。对有气道阻塞或误吸风险及怀疑颅内压增高的患者，建议床头抬高 20°～30°。由于有很多需要考虑的因素，急救人员应根据具体病情分析选择，并兼顾患者的耐受性。

五、移动卒中单元

移动卒中单元（mobile stroke unit，MSU）概念始于 2003 年，并于 2010 年进入临床。MSU 由普通救护车、移动 CT 扫描仪、生化检查设备及远程医疗系统等组成。移动 CT 扫描仪可在接诊地对患者进行 CT 扫描检查，可快速排除颅内出血，并可进行 CTA 成像对患者颅内血管进行评估；生化检查设备可对患者进行包括血常规、血糖、凝血功能等必要的溶栓前检查；携带的远程医疗系统能够与院内卒中心完成即时通讯，院内经验丰富的脑血管病医师可通过远程医疗系统进行远程治疗指导。MSU 将"医院"移至患者身边，最大限度地缩短院前至院内的就诊时间，同时可第一时间将患者运送至有救治能力的医院，避免二次转诊，从而缩短脑卒中患者发病到接受治疗的时间。MSU 已在国内外开展及运行，并显示了明显缩短呼叫至静脉溶栓的时间等优势，将来有进一步推广的价值。

参考文献

1. WANG W Z，JIANG B，SUN H X，et al. Prevalence，incidence，and mortality of stroke in china：results from a nationwide population-based survey of 480 687 adults. Circulation，2017，135（8）：759-771.
2. POWERS W J，RABINSTEIN A A，ACKERSON T，et al. Guidelines for the Early Management of Patients With Acute Ischemic Stroke：2019 Update to the 2018 Guidelines for the Early Management of Acute Ischemic Stroke：a Guideline for Healthcare Professionals From the American Heart Association/American Stroke Association. Stroke，2019，50（12）：e344-e418.
3. 中国卒中学会急救医学分会. 脑卒中院前急救专家共识. 中华急诊医学杂志，2017，26（10）：1107-1114.
4. 中华医学会神经病学分会，中华医学会神经病学分会脑血管病学组. 中国脑出血诊治指南（2019）. 中华神经科杂志，2019，52（12）：994-1005.
5. 中华医学会神经病学分会，中华医学会神经病学分会脑血管病学组，中华医学会神经病学分会神经血管介入协作组. 中国蛛网膜下腔出血诊治指南 2019. 中华神经科杂志，2019，52（12）：1006-1021.
6. ZHAO J，LIU R. Stroke 1-2-0：a rapid response programme for stroke in China. Lancet Neurol，2017，16（1）：27-28.
7. O'BRIEN W，CRIMMINS D，DONALDSON W，et al. FASTER（Face，Arm，Speech，Time，Emergency Response）：experience of Central Coast Stroke Services implementation of a pre-hospital notification system for expedient management of acute stroke. J Clin Neurosci，2012，19（2）：241-245.
8. MADDALI A，RAZACK F A，CATTAMANCHI S，et al. Validation of the incinnati Prehospital Stroke Scale. J Emerg Trauma Shock，2018，11（2）：111-114.
9. KIDWELL C S，STARKMAN S，ECKSTEIN M，et al. Identifying stroke in the field. Prospective validation of the Los Angeles prehospital stroke screen（LAPSS）. Stroke，2000，31（1）：71-76.
10. WALTER S，KOSTOPOULOS P，HAASS A，et al. Diagnosis and treatment of patients with stroke in a mobile stroke unit versus in hospital：a randomised controlled trial. Lancet Neurol，2012，11（5）：397-404.
11. 周腾飞，朱良付，李天晓，等. 应用移动卒中单元对急性缺血性卒中院前静脉溶栓的初步探索. 中国卒中杂志，2020，15（3）：263-268.

（陈大伟）

第二节　癫痫持续状态

一、前言

1981 年国际抗癫痫联盟（International League Against Epilepsy，ILAE）分类和术语委员会将癫痫持续状态（status epilepticus，SE）定义为一次抽搐发作持续足够长时间，或反复抽搐发作而发作间期意识未恢复。2001 年，SE 定义被修改为发作时间超过该类型大多数患者的发作持续时间，或反复发作，在发作间期中枢神经系统功能未恢复到正常基线。随着临床试验和基础研究的不断深入，Lowenstein 等再次将 SE 的定义更新为每次惊厥发作持续 5 分钟以上，或 2 次以上发作，发作间期意识未能完全恢复。在所有 SE 发作类型中，惊厥性癫痫持续状态（convulsive status epilepticus，CSE）发病最急、症状最重，表现为持续的肢体强直、阵挛或强直 – 阵挛，并伴有意识障碍。

难治性癫痫持续状态（refractory status epilepticus，RSE）：给予足够剂量的一线抗 SE 药物（如苯二氮䓬类药物）后，继续给予另一种抗癫痫药物治疗仍无法终止惊厥发作和脑电图痫样放电时，称为 RSE。

超级难治性癫痫持续状态（super-refractory status epilepticus，super-RSE）：当麻醉药物治疗 SE 超过 24 小时（包括麻醉剂维持或减量过程），临床惊厥发作或脑电图痫样放电仍无法终止或复发时，定义为 super-RSE。

SE 是常见的神经科急症，发病率在普通人群为 0.3% ～ 0.8%，占癫痫患者的 2.6% ～ 6%，病死率达 10%。SE 是一个动态、不断变化的过程。最近的研究已发现，癫痫发作一开始就有神经元死亡，因而迅速终止 SE，是阻止病情进展、防止神经元大量死亡的关键。但是，SE 起病时多数患者在医院外（如会议现场等），此时患者身边通常没有接受过专业训练的卫生保健人员。要把患者送往医院急诊室，即使在发达国家，从患者开始出现痫性发作到在医院接受治疗仍需要一定时间。若起始用药时间≤ 2 小时，80% 患者发作可停止，若> 2 小时，则只能达 40%。因此，加强对会议保健人员的 SE 院前急救的培训，可以提高 SE 患者的救治成功率和预后。

二、院前识别和评价

医护人员到达会议现场后应立即查看并评估患者的意识状态、生命体征、瞳孔大小、诱发因素等。同时询问家属或目击者相关情况，包括发作起始时间、持续时间（是否超过 5 分钟）、发作时意识状态和表现形式（间断还是持续性）、有无发作病史等，以初步判断发作类型和排除假性发作。常见的惊厥性发作类型的表现如下。

（一）全身强直—阵挛发作

意识丧失、双侧强直后紧跟有阵挛的序列活动是全身强直 – 阵挛性发作的主要临床特征。可由部分性发作演变而来，也可一起病即表现为全身强直 – 阵挛发作。早期出现意识丧失、跌倒。随后的发作分为 3 期。

1.强直期

表现为全身骨骼肌持续性收缩：提上睑肌收缩出现眼睑上牵，眼肌收缩出现眼球上翻或凝视；咀嚼肌收缩出现口强张，随后猛烈闭合，可咬伤舌头；喉肌收缩使声门变小，随后的呼吸肌强直性收缩使气流强行通过狭窄的声门致患者尖叫一声；咽喉肌收缩阻止唾液内流，面颊肌收缩将唾液挤出口腔出现口吐白沫；颈部和躯干肌肉的强直性收缩使颈和躯干先屈曲后反张，上肢由上举后旋转为内收前旋，下肢先屈曲后猛烈伸直，持续 10 ~ 20 秒后进入阵挛期。

2. 阵挛期

患者从强直转成阵挛，每次阵挛后都有一短暂间歇，阵挛频率逐渐变慢，间歇期延长，在一次剧烈阵挛后，发作停止，进入发作后期。以上两期均伴有呼吸停止、血压升高、瞳孔扩大、唾液和其他分泌物增多。

3. 发作后期

此期尚有短暂阵挛，可引起牙关紧闭和大小便失禁。呼吸首先恢复，随后瞳孔、血压、心率渐至正常。肌张力降低，意识逐渐恢复。从发作到意识恢复为 5 ~ 15 分钟。醒后患者常感头痛、全身酸痛、嗜睡，部分患者有意识模糊，此时强行约束患者可能发生伤人或自伤。

（二）强直性发作

表现为局部或全身骨骼肌持续性收缩，这种持续性收缩可将患者固定于某一体位，颈肌受累，则出现强制性伸颈，眼肌受累出现两眼上翻，肢带肌受累则出现耸肩、抬腿、举手等，全身肌受累可出现抱头、屈髋、伸腿，常伴有明显的自主神经症状，如面色苍白等。

（三）阵挛性发作

首先有意识丧失，随后出现双侧肌阵挛，类似全身强直—阵挛发作中阵挛期的表现，但很少有自主神经症状。

三、院前处理

（一）脱离刺激环境

癫痫的根本原因是遗传和脑损伤，在此基础上，年龄、感觉刺激、精神状态等某些因素也可影响癫痫的发作。急救癫痫发作患者时，明确发作诱因，尽快脱离刺激情绪及情感冲动等环境因素，避免过度换气和深呼吸。有些患者在某种特定条件遇到某些刺激时开始发作，如闪光、书写、外耳道刺激均可引起发作，以后要尽量避免再次接触。

（二）体位

癫痫发作时，将患者放到地板或平面上有依靠的位置。如放在床上，应注意有无床栏以防摔下。任何其他位置，如坐位或立位，受伤害的机会远大于平躺位置。在其头底下放置软物，可防止患者因猛烈抽搐而撞伤头部。把缠有纱布的压舌板或开口器垫在上下牙齿间，以防患者自己咬伤舌头。

（三）保持呼吸通畅

松开衣领、腰带等，防止外在因素造成呼吸道梗阻。将患者头偏向一侧，使口腔分泌物自行流出，防止口水误入呼吸道，引起吸入性肺炎。癫痫持续发作时意识不清，呼吸道分泌物增多，需要及时清理吸出口腔分泌物及痰液。同时，还要把患者下颌托起，防止舌头堵塞气管。如发生呼吸道梗阻，应立即采取气管插管等急救处置。

（四）常规吸氧

鼻导管或面罩持续低流量吸氧。持续低流量吸氧可改善脑部及其他组织缺氧状况。

（五）建立静脉通路

对能够建立静脉通道的患者尽快建立有效通道。在选择静脉时，应尽可能选择上臂粗直且较大的静脉，使用静脉留置针进行穿刺，避免因患者躁动造成针头刺破血管引起药物渗漏。

（六）药物终止发作（图 20-1）

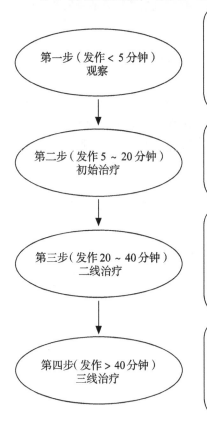

保持周围环境安全；
保证呼吸道通畅；
鼻导管或面罩吸氧；
监测生命体征；
建立静脉通路；
气管插管和机械通气准备

有静脉通路：
静脉注射地西泮 5 ～ 10 mg，如果必要每 10 分钟可重复 1 次，速度为 2 ～ 5 mg/min；
无静脉通路：
肌内注射咪达唑仑 10 mg

如发作未能终止，启动二线治疗。
丙戊酸钠：15 ～ 45 mg/kg[＜ 6 mg/（kg·min）] 团注，然后 1 ～ 2 mg/（kg·h）维持泵入；
苯巴比妥：15 ～ 20 mg/kg（50 ～ 100 mg/min）；
苯妥英钠：18 mg/kg（＜ 50 mg/min）；
左乙拉西坦：1000 ～ 3000 mg

如发作仍未能终止，启动三线治疗，气管插管 / 机械通气，直接转入医院 ICU。
丙泊酚：2 mg/kg 负荷静脉注射，可追加 1 ～ 2 mg/kg 直至发作控制，然后 1 ～ 10 mg/（kg·h）维持泵入；
咪达唑仑：0.2 mg/kg 负荷量静脉注射，然后 0.05 ～ 0.4 mg/（kg·h）维持静脉注射

第一步（发作 ＜ 5 分钟）观察

第二步（发作 5 ～ 20 分钟）初始治疗

第三步（发作 20 ～ 40 分钟）二线治疗

第四步（发作 ＞ 40 分钟）三线治疗

图 20-1　终止惊厥性癫痫持续状态的流程

（1）对于发作时间为 5 ～ 20 分钟的 CSE 患者，初始治疗首选静脉注射 10 mg 地西泮（速度为 2 ～ 5 mg/min），10 ～ 20 分钟内可酌情重复 1 次，或肌内注射 10 mg 咪达唑仑。院前急救和无静脉通路时，优先选择肌内注射咪达唑仑。

（2）对于发作时间 20 ～ 40 分钟的 CSE 患者，初始苯二氮䓬类药物治疗失败后，可选择丙戊酸 15 ～ 45 mg/kg[＜ 6 mg/（kg•min）] 静脉推注后持续 1 ～ 2 mg/（kg•h）静脉泵注，或苯巴比妥 15 ～ 20 mg/kg（50 ～ 100 mg/min）静脉注射，或苯妥英钠 18 mg/kg（＜ 50 mg/min）或左乙拉西坦 1000 ～ 3000 mg 静脉注射。

（3）发作时间超过40分钟的CSE属于RSE，需尽快将患者转运至医院的ICU进行麻醉药物治疗。

（4）对于静脉或肌内注射给药困难者，可考虑通过直肠、口腔或鼻腔黏膜给药，这些途径可以绕过肝门静脉系统，快速进入循环系统，具有起效快速、作用时间短暂、不易发生剂量累积等特点，可作为院前SE治疗的一个选择。但是，对于呼吸道感染患者，因其鼻腔阻塞、有大量分泌物，导致药物不能充分吸收，使其应用受到限制；直肠用药时需患者脱去衣物，姿势恰当，对轮椅患者实施困难，在公共场合不方便，社会可接受度较低，而且直肠给药剂量常常不足，便秘和排便会干扰其吸收，导致血浆药物峰值降低及延迟。

四、转诊后送注意事项

（1）现场紧急处置后，医务人员需要将患者立即转送至附近能够处理CSE的综合性医院。

（2）对于RSE患者，医务人员应通过电话将患者信息，包括SE发作形式、发病时间、处理反应情况、预计到院时间等告知接诊医院，以便到达医院后能迅速转入ICU。

（3）转运途中严密监测患者生命体征及意识情况，尤其注意观察呼吸频率、节律、深度，对意识清楚的患者定时进行简短对话以判断意识的改变；昏迷患者要随时观察瞳孔的变化，发现异常及时给予应急处理。

（4）转运途中要做到轻、稳、快，保证各种管道通畅，防止管道扭曲、受压、移位、脱出，注意保暖。

（5）患者再次抽搐时，不可强行按压其肢体，以免造成韧带撕裂、关节脱臼，甚至骨折等损伤。也不要强行给其喂水、喂食、灌药。

（6）在CSE控制的前提下，在转运途中采集患者的血样，以便到达医院时立即将血样送检，以缩短实验室检查时间。

参考文献

1. GLAUSER T, SHINNAR S, GLOSS D, et al. Evidence-based guideline: treatment of convulsive status epilepticus in children and adults: report of the Guideline Committee of the American Epilepsy Society. Epilepsy Curr, 2016, 16 (1): 48-61.
2. BROPHY G M, BELL R, CLAASSEN J, et al. Guidelines for the evaluation and management of status epilepticus. Neurocrit Care, 2012, 17 (1): 3-23.
3. MUNDLAMURI R C, SINHA S, SUBBAKRISHNA D K, et al. Management of generalised convulsive status epilepticus (SE): a prospective randomised controlled study of combined treatment with intravenous lorazepam with either phenytoin, sodium valproate or levetiracetam-Pilot study. Epilepsy Res, 2015, 114: 52-58.
4. 王维治. 神经病学. 2版. 北京：人民卫生出版社，2013：758-879.
5. 中国医师协会神经内科分会癫痫专委会. 成人全面性惊厥性癫痫持续状态治疗中国专家共识. 国际神经病学神经外科学杂志，2018，45 (1): 1-4.
6. 张菲菲. 癫痫持续状态的院前和急诊处理. 国际神经病学神经外科学杂志，2016，43 (2): 171-175.
7. 王珺. 癫痫发作在院前急救中的处理进展（综述）. 继续医学教育，2013，27 (4): 63-66.

（陈大伟）

第二十一章　内分泌系统疾病的院前处理

第一节　低血糖症及低血糖昏迷

一、前言

低血糖症是指血浆葡萄糖（简称血糖）浓度＜ 2.8 mmol/L 而导致脑细胞缺糖的临床综合征，可由多种因素引起，其发病机制复杂，症状表现有较大的个体差异。需要注意糖尿病患者低血糖的诊断界值为 3.9 mmol/L。确诊低血糖症可依据 Whipple（低血糖）三联征确定：①低血糖症状；②发作时血糖＜ 2.8 mmol/L；③供糖后低血糖症状迅速缓解。

低血糖的分类方法有很多。按患者是否出现症状分为有症状性低血糖及无症状性低血糖。按照常见病因分类包括药物性低血糖症（胰岛素、磺脲类降糖药物、乙醇等）；反应性（餐后）低血糖症（2 型糖尿病早期和糖耐量异常等）；内源性高胰岛素血症性低血糖症（胰岛素瘤等）；升糖激素缺乏性低血糖症（皮质醇缺乏、生长激素缺乏等）；自身免疫性低血糖症等。

正常人在血糖下降至 2.8 ～ 3.0 mmol/L 时胰岛素分泌受抑制，升糖激素的分泌被激活。人体组织主要靠血糖提供能量，脑组织不能合成葡萄糖，且储存的糖原极少，故极短暂的低血糖就可以引起明显的脑功能紊乱。当血糖继续下降至 2.5 ～ 2.8 mmol/L 时，脑功能障碍已很明显，出现认知功能障碍和精细动作异常。当血糖继续下降至＜ 1.5 mmol/L 时可出现神志异常、惊厥及昏迷。当血糖进一步下降至＜ 1.1 mmol/L 时，就会出现神经细胞死亡。糖尿病患者应用胰岛素治疗低血糖风险较高，容易造成脑功能受损。有研究表明应用胰岛素治疗的 2 型糖尿病患者出现意识受损的低血糖症发生率在 9.8%。另外我们也需要注意严重的低血糖还可以诱发心血管意外。

低血糖昏迷是院前常见的急重症之一，对该症第一时间的正确识别和及时治疗，是救治成功的关键，可及时挽救患者的生命，减少心脑血管事件的发生，最大限度的保护脑功能。

二、院前识别和评价

医护人员到达会议现场后应立即查看并评估患者的意识状态、生命体征、诱发因素等。同时询问患者、陪同人员或目击者相关情况，包括发作起始时间、低血糖昏迷的持续时间、相关症状、既往史及有无发作病史等，以初步判断病因。

低血糖的主要临床表现可以归纳为两大方面。

（一）交感神经过度兴奋症状

交感神经受低血糖刺激后，儿茶酚胺分泌增多，有利于血糖水平升高，同时出现交感神经兴奋症状，是低血糖引起的代偿反应。主要症状和体征包括大汗或冷汗、颤抖、饥饿、乏力、四肢软弱无力发冷、面色苍白、心悸、恶心、呕吐。

（二）中枢神经受抑制症状

此组症状常发生在血糖下降缓慢而持久的情况下。主要表现为定向力与注意力障碍、嗜睡、震颤、精神失常、躁动不安，进一步加重可出现痉挛、惊厥，甚至昏迷。

若出现上述低血糖症状应立即应用血糖仪进行快速血糖检测，以明确有无低血糖症。若非糖尿病患者血糖值 < 2.8 mmol/L，糖尿病患者血糖值 < 3.9 mmol/L，则可诊断为低血糖症。但目前应用的便携式血糖仪测定相对于静脉血糖值都存在一定的误差，误差范围在 ±20%。所以当患者有上述低血糖症状，而血糖值略高于低血糖诊断切点值时也需考虑患者存在低血糖症，并给予及时施救。

同时我们要警惕无症状性低血糖症，有些糖尿病患者应用降糖药物后反复出现低血糖症，而其也逐步适应低血糖，并在血糖 < 3.9 mmol/L 时没有明显的低血糖症状。这就要求对于参会人员中应用胰岛素或胰岛素促泌剂的糖尿病患者，应定期监测血糖，尤其要监测空腹、餐前、睡前及夜间血糖，若血糖偏低，应及时调整治疗方案，避免无症状低血糖。

三、院前处理

低血糖院前处理最重要的原则是：①低血糖的早期识别和处理，纠正低血糖；②寻找低血糖的原因。

（一）初步判断低血糖病因及低血糖程度

明确低血糖病因和判断低血糖程度对制定低血糖纠正方案和转诊后送有着重要的指导作用。一般比较常见的低血糖病因为药物性低血糖症（胰岛素、磺脲类等降糖药物）和反应性（餐后）低血糖症（2 型糖尿病早期和糖耐量异常等）。对于意识尚清楚的患者简要询问既往有无糖尿病病史，有无发作性心悸、大汗等低血糖症状，此次低血糖发作诱因（如应用胰岛素、磺脲类等降糖药物，进餐量减少，过度疲劳，未按时进食或进食过少，运动量增加等）。

糖尿病患者低血糖分层主要分 3 层，具体如下。①低血糖警戒值：血糖 ≤ 3.9 mmol/L，需要服用速效碳水化合物和调整降糖方案剂量；②临床显著低血糖：血糖 < 3.0 mmol/L，提示有严重的、临床上有重要意义的低血糖；③严重低血糖：没有特定血糖界限，伴有严重认知功能障碍且需要其他措施帮助恢复的低血糖。不同的低血糖分层，处理方法不同。

（二）纠正低血糖

非糖尿病患者血糖 ≤ 2.8 mmol/L，糖尿病患者血糖 ≤ 3.9 mmol/L，即需要补充葡萄糖或含糖食物。轻症意识清醒者可经口服补充糖水、含糖饮料，或饼干、面包等，通常可以快速缓解低血糖症状。意识障碍者给予 50% 葡萄糖液 20 ~ 40 mL 静脉注射，随后静脉持续滴注 5% ~ 10% 葡萄糖注射液，直到血糖恢复至正常范围，神志清楚后改为口服进食。期间应每隔 15 ~ 20 分钟重复监测血糖水平，以明确低血糖恢复情况。复查血糖仍在低血糖范围时，应再给予葡萄糖口服或静脉注射。糖尿病患者若血糖仍 ≤ 3.0 mmol/L，继续给予 50% 葡萄糖 60 mL 静脉注射。注意糖尿病患者应用长效磺脲类药物或中、长效胰岛素所致低血糖不易纠正，且持续时间较长，可能需要长时间葡萄糖输注。

（三）体位和生命体征监测

使低血糖昏迷患者处于平卧位，头向一侧偏，清除口腔分泌物，保持呼吸道通畅。监测心率、血压等生命体征，观察意识状态变化。

（四）建立静脉通路

对严重低血糖或低血糖昏迷的患者，应尽快建立静脉通道。在选择静脉时，应尽可能选择上臂粗直且较大的静脉，使用静脉留置针进行穿刺。

（五）吸氧

对于低血糖昏迷患者，在纠正低血糖的同时应给予鼻导管或面罩持续低流量吸氧可改善脑部及其他组织缺氧状况。

四、转诊后送注意事项

（1）现场紧急处置后，医务人员需要将患者立即转送至附近综合性医院。

（2）对严重低血糖或低血糖昏迷的患者在后送过程中应继续静脉滴注 5% ～ 10% 葡萄糖注射液。

（3）转运途中严密监测患者生命体征及意识情况变化，每隔 15 ～ 20 分钟复测血糖值。对于应用长效磺脲类药物或中、长效胰岛素所致低血糖症或低血糖昏迷的糖尿病患者，若血糖再次降低、意识状态转差，可根据情况给予口服补充糖水、含糖饮料，或饼干、面包等，或给予 50% 葡萄糖液 20 ～ 40 mL 静脉注射。

（4）对于低血糖昏迷的患者血糖恢复正常半小时而神志仍不能恢复者，应考虑有脑水肿的存在，必要时可给予 20% 甘露醇静脉滴注脱水治疗。

（5）医务人员应通过电话将患者信息，包括低血糖症发作情况、处理反应情况、预计到院时间等告知接诊医院，以便到达医院后能迅速继续治疗。

（6）低血糖患者若出现周身大汗伴有低体温，应注意保暖，避免受凉。

（7）转运过程中采集患者的血样，以便到达医院时立即将血样送检，以缩短实验室检查时间。

五、其他

及时准确的血糖检测对低血糖症的诊断尤为重要，所以院前急救应配备测量值比较精准的快速血糖仪，定期进行血糖仪的矫正以避免血糖检测误差。在急救工作中对于不明原因出现意识不清、昏迷的参会者，即便考虑为脑血管意外等也要进行血糖检测。对于纠正低血糖治疗后临床无改善的昏迷参会者，应注意与脑血管意外的鉴别诊断。总之，对于低血糖症应做到早发现、早诊断、早治疗，缩短治疗时间，避免发生不可逆的脑损害，减少漏诊或误诊，提高患者的生存质量。

参考文献

1. SCHOPMAN J E, GEDDES J, FRIER M, et al. Prevalence of impaired awareness of hypoglycaemia and frequency of hypoglycaemia in insulin-treated Type 2 diabetes. Diabetes Res Clin Pract, 2010, 87 (1): 64-68.
2. IQBAL A, HELLER S. Managing hypoglycaemia. Best Pract Res Clin Endocrinol Metab, 2016, 30 (3): 413-430.
3. ALKHATATBEH M J, ABDALQADER N A, ALQUDA M A Y, et al. Impaired Awareness of Hypoglycaemia in Insulin-treated Type 2 Diabetes Mellitus. Curr Diabetes Rev, 2019, 15 (5): 407-413.
4. 中华医学会糖尿病学分会. 中国 2 型糖尿病防治指南（2017 年版）. 中华糖尿病杂志, 2018, 10 (1): 4-67.
5. 国家老年医学中心, 中华医学会老年医学分会, 中国老年保健协会糖尿病专业委员会. 中国老年糖尿病诊疗指南（2021 年版）. 中华糖尿病杂志, 2021, 13 (1): 14-46.
6. 廖二元, 袁凌青. 内分泌代谢病学. 北京: 人民卫生出版社, 2019: 8.

（王良宸）

第二节 糖尿病危象

一、前言

糖尿病危象主要是指糖尿病急性并发症中的糖尿病酮症酸中毒（diabetic ketoacidosis, DKA）和糖尿病高血糖高渗状态（hyperglycemic hyperosmolar status, HHS）。

DKA 是糖尿病最常见的急性并发症，是由胰岛素不足和升糖激素不适当升高而引起的糖、脂肪和蛋白质代谢严重紊乱综合征，临床上以高血糖、高血酮和代谢性酸中毒为主要表现。血糖一般为 16.7～33.3 mmol/L，少数可达 33.3 mmol/L 以上。DKA 的发生常有诱因，包括急性感染、胰岛素不适当减量或突然中断治疗、饮食不当、胃肠疾病、脑卒中、心肌梗死、创伤、手术、精神刺激等。

DKA 死亡率已经从 1922 年发现和使用胰岛素前的 90% 下降到 1923 年的 60%，到 1945 年下降到 12%，到 1974 年下降到 3%～10%。目前，发达国家 DKA 的住院死亡率普遍较低，低于 1%，老年人高达 2.6%。然而来自不同发展中国家的研究显示，DKA 住院患者的死亡率高达 10%～30%。

HHS 亦称为非酮症高渗性昏迷，也是糖代谢严重障碍导致的急性合并症。约 2/3 合并 HHS 的患者为老年 2 型糖尿病，以严重失水、高血糖（＞33.3 mmol/L）、高渗透压（＞350 mmol/L）、较轻或无酮症酸中毒、伴不同程度的神经系统异常为临床特征，在有胰岛素治疗的基础上死亡率仍很高。

HHS 最常见于 2 型糖尿病患者伴有感染、手术或缺血性心脑血管疾病等。HHS 患者的死亡率为 5%～16%，是 DKA 患者死亡率的 10 倍左右。DKA 和 HHS 患者的死亡原因很少是由高血糖或代谢性酸中毒引起的，其主要与基础疾病、脱水严重程度和高龄有关。

DKA 和 HHS 是内分泌及代谢疾病中院前常见的急重症之一，对 DKA 和 HHS 早期识别、消除诱因并采取有效的干预治疗措施，可以有效地提高抢救成功率并改善预后。

二、院前识别和评价

医护人员到达会议现场后应立即查看并评估患者的精神状态、生命体征、诱发因素等。同时询问患者、家属或陪同人员相关情况，包括发作起始时间、发病诱因、糖尿病病史及治疗情况等，以初步判断病情。

DKA 分为轻度、中度和重度。轻、中度 DKA 除酮症外，还有轻至中度酸中毒；重度 DKA 是指酸中毒伴意识障碍（DKA 昏迷），或虽无意识障碍，但血清碳酸氢根低于 10 mmol/L。DKA 常呈急性发病，初期在 DKA 发病前数天可有多尿、烦渴多饮和乏力症状的加重和诱发病症的症状和体征。失代偿阶段出现食欲减退、恶心、呕吐、腹痛，常伴头痛、烦躁、嗜睡等症状，呼吸深快，呼气中有烂苹果味；病情进一步发展，出现严重失水现象，如尿量减少、皮肤黏膜干燥、体重下降、眼球下陷等，以及脉快而弱、血压下降、四肢厥冷、神志淡漠；到晚期，各种反射迟钝甚至消失，终至昏迷。

DKA 诊断标准：如血清酮体升高或尿糖和酮体阳性伴血糖增高，血 pH 和（或）二氧化碳结合力降低，无论有无糖尿病病史，都可诊断为 DKA。在会议期间参会者出现乏力、食欲减退、恶心、呕吐、腹痛等症状，血糖仪检测血糖在 16.7～33.3 mmol/L，应考虑存在 DKA。如果血酮体检测仪发现血酮体高于正常范围，可进一步支持诊断。

HHS 起病隐匿，一般从开始发病到出现意识障碍需要 1 ～ 2 周，偶尔急性起病，30% ～ 40% 患者无糖尿病病史。常先出现口渴、多尿和乏力等糖尿病症状，或原有症状进一步加重，多食不明显，有时甚至厌食。病情逐渐加重出现典型症状，主要表现为脱水和神经系统两组症状和体征。通常患者的血浆渗透压＞ 320 mOsm/L 时，即可以出现精神症状，如淡漠、嗜睡等；当血浆渗透压＞ 350 mOsm/L 时，可出现定向力障碍、幻觉、上肢拍击样粗震颤、癫痫样发作、偏瘫、偏盲、失语、视觉障碍、昏迷和阳性病理征。

HHS 诊断标准：①血糖≥ 33.3 mmol/L；②有效血浆渗透压≥ 320 mOsm/L；③血清 HCO_3^- ≥ 18 mmol/L 或动脉血 pH ≥ 7.30；④尿糖呈强阳性，而血清酮体及尿酮体阴性或为弱阳性；⑤阴离子间隙＜ 12 mmol/L。在会议期间出现上述症状者，血糖仪检测血糖≥ 33.3 mmol/L 应高度怀疑存在 HHS，若可检测血酮体为阴性，则进一步支持 HHS 诊断。

三、院前处理

（1）初步判断 DKA 和 HHS 的诱因，并去除诱因。明确 DKA 和 HHS 的诱因，包括胃肠炎等感染、精神紧张、饮食不当、心力衰竭、胰岛素不适当减量或突然中断治疗，并在条件允许的情况下去除诱因。

（2）建立静脉通路。对 DKA 和 HSS 的患者，应尽快建立静脉通道以方便补液和静脉输注胰岛素。在选择静脉时，应尽可能选择上臂粗直且较大的静脉，使用静脉留置针进行穿刺。

（3）补液。无论是 DKA 还是 HHS，一般仍以 0.9% 氯化钠注射液为首选。及时的补液能纠正失水，恢复血容量和肾灌注，有助于降低血糖和清除酮体。DKA 治疗中补液速度应先快后慢，第 1 小时输入生理盐水，速度为 15 ～ 20 mL/（kg·h）（一般成人 1.0 L 左右），但如果患者高龄、既往有心血管疾病，补液速度应酌情减慢。随后转入综合性医院的补液速度取决于脱水程度、电解质水平、尿量等。HHS 最初补液速度与 DKA 相同，而 HHS 患者存在高渗状态，可同时给予胃肠道补充水剂，主要选择饮用水（温、凉水），昏迷患者可用胃管注入，此方法不加重心脏负荷，适合高龄、既往有心血管疾病患者。DKA 患者多伴有钠、钾离子的丢失，但因在院外，患者处于脱水状态、无尿，也不清楚血钠、钾情况，故不建议院外补钾治疗。

（4）纠正高血糖。DKA 患者缺乏胰岛素，此时需要及时补充胰岛素。建立静脉通道后可以按小剂量胰岛素持续静脉滴注的治疗方案，输注胰岛素的速度为 0.1 IU/（kg·h），但对于重症患者，可采用首剂静脉注射胰岛素 0.1 IU/kg。比如体重 60 kg 的患者，应首先注入 6 IU，然后保证第 1 小时内静脉输注完毕。应注意血糖不宜下降过快以免造成脑组织水肿，治疗初期血糖下降速度以每小时下降 3 mmol/L 左右为宜。HHS 早期治疗补充胰岛素方案与 DKA 相同。转诊至综合性医院后根据血糖、酮体及相关症状调整胰岛素治疗方案。

（5）体位和生命体征监测。使 DKA 或 HHS 患者处于平卧位，若患者昏迷应将头向一侧偏，清除口腔分泌物，保持呼吸道通畅。监测心率、血压等生命体征，观察意识状态变化。

（6）吸氧。DKA 和 HHS 昏迷患者，不能明确其有无心脑血管并发症，应在纠正补液、降糖的同时应给予鼻导管或面罩持续低流量吸氧。

四、转诊后送注意事项

（1）现场紧急处置后，医务人员需要将患者立即转送至附近综合性医院，转诊时间控制在 1 小时以内。

（2）对 DKA 或 HHS 的患者在后送过程中应持续静脉补充生理盐水，保证第 1 小时输入量 1.0 L 左右。但对于高龄、既往有心血管疾病病史患者，补液速度应酌情减慢。同时保证第 1 小时内给予小剂量胰岛素持续静脉滴注。

（3）转运途中严密监测患者生命体征及意识情况变化，每隔 20 ～ 30 分钟复测血糖值。因现场和转运途中不具备血气分析检测条件，不能明确动脉血 pH，故暂不予以补碱治疗。

（4）医务人员应通过电话将患者信息，包括糖尿病诊治情况、心脑血管合并症情况、糖尿病危象发病诱因、处理反应情况、预计到院时间等告知接诊医院，以便到达医院后能迅速继续治疗。

（5）转运过程中采集患者的血样，以便到达医院时立即将血样送检，以缩短实验室检查时间。为行动脉血气分析而进行动脉血采集的时间一般在到院前 5 分钟以内。

五、其他

在会议期间，因精神压力增加、药物治疗不规律等因素，可能导致 DKA 和 HHS 发生风险增加，这就需要会议保健医师要详细了解患者糖尿病治疗和血糖控制情况。一旦发现患者血糖异常升高，并出现多尿、烦渴多饮和乏力症状的加重，甚至食欲减退、恶心、呕吐、腹痛等症状，应高度怀疑发生糖尿病危象的可能，并给予及时的院前处理和尽快后送至综合性医院。总之，DKA 和 HHS 应做到早发现，早诊断，早治疗，缩短治疗时间，避免病情进展，减少漏诊或误诊，提高患者的生存质量。

参考文献

1. ELEDRISI M S, ELZOUKI A N. Management of Diabetic Ketoacidosis in Adults：a Narrative Review. Saudi J Med Med Sci, 2020, 8（3）: 165-173.
2. DHATARIYA K K, VELLANKI P. Treatment of Diabetic Ketoacidosis（DKA）/Hyperglycemic Hyperosmolar State（HHS）: Novel Advances in the Management of Hyperglycemic Crises（UK Versus USA）. Current Diabetes Reports, 2017, 17（5）: 33.
3. GOLDENBERG R M, BERARD L D, CHENG A Y Y, et al. SGLT2 Inhibitor–associated Diabetic Ketoacidosis: Clinical Review and Recommendations for Prevention and Diagnosis. Clin Ther, 2016, 38（12）: 2654-2664.
4. EVANS K. Diabetic ketoacidosis: update on management. Clin Med, 2019, 19（5）: 396-398.
5. FAYFMAN M, PASQUEL F J, UMPIERREZ G E, et al. Management of Hyperglycemic Crises: Diabetic Ketoacidosis and Hyperglycemic Hyperosmolar State. Med Clin North Am, 2017, 101（3）: 587-606.
6. 中华医学会糖尿病学分会 . 中国 2 型糖尿病防治指南（2017 年版）. 中华糖尿病杂志, 2018, 10（1）: 4-67.
7. 国家老年医学中心，中华医学会老年医学分会，中国老年保健协会糖尿病专业委员会 . 中国老年糖尿病诊疗指南（2021 年版）. 中华糖尿病杂志, 2021, 13（1）: 14-46.
8. 廖二元，袁凌青 . 内分泌代谢病学 . 北京：人民卫生出版社, 2019: 8.

（王良宸）

第二十二章　外科疾病的院前处理

第一节　急性阑尾炎

一、前言

阑尾炎（appendicitis）指阑尾由于多种因素而形成的急性或慢性炎性改变，以腹痛为首要表现，居各种急腹症的首位。其预后取决于是否得到及时的诊断和治疗。急性阑尾炎在我国发病率为 7% ～ 12%，临床上只有约 60% 具有典型的临床表现，极易导致漏诊误诊。如果得到及时准确的诊断及治疗，患者腹痛等症状可以很快缓解，若确诊并取得手术机会，可以切除阑尾后获得痊愈。如果未获得及时诊治，阑尾炎症持续进展后可能造成阑尾化脓、穿孔，以至于产生休克等严重的并发症，甚至造成死亡。阑尾炎典型症状有右下腹部疼痛、体温升高、呕吐，血常规检查有中性粒细胞增多等表现，发病早期症状多不典型，往往和胃肠炎、泌尿系结石等疾病腹痛情况相混淆，造成误诊误治，导致延误病情。若在会议期间出现腹痛、呕吐等情况，需要仔细甄别，避免误诊拖延导致严重后果，同时也须避免将其他严重疾病误按阑尾炎处理。

二、院前识别和评价

（一）腹痛

急性阑尾炎初期往往表现为中上腹或脐周疼痛，数小时后腹痛向右下腹转移并固定于麦氏点。典型的麦氏点位于肚脐与右髂前上棘连线的中外 1/3 交界处。随着病情的进展，阑尾炎症波及浆膜层和壁腹膜时，疼痛即固定于右下腹，原中上腹或脐周痛可以减轻或消失。因此，无典型的转移性右下腹疼痛史并不能完全除外急性阑尾炎。阑尾炎早期腹痛的性质常呈类似胃肠炎发作的阵发性或持续性胀痛和钝痛，随着疼痛部位的转移，腹痛在数小时后表现为典型的持续性右下腹痛，以麦氏点为重，其余部位稍轻。若腹痛继续进展且未获及时医治而导致阑尾穿孔，则可能出现全腹弥漫性剧痛。

（二）胃肠道症状

恶心、呕吐、解稀便等胃肠道刺激表现也是阑尾炎常见临床症状。轻微的单纯性阑尾炎的胃肠道症状并不明显，由于反射性胃痉挛而有恶心、呕吐。阑尾炎性分泌物流入盆腔可能诱发盆腔刺激症状，例如里急后重感或排便次数增多。

（三）发热

发热症状往往继发于腹痛，一旦出现发热提示阑尾炎症进展，可能已经出现阑尾脓液。化脓性阑尾炎体温可超过 38 ℃。高热多见于阑尾坏疽、穿孔或已并发腹膜炎。

（四）压痛和反跳痛、腹肌紧张

阑尾炎的体征通常位于麦氏点，即右髂前上棘与脐连线的中、外 1/3 交界处。反跳痛也称 Blumberg 征，是壁腹膜受炎症刺激的表现。由于阑尾位置可能存在变异、体型差异等因素影响，压痛点可能有所偏移。肥胖患者或盲肠后位阑尾炎的患者，压痛可能较轻，但有明显的反跳痛。阑尾炎症严重或穿孔并发腹膜炎时腹肌紧张尤为显著。但老年或肥胖患者由于敏感度较差或腹壁肥厚，可导致体征不明显。

（五）血常规

急性阑尾炎患者白细胞计数增多者，约占患者的 90%，是临床诊断中重要依据，一般为（10 ～ 15）× 10^9/L。随着炎症加重，白细胞计数随之增加，甚至可超过 $20 × 10^9$/L。但年老体弱或免疫功能受抑制的患者，白细胞计数不一定增多。白细胞计数增多的同时，中性粒细胞计数也有增多，两者往往同时出现，但也有仅中性粒细胞计数明显增多，具有同样重要的意义。

（六）尿常规

急性阑尾炎患者的尿液检查虽无特殊但仍属必要。偶有阑尾远端炎症并与输尿管或膀胱相粘连，尿中也可出现少量红、白细胞。若尿中检出大量红细胞或红细胞满视野可能诊断为泌尿系结石。

（七）超声检查

阑尾充血、水肿、渗出，在超声显示中呈低回声管状结构，较僵硬，其横切面呈同心圆似的靶样显影，直径 ≥ 7 mm，是急性阑尾炎的典型图像。急性化脓性阑尾炎的声像特征主要表现为层次结构欠清晰，管腔内液体积聚，肠壁增厚，阑尾粗大，黏膜层回声呈断续状，部分患者可见强回声粪石。急性单纯性阑尾炎主要表现为边界清晰，阑尾末端圆钝，浆膜层 - 肌层 - 黏膜层依次呈高 - 低 - 高回声，短轴面呈"靶环征"，管腔内有少许液体。大量腹腔渗液和肠麻痹胀气影响超声的显示率。超声检查也可在鉴别诊断中起重要作用，因为它可显示输尿管结石、卵巢囊肿、异位妊娠、肠系膜淋巴结肿大等，因此对女性急性阑尾炎的诊断和鉴别诊断有较大价值。

三、院前处理

（一）当急性阑尾炎处在早期单纯性炎症阶段时

可给予抗生素抗感染治疗。一旦炎症吸收消退，阑尾能恢复正常。当急性阑尾炎诊断明确，但因患者全身情况或客观条件不允许时，也可先采取非手术治疗，延缓手术。若急性阑尾炎已合并局限性腹膜炎，形成炎性肿块，也应采用非手术治疗，待炎性肿块吸收后再考虑择期阑尾切除。

（二）一般治疗

主要为卧床休息、禁食，给予水、电解质静脉输注等。

1. 非手术治疗

可用抗生素抗感染治疗。当急性阑尾炎诊断明确，有手术指征，但因患者周身情况或客观条件不允许，可先采取非手术治疗，延缓手术。若急性阑尾炎已合并局限性腹膜炎，形成炎性肿块，也应采用非手术治疗，使炎性肿块吸收，再考虑择期阑尾切除。患者应卧床休息、禁食，给予水、电解质和热量的静脉输入等。保守治疗多采用抗感染药物，虽然在短时间内改善了患者的症状，抗感染效果也良好，患者花费也低，在一定程度上缓解了患者的精神与经济压力，但是患者在经过保守治疗后其管壁增厚所造成的狭窄治疗效果不是十分明显，患者的疾病会反复发作，增加了后期治疗难度，延长了治疗时间，增加患者的负担与痛苦。

2. 手术治疗

原则上急性阑尾炎除黏膜水肿型可以保守治疗后痊愈外，其余的应采用阑尾切除手术治疗，手术切除是主要治疗方法。

3. 抗生素应用

绝大多数阑尾炎属混合感染，头孢类抗生素与甲硝唑或奥硝唑联合应用疗效较好。

4. 止痛药应用

适用于已决定手术的患者，但禁用于一般情况差，尤其是体弱者。

5. 对症处理

如镇静、止吐，必要时放置胃减压管等。

四、转诊后送注意事项

（1）对于经现场判断需转诊或经抗感染治疗后症状仍持续加重的可疑阑尾炎患者，医务人员需要将患者尽快送至附近具备阑尾炎手术资质的综合性医院。

（2）对于上述阑尾炎患者，医务人员可联系上级医院，将患者在会议保障期间的病情告知接诊医师，必要时可将患者的诊治情况书面简要记录，以便接诊医师快速了解病情。

（3）转运途中重点了解患者腹痛情况，腹痛有无突发加重，疼痛部位是否存在变化，如从右下腹的固定部位转为全腹部的疼痛。腹部的体征是否变化为板状腹，或是否合并出现发热。以上都提示阑尾炎病情在持续进展，并存在阑尾穿孔可能。

（4）转院前及转运过程中嘱患者需要禁食水，为可能的手术治疗创造有利条件。

（5）患者在转运过程中出现发热情况时，如不合并寒战等紧急情况，可暂时不给予退热处理，以免干扰上级接诊医院的病情判断。如果使用退热处理，需记录退热药物名称、剂量、给药时间，并交代接诊医师已进行了退热处理。

（6）在转运过程中患者出现恶心、呕吐等胃肠道反应后，可肌内注射胃复安止吐，避免口服药物。

参考文献

1. 苑香武.急性阑尾炎的临床治疗进展.首都食品与医药，2018（5）：8-9.
2. 李杰，刘铭.小儿急性阑尾炎术后切口感染影响因素及病原学分析.中国煤炭工业医学杂志，2020，23（2）：213-216.
3. 刘晓乐.高、低频超声联合用于急性阑尾炎诊断中的价值.中国冶金工业医学杂志，2020，37（6）：733-734.
4. 赖贵阳，龚玉辉，邓勤.急性单纯性阑尾炎保守治疗与手术治疗效果临床对比研究.现代诊断与治疗，2017，28（3）：537-539.
5. 朱旭光，周丽霞，段春胜，等.急性化脓性阑尾炎患儿术后切口感染的临床特点及相关因素分析.中华医院感染学杂志，2018，28（17）：2686-2688.
6. 黄士坤.急性单纯性阑尾炎患者手术治疗及保守治疗效果的对比分析.世界最新医学信息文摘，2016，17（71）：317-318.

（周海洋）

第二节　嵌顿疝

一、前言

嵌顿疝全称为腹股沟斜疝嵌闭，是指患腹股沟斜疝的患者，当腹内压突然升高时，疝内容物可强行扩张疝囊颈而突入疝囊，随后因疝囊颈弹性收缩，将疝内容物卡住而不能回纳腹腔的情况。嵌顿性腹股沟疝是普外科最常见的急腹症之一，据报道，每年每 10 万人口中有 3.25 ~ 7.16 人出现嵌顿性腹股沟疝。它的主要风险是疝内容物因血供障碍而出现绞窄坏死，约 15% 的嵌顿性腹股沟疝患者因肠缺血坏死而需要行肠切除术，且 5% 的患者因此死亡。

嵌顿疝尚未发生肠壁的缺血坏死。主要表现为疝块突然增大、变硬、不能回纳、有触痛，是疝气最为严重的一种病况。嵌顿内容物为肠管时，会出现腹痛、恶心、呕吐、发热、厌食或哭闹、烦躁不安。一般在患者进行一些剧烈活动如强烈咳嗽、高强度劳动后发病，该病症主要表现为患者腹股沟附近突然出现疼痛的嵌顿物肿块且无法还纳至腹腔中。上述症状逐渐加重，如不及时处理，可进一步发展为绞窄疝。

腹股沟疝是外科比较常见的急症之一，嵌顿疝属于急诊外科的范围，如果不能及时回纳则需要行急诊手术。嵌顿疝形成的主要原因是疝口（也就是疝环这个位置）比较小，而突出来的物质比较多，短时间内不能够通过手法或自行还纳到腹腔内，随着时间的推移就会出现嵌顿疝，时间长了后嵌顿疝就会进展为绞窄疝。绞窄疝就是突出来的物质由于缺血导致局部组织坏死，如果内容物突出超过 10 个小时依然不能够自行或通过手法还纳，就要考虑绞窄疝的可能。这种情况要及时到医院由医师通过手法或进行手术，将突出来的内容物还纳到腹腔中。

在突发腹股沟区域不可复肿块后，会场的早期诊断与手术决策对改善嵌顿性腹股沟疝预后至关重要。对于无手术条件或手术风险较高的老年患者，及时判断内容物有无绞窄，以及早期手法复位也能降低内容物坏死的风险。

二、院前识别和评价

最常见的可发生嵌顿的疝是腹股沟斜疝，少数嵌顿疝为女性的股疝。

（1）腹股沟斜疝的患者是自觉腹股沟部（外环处）出现一可复性肿块，开始时肿块可不明显，常无其他症状，偶尔有坠胀痛。肿块常在站立、行走、咳嗽或劳动时出现，多呈带蒂柄的梨形，平卧休息后可消失。

（2）男性肿块可降至阴囊内，女性可向大阴唇突出。在咳嗽时用手按住肿块，可随咳嗽有种冲击感。患者平卧休息或用手将肿块向腹腔方向推送，肿块即可还纳回腹腔而消失，咳嗽或站立后肿块又重复出现。

（3）腹股沟疝发生嵌顿大多都是在高强度劳动和用力排便等腹内压骤然增高时，患者表现为疝块突然增大，紧张发硬，并有明显的疼痛。平卧后或用手推送肿块不能使之还纳，而且有较明显的触痛。嵌顿的内容物如为大网膜则局部疼痛常较轻微；如为肠管不但局部疼痛明显，还可伴有阵发性腹部疼痛、恶心、呕吐、腹胀和便秘等肠梗阻症状。

（4）股疝多见于中年以上的妇女。一般在一侧大腿根处（医学上称为隐静脉裂孔）

有一半球状的囊性突起，平卧后可消失或变小，有的在咳嗽时或长时间站立时患处有轻度的胀痛感。如发生嵌顿疝，除引起局部明显疼痛外，常伴有较明显的急性机械性肠梗阻的表现，患者可出现腹痛、腹胀、恶心、呕吐、排气排便停止等表现。

三、院前处理

（1）手法复位适宜人群：嵌顿时间在10小时内者；患者全身及局部情况良好者；局部压痛不明显，皮肤无充血、水肿，也无腹部压痛或腹肌紧张等腹膜刺激征者；无便血者；疝块经常出现，且平卧后可自行回纳者。

（2）引导患者平复紧张情绪，避免精神紧张导致腹压持续增加，增加手法复位的难度。

（3）置头低脚高倾斜20°的仰卧位，并协助屈髋，以降低腹压使疝环松弛。

（4）当疝初发时，很容易把内容物还纳。患者躺平后，往往可以用手把肿块送回腹腔内，这时可听到"咕噜"一声。

（5）先探查肿块质地，如果质地均匀、囊性感，可试行复位。

（6）左手示指及拇指置于外环口上方，向下推，不需太大力量，只要能够阻挡疝囊向外环上方突出即可。右手环形张开，压在疝囊的内、外、上、下方，持续缓慢用力便可成功。其原理为保持疝囊外口呈漏斗状，防止皱褶黏膜阻塞肠腔。

（7）如疝嵌顿超过10小时，应立即送往医院进行紧急救治，以免产生危险。

（8）如手法回纳过程顺利，可嘱患者佩戴疝气带压迫疝环，避免再次脱出。

（9）继续嘱患者暂禁食、水12小时，观察腹痛及排便情况。如出现剧烈腹痛情况须及时转诊至就近医院，警惕继发肠道破裂的风险。

（10）身体恢复良好后，嘱患者继续注意避免引起腹压增高的因素，如搬重物、剧烈咳嗽、便秘等，以免复发。如疝气反复脱出影响正常生活，需前往有资质医院就诊，考虑择期手术治疗。

四、转诊后送注意事项

（1）对于手法复位失败、复位后出现剧烈腹痛的嵌顿疝患者，医务人员须将患者尽快送至附近的综合性医院。

（2）转运途中重点了解患者腹股沟肿块的疼痛情况、肿块有无持续增大、肿块有无质地逐渐变硬。如肿块逐渐增大、变硬，或局部出现红肿、疼痛加剧等，提示嵌顿的内容物可能出现坏死、绞窄。

（3）转院前及转运过程中嘱患者仍需避免剧烈咳嗽、搬运重物，避免加重脱出的肠管的嵌顿程度。

（4）转运至医院前需要禁食、水，为可能的手术治疗创造有利条件。

（5）在转运过程中患者出现恶心、呕吐等胃肠道反应后，可肌内注射胃复安止吐，避免口服药物。

（6）对于上述嵌顿疝患者，医务人员须及时联系就诊医院，将患者在会议保障期间的病情告知接诊医师，必要时可将患者的诊治情况书面简要记录，以便接诊医师快速掌握情况。

参考文献

1. DAI W, CHEN Z, ZUO J, et al. Risk factors of postoperative complications after emergency repair of incarcerated groin hernia for adult patients: a retrospective cohort study. Hernia, 2019, 23 (2): 267-276.

2. LIU J, CHEN J, SHEN Y M. The results of open preperitoneal prosthetic mesh repair for acutely incarcerated or strangulated inguinal hernia: a retrospective study of 146 cases. Surg Endosc, 2020, 34 (1): 47-52.

3. ALHAMBRA-RODRIGUEZ DE GUZMÁN C, PICAZO-YESTE J, TENÍAS-BURILLO J M, et al. Improved outcomes of incarcerated femoral hernia: a multivariate analysis of predictive factors of bowel ischemia and potential impact on postoperative complications. Am J Surg, 2013, 205 (2): 188-193.

4. VIRONEN J. Treatment of incarcerated hernia in adults. Duodecim, 2017, 133 (9): 849-854.

5. VELIMEZIS G, VASSOS N, KAPOGIANNATOS G, et al. Incarcerated recurrent inguinal hernia containing an acute appendicitis (Amyand hernia): an extremely rare surgical situation. Arch Med Sci, 2017, 13 (3): 702-704.

6. XIE X M, FENG S, TANG Z L, et al. Neutrophil-to-lymphocyte ratio predicts the severity of incarcerated groin hernia. Med Sci Monit, 2017, 23: 5558-5563.

7. LOFTUS T J, GO K L, JORDAN J R, et al. Computed tomography evidence of fluid in the hernia sac predicts surgical site infection following mesh repair of acutely incarcerated ventral and groin hernias. J Trauma Acute Care Surg, 2017, 83 (1): 170-174.

（周海洋）

第三篇

第三节　急性尿潴留

一、前言

急性尿潴留（acute urinary retention，AUR）是指急性发生的膀胱胀满而无法排尿，常伴有明显尿意、疼痛及焦虑，严重影响患者生活质量的疾病。AUR 常发生于老年男性，发病率随年龄增长而增加，最常见于 60 岁以上的男性。据统计，在五年的时间里，60 岁以上男性大约 10% 会出现急性尿潴留，而 80 岁以上男性约有 1/3 出现急性尿潴留。相比之下，AUR 在女性中很少见。据统计，每年每 100 000 名妇女中仅有 3 例 AUR 病例，男女发病率之比为 1 ∶ 13。多种病理生理机制可能与 AUR 的发生发展有关，这些机制可能在特定病因内重叠。最常见的机制是流出阻塞、神经系统损伤或逼尿肌功能低下，其他原因还包括药物、感染和外伤等。流出阻塞是 AUR 的最常见原因，尿液的排出会受到机械因素（尿道的物理变窄）和（或）动力因素（尿道内和周围的肌肉张力增加）的阻碍。在男性中，最常见的阻塞原因是良性前列腺增生（benign prostatic hyperplasia，BPH）。

二、院前识别和评价

医护人员到达会议现场后应立即查看并评估患者的病情，同时询问家属或目击者相关情况，问诊时明确不能自行排尿持续时间和伴随症状。需了解的泌尿外科既往史包括尿潴留、充溢性尿失禁、血尿、泌尿系感染、前列腺增生、前列腺炎、尿道狭窄、泌尿系结石等，既往的外伤及手术史。全身性疾病：糖尿病、高血压、神经系统疾病等。药物使用史：肌松剂，如手术麻醉用药、黄酮哌酯等；M 受体阻滞剂，如阿托品、山莨菪碱、托特罗定等；α 受体激动剂，如麻黄碱、盐酸米多君等；其他抗抑郁药物、阿片类药物、利尿剂药物等。急性尿潴留常见的表现及症状包括：患者无法自行排尿，伴有下腹部和（或）耻骨上区不适，患者通常会躁动不安。当 AUR 合并慢性尿潴留时，这些表现可能不太明显。慢性尿潴留通常是无痛的，可能伴有充盈性尿失禁。患者可能会抱怨尿失禁，而不是无法排尿。

（一）专科查体

视诊：观察患者耻骨上是否可见过度充盈的膀胱，生殖器检查部分患者会出现充溢性尿失禁，尿道外口是否狭窄，男性患者是否有包茎、包皮外口狭窄、包皮嵌顿等。

触诊：下腹部耻骨上区可触及过度充盈的膀胱，上界甚至可超过脐水平线，触之患者会有疼痛和尿意感加重。

（二）辅助检查

超声检查：经腹部超声检查可明确膀胱大小并计算尿量，明确泌尿系统有无积水、结石及占位性病变，明确男性患者前列腺形态、大小、有无异常回声、前列腺突入膀胱的程度，以及周围脏器对泌尿系统的影响。如果已经行导尿治疗，还可以明确导尿管是否插入到膀胱内。

三、院前处理

(一)导尿术

急性尿潴留患者排除尿道损伤后首选治疗方法为导尿术,通过经尿道置入导尿管进行膀胱减压。导尿操作要严格遵循无菌原则。成年患者可选用 F16 或 F18 号导尿管,如超声提示膀胱内有血块可选用三腔导尿管导尿后进行膀胱冲洗。导尿管插入困难的可能原因是尿道阻塞或部分阻塞,如经尿道前列腺切除术后前列腺创面瘢痕、尿道狭窄等导致的尿道梗阻。在这种情况下,可尝试选用 F10 或 F12 号导尿管来进行导尿。排除手术、外伤、放疗等情况,尿道梗阻的最常见原因是前列腺体积增大压迫尿道,在这种情况下,可以选用较大规格的导尿管(F20 或 F22 号),质地更为柔韧,可以避免细导尿管因质地过软,通过前列腺部尿道时发生弯曲和折叠而不能进入膀胱。

导尿成功后,一次放出尿液不应超过 1000 mL,接近 1000 mL 时应将尿管暂时夹毕,半小时后再次放开,注意观察导出尿液性状。

(二)耻骨上膀胱穿刺造瘘置管术

对于有导尿禁忌证(急性前列腺炎)或导尿管置入失败的患者,有时必须行耻骨上膀胱穿刺造瘘术并放置导管引流尿液。耻骨上导管通常由泌尿外科医师放置,如果没有泌尿科医师或经过适当培训的临床医师,并且患者处于严重窘迫状态,可以进行耻骨上膀胱穿刺,通过针头抽出部分尿液,暂时缓解膀胱尿液潴留。对于需要长期进行膀胱导管尿液引流的患者,耻骨上进行膀胱穿刺造瘘置管与经尿道留置导尿管相比具有感染发生率小、不会引起尿道不适、可以辅助评估排尿能力等优势。但是,耻骨上膀胱穿刺造瘘会有穿刺时损伤肠道及腹部大血管的风险,如患者既往有下腹部手术病史、盆腔放疗史,建议在超声引导下进行操作。穿刺深度要严格把握,避免损伤膀胱后壁及膀胱后壁外组织及器官。膀胱穿刺造瘘最常见的并发症是血尿,多数血尿症状轻微并可自行消失,少数血尿需药物治疗甚至急诊手术治疗,轻柔操作、穿刺点选择准确、穿刺深度适中均可减少血尿发生概率。

四、转诊后送注意事项

(1)现场紧急处置后,医务人员需要将患者立即转送至附近能够处理急性尿潴留的综合性医院。

(2)对于急性尿潴留患者,医务人员应通过电话将患者信息,包括发病病因、处理反应情况及并发症、预计到院时间等告知接诊医院,以便到达医院后能迅速进行处置。

(3)因导尿后部分患者因腹压降低会出现短暂性低血压,转运途中严密监测患者生命体征,尤其注意观察血压变化,对患者定时进行简短对话以判断意识的改变,避免出现低血压休克,如已经导出尿液,可予以补液治疗。

(4)转运途中要做到轻、稳、快,保证导尿管通畅,防止导尿管脱出,注意保暖。

参考文献

1. MARSHALL J R，HABER J，JOSEPHSON E B. An evidence-based approach to emergency department management of acute urinary retention. Emerg Med Pract，2014，16（1）：1-20.

2. WU C Q，LEFEBVRE G，FRECKER H，et al. Urinary retention and uterine leiomyomas：a case series and systematic review of the literature. Int Urogynecol J，2015，26（9）：1277-1284.

3. BOETTCHER S，BRANDT A S，ROTH S，et al. Urinary retention：benefit of gradual bladder decompression-myth or truth? A randomized controlled trial. Urol Int，2013，91（2）：140-144.

4. SCHAEFFER A J，et al. Infections of the urinary tract//Campbell-Walsh Urology. 10th ed. AJ Wein，ed，2012：257-326.

5. QIAO L D，CHEN S，YANG Y，et al. Characteristics of urinary tract infection pathogens and their in vitro susceptibility to antimicrobial agents in China：data from a multicenter study. BMJ Open，2013，3（12）：e004152.

6. LAI B，ZHENGg B，LIY，et al. In vitrosusceptibility of Escherichia colistrains isolated from urine samples obtained in mainland China to fosfomycin trometamol and other antibiotics：a 9-year suveillance study（2004-2012）. BMC Infect Dis，2014，14（1）：66.

7. 乔庐东，陈山，杨勇，等. 国内不同类型下尿路感染患者尿路病原菌构成及药敏分析的多中心研究. 中华泌尿外科杂志，2015，（9）：690-693.

8. 阮亘杰,郑波,刘玉村,等.2012年中国男性尿路感染细菌分布及耐药情况.中华临床药理学杂志,2015,31(11）1014-1021.

9. 乔庐东，闫伟，陈山，等. 输尿管支架管相关尿路感染患者的临床特征及其肾脏形态学改变分析. 中华泌尿外科杂志，2014，35（9）：704-707.

10. JULIÁN-JIMÉNEZ A，GUTIÉRREZ-MARTIN P，LIZCANO-LIZCANO A，et al. Usefulness of procalcitonin for predicting bacteremia in urinary tract infections. Actas Urol Esp，2015，39（8）：502-510.

11. 国家卫生计生委医政医管局，国家卫生计生委合理用药委员会. 国家抗微生物治疗指南（第二版）. 北京：人民卫生出版社，2017：237-242.

12. QIAO L D，ZHENG B，CHEN S，et al. Evaluation of three-does fosfomycin tromethamine in the treatment of patients with urinary tract infections：an uncontrolled open-label，multicentre study. BMJ Open，2013，3（12）：e004157.

（李迪　李建业）

第四节　泌尿系结石

一、前言

泌尿系结石是泌尿系统常见疾病，主要包括肾结石、输尿管结石、膀胱结石和尿道结石，其中以肾结石、输尿管结石较常见。

欧美国家流行病学资料显示，泌尿系结石发病率为 1%～20%。我国泌尿系结石整体发病率为 1%～5%，南方高达 5%～10%，年新发病率为（150～200）/10 万，其中 25% 的患者需住院治疗。最新调查显示，我国约 1/17 的成年人有肾结石。近年来，我国泌尿系结石的发病率有增加趋势，是世界上三大结石高发区之一。泌尿系结石成因受性别、年龄、体质指数（bodymass imdex，BMI）、地理环境等因素的影响，形成各种成分的结石，临床特点各异。

泌尿系结石对人体造成的危害，与其所在部位、尿路管腔通畅性及结石局部嵌顿程度有关。一般来说泌尿系结石对人体的危害主要有疼痛、感染、发热、血尿、肾功能损害、尿闭、局部机械性损害、下尿路功能障碍、高血压、息肉和肿瘤等，近期和远期危害有所不同。

（一）疼痛

肾内小结石或结石形成早期多无明显临床症状。当结石阻塞肾盂出口造成肾积水，或脱落至输尿管内造成尿路梗阻时可有急性疼痛，特点是患侧腰腹部绞痛、胀痛，多伴有恶心、呕吐，严重绞痛患者对大部分止痛药物反应不佳，需警惕疼痛性休克、血压升高及呕吐所导致的窒息等。

（二）感染

结石形成的过程往往伴有菌体的裹化，临床往往认为结石本身就是感染源。结石梗阻后导致上尿路扩张积水，尿液排泄通而不畅，加之患者自身体质特点，此时极易发生细菌感染。如果泌尿系统感染是由产尿素酶的细菌所致，能够诱发尿路结石的生成，即为感染性结石。尿路感染根据尿常规结果分为隐性感染和显性感染。当结石对局部管腔梗阻严重，尿流完全闭塞，患者免疫状况良好，感染灶局限在一侧上尿路，此时患者可表现为体温正常，尿常规中无显著增多的红、白细胞，即为隐性感染。只有在恢复尿路通畅后可见梗阻的脓尿。隐性感染患者出现血白细胞降低时，须警惕可能发生尿源性脓毒血症、感染性休克的可能。显性感染患者有发热、畏寒、寒战，尿常规见大量脓细胞，可伴尿频、尿急、尿痛等尿路刺激症状。

（三）发热

结石合并发热，提示存在复杂的泌尿系感染。特别是高热（体温超 39 ℃），提示患者存在尿源性脓毒症的可能，如不及时处理随时可出现感染性休克。当务之急是通过外引流或内引流的办法，解决尿路梗阻，积极进行抗感染、补液治疗。

（四）血尿

血尿是泌尿系结石常见的临床症状，出血量少的仅 1～2 天即可消失。几乎所有体外碎石患者均有血尿出现，绝大多数为轻度肉眼血尿。极少数患者在行体外碎石后会出现严重血尿，若出血不止伴血压下降，应及时行 B 超、CT 检查，明确有无肾损伤，视病情行导尿或手术止血。

（五）肾功能损害

结石造成尿路严重的梗阻，可使肾功能受损，甚至完全丧失。部分结石患者无明显疼痛、血尿等临床症状，未及时就诊，延误治疗时机。肾脏长时间积水达 3 个月以上，肾功能均会不同程度受到影响，严重者肾脏如皮囊，几乎无功能。

（六）尿闭

双侧肾结石引起两侧尿路梗阻的尿闭，或一侧结石梗阻而对侧发生反射性尿闭。

（七）局部机械性损伤

结石可与肾盂、输尿管等摩擦，引起尿路上皮水肿、充血、剥脱、糜烂甚至坏死。如病程较久，管壁可有肉芽组织生长，继发纤维组织增生，造成结石上方尿路梗阻。

（八）息肉和肿瘤

结石长期嵌顿于输尿管，对局部黏膜产生损害和慢性炎症刺激，使输尿管产生局部炎性增生，形成良性息肉，还可形成鳞状化生，最终形成鳞状细胞癌。

（九）下尿路功能障碍

中下段输尿管结石及膀胱结石患者，多合并尿频、尿急、尿痛、尿流中断等下尿路功能障碍，结石排出后多会消失。泌尿系结石患者发病的紧急情况主要有疼痛、呕吐、血尿、发热，严重者可直接出现菌血症、败血症甚至休克。院前积极、准确处理对于维持患者生命体征平稳，为进一步治疗争取宝贵时间具有重要意义。

二、院前识别和评价

泌尿系结石发病往往突然，多于夏秋季节发作，常表现为一侧急性腰腹痛、恶心、呕吐，伴有血尿和血压升高，合并感染时可有尿痛、低热等症状。少数病情严重者可出现高热，合并血压降低、心率增快等脓毒血症症状。医护人员到达会议现场后应立即查看并评估患者的意识状态、生命体征，询问诱发因素及伴随症状等，询问家属或陪同人员目睹的病情变化过程。如诊断考虑为泌尿系结石，需积极安慰、缓解患者紧张情绪，告知其疼痛程度和病情严重程度并不完全一致。还须询问既往有无结石病史及是否患有先天性尿路畸形（如先天性肾盂输尿管交界处狭窄），结合体格检查进一步明确疼痛的特点、伴发血尿程度、生命体征情况。总结泌尿系结石急性发作的临床表现如下所述。

（一）肾绞痛

典型的尿路结石引起的疼痛为绞痛，由输尿管壁受刺激后痉挛所致，疼痛程度剧烈，也可表现为胀痛、隐痛、钝痛、刀割痛，疼痛常突然发生，并向背部、下腹和会阴部放射。发作时间持续几分钟至几小时不等。剧烈疼痛者对止痛药物反应不佳，由于过度精神紧张，故适当镇静有助于缓解疼痛。查体可见患侧肾区叩痛阳性，输尿管走形区压痛阳性。伴恶心、呕吐者，还需与消化系统疾病相鉴别，结石引发消化道症状多于疼痛后出现，不伴有转移性腹痛、板状腹、反跳痛等急腹症表现。如疼痛伴尿中排石，排石后疼痛缓解则可明确诊断。

（二）感染

感染是尿路结石常见的合并症。尿路结石患者如出现 SIRS，即可诊断尿源性脓毒血症，属危重症疾病。需行生命体征监测、对症支持和积极抗感染治疗并且及时解决尿路梗阻。尿源性脓毒血症是疾病预后不良的一个危险因素。SIRS 诊断标准：①体温＞ 38 ℃或＜ 36 ℃；②心率＞ 90 次 / 分；③呼吸急促，呼吸频率＞ 20 次 / 分或通气过度，动脉血二氧化碳分压＜ 32 mmHg；④白细胞计数＞ 12×10^9/L 或＜ 4×10^9/L，或白细胞总数正常，但中性杆状核粒细胞（未成熟中性粒细胞）＞ 10%。

三、院前处理

（一）一般处理

解痉、止痛、抗感染、镇静、补液。

急性肾绞痛的治疗，建议首先从非甾体抗炎药开始，如疼痛持续，可给予阿片类药物。

1. 非甾体抗炎药

常用药物有双氯芬酸钠和吲哚美辛等。双氯芬酸钠会增加心脑血管疾病风险，具有心脑血管疾病危险因素者，应慎用或短期内仅给予最低有效剂量即可。

2. 阿片类镇痛药

常用药物有氢吗啡酮、喷他佐辛、布桂嗪和曲马朵等。哌替啶会引起较高的胃肠道不良反应发生率，目前已不再推荐使用哌替啶。

3. 解痉药

主要有以下几类：① M 型胆碱受体阻滞剂，如硫酸阿托品和 654-2；②黄体酮；③钙离子通道阻滞剂，如硝苯地平；④ α 受体阻滞剂，如坦索罗辛。

剧烈绞痛用上述诸法无效时，用 0.25% 普鲁卡因 80 mL 作肾囊封闭，效果极好。还可采用针灸止痛，取穴：上肢穴位（合谷、曲池），下肢穴位（太冲、足三里、三阴交、地机、阴陵泉），头面部（胃痛穴、腰痛穴），膀胱经（肾俞等）。建议根据患者现场情况，每个部位可选取 1 ～ 2 个穴位，强刺激持续行针法。抗感染药物选用广谱抗生素，如左氧氟沙星、第一或二代头孢菌素等。镇静药物如地西泮。保证患者足够的进水量，维持代谢、利尿排石、预防感染。没有恶心、呕吐者，大量饮水 2000 ～ 3000 mL，伴有恶心、呕吐，可静脉补充相当量的糖盐水。

（二）特殊处理

特殊处理是针对病情危重的尿路结石患者，有进展至尿源性脓毒症的可能，须给予生命体征监测和支持治疗。

1. 吸氧

鼻导管或面罩持续低流量吸氧。持续低流量吸氧可改善组织、脏器缺氧状况。

2. 保持呼吸通畅

神志淡漠者松开衣领、腰带等，将患者头偏向一侧，防止口水、呕吐物误入呼吸道，引起吸入性肺炎。如呼吸道分泌物增多，需要及时清理吸出口腔分泌物及痰液。如发生呼吸道梗阻，应立即采取气管插管等急救处置。

3. 心电监护

及时评估患者病情进展。

4. 建立静脉通路

选择静脉时，应尽可能选择上臂粗、直且较大的静脉，使用静脉留置针进行穿刺，避免因躁动造成针头刺破血管引起药物渗漏。静脉通路建立为重症患者的救治提供基本保障。

5. 其他

目前县市级医院均配有体外碎石机，如尿路结石梗阻程度不重，患者疼痛症状显著且无发热的，可直接行体外冲击波碎石治疗。如患者疼痛不能被药物缓解或出现感染性脓毒症征象，须第一时间转运医院进行外科干预，解除结石造成的梗阻，尽早行膀胱镜下输尿管支架置入术或经皮肾穿刺造瘘术。

四、转诊后送注意事项

患者经紧急处置后，病情稳定，可以转运到指定医院进一步治疗。转诊途中需注意以下几点。

（1）预防肾绞痛的再次发作，并能及时处置。

（2）注意转诊途中治疗的连续性，包括抗感染、补液、止痛、止吐等。

（3）重症患者转运途中继续不间断进行生命体征监测，维持静脉通路通畅，保证尿管、肾造瘘管等引流管在位、通畅。

参考文献

1. 朱有华.泌尿外科诊疗手册.3版.北京：人民卫生出版社，2007：238-385.
2. 黄健.中国泌尿外科和男科疾病诊断治疗指南（2019版）.北京：科学出版社，2020：237-266.
3. 吴在德，吴肇汉.外科学.7版.北京：人民卫生出版社，2008：634-704.
4. 陆再英，钟南山.内科学.7版.北京：人民卫生出版社，2008：493-549.
5. 张明强，秦国政，王定国.针灸治疗泌尿系结石的系统评价和Meta分析.成都中医药大学学报，2019，42（1）：75-80.
6. 张明强，秦国政，王定国.针灸治疗泌尿系结石的用穴规律研究.中国中医急症，2019，28（7）：1184-1187.

（吕超　李建业）

第五节　急性会厌炎

一、前言

急性会厌炎（acute epiglottitis）是一种以声门上区会厌病变为主的急性炎症，又称急性声门上喉炎（acute supraglottic laryngitis）。主要表现为会厌及杓会厌襞的急性水肿伴有蜂窝织炎，可形成会厌脓肿（abscess of epiglotis）。因会厌的静脉血流均通过会厌根部，因此会厌根部如受到炎性浸润的压迫，使静脉回流受阻，会厌将迅速发生剧烈水肿，且不易消退。

急性会厌炎是喉科急、重症之一，病情发展极快，死亡率甚高。成人及儿童均可发病，近年来，成人患者有增加趋势。全年均可发病，以早春、秋末发病者为多。男性患者多于女性，其比例为（2 ~ 7）：1。

院前急救是急诊医疗服务体系的子系统，是急救过程中的首要环节，也是院内急救的基础，重点是维持患者生命，为患者接受进一步诊治创造条件。急性会厌炎作为喉科急症，其院前急救措施的及时、正确与否，也直接关系着患者生命安全、临床疗效、抢救成功率及预后。

二、院前识别和评价

急性会厌炎起病急骤，病史很少有超过6 ~ 12小时者，多数患者入睡时尚正常，于半夜突感咽喉剧痛或呼吸梗阻而惊醒，病情进展非常迅速。主要表现为全身中毒症状、吞咽困难、呼吸困难及咽喉疼痛4类症状：①全身中毒症状重者有寒战、高热、全身不适、食欲减退、全身酸痛。②吞咽困难发生很快，重者饮水呛咳、张口流涎，轻者自觉有物塞于咽部，偶可发生张口困难。③呼吸困难以吸气性呼吸困难为主，伴有高音调吸气性哮鸣音及呼气性鼾声。小儿及成人的暴发型急性会厌炎病情发展极快，可迅速引起窒息。因声带常不受累，故一般无声嘶，或仅发声含糊不清。④多数患者有咽喉疼痛，吞咽时加剧。

患者呈急性病容，常有呼吸困难症状。会厌红肿明显。压舌时勿用力过猛、过急，以免引起迷走神经反射，发生突然死亡。对于成人及较大儿童，用间接喉镜检查，可见会厌黏膜充血、肿胀（尤以舌面为甚），或水肿如球，多以一侧为重。有时一侧小角结节、杓会厌襞、会厌谷或口咽部也见受累。偶见伴有溃疡。如已形成会厌脓肿，则见局部隆起，其上有黄色脓点、脓头或溢脓小瘘。炎症累及会厌喉面者极少见。一旦累及，则呼吸困难更为严重。声带及声门下区因会厌不能上举而难窥见。检查时需注意吸痰，保持呼吸道通畅，以防发生意外。

一侧或两侧颈深淋巴结上群肿大伴有压痛。有时在一侧或两侧舌骨大角、甲状软骨板外缘、下颌角等处有触痛。颈部偶可发生肿胀。

三、院前处理

（一）一般情况的维护

当出现呼吸困难时应及时松解患者衣领，及时疏导其保持镇静，减轻其焦虑、恐慌程度，稳定情绪，提高其积极配合程度。快速检查并清除口鼻中的异物，保持呼吸道通畅，采用端坐位或半坐位，改善患者呼吸情况。大多数急性会厌炎患者体温均有不同程度升高，体温过高时可采取冷敷等物理降温处理。

（二）氧气吸入

有条件的情况下对神志清醒有轻度呼吸困难者，以每分钟 2 ~ 3 L 的流量及 30% 的浓度给氧比较合适。若病情变化、加重，缺氧明显，有Ⅱ度以上呼吸困难者，应适当增加每分钟的氧气流量及浓度。必须严密观察病情变化，如患者神志、面色、心率、血压等均见改善，可继续给氧观察。如缺氧改善，心率下降，而意识恶化或出现呼吸抑制等情况时，则应减少氧气流量和浓度，并尽早施行气管切开术。

（三）建立静脉通道

如有条件应尽早建立静脉通道。

（四）激素的应用

激素有快速减轻会厌、杓会厌襞等水肿的作用，同时又有非特异性抗感染、抗过敏、抗休克等作用。一般成人氢化可的松每次用量为 100 ~ 200 mg，地塞米松每次用量为 10 mg，可静脉输注或口服给药，如无条件，若身边有鼻喷或口喷的糖皮质激素类药物也可应急喷吸使用。

（五）抗生素的应用

急性会厌炎的致病菌多为流感嗜血杆菌、葡萄球菌、链球菌等，故如有条件可尽早使用青霉素或先锋霉素控制感染，紧急条件下口服或静脉输注二代头孢类广谱抗生素相对安全有效。激素与抗生素联合应用，可获得良好的效果。

（六）气管切开术或环甲膜切开术

当患者出现Ⅳ度呼吸困难，即有颜面苍白或发绀、出冷汗、呼吸加快、脉细弱、心律失常，甚至昏厥、休克时，必须行紧急气管切开术或环甲膜切开术尽快解除呼吸道梗阻，为进一步抢救赢得时间。

1. 紧急气管切开术（emergency tracheotomy）

手术中争分夺秒、简化步骤是关键。常规气管切开术需在全麻或局麻下，从切口、止血、分离颈前带状肌、暴露气管、切开气管、插入气管套管到固定套管，需要 15 ~ 20 分钟。而行紧急气管切开术时，可不予消毒、麻醉及止血，作切口时，直接切开至肌层，手术时间需要 3 ~ 5 分钟。

患者仰卧，头后伸，显露喉结，若有助手扶头最好。无人帮助时，手术者坐于患者右侧，将患者肩部放在手术者右膝上，使其头后仰，颈部伸直，显露喉及气管。术者以左腋窝压其前额使头固定。①术者用左手拇指及中指固定喉及气管在颈前正中线上，并将其两旁大血管向后推至胸锁乳突肌之下。②循中线自甲状软骨切迹至胸骨上切迹处以刀切开皮肤及气管前软组织，此时出血可能较多，但妨碍不大。③术者用左手示指触摸气管环，如遇甲状腺峡可推之向上、向下，甚至可以将之切断。④刀尖随左手示指引导，沿气管环的正中仔细切开 2 ~ 3 个气管环。切开气管环时，为了避免用力过度，右手应固定于患者颈部。⑤气管切开后一般切口均紧闭，必须用张开器或血管钳将之撑开。如无，可将刀柄插入切口稍加转动即可分开气管切口。此时必有咳嗽、出血和大量气体咳出，待空气流通片刻后，即可插入适合的套管。若无套管可用适当的代用品，如橡皮管、打断的茶壶嘴、竹管等插入气管内。⑥如患者呼吸停止，须立即施行人工呼吸。保持套管通畅。头放低位以免血液流入肺部，并以纱布紧填于创口及套管之间止血。⑦呼吸恢复后，速做止血处理。

手术完毕，呼吸已暂时保持通畅，须尽快转送医疗单位，按正规气管切开术继续进行处理。如遇颈部粗短，气管内插管困难，或颈前有肿瘤（如甲状腺肿瘤）致使环甲膜及气管暴露困难者，可做纵向切口，切开甲状舌骨膜，暴露会厌后，由喉前庭插入麻醉用气管插管或较长的气管套管，然后再做气管切开。

2. 环甲膜切开术（conicotomy）

当情况特别紧急时，也可先行更加快捷的环甲膜切开术，以使呼吸困难迅速得到缓解，手术时间为 10～30 秒。手术方法如下。体位：同气管切开术。左手中指及拇指固定喉部，示指沿颈前中线摸清环甲间隙后，用中指及拇指将该处皮肤纵行挟起，以尖刀作横切口，切开皮肤。固定环状软骨，用锐头弯剪刀刺穿环甲膜，向下、向后伸入声门下腔。将剪刀撑开，插入合适的气管套管，或其他代用的空心管（如橡皮管、塑料管等）。气管套管用纱带缚于颈部固定，代用的空心管也应设法固定，以免滑脱，或落入气管内。套管插入后，注意检查管中有无呼吸气流，防止喉腔黏膜未切开，将套管插在环甲膜与喉腔黏膜之间。

在最危急的情况下，可用刀、穿刺针或其他任何锐器，迅速从环甲膜处刺入，并使创口撑开，多可转危为安。如遇环甲动脉损伤，有较剧的出血者，需将创口扩大，以便结扎止血。当患者呼吸困难缓解，危急情况好转后，须再施行一次气管切开术。施行环甲膜切开术者，带管时间不宜超过 48 小时，以免因发生感染和瘢痕组织形成而后遗喉狭窄。

四、转诊后送注意事项

（1）在行院前紧急处理的同时尽快联系急救车辆及医院，尽快送往有急救能力的综合医院的耳鼻咽喉科。

（2）密切关注患者生命体征，包括呼吸、脉搏、血氧饱和度、血压、神志、面色、口唇颜色等。尽可能给予持续吸氧，保持静脉通道的通畅。

（3）如已进行气管切开或环甲膜切开，应在转送过程中密切关注套管或套管代用品有无脱出或被咳出的可能，做好充分固定，避免脱出，有呼吸道分泌物时及时清除，切实保持开放气道的稳定、通畅。

参考文献

1. 黄选兆，汪吉宝. 实用耳鼻咽喉科学. 北京：人民卫生出版社，1998：427-434，452-455.
2. SNEATH E, BUNTING D, HAZELL W, et al. Pre-hospital and emergency department pathways of care for exacerbations of chronic obstructive pulmonary disease（COPD）. J Thorac Dis, 2019, 11（Suppl 17）：S2221-S2229.
3. Australian Institute of Health and Welfare. Emergency department care 2017-2018：Australian hospital statistics. Canberra：AIHW, 2018.
4. KARASOULI E, MUNDAY D, BAILEY C, et al. Qualitative critical incident study of patients' experiences leading to emergency hospital admission with advanced respiratory illness. BMJ Open, 2016, 6（2）：e009030.
5. 张国辉，陈明. 环甲膜穿刺通气法在急救中的价值. 中国耳鼻咽喉颅底外科杂志，2014，20（2）：178-179.
6. 陈长祥，郭芹. 急性会厌炎合并四度喉阻塞的急救体会. 中国医药导报，2008，5（8）：116.
7. 谭建国，李裕华. 成人急性会厌炎 512 例报告. 临床耳鼻咽喉科杂志，2002，16（7）：358-359.
8. 冯海，程芳. 环甲膜穿刺通气新法介绍. 中国全科医学杂志，2011，4（11）：1268.
9. 陈志，张雁，张进军. 创伤院前急救的气道管理. 创伤外科杂志，2012，14（4）：382-384.

（张红蕾）

第三篇

第六节 妇产科急腹症

一、前言

妇产科急腹症是由女性盆腔器官的某些疾病引起的急性症状。一般分为腹腔内出血性疾病、感染性疾病，肿瘤并发症及妊娠相关性疾病。常见原因包括：①异位妊娠；②黄体破裂；③胎盘早剥；④卵巢肿瘤蒂扭转；⑤卵巢囊肿破裂（巧克力囊肿）；⑥盆腔炎性疾病；⑦子宫腺肌症、痛经、子宫肌瘤变性；⑧卵巢癌破裂等。其中异位妊娠最常见，其次为黄体破裂。早期宫内妊娠流产或一些晚期妊娠并发症亦属于急腹症范畴。

这些疾病尽管临床表现多种多样，而其共同的特点是腹痛。大多数表现为病情重、发病急、病情变化快，妇产科急腹症在院前急救中很常见。常需及时做出诊断及正确的治疗方案，稍有忽略，就可能导致严重的后果。而且患者主诉的症状常和一些内、外科的疾病难于区别，因此不仅妇产科医师必须掌握妇科急腹症的诊断要点，其他各科医师特别是内、外科及急诊科医师也应当具备有关的基本知识，熟悉它们的临床特点和鉴别诊断方法，以免拖延时机，贻误病情。

二、院前识别和评价

妇产科急腹症要遵循流程化的院前识别和评估流程，才可以降低潜在并发症的发生率。标准的院前识别和评价主要包括初期评估和再次评估。

（一）初期评估

出现妇产科急腹症的人群，多数是育龄期妇女；大部分急腹症的患者，都有盆腔出血及生殖器受损的现象，其病情来得快，发展得也快；有些患者中下腹出现数小时的急性撕裂性疼痛，或中下腹缓起隐痛，这些剧痛一般是在剧烈活动的时候出现。绝大多数妇产科急腹症患者出现肌紧张、反跳痛、腹部压痛，甚至有一部分患者的阴道有严重流血情况。在确认施救现场安全后，要根据患者症状及体征，测量血压、脉搏等，考虑到腹腔内出血的情况，警惕低血容量性休克发生的可能。

休克指数（shock index，SI）：脉率 / 收缩压（出血量）。

SI=0.5 ～ 1.0 　＜ 20%（500 ～ 750 mL）。

SI=1.0 　20% ～ 30%（1000 ～ 1500 mL）。

SI=1.5 　30% ～ 50%（1500 ～ 2000 mL）。

SI=2.0 　50% ～ 70%（2500 ～ 3500 mL）。

（二）再次评估

在完成初期评估后，对患者进行再次评估。患者可以交流的话，院前急救者需要获取关于患者的一系列妇产科专科病史，如婚育史、月经史：包括末次月经是否与之前一样；如果妊娠，要知晓具体妊娠周数，有无阴道出血，是否近期做过超声检查，有无提示胎儿着床异常等；近期体检有无提示盆腔肿块等。进一步要询问过敏史、服用药物史、最近进食的食物、剧烈活动史等。患者以上病史应进行记录。

1.异位妊娠

异位妊娠是一种最常见的妇科急腹症,发病率约为1%,是孕产妇的主要死亡原因之一。发病后三个主要症状发生的次序为停经、腹痛和阴道出血。腹痛是异位妊娠最常见的症状,发生率在90%以上,为患者就诊时最主要的症状。对待育龄期妇女的腹痛主诉,一定要认真询问其月经史,注意此时的不规则阴道出血并非为月经,一般为深褐色,量少于月经量,但淋漓不净。腹部查体:可有明显的压痛和反跳痛,肌紧张较为明显,内出血明显者多数可叩出移动性浊音。盆腔检查:子宫颈可有明显触痛和举痛,后穹隆饱满,子宫一般偏软,内出血严重时,子宫可呈现一种漂浮的感觉。保险起见,应行妊娠试验(HCG测定),这是早期诊断异位妊娠的重要方法,可以第一时间判断腹痛及阴道出血是否与妊娠相关。如果有条件,可以快速行盆腔超声检查,提示盆腔肿块位置及盆腔出血情况。

2.先兆流产

如已明确妊娠,腹痛及出血考虑先兆流产,要监测患者生命体征,评估出血量是否超过月经量,超声亦可判断宫腔内胚胎发育状况。同时告知患者,注意观察阴道流出物有无肉样组织,如果可见,收集好带至就诊医院,请专科医师进行鉴别。

3.卵巢黄体破裂

居妇科急腹症的第2位,此病好发于年轻女性。黄体破裂一般发生于月经周期第20~28天(经前期),个别在经期及孕早期,临床上表现为突然下腹疼痛、恶心、呕吐、有肛门坠胀感。妇科检查:宫颈举痛,子宫正常大,移动宫体疼痛,内出血多时可感到附件区或后穹隆膨满,有时可触及增大的卵巢。B超可确诊,必要时检测血、尿HCG有利于鉴别诊断。

4.卵巢肿瘤蒂扭转

卵巢囊肿或肿瘤常在剧烈的体位变化时(有时为性生活后)诱发蒂扭转,它与瘤体大小、活动度、蒂的长度和瘤体的重心都有关系,腹痛主要出现在体位发生改变时,子宫附件区可触及肿块。超声可明确探及盆腔肿块。尿HCG阴性。

5.盆腔炎或盆腔脓肿

生育年龄的妇女多见。盆腔脓肿多由盆腔炎发展而成,因此根据炎症程度不同而有不一样的症状、体征。腹痛多为持续性,下腹可有压痛,伴或不伴反跳痛,由于是由炎症发展而来,有些患者会有脓性白带和发热表现。腹部查体:压痛、反跳痛及肌紧张。妇科检查:阴道有脓性分泌物,子宫及宫旁压痛。B超检查可示盆腔有积液或炎性肿块。尿HCG阴性。

6.痛经

多在青春期出现,青年女性发病为主。月经周期规律,月经第1~2天下腹疼痛及坠胀明显,有明确规律性。尿HCG阴性。

三、院前处理

妇科急腹症除发病急、危险性高外,由于症状、体征相似,多有腹痛、停经、阴道不规则流血等表现,各急腹症之间容易互相混淆。同时需与外科急腹症(如急性阑尾炎、肠梗阻、胆囊炎、腹膜炎、输尿管结石等)相鉴别。因此院前详细询问病史,认真收集病史资料，全面、详细地查体及必要的辅助检查，充分分析各种症状可能产生的原因，将有助于妇科急腹症的诊断。

急腹症现场急救要注意全身情况的处理。如考虑为妊娠相关性疾病造成的损害，第一时间用最为简单而有效的方法抢救生命、开通绿色通道，就近、迅速转运，保证孕产妇安全。

（1）抢救休克：首先检查患者全身情况，如处于休克状态，应注意保温，有条件时应立即加压输液、输血并给予心电监测。注意保持呼吸道通畅。

（2）应立即掌握患者的局部与一般情况，判断急腹症危急程度，做针对性紧急处理。掌握急腹症患者的主要临床表现，包括观察其面貌，有无贫血，意识状态如何，并测血压、脉搏、体温等，同时做简要体检，主要是腹部检查，除非情况许可或必要，暂可不做妇科检查。可以行超声等辅助检查明确病变部位。紧急处理包括留置尿管等。不得随意给予止痛治疗，防止贻误病情。

四、转诊后送注意事项

（1）患者出现休克症状，禁食水，给予吸氧、输液等必要生命支持，心电监测并记录患者的生命体征变化。即刻通知接诊医院，开通绿色通道，紧急转往医院行后续治疗，并要求妇产科医师急诊待命，进行相关急会诊。

（2）如入院怀疑腹腔内大量出血或活动性出血时及卵巢扭转无法复位时，积极进行急诊手术进行治疗。

（3）其他妇产科急腹症可根据病情变化及相关专科医师的诊断、鉴别诊断，完善各项检查，进行对症治疗。如抗感染、纠正电解质紊乱等。

参考文献

1. 丁艳丽. 妇产科急腹症临床诊断及治疗效果分析, 临床医药文献电子杂志, 2016, 3（29）：5752, 5754.
2. 韩彩艳, 闫平. 回顾性分析 48 例妇产科急腹症的临床诊断治疗. 临床医学研究与实践, 2017, 2（16）：98-99.
3. 祖丽比亚·尼亚孜. 妇科急腹症两种手术方式的临床比较研究. 中国医药指南, 2013, 13（3）：444.
4. 雷硕, 张璐. 腹部 B 超与阴道 B 超诊断妇产科急腹症的诊断效果分析. 中外医疗, 2016, 35（6）：192-194.
5. 赵铃铃. 阴道超声对妇科急腹症的诊断价值. 现代中西医结合杂志, 2010, 19（25）：3239.
6. 刘鑫丽, 姚秀英. 妇科急腹症 278 例临床分析. 现代中西医结合杂志, 2010, 19（23）：2886-2887.

（陈冰）

第二十三章　创伤性疾病的院前处理

第一节　颅脑创伤

一、前言

颅脑创伤（traumatic brain injury，TBI）是指因外力作用于头部所引起的一种常见损伤，如头皮损伤、颅骨骨折、脑震荡、脑挫裂伤、弥散性轴索损伤、颅内血肿等。根据 TBI 的轻重不一、受伤机制多样性、病理变化和疾病病程差异，来确定不同治疗措施，因此临床上需要有相适应的分类方法来指导医疗实践。目前，国际上较广泛运用的是格拉斯哥昏迷评分法（Glasgow coma scale，GCS）。GCS 由英国格拉斯哥颅脑损伤研究所的 Teasdale 和 Jennet 于 1974 年提出，分别对患者的运动、言语、睁眼反应进行评分（表 23-1），从而作为判断病情的依据。同时将 TBI 分成三种类型：轻型 13 ～ 15 分，伤后昏迷时间＜ 20 分钟；中型 9 ～ 12 分，伤后昏迷 20 分钟～ 6 小时；重型 3 ～ 8 分，伤后昏迷＞ 6 小时，或在伤后 24 小时内意识恶化并昏迷＞ 6 小时。

表 23-1　GCS 评分表

睁眼反应		言语反应		运动反应	
项目	评分	项目	评分	项目	评分
自动睁眼	4	回答正确	5	按吩咐	6
呼唤睁眼	3	回答错误	4	刺痛定位	5
刺痛睁眼	2	乱语	3	刺痛躲避	4
不睁眼	1	能发音	2	屈曲反应	3
		不语	1	过伸反应	2
				不动	1

全世界每年有超过 5000 万人遭受 TBI，其中约一半的世界人口在其一生中可能遭受一次或多次 TBI。调查研究显示，我国每年每 10 万人中有 55.4 ～ 64.1 例发生 TBI，相当于我国每年有 770 060 ～ 890 990 例新发生 TBI，给社会和家庭造成了巨大的负担。TBI 患者会在几分钟到几天内发生低氧血症、低血压、高颅内压等继发性脑损伤表现，是导致 TBI 患者死亡的主要原因。据文献报道，约 35% 的 TBI 患者因伤后 60 分钟内没有得到有效救治而死亡，因此给予及时有效的院前救治是确保 TBI 患者获得良好预后的重要前提条件，不断丰富和完善院前急救措施，对提高 TBI 患者抢救效果，改善预后有着极其重要的临床意义。

二、院前识别和评价

医护人员到达会议现场后应立即查看并评估患者的一般情况，尤其是呼吸循环系统，待处理或除外紧急情况后，评估意识状态、生命体征（血压、血氧）、瞳孔大小、GCS评分等，初步判断 TBI 患者伤情大小。通常 GCS 评分一般为 13 分或 15 分，无恶心、呕吐、严重头痛等颅内损伤迹象的为 TBI 低风险患者。对于这类患者，院前处理的目标是进行详细的病史采集及体格检查，以便将他们送往适当的医疗机构。而对于多系统创伤或 GCS评分 ≤ 12 的 TBI 高风险患者，院前处理的优先事项是对危及生命的情况进行适当医治，维持生命体征及减少继发性损伤。

（一）头部伤情

TBI 患者的头部损伤现场评估包括仔细检查头部和颈部，以确定是否存在开放性头皮伤口或颅骨骨折，此外当出现鼓室出血、耳漏、鼻漏、眼周或耳后皮下淤斑提示颅底骨折。

（二）血氧、血压

TBI 患者低血氧和低血压是导致继发性脑损伤的重要原因。研究显示 TBI 患者发生持续的（≥ 5 分钟）低收缩压情况（收缩压 < 90 mmHg）或低血氧饱和度情况（SaO₂ ≤ 90%），神经系统发病率和死亡率显著增加，尤其是当 TBI 患者出现低收缩压伴低血氧饱和度时，其死亡率高达 75% 以上。因此必须注意维持充足的氧和灌注。虽然 TBI 患者的精神状态、毛细血管再灌注时间和外周脉搏在一定程度上能够反映血氧及血压的情况，但是临床指南仍建议使用指套式光电传感器及血压计监测血氧及血压变化。

（三）GCS

GCS 是医学上评估患者昏迷程度的方法，主要评估睁眼反应、语言反应和肢体运动3 个方面，其总分即为昏迷指数，GCS 最高分为 15 分，表示意识清楚；12 ～ 14 分为轻度意识障碍；9 ～ 11 分为中度意识障碍；8 分及以下为昏迷；分数越低则意识障碍越重。研究显示，GCS < 3 的 TBI 患者死亡率高达 76%。值得注意的是，为了更加准确的评估TBI 患者的昏迷情况，使用 GCS 评分法时，应在对患者使用镇静剂或气管插管操作之前进行评估。而且建议对患者进行动态监测，GCS 的下降或上升更能够准确评估 TBI 患者的预后情况。

（四）瞳孔检查

瞳孔检查主要涉及大小（3 ～ 4 mm）、对称（差异 < 1 mm）、对光反射等。脑疝的早期由于神经压迫，会出现双侧瞳孔大小不一、反应性降低等表现。TBI 患者瞳孔异常多提示不良预后。然而，由于各种主观及客观原因，如照明环境、检查人员专业性等因素，导致瞳孔检查不具备较高的敏感性及特异性。

三、院前处理（图 23-1）

（一）气道管理

TBI 的气道管理包括气道评估、氧疗、人工气道的建立及维护和撤除、呼吸支持治疗及人工气道并发症的防治等。院前救治气道管理的主要目是预防和纠正患者缺氧、痰液引流和防止误吸等。呼吸中枢正常、气道通畅、呼吸功能正常的患者可以通过自主呼吸或采用鼻导管或面罩吸氧等预防缺氧。咳嗽功能正常的患者可以通过鼓励咳嗽或辅助排痰措施来促进痰液排出。

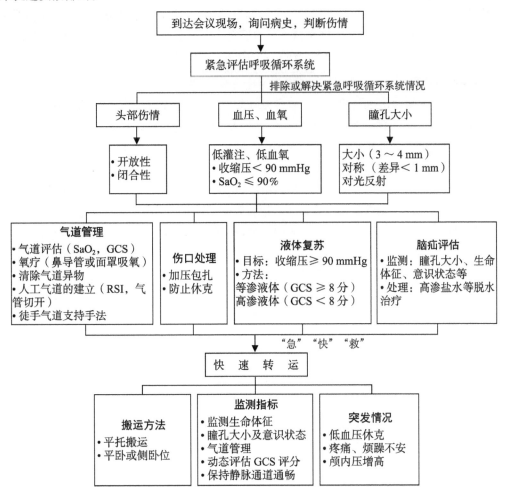

图 23-1 TBI 院前处理流程

TBI 重症（GCS ≤ 8 分）患者常因存在呼吸中枢障碍、气道不畅、呼吸功能不全等导致或加重缺氧。这类患者必须建立人工气道，呼吸功能不全的患者还需要进行机械通气。人工气道主要指快速诱导麻醉插管（rapid sequence intubation，RSI）和气管切开，也包括口咽通气道和喉罩等临时气道保护措施。RSI 作为建立人工气道的金标准，具有快速、可靠、安全等特点。研究显示，院前 RSI 可降低 TBI 重症患者的死亡率。此外，RSI 分为经口和经鼻两种方式，首选推荐经口插管。建立人工气道，应由技术娴熟的医师进行操作，过程应快速准确。浅昏迷或烦躁的患者应给予适当镇静、镇痛和（或）肌松剂等对颅内压影响较小的药物治疗。

如果现场不能进行 RSI 且气道反射消失，建议使用声门上气道设备（如喉罩）。如果气道反射存在或声门上气道装置不能置入，则应使用基本的徒手气道支持手法（常规为仰头提颏法）和装置（如口咽管、鼻咽管及喉管）。徒手开放气道时，应注意患者有无颈椎损伤，伴颜面损伤或 GCS 评分 ≤ 8 分时脊柱损伤的危险性大大增加，现场急救时应首选徒手方法固定脊柱，用推举下颌法（jaw thrust）开放气道。如推举下颌法操作困难，不能有效通气，仍应改用仰头提颏法进行通气。如果转运患者至创伤中心进行 RSI，应确保转运时间不超过 60 分钟。如果不能维持气道通畅性或转运至创伤中心的时间预计超过 60 分钟，可以考虑转运至就近的有抢救创伤能力的医疗机构。

（二）液体复苏

TBI 患者在持续出血的情况下，有效循环血容量会有所降低，致使平均动脉血压下降和脑灌注不足。这可能导致继发性损伤的增加及 TBI 患者预后的显著恶化。在院前环境中，应早期进行液体复苏以维持有效循环血容量和改善脑灌注。针对失血性休克和 TBI 并存患者，如失血性休克为主要问题，应持续进行限制性容量复苏；如 TBI 为主要问题，则进行相对宽松的限制性容量复苏以维持脑血流灌注。具体控制目标：对于无 TBI 的患者，在大出血控制之前实施可允许性低血压，应将收缩压维持在 80 ～ 90 mmHg；对于合并严重 TBI（GCS ≤ 8 分）的患者，应维持平均动脉压在 80 mmHg。TBI 院前指南建议治疗轻、中型 TBI 患者（GCS > 8 分）可使用等渗液体进行液体复苏，对于合并严重 TBI（GCS ≤ 8 分）的患者使用高渗溶液进行液体复苏。

出血控制之前常用于创伤性休克复苏的液体是与细胞外液化学组成比较接近的平衡液或等张等渗盐水。但等张等渗盐水与平衡液相比，可能影响凝血状态而导致出血增加，同时还会加重休克时代谢性酸中毒，导致功能和免疫系统受损，因此美国外科医师学会的高级创伤生命支持组推荐使用平衡液（如林格液）作为创伤性休克液体复苏的一线液体。

（三）TBI 的其他症状处理

1. 疼痛

疼痛是 TBI 患者常见的临床症状，因此院前处理过程中应注重疼痛的治疗。在 TBI 患者止痛治疗过程中，应考虑止痛药物作用的持续时间和对颅内压的影响。例如，短效阿片类药物（芬太尼）可能优于长效药物，因其有助于实施频繁的神经系统检查，并且在缓慢滴定时对血压的影响最小。

2. 脑疝

TBI 院前救治过程中，最重要也是最常见的就是预防脑疝形成，TBI 的患者需要连续监测脑疝的形成迹象。重点查体包括检查瞳孔是否对称、扩张和反应性及是否有去大脑强直的迹象、是否有血压和心率的变化、是否有精神状态的变化，GCS 急剧下降等表现均提示可能有脑疝形成。经验性治疗脑疝的典型高渗液是甘露醇。虽然甘露醇已广泛应用于院内治疗，但没有数据表明其在院前救治中的有效性，因此，目前不建议院前治疗使用甘露醇。高渗盐水被证明是 TBI 院前治疗的一种较好的选择。在 TBI 患者中，高渗盐水通过各种机制减少继发性损伤，包括对细胞调节的影响、减少脑水肿、导致颅内压降低的血管调节作用和改善外周灌注。因此高渗盐水可降低颅内压，并可作为脑疝患者的临时急救措施。

四、转诊后送注意事项

（1）TBI 患者转诊后送遵循"急""快""救"的原则。

（2）根据 TBI 患者病情及周边医疗情况，将 TBI 患者转运至适当的医疗机构。GCS 为 14～15 分或伴有头部外伤的 TBI 患者，非必须送至具备收治神经外科疾病患者能力的创伤中心。GCS＜9 分的颅脑损伤患者，应直接转运到具备下列条件的医院，包括能够立即做 CT 检查、尽快得到神经外科处理、能够进行颅内压监测、能够治疗颅高压等。

（3）转诊后送前确保转运途中所需药品及器械充足。

（4）正确对 TBI 患者进行病情评估，以确保转运过程中应对突发状况。①轻型 TBI （GCS 评分 13～15 分）对伴有头颅外伤的患者进行包扎止血，若伴有头颈或脊柱损伤，采用平托法搬运，转运途中询问患者病史，检测生命体征及瞳孔大小变化，电话告知收治医院做好收治准备。②中型 TBI（GCS 评分 9～12 分）在轻型 TBI 转运方案基础上，转运途中建立静脉通道，头偏向一侧防止误吸，保持呼吸道通畅，实时监测患者一般情况，对于躁动、疼痛的患者可使用镇静、止痛药物等对症处理。③重型 TBI（GCS 评分 3～8 分）在转运途中立即展开全方位的基础救治和高级生命支持。首先保持患者呼吸道通畅，及时清理呼吸道分泌物。对于未能行 RSI 患者，防止舌后缀。实时监测血压、血氧，对于路途较远的转运，动态（10～15 分钟）进行 GCS 评分及瞳孔观察。

参考文献

1. GEERAERTS T, VELLY L, ABDENNOUR L, et al. Management of severe traumatic brain injury（first 24 hours）. Anaesth Crit Care Pain Med, 2018, 37（2）: 171-186.
2. BADJATIA N, CARNEY N, CROCCO T J, et al. Guidelines for prehospital management of traumatic brain injury 2nd edition. Prehosp Emerg Care, 2008, 12（Suppl 1）: S1–S52.
3. MAREHBIAN J, MUEHLSCHLEGEL S, EDLOW B L, et al. Medical Management of the Severe Traumatic Brain Injury Patient. Neurocrit Care, 2017, 27（3）: 430-446.
4. VELLA M A, CRANDALL M L, PATEL M B. Acute management of traumatic brain injury. Surg Clin North Am, 2017, 97（5）: 1015-1030.
5. GOLDBERG S A, ROJANASARNTIKUL D, JAGODA A. Chapter 23-The prehospital management of traumatic brain injury. Handbook of Clinical Neurology. Elsevier Health Sciences, 2015: 367-378.
6. JIANG J Y, GAO G Y, FENG J F, et al. Traumatic brain injury in China. Lancet Neurol, 2019, 18（3）: 286-295.
7. BADJATIA N, CARNEY N, CROCCO T J, et al. Guidelines for prehospital management of traumatic brain injury 2nd edition. PrehospEmerg Care, 2008, 12（Suppl 1）: S1-S52.
8. KOU K, HOU X Y, SUN J D, et al. Current pre-hospital traumatic brain injury management in China. World J Emerg Med, 2014, 5（4）: 245-254.
9. 伦庆义 . 重型颅脑外伤院前急救研究进展 . 医学理论与实践，2015（20）：2746-2747，2742.
10. 中国医师协会急诊分会，中国人民解放军急救医学专业委员会，中国人民解放军重症医学专业委员会，等 . 创伤失血性休克诊治中国急诊专家共识 . 中华急诊医学杂志，2017，26（12）：1358-1365.

（周岩　张成业）

第二节　胸部创伤

一、前言

胸部创伤是导致严重创伤患者死亡的重要因素，院前早期急救至关重要。胸部的体表面积较大，受伤机会也较多，胸腔内有心脏、肺、气管及大血管，创伤后容易发生呼吸和循环功能障碍，由于胸部创伤院前伤情往往难以评估，以及缺乏致命性胸部创伤的典型临床征象而常常得不到及时的处理，严重影响患者预后。

据统计，胸部创伤发生率仅次于四肢和颅脑伤，居第 3 位。世界卫生组织资料显示，全世界 20% 的创伤患者因没有得到及时的现场救治而死亡，我国的创伤患者中，主要死于胸部伤者占 25%，另有 25% 的死因与胸部外伤有关。死亡多发生于现场，部分发生于运送途中，20% 左右发生在医院。因此，快速而有效的院前急救工作，对成功救治及降低患者死亡率至关重要。

严重胸部创伤的现场救治对参与救治的医师技术要求较高，特别是危重和情况紧急的伤员，院前急救为患者争取时间到达院内救治非常关键。院前创伤救治的培训可以降低创伤患者死亡率。国际上有关院前急救有两种观点：一种是"就地抢救（stay and play）"；另一种是"拉了就跑（scoop and run）"。我国因出诊现场转运伤员的救护人员是专业的院前医务人员，有较好的医学知识和相关的抢救技能和水平，主要采用"就地抢救"策略。

二、院前识别和评价

医护人员到达会议现场后应立即通过观察、触摸和听诊器简单的检查就要对伤员进行伤情大体判断。根据呼唤及检查瞳孔、呼吸、脉搏和外出血等情况迅速判断伤者生命体征，初步判断内脏损伤和肢体损伤情况。对危急伤情要立即进行急救处理，如胸部刀刺伤，特别是靠近中线的伤口，患者面色苍白、脉搏细速，要考虑心脏大血管损伤。

（一）采用 SAFE 路径开展院前急救

SAFE 路径包括：①呼喊 / 呼救（shout/call for help，S）；②现场环境评估（assess the scene，A），确保现场救援人员与患者的安全；③迅速接近患者，帮助脱离危险（free from danger，F）；④评估伤亡情况（evaluate the casualty，E），是否需要院前急救人员和物资增援。

（二）院前伤情评估顺序

按照创伤急救 ABCDE 程序（A 即 airway，颈椎保护下维持患者气道通畅；B 即 breath，呼吸和通气；C 即 circulation，循环 / 控制出血；D 即 dysfunction，功能障碍 / 神经状态；E 即 exposure，暴露患者 / 环境温度控制）进行伤情评估，在颈椎稳定下评估气道、呼吸和循环，迅速辨别和处理危及生命的情况：气道阻塞、通气障碍（张力性气胸、开放性气胸、大量血胸、连枷胸、双肺广泛挫伤）、循环障碍（大出血、心脏压塞、心搏骤停），决定是否启动心肺复苏。一般而言，严重通气障碍是比失血性休克更快的致死因素，须尽快解除。但应特别注意，在灾难性致命性大量出血时，快速控制失血优先于气道处理。

（三）院前评估方法

1. 物理诊断方法

（1）望诊：在现场或院前评估时，望诊重要，但易忽视。包括：呼吸频率和呼吸模式，这一指标常常是病情恶化的首要征象，需间隔一定时间后重复评估；胸壁伤口（特别是吸吮性胸部伤口）或胸壁擦挫伤；双侧胸廓活动是否对称、呼吸动度是否减弱，警惕伴反常呼吸的连枷胸或部分胸壁连同腹部运动的情况，一侧胸壁膨隆伴呼吸动度减弱提示张力性气胸等，呼吸动度减弱也可由疼痛、气胸或血胸引起；颈部伤口、皮下气肿或颈部肿胀、组织内积气导致的皮下组织肿胀提示气胸可能，颈部穿透伤可能伴气胸或血胸；颈静脉怒张，特别出现在低血容量时，这是一个矛盾的征象，只有在去除保护性颈托后才能发现；咯血可能是气管、支气管损伤或肺挫伤的表现，也可能是面部损伤出血引起鼻出血经咽部咯出。

（2）触诊：包括肿胀，捻发音或握雪感提示皮下气肿；胸壁压痛或骨折，喉部捻发音、气管移位提示张力性气胸；如果现场环境安静，有经验的医师应进行叩诊；必须检查背部及腋窝，避免漏诊后壁、侧壁胸部创伤。

（3）听诊：由于现场环境混乱和噪音，听诊往往很难进行。在环境条件许可时，应在侧胸壁和腋前区听诊，避免对侧呼吸音传导造成误听。

2. 基本观察指标

这些指标每隔 10 分钟或患者病情变化时需重新评估和记录。①所有创伤患者都应该记录呼吸频率、外周动脉（桡动脉）脉搏和意识水平（警觉性、对声音反应、对疼痛反应、无反应）。②如果院前急救人员知识和技能允许，则需增加血氧饱和度（pulse oxygen saturation，SpO_2）监测、血压测定、意识水平和心电图监测。

3. 收集和分析致伤机制

由于胸部创伤、特别是纵隔损伤可能没有明显的外部损伤，收集和分析致伤机制对指导后续评估和治疗非常重要，也可提示腹部或骨盆等部位致命伤的存在。对于交通伤，记录撞击速度及减速度、安全带、气囊或其他安全保护装置是否使用或打开，在事故发生时有无车辆或地面变形等。对于高处坠落伤，记录坠落高度及落地地面情况，有无空中阻挡物。

4. 转运决定

随时考虑是否需要立即将患者转送入院。胸部创伤伤情变化很快，除非院前急救人员训练有素、具有足够的专业技能可以进行必要的干预，否则应尽快将患者转送入院。需综合分析致伤机制和条件（如现场到医院的时间和转运方式）等因素，决定在现场暴露患者行伤情评估和处理还是快速转运到医院。

5. 伤情评估准确性的影响因素

现场伤情评估的准确性依据评估人员的经验而不同，现场救援第一反应者（志愿者）评估的准确性肯定低于有经验的急救医师。根据急救技能实施需要，现场适当暴露患者身体利于伤情评估和现场干预。全面评估需要完全暴露患者身体以便正确评估患者前、后、左、右损伤情况，同时注意避免低体温及受凉，因此不鼓励对患者进行不必要的暴露。

6. 开放性气胸的诊断

指因为外伤、包括刀伤、车祸外伤、撕裂伤等导致胸壁破损，进而造成的胸腔开放。患者会出现大量的出血，表现为肺直接被大气压压缩掉。

7. 张力性气胸的诊断

（1）在短暂的院前阶段，特别是钝性胸部创伤，很少发生张力性气胸。由于在张力性气胸发生前多数已实施胸腔穿刺术，因此很难确切估计发生例数。文献报道，张力性气胸发生率＜6%，其更多发生在正压通气时。

（2）临床表现：如果多发伤患者有不明原因的病情恶化，应特别注意张力性气胸，如果没有发现局部体征，应考虑双侧气胸可能。清醒患者通常症状是胸痛、呼吸窘迫、伴心动过速和患侧呼吸音减弱者占 50% ～ 75%；在机械通气患者，通常表现为 SpO_2 降低和血压下降致病情迅速恶化，气道高压、胸壁运动减弱和呼吸音减弱占 33%。

三、院前处理

（一）一般处理

（1）颈椎保护下保持气道开放：采用没有头部倾斜的仰头提颏法打开气道，检查并吸引或用手指清除口腔及上呼吸道内的阻塞物（分泌物、黏膜、血液、呕吐物、假牙、骨碎片、异物等），保持气道通畅；如患者意识丧失并伴咽反射消失，需放置口咽通气道暂时维持呼吸；对于可能无力维持气道完全开放者，需气管插管。

（2）给氧和通气支持：高流量面罩给氧（15 L/min），人工通气频率 12 ～ 16 次 / 分。

（3）封闭包扎胸部开放性伤口。

（4）胸部伤口敷料加压包扎止血。

（5）连枷胸的暂时胸壁手法固定，维持 SpO_2 ＞ 95%，如果出现严重呼吸困难应给予气管插管。

（6）张力性气胸针刺减压。

（7）快速麻醉诱导不常使用，只能由有经验的医师操作。

（8）如果患者出现休克或多发伤，应立即转送入院，有指征者途中行气管插管和静脉补液。除非转运时间很短，院前急救人员在紧急转运前不应坐等医师和医疗支援的到来。转运时间长时，应考虑用直升机转运，或先将患者及时转运至途中与医师或医疗支援汇合，以节约宝贵的抢救时间。

（二）开放性气胸的处理

采用消毒敷料封闭胸壁的开放伤口，敷料的三边用胶布封闭，将开放性气胸变为闭合性气胸，也防止张力性气胸的发生，一旦出现张力性气胸征象，应及时开放覆盖的敷料减压。

（三）张力性气胸针刺减压

1. 指征

一经确诊，立即排气。

2. 技术操作要点

（1）避开厚实的肌肉、乳腺组织及皮下气肿区域。

（2）首选穿刺点在锁骨中线第 2 肋间。研究表明，找准解剖位置的准确度不高，因此，要求操作者必须熟悉解剖标志。

（3）标准的 14 G 穿刺套针长 4.5 cm，取决于患者体型，有可能长度不够穿透胸壁以致不能减压所有张力性气胸。

（4）穿刺导管也可因血液、组织或扭曲堵塞导致穿刺减压效果不好，因此穿刺导管针进胸后如果无明显的气体溢出，穿刺针应连接一个注射器推 2 mL 气体确保导管通畅。针刺减压效果不好的其他原因包括：原有肺病患者局限性张力性气胸或肺破口大致使气体聚集在胸膜腔的速度比从狭小的穿刺针抽出的速度快。

（5）如果胸壁厚导致前路针刺减压失败，应在胸壁厚度薄一点的第 5 肋间隙腋前线尝试穿刺。如果在这两点针刺减压都失败，对确诊为张力性气胸的患者，可行胸腔闭式引流术。一般情况下，针刺减压已足以达到减压效果。

（6）针刺减压不能用于单纯气胸或血胸。

（7）如果误诊张力性气胸而行针刺减压，有造成医源性气胸或医源性张力性气胸的风险。

（8）包括在转移途中，如需反复针刺减压，应持续观察和再次评估，张力性气胸再次形成者，穿刺应在靠近最初成功的区域进行。

（四）气管插管

1. 指征

（1）连枷胸的浮动胸壁广泛，一般暂时固定不能改善严重通气障碍和低氧血症，需要正压通气支持。

（2）双侧广泛肺挫伤致严重通气障碍，需要尽早正压通气支持。

（3）判断为主支气管断裂引起的张力性气胸，行胸腔引流后呼吸窘迫恶化。

2. 技术操作要点

（1）连枷胸反常呼吸和广泛肺挫伤需要正压通气时，常规行气管插管，使用呼吸机。

（2）主支气管断裂时，全部潮气量从断裂处逸出，应做选择性单侧（健侧）插管，以保证健侧通气。

（五）心包穿刺术

院前心包穿刺术没有证据，操作困难且可能损伤心脏。试图利用穿刺将凝固性心包积血抽出是不大可能的，而且也阻止不了心室到心包腔的持续性出血。

（六）液体通道

建立液体通道的主要目的是镇痛和进行必要的输液。最好在转运途中建立液体通道以免延长现场滞留时间。遵循低压复苏原则，液体入量以能维持桡动脉搏动即可，大量液体输入对胸部创伤患者有害。

（七）镇痛

应该常规镇痛，除非患者有迫切需处理的损伤。镇痛的选择主要取决于医师的技能水平。主要包括：①手法夹板固定或枕头维持体位；②静脉注射吗啡（并考虑增加止吐药）；③静脉注射氯胺酮；④儿童可经鼻腔使用二乙酰吗啡；⑤局部麻醉剂肋间神经阻滞等。

（八）体位

具体如下：①侧卧位时，健侧向下，因为向上的 1/3 胸部通气—灌注最佳；有气道污染者（气道内积血或呕吐物）则患侧向下。②单侧连枷胸，患侧卧位类似于夹板可控制胸壁浮动和止痛。③前壁型连枷胸，可手法稳定胸壁。④单纯胸部创伤、意识清楚、无颈部疼痛及其他部位明显疼痛或损伤者，最理想的体位是坐立位，在平躺时患者依靠胸壁肌肉自身固定的能力会减弱，避免长时间仰卧在平板床上。⑤致伤机制明确、无意识的胸部创伤患者需要全脊柱制动。

四、转诊后送注意事项

（一）现场处置后不需转运至医院诊治的情况

具体如下：①无明显致伤机制。②无明显伴发疾病。③无明显损伤及胸部创伤迹象。④外观正常（包括呼吸频率）。⑤GCS 15 分。⑥行为正常，具备上述条件的非特殊年龄患者。儿童和老年患者仍应转运至医院全面评估。因为老年胸部创伤患者可能因伴发疾病、呼吸储备不足，即使胸部创伤轻微也可能造成严重后果。儿童患者在伤后短时间内对创伤可较好代偿，休克征象往往出现较晚；儿童常在胸壁外伤很轻甚至没有的情况下，有严重胸腔内损伤的可能；儿童肋骨骨折表明致伤暴力明显，可能存在严重胸部创伤。

（二）冲击伤

注意事项如下：①任何爆炸致伤的患者都应转送至医院。②没有鼓膜损害不能排除肺爆震伤。③免于遭受爆炸碎片伤也不能排除肺爆震伤。④院前处理需更多支持。

（三）异物存留

注意事项如下：①刀或其他刺入胸部的穿透性物体应原位保留，不能随意拔除。②转运过程中妥善保护异物以防进一步移动。③随心脏搏动的穿透性异物，不能用绷带或纱垫压迫包扎。④休克、呼吸困难者可因烦躁不安和意识迷惑，试图拔出插入胸部的锐器而给自己和救援者带来危险，因此，搬运或转运途中须加倍小心和严密观察。

（四）心搏骤停

胸部创伤后，导致心搏骤停的潜在的可逆因素有缺氧、低血容量、张力性气胸和心脏压塞。应针对这些因素进行处理，但复苏成功者罕见。

（五）院前预警、院前院内交接

针对所有时间紧迫的严重胸部创伤或潜在严重胸部创伤患者的转运，院前急救人员须向接收医院急诊室提前预警，通知具备处理这些创伤能力的专科医师到达急诊室待命。由于获得胸部创伤救治的恰当专业技术支持的时间可能会比其他预案长，因此，此类预警应在合理时间范围内越早越好。选择接收医院时须考虑到能有恰当的专业技术支持，即有心胸外科及专科设备。预警内容包括致伤机制、可疑损伤、目前观察到的情况（呼吸、脉搏、血压）、已进行的处理、预定到达时间。

参考文献

1. BOUZAT P, RAUX M, DAVID J S, et al. Chest trauma: First 48 hours management. Anaesth Crit Care Pain Med, 2017, 36（2）: 135-145.

2. MCDONALD JOHNSTON A, ALDERMAN J E. Thoracic injury in patients injured by explosions on the battlefield and in terrorist incidents. Chest, 2020, 157（4）: 888-897.

3. HARRELL K N, BROOKS D E, PALM P H, et al. A comparison of prehospital nonphysician and hospital physician placed tube thoracostomy. Am Surg, 2020, 86（7）: 841-847.

4. SWAROOP M, STRAUS D C, AGUBUZU O, et al. Prehospital transport times and survival for Hypotensive patients with penetrating thoracic trauma. J Emerg Trauma Shock, 2013, 6（1）: 16-20.

5. HAUT E R, KALISH B T, COTTON B A, et al. Prehospital intravenous fluid administration is associated with higher mortality in trauma patients: a National Trauma Data Bank analysis. Ann Surg, 2011, 253（2）: 371-377.

6. 刘维永，蒋耀光. 胸部创伤. 长春：吉林科学技术出版社，1999：25-39.

7. 中华医学会创伤学分会创伤危重症与感染学组，创伤急救与多发伤学组. 胸部创伤院前急救专家共识. 中华创伤杂志，2014，30（9）: 861-864.

8. 中华医学会创伤学分会交通伤与创伤数据库学组，创伤急救与多发生学组. 严重胸部创伤救治规范. 中华创伤杂志，2013，29（5）: 385-390.

（王怀宇）

第三篇

第三节　腹部创伤

一、前言

腹部受外力打击后会导致腹部创伤。由于腹腔内有肝、脾这样血供极其丰富的脏器，当腹部遭受打击时，一旦实质脏器破裂，血液马上会充满腹腔。而且由于从外部无法止血，稍一拖延，病情就会恶化。所以，会务期间采取必要的急救措施十分重要。腹部创伤发生突然，由于损伤范围广泛，进展快速，常需要跨学科诊治，存在一定的临床误诊、漏诊可能，死亡率较高。

腹部创伤的关键问题在于判断有无内脏器官的损伤，如果只有单纯腹壁外伤，对生命并没有多大威胁，而重要的是内脏损伤后所引起的大出血与休克、感染与腹膜炎，病情多危重，如不及时诊治，则危及伤员的生命。腹部创伤发病率占各种损伤的 6% ～ 14.9%，单部位伤少，多发伤多，多合并颅脑损伤、胸部创伤，总体病死率高达 8% ～ 25%。

临床救治腹部创伤为主的多发伤是一个动态过程，需要通过各种综合性手段才能有效挽救患者生命。在严重创伤发生后的前 10 分钟是救治患者的白金时间，前 1 小时也被称为黄金时间。腹部创伤的死亡率与伤后至确定性手术时间的长短有密切关系，伤后 2 小时内获得正确治疗者，90% 可望治愈，但随着时间的延迟，死亡率明显增加。故要降低死亡率，首先要尽力缩短伤后至确定行手术时间，同时要提高抢救及诊治技术，防止漏诊。快速对患者伤情进行评估和诊断，再结合系统性的病因治疗和救命性措施，是临床治疗的关键，更是降低致死率、致残率的关键。

腹部伤可分为开放伤和闭合伤两大类：开放伤腹部损伤以战时最多见，主要是火器伤引起，亦可见于利器伤所致。如为贯通伤，则有入口和出口，非贯通伤只有入口没有出口。开放伤又可分为穿透伤和非穿透伤两类，前者是指腹膜已经穿通，多数伴有腹腔内脏器损伤，后者是腹膜仍然完整，腹腔未与外界交通，但也有可能损伤腹腔内脏器。闭合性腹部创伤由挤压、碰撞和爆震等钝性暴力等原因引起，也可分为腹壁伤和腹腔内脏伤两类。与开放伤比较，闭合性损伤具有更为重要的临床意义。因为，开放性损伤即使涉及内脏，其诊断常较明确。闭合性损伤体表无伤口，要确定有无内脏损伤，有时是很困难的。如果不能在早期确定内脏是否受损，很可能贻误手术时机而导致严重后果。

二、院前识别和评价

单纯腹壁损伤的症状和体征一般较轻，常见为局限性腹壁肿、痛和压痛，有时可见皮下淤斑。它们的程度和范围并不随时间的推移而加重或扩大。单纯腹壁损伤通常不会出现恶心、呕吐或休克等表现。伴有腹腔内脏器损伤时，其临床表现取决于受损脏器的性质和受损程度。总体上说，腹内实质性脏器（肝、脾、肠系膜等）破裂的主要临床表现是内出血，表现常以休克为主，腹内空腔脏器损伤（肠胃、胆囊、膀胱等）破裂的主要临床表现是腹膜炎等。

（1）了解受伤过程和体征是诊断腹部损伤的主要内容，但有时因伤情紧急，了解受伤史和检查体征常与一些必要的治疗措施（如止血、输液、抗休克、维持呼吸道通畅等）同时进行。

（2）详细了解受伤史，包括受伤时间、受伤地点、致伤条件、伤情、受伤至就诊前的伤情变化和就诊前的急救处理。伤者有意识障碍或因其他情况不能回答问话时，应向现场目击者或护送人询问。

（3）腹部创伤不论是开放伤或闭合伤，首先应确定有无内脏损伤，再分析脏器损伤的性质、部位和严重程度，同时还应注意有无腹部以外的对生命威胁较大的多处损伤，以便早期做出正确诊断，及时治疗。

（4）全身情况的观察，包括脉率、呼吸、体温和血压的测定，注意有无休克征象。

（5）全面而有重点的体格检查，包括腹壁皮肤有无出血、淤斑、确定是闭合伤或开放伤；腹部有无压痛，肌紧张和反跳痛的程度及范围；是否有肝浊音界的改变或移动性浊音；直肠指检是否有阳性发现等。还应注意腹部以外部位有无损伤。

（6）进行必要的化验检查。腹内有实质性脏器破裂而出血时，红细胞、血红蛋白、血细胞比容等数值可见下降，白细胞计数则略见升高，空腔脏器破裂时，白细胞计数可明显上升。尿常规检查有助于发现泌尿器官的损伤，如有血尿，则提示尿路损伤。胰腺损伤时，血尿淀粉酶数值多有升高。

（7）如伤情允许，可做 X 线检查，如腹部透视或平片，可观察有无气腹、膈肌位置及其活动范围，有无金属异物及其位置，还可显示有无脊柱及骨盆骨折。低位肋骨骨折，应注意有无肝、脾破裂。

（8）疑有实质性脏器损伤和腹腔内出血者，病情许可时，可做诊断性腹腔穿刺。诊断性腹腔穿刺术：穿刺前应排空膀胱，穿刺点在腹部的左上、右上、左下及右下等 4 个象限内，一般选左下或右下象限穿刺。取脐与髂前上棘连线中外 1/3 交界处为穿刺点。上腹部穿刺时，沿腹直肌外缘选择进针点。患者仰卧或侧卧，于伤侧用针尖斜面短的 18 号针头进行穿刺（针尖斜面朝外），当针头阻力减小时，表明已刺入腹腔，即可抽吸，边退针边抽吸。吸出不凝血液或混浊液体，即为阳性。如穿刺技术无误，即可明确诊断腹腔内出血或空腔脏器穿孔。

（9）超声检查对内脏的外形、大小及腹腔内积液的检查有一定帮助，但假阳性和假阴性较多。

三、院前处理

（1）首先把受伤者搬运到安全的地方，让受伤者静卧，在膝下用衣服、毛毯、枕头等垫起来，使腹部肌肉松弛。

（2）为了防止受伤者在呕吐时的呕吐物进入喉咙，应让其头偏向一侧。为防止出现面色苍白、脉搏微弱等休克症状的发生，要把受伤者的腿尽量抬高，并用毛毯保温。

（3）如果内脏脱出，请注意，千万不要用手触摸。这时可用干净的纱布或换药弯盘把脱出来的内脏覆盖住，防止受压。覆盖后用纱布包扎固定。如果脱出的肠管有绞窄可能，可将伤口扩大，将内脏送回腹腔，因为此时主要处理的问题是肠坏死而不是感染。

（4）在完成诊断及处置的同时，要快速呼叫救护车。

（5）注意检查有无立即威胁生命的情况存在，并应迅速予以处理，首先要注意检查有无呼吸道阻塞和呼吸道功能障碍，清除呼吸道分泌物和异物，维持呼吸道通畅；止痛（未明确诊断前，禁用吗啡等止痛剂）和补充液体，当休克发生后，必须快速输液，以尽快恢复血容量，使血压回升，输入的静脉最好先用上肢，因为在腹部伤中，可能有下腔静脉系统的血管损伤，用下肢输血有增加内出血的可能。以腹腔脏器为主的多发患者大多存在不同水平的休克，急诊救治时首先需要确保患者呼吸道畅通，必要时气管插管，快速建立静脉通路，维持患者的正常体温、血压稳定，必要时进行镇静、镇痛，坚持救命第一的原则，密切注意患者病情改变、生命体征等，以期挽救患者生命。

（6）脱出的内脏如有破裂，为防止内容物流出，可在肠破口处用钳子暂时钳闭，将钳子一并包扎在敷料内，随伤后送。如果腹壁大块缺损，脱出脏器较多，在急救时应将内脏送回腹腔，以免因暴露而加重休克。

（7）疑有内脏伤者，一律禁食，必要时可放置胃肠减压管抽吸胃内容物。有尿潴留的伤员应导尿做检查，并留置导尿管，观察每小时尿量。

四、转诊后送注意事项

（1）急救处理后，在严密的观察下，尽快后送。

（2）后送途中，要用衣物垫于膝后，使髋膝呈半屈状以减轻腹壁张力，减轻伤员痛苦。

（3）用湿纱布覆盖内脏。目的是防止内脏暴露在空气中，造成肠管干燥，容易发生穿孔。

（4）在急救的同时要注意观察受伤者的脉搏和呼吸，并采取相应的急救措施。

参考文献

1. 汪继平，何平，孙晓敏，等.简阳市人民医院急诊创伤就诊及转归流行病学分析.预防医学情报杂志，2020，36（5）：619-623.
2. OGURA T，LEFOR A T，NAKANO M，et al. Nonoperative management of hemodynamically unstable abdominal trauma patients with angioembolization and resuscitative endovascular balloon occlusion of the aorta. J Trauma Acute Care Surg，2015，78（1）：132-135.
3. GAD M A，SABER A，FARRAG S，et al. Incidence，patterns，and factors predicting mortality of abdominal injuries in trauma patients. N Am J Med Sci，2012，4（3）：129-134.
4. 曹峰，张嘉煜，陈佳楠.腹部创伤为主严重多发伤患者的手术治疗效果观察.浙江创伤外科，2017，22（6）：1168-1169.
5. 丁连仁.羟考酮超前镇痛对腹部闭合性损伤急诊手术患者神经系统敏感性及炎症反应水平的影响.医学临床研究，2020，37（4）：573-575，579.
6. 刘平，胡蓉，谢胜德，等.急性创伤患者病死率与急诊室滞留时间相关性因素分析.临床合理用药杂志，2020，13（16）：147-148.

（周海洋）

第四节　四肢和脊柱创伤

一、前言

四肢和脊柱创伤主要包括骨与关节损伤及软组织损伤，骨与关节损伤以四肢和脊柱骨折、软骨损伤及关节脱位为主。骨折指骨的完整性和连续性中断。关节脱位指组成关节各骨的关节面失去正常的对合关系。

世界上每年约有超过 500 万人因四肢和脊柱创伤而死亡。随着工业、建筑业、交通运输业的发展和人口老龄化问题日益突出，四肢和脊柱创伤逐年增加。四肢骨折呈现出明显的双峰样分布，青壮年患者多属于高能量损伤，容易出现开放性骨折，常合并韧带、血管、神经等其他组织的损伤，老年患者多属于低能量损伤，由于存在骨质疏松，导致骨折发生率增加。脊柱骨折发生率逐年增加，60% ～ 70% 的脊柱骨折发生在胸腰段，其中爆裂性骨折占胸腰段骨折的 10% ～ 20%。由于脊柱的稳定性遭受严重的破坏，患者伤情相对较复杂。

骨折可分为外伤性骨折、病理性骨折和疲劳性骨折。外伤性骨折是造成骨折最主要的原因；病理性骨折是指由于骨本身原已存在的疾病使骨的强度减弱；疲劳性骨折是指正常骨受到反复的低于抗拉强度极限的负荷作用，造成骨结构破坏，形成应力骨折。

软组织损伤指软组织或骨骼肌肉受到直接或间接暴力，或长期慢性劳损引起的一大类创伤综合征。组织受创后出现微循环障碍、无菌性炎症，致使局部肿胀疼痛。

四肢和脊柱创伤在院前急救中很常见。如果处理不当会导致低血容量性休克，特别在开放性骨折中经常发生。脊柱骨折脱位往往并发脊髓或马尾神经损伤，病情严重者可致截瘫，甚至危及生命。因此，有效的止血和妥善的固定是常规的处理方法。通过给予患者麻醉，包扎伤口，复位骨折断端、妥善固定，并观察肢体末梢血运循环和感觉功能的变化等院前处理措施可降低四肢和脊柱创伤导致的病死率和致残率。

二、院前识别和评价

四肢和脊柱创伤要遵循流程化的院前识别和评价，才可以降低潜在并发症的发生率。标准的院前识别和评价主要包括初期评估和再次评估。

（一）初期评估

在确认施救现场安全后，评估主要遵循急救的 ABCDE 原则（A 开放气道，B 人工呼吸，C 胸外按压，D 电除颤，E 药物支持治疗）。所有的患者均应给予高流量氧气供应（15 L/min）。影响气道和呼吸的因素应该优先处理。但若存在大出血，则优先止血，否则患者可能会因为低血容量而导致死亡。根据患者创面出血的情况进行初期评估（表 23-2）。

表 23-2　初期评估

出血量情况	处置措施
大量喷射性出血	止血，ABCDE
无喷射性大出血	ABCDE
中等出血	ABCDE
很小的创口	再次评估

骨折的出血可能比较明显，也可能是隐匿性出血。股骨的闭合性骨折出血量为 1000 ~ 1500 mL，胫骨的闭合性骨折出血量为 500 ~ 1000 mL。如果是开放性骨折，这些出血量将会成倍增加。对于四肢的开放性骨折，一定要考虑到低血容量性休克发生的可能。

（二）再次评估

在完成初期评估后，再对患者进行再次评估。院前急救者最好要仔细观察会议周围的环境，以便对患者的受伤机制进行推测。假如患者可以说话，院前急救者需要获取关于患者的"AMPLE"信息，即过敏史（allergies）、服用药物史（medication）、既往史（past medical history）、最近吃的食物（last ate）、受伤机制（clinical events）。还有判断患者是否存在破伤风感染的痉挛状态，这会影响患者的转运。患者受伤时间也要进行记录。

如果患者被卡住，光线很暗或周围环境复杂，需将患者转移至户外进行评估。如果患者身着防护服或安全帽，则不要脱掉，因为它可以对抗出血和软组织肿胀。

肌肉骨骼系统损伤的检查需遵循"视、触、动"的评估顺序。如果存在非常明显的骨折，则没有必要去详细检查，这样会给患者带来更多疼痛。

开放性骨折要仔细评估，最好留下影像学资料，以便给后方医师提供详细的信息。用生理盐水或生理盐水浸泡的软垫将创面的污染物冲洗掉，并擦除，用无菌性敷料覆盖创面，直到手术室才打开。

对肢体的畸形进行评估，来决定是否需要包扎或进行固定。在操作前后，要对患肢的血管神经状态进行评估，并同对侧肢体比较末梢的毛细血管充盈状态。神经血管状态的改变间接提示要对患肢进行立即重新对位。在充分的麻醉下，沿肢体纵轴进行纵向持续牵引，并施行手法复位，纠正肢体至中立位。如果神经血管状态无任何改变，患者需紧急送往医疗救治中心。若神经血管状态变得更差了，则将骨折断端归到原位，临时固定后，紧急送往医院。

简单的骨折伴脱位需尽快复位到正常状态。踝关节的骨折脱位最为常见，但必须由有经验的医师进行复位，然后进行夹板临时固定，紧急送往医院。

三、院前处理

（一）骨与关节损伤的院前处理

骨折，特别是严重的骨折，如股骨骨折等常是全身严重多发性损伤的一部分，多由高能量暴力损伤导致，因此，现场急救不仅要注意骨折的处理，更重要的要注意全身情况的处理。骨折急救的目的是用最为简单而有效的方法抢救生命、保护患肢、迅速转运，以便尽快得到妥善处理。

1. 抢救休克

首先检查患者全身情况，如处于休克状态，应注意保温，尽量减少搬动，有条件时应立即输液、输血。合并颅脑损伤处于昏迷状态者，应注意保持呼吸道通畅。

2. 包扎伤口

开放性骨折，伤口出血绝大多数可用加压包扎止血。大血管出血，加压包扎不能止血时，可采用止血带止血，最好使用充气止血带，并应记录所用压力和时间。创口用无菌敷料或清洁布类予以包扎，以减少再污染。若骨折端已戳出伤口，并已污染，又未压迫重要血管、神经者，不应将其复位，以免将污物带到伤口深处。应送至医院经清创处理后，再行复位。若在包扎时，骨折端自行滑入伤口内，应做好记录，以便在清创时进一步处理。

3. 妥善固定

固定是骨折急救的重要措施。凡疑有骨折者，均应按骨折处理。闭合性骨折者，急救时不必脱去患肢的衣裤和鞋袜，以免过多地搬动患肢，增加疼痛。若患肢肿胀严重，可用剪刀将患肢衣袖和裤脚剪开，减轻压迫。骨折有明显畸形，并有穿破软组织或损伤附近重要血管、神经的危险时，可适当牵引患肢，使之变直后再行固定。固定可用特制的夹板，或就地取材用木棍、树枝等。若无任何可利用的材料时，上肢骨折可将患肢固定于胸部，下肢骨折可将患肢与对侧健肢捆绑固定。脊柱骨折，需要特制的颈托和胸腰托进行固定，防止在搬运过程中对脊髓造成再次损伤。

急救固定的目的：①避免骨折端在搬运过程中对周围重要组织，如血管、神经、内脏的损伤；②减少骨折端的活动，减轻患者疼痛；③便于运送；④迅速转运，患者经初步处理，妥善固定后，应尽快地转运至就近的医院进行治疗。

4. 急救搬运

脊柱骨折者从受伤现场搬运至医院内的急救搬运方式至关重要。搬运过程中应遵循轴向搬运法原则，采用担架、木板或门板送送。先使伤员双下肢伸直，担架放在伤员一侧，搬运人员用手将伤员平托至担架上；或采用滚动法，使伤员保持平直状态，成一整体滚动至担架上。无论采用何种搬运方法，都应该注意保持伤员颈部的稳定性，以免加重颈脊髓损伤。

（二）软组织损伤的院前处理

软组织损伤以踝关节扭伤居多，约占骨骼肌肉系统损伤的 25%。踝关节扭伤紧急处理措施主要遵循 rice 原则，具体如下。rest（休息）：停止走动，让受伤位静止休息，减少进一步损伤；ice（冰敷）：让受伤部位温度降低，缓解疼痛抑制肿胀，注意不要直接将冰块敷在患处，可用湿毛巾包裹冰块，以免冻伤；compression（加压）：使用弹性绷带包裹受伤的踝关节，适当加压，以减轻肿胀，注意不要过度加压，否则会加重包裹处以远肢体的肿胀、缺血；elevation（抬高）：将患肢抬高，高于心脏位置，增加静脉和淋巴回流，减轻肿胀，促进恢复。

四、转诊后送注意事项

对于四肢和脊柱创伤的患者进行转运后送时，需要对以下几个方面进行监测，及时给予对症支持治疗。

（一）神经、血管状态

定时监测并记录患者的生命体征及血管神经状态的变化。四肢和脊柱创伤患者的神经、血管损伤多由骨折引起。血管内膜损伤可能会进展为血栓形成，导致循环障碍。骨折断端固定不稳，会导致血管及神经继发损伤。血管损伤会出现肢体远端脉搏的突然消失，肢体皮温降低，敷料血性渗透。此时给予调整骨折断端固定、吸氧等支持性治疗，紧急转往医院行后续治疗。

（二）休克

四肢骨折常伴有隐匿性出血，导致失血性休克。骨折未固定或固定不稳的伤员出血风险显著增加，也将导致休克发生。此时要监测生命体征。

（三）骨筋膜间室综合征

患者骨筋膜间室综合征最常发生于前臂掌侧及小腿的前、后、外侧间室。肢体固定过紧会引起人为的骨筋膜间室综合征的发生。一旦发生，必须在4小时以内行筋膜切开减压术，否则会出现不可逆的损伤，导致截肢。所以，转运后送前要对患肢发生骨筋膜间室综合征的风险进行评估，筛选出高危的患者。肢体疼痛增加及被动牵拉痛都是骨筋膜间室综合征发生的早期症状，无脉及感觉功能异常是晚期症状。中枢神经系统损伤导致的昏迷及意识丧失的伤员无法对临床检查做出反应，可直接测量筋膜间室的压力。出现骨筋膜间室综合征时，立即松开固定，并转向就近的医疗救治机构，在4小时内行筋膜切开减压术。

（四）脂肪栓塞综合征

常发生于长管状骨骨折（如股骨）。脂肪栓塞综合征的临床表现是伤员出现快速进展的呼吸窘迫综合征。严重程度从缺氧及呼吸急促到呼吸窘迫，需要插管及机械通气辅助呼吸。当发生脂肪栓塞综合征时，应给予吸氧支持，对于严重的伤员，应插管及辅助机械通气，并转到医院进行后续治疗。

（五）肺栓塞

肺栓塞多急性起病，而脂肪栓塞多隐匿性起病，症状可从呼吸窘迫及胸部疼痛发展为心搏骤停。另外，肺栓塞经常出现颈静脉扩张。应给予吸氧支持，对病情严重的伤员，应给予插管及辅助机械通气。

参考文献

1. ADIB-HAJBAGHERY M, MAGHAMINEJAD F, RAJABI M. Efficacy of prehospital spine and limb immobilization in multiple trauma patient. Trauma Mon, 2014, 19（3）：e16610.
2. MONTOCCHIO-BUADÈS C, DAURAT M, DUCOMBS M, et al. Management of a polytrauma in the maritime environment. Int Marit Health, 2018, 69（2）：126-128.
3. HUSSMANN B, LENDEMANS S. Pre-hospital and early in-hospital management of severe injuries：Changes and trends. Injury, 2014, 45（suppl 3）：S39-S42.
4. FICKE J R, POLLAK A N. Extremity war injuries：development of clinical treatment principles. Am Acad Orthop Surg, 2007, 15（10）：590-595.
5. STEWART S K, KHAN M. Emergent management of the suspected pelvic fracture：challenges in the obese patient. R Army Med Corps, 2018, 164（6）：432-435.

（李松林　张金康）

第五节 烧伤与烫伤

一、前言

烧伤是指物理和化学因素造成体表和深部组织的损害，是致伤因素作用于体表造成的皮肤、皮下组织及更深层组织的损伤，即有一定范围和深度的皮肤和皮下组织的损害。临床上习惯把火力造成的损伤称为烧伤，其他原因引起的高温性损伤称为烫伤。临床上常见的烧伤原因有热力烧伤、放射性烧伤、化学性烧伤和电烧伤四种。

烧伤为平时或战时常见外伤。平时烧伤发生率为外科住院患者的 3% ～ 5%，常见于生产事故、天灾人祸和生活意外。会议现场的烧伤多属于生活意外。在现代战争条件下，随着燃烧武器的发展和广泛应用，烧伤的发生率越来越高。在应用常规武器的条件下，根据近几次战争的统计，烧伤的发生率一般为 3% ～ 16%，越南战争为 3%，第四次中东战争为 31.8%，马岛战争为 14%。如果发生核武器战争，烧伤的发生率不但大大增加，而且会在短时间内成批发生。根据第二次世界大战期间的统计，美国在日本广岛、长崎投下的两颗原子弹，每颗原子弹爆炸烧伤约 5 万人，烧伤发生率为 60% ～ 80 %。因此，做好平时和战时烧伤的防治工作是很重要的。

二、院前识别和评价

医护人员到达会议现场后应立即查看并评估患者的烧伤程度。烧伤程度主要包括烧伤面积和烧伤深度两方面。

（一）面积估计

以烧伤区占全身体表面积的百分率来计算。中国人体表面积的计算常用中国九分法和手掌法，既简单实用，又便于记忆，两者常结合应用。

1. 中国九分法

即将全身体表面积划分为若干 9% 的倍数来计算（表 23-3）。

表 23-3　人体表面积估计的中国九分法

部位	体表面积（%）	分部位	体表面积（%）
头颈部	9×1	头部 面部 颈部	3 3 3
上肢	9×2	双手 双前臂 双上臂	5（2.5×2） 6（3×2） 7（3.5×2）
躯干	9×3	躯干前 躯干后 会阴	13 13 1
下肢	9×5+1	双足 双小腿 双大腿 双臂	7（3.5×2） 13（6.5×2） 21（10.5×2） 5（2.5×2）

成人：头颈9%；双上肢各占9%；躯干前后（各占13%）及会阴部（1%）占3×9%；臀部及双下肢占5×9%＋1%（图23-2）。

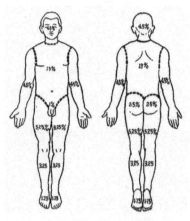

图23-2　人体各部位体表面积估计

2. 手掌法

五指并拢，手掌面积即占全身体表面积的1%，此法不论年龄大小与性别，均以伤员自己手掌面积的大小来估计（图23-3）。对小面积的烧伤直接以手掌法来计算，大面积烧伤则用手掌法以全身体表面积减去未烧伤的面积，使用更为方便。

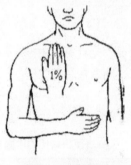

图23-3　手掌法

3. 小儿面积估计

小儿的躯干和上肢所占体表面积的百分率与成人相同，头大下肢小，并随着年龄增大而改变，以12岁为界限，可按下列简化公式计算。

头面颈部面积占比（%）＝ 9 ＋（12 － 年龄）×100%。

臀部及双下肢面积占比（%）＝ 46 －（12 － 年龄）×100%。

三、烧伤烫伤会场急救

会场常见烧伤的主要原因有热液烫伤、火焰烧伤和电烧伤等，以热液烫伤最为多见。三种原因造成的烧伤会场急救步骤和方法基本相同。会场急救基本要求是迅速移除致伤原因，终止损害，给予适当急救治疗，并及时转运和后送。

（一）脱离致热源

迅速有效终止烧伤，可以减轻伤情。灭火时迅速有效，尽可能因地制宜。利用身边的材料或工具进行补救。要熟练掌握各种灭火器的性能。

1. 除去致热源

迅速将被热液浸渍的衣服脱去，如果衣服较厚，可以用剪刀将衣服剪开。衣服着火时保持镇静，忌奔跑，跑则风大加重燃烧，以防头面部烧伤或造成吸入性损伤；或就地卧倒，缓慢打滚压灭火焰。他救时，可以用水将火焰浇灭；或将伤员按倒，同时用就便材料如棉被、雨衣、毯子、棉被等阻燃物品压灭火焰。

2. 电烧伤

电烧伤分为电弧烧伤和电接触烧伤。电接触烧伤是电流直接通过身体的烧伤。电弧烧伤实质为热力烧伤。电弧烧伤的灭火方法同火焰烧伤。电接触烧伤系电流直接通过身体造成的损伤，不仅受伤程度深，而且可危及生命。急救人员应立即关闭电源开关或阻断电流通路，使用木棒、竹竿等不导电的物质使之脱离电源，在未切断电源的情况下切不可用手牵拉患者或接触电器，以免施救者触电。在高压电烧伤的同时，也会有火焰烧伤。灭火过后若发现伤员呼吸骤停、心搏骤停，应立即进行有效的口对口人工呼吸或胸外按压急救。

3. 化学烧伤

各种强酸、强碱烧及皮肤，应立即用水反复冲洗干净，尽快缩短化学剂接触皮肤的时间，一般要求冲洗至少 30 分钟。沥青烧及皮肤时，亦迅速用水冲洗冷却，然后结合清创术用甘油或汽油洗去沥青。

（二）烧伤创面处理

热力致伤者，创面可行冷却疗法。可用冷水冲淋或浸泡烧伤部位，胸背部烧伤的伤员，救助者可将干净的湿冷毛巾覆盖在创面上。冷却治疗的时间无明确限制，浸泡时间一般为半小时或至不痛为止。此方法适用于烧伤面积较小者和四肢部位的烧伤。国外有制式冷却敷料，如 KOLD WRAP 冷却敷料，这种敷料涂料含有 93% 水分的特殊凝胶，用于创面后因水分蒸发可使创面很快冷却，冷却效果可以维持 8 小时，使用前无须冷却，随时可以使用，能为伤区提供一定恒定、合适的温度。国内尚无类似产品，且价格昂贵难以广泛装备。

创面如无无菌敷料，可用各种现成的敷料做初期包扎或用清洁的衣服被单等覆盖创面，目的是保护创面，避免再污染或损伤，没有必要做其他创面处理。不要用有颜色的药物或牙膏、酱油之类东西涂抹创面，以免影响后续治疗中对创面深度的判断和清创。烧伤水疱一般不用特殊处理，大水疱仅做低位引流，保留水疱皮。爆炸燃烧事故受伤的伤员，创面污染严重，无须强行清除创面上的衣物碎片和污物，简单包扎后立即送往医院治疗。

（三）止痛

烧伤后疼痛是很剧烈的，必须及时给予止痛剂。小面积烧伤患者可以口服止痛片或注射杜冷丁。大面积烧伤患者伤后有渗出、组织水肿，肌内注射药物吸收较差，多采用静脉给药。对小儿、老年患者和合并呼吸道烧伤或颅脑损伤者忌用吗啡，以免抑制呼吸。这点在会议现场救治尤其注意，因为会议中往往有许多年龄大的人员。

（四）建立静脉通道

烧伤患者2天之内，毛细血管渗出加剧，导致血容量不足。有条件时应及早静脉输液（如生理盐水、右旋醣酐、血浆等）。切忌口服大量无盐茶水或单纯输入大量5%葡萄糖溶液，以免加重组织水肿。

（五）其他措施

口服或注射抗生素，注意合并伤的处理。眼烧伤时应冲洗眼睛，涂抗生素眼膏。注射破伤风抗毒素1500单位。天冷时注意保暖。

四、烧伤烫伤患者的后送

伤员后送是指将伤病员从会场转到下一级救治机构的转运过程，是整个医疗后送的工作的组成部分，是保证成批烧伤伤员获得及时救治的重要手段之一。烧伤伤员与其他伤员不同，更需要更快地进行后送，有时可以越级后送。

（一）后送时机

（1）烧伤面积29%以下患者，休克的发生率低，休克发生与入院时间无明显关系，可根据当地条件随时后送。

（2）烧伤面积30%～49%的患者，在8小时内送到指定医院。

（3）烧伤面积50%～60%的患者，在4小时内送到指定医院，或就地抗休克治疗使患者情况稳定后，在24小时后再进行后送。

（4）烧伤面积70%～100%的患者，最好在伤后2小时内送到附近医疗单位，否则在原单位进行积极抗休克治疗。

以上各点作为成人后送的参考，同时还要结合患者具体情况和后送条件。对发生休克的患者，不论面积大小，深度如何，均应在原单位进行抗休克治疗，待休克控制后再考虑后送。

（二）后送工具的选择

对于一般的轻中度烧伤患者来说，后送工具无严格要求，即使工具较差，也影响不大。但对于重度患者来说，则应选择速度快、颠簸少、途中能进行治疗和紧急处理的后送工具。担架、汽车、火车、飞机、轮船等是常用的后送工具，各有优缺点，应根据患者数量、严重程度和气候等因素考虑后送工具。①担架包括简易担架和制式担架两种。优点是简单便利，取材容易，受道路影响少，可以运输各类伤员；缺点是投入人力多，受天气影响大，运输速度慢，防护能力差。主要适用于火线、杀伤区和连营之间的救助和救助机构内部的伤员转运。②汽车包括普通汽车和救护车。优点是速度快，载量大，受天气影响小，有一定防护能力；缺点是对道路要求高，容易颠簸。适用于各级伤员，前方后方、长途短途均可应用。③火车包括卫生列车、普通列车和货运列车。优点是容量大，速度快，震动影响小，可以随车进行护理和治疗；缺点是受道路限制，机动性差。适用于长途大量运输伤员。④飞机包括救援飞机和运输机。优点是速度快，不受地面道路影响；缺点是受天气影响大，在不掌握制空权的情况下应用受到限制。适用于伤员的快速转运，也可用于战场、核武器及化学武器杀伤区伤员的抢救。⑤船舶包括卫生船、客船和货运船。优点是容量大，运输平稳；缺点是受航道和河流限制，海上颠簸较大。适用于内河和海上运输。

（三）后送注意事项

后送患者必须根据伤情进行妥善处理，切忌不处理和无准备的长途转运。尤其是休克很可能会危及生命。

（1）卫生行政机关出面协调和调度。

（2）转出单位应向接收单位详细介绍患者数量、一般状况、特殊伤情、需要的医疗条件，征得同意，做好接收准备。

（3）备好抢救药品和器械，选派有经验的医师和护士护送。

（4）后送过程中冬季防寒，夏季防暑。飞机后送时，注意患者体位摆放，并给予患者吸氧支持。

（5）在整个后送过程中要按计划进行救治和护理，确保治疗连续不间断。并做好医疗和护理记录，做好交班。

参考文献

1. 许伟石.现代烧伤治疗学.北京：北京科学技术出版社，1995：38-65.
2. 葛绳德，夏照帆.临床烧伤外科学.北京：金盾出版社，2006：88-96.
3. 钟宇，陈大夫.成都 1079 例住院小儿烧伤患者流行病学调查.现代临床医学，2008，34（2）：98-100.
4. 盛志勇，郭振荣.危重烧伤治疗与康复学.北京：科学出版社，2000：1-8.
5. BROWN J B，SMITH K J，GESTRING M L，et al. Comparing the air medical prehospital triage score with current practice for triage of injured patients to helicopter emergency medical services：a cost-effectiveness analysis. JAMA Surg，2018，153（3）：261-268.
6. 杜海舰，王运斗，伍瑞昌，等.救护直升机研究现状与发展.医疗卫生装备，2011，32（7）：73-75.
7. CANCIO L C，HORVATH E E，BARILLO D J，et al. Burn support for Operation Iraqi Freedom and related operations，2003 to 2004. J Burn Care Rehabil，2005，26（2）：151-161.
8. 刘毅，张绪生，贺冠宪，等.危重烧伤患者航空转运的时机与条件.中华烧伤杂志，2007，23（1）：43-44.
9. 安瑞卿，张晓丽，梁文洁，等.我军空运救护的历史回顾及总体发展构想.航天医学杂志，1997，9（15）：9-13.
10. 彭碧波，郑静晨，白晓东.群体烧伤伤员紧急空中转运及医学救援.中国急救复苏与灾害医学杂志，2007，2（1）：24-27.
11. 贾赤宇，邹晓防.中国烧伤康复的发展现状.中华烧伤杂志 2015，31（3）：161-163.

（邹晓防）

第二十四章　理化损害疾病的院前处理

第一节　急性中毒

一、前言

　　急性中毒（acute intoxication）是指毒物短时间内经皮肤、黏膜、呼吸道、消化道等途径进入人体，使机体受损并发生器官功能障碍。急性中毒起病急骤，症状严重，病情变化迅速，不及时治疗常危及生命，必须尽快做出诊断与急救处理。急性中毒的种类主要包括生产性中毒及生活性中毒，近些年来报道的一些中毒事件，其中主要的生产性中毒包括气体中毒、有机物中毒、金属中毒等，而主要的生活性中毒包括农药中毒、一氧化碳中毒、草乌（又名断肠草）中毒、铅中毒、药物过量中毒、杨桃中毒、乙醇中毒、金银花中毒、洗衣粉中毒等。急性中毒受地区、人种、职业、环境、季节、受教育程度、宗教、年龄等多种因素的影响，急性中毒流调数据统计结果会存在一定偏差。在美国，损伤相关疾病发病率和病死率中，中毒是第二大原因。目前国内对急性中毒发病率流行病学调查显示，我国目前非常缺乏有关全国性、系统性的急性中毒流行病学资料，大部分主要是地区的发病情况流调或综述 Meta 分析统计。赵倩等对 44 篇文献 52 666 例中毒患者的 Meta 分析发现，中毒患者男女比例 1.08 ∶ 1，中毒高发于 20 ～ 39 岁，急性中毒患者前 4 位的职业依次是农民、员工、无业者和学生。毒物种类依次为药物＞酒精＞农药＞一氧化碳＞食物＞其他毒物＞鼠药，急性中毒的病死率为 2.36%，死亡患者以农药、一氧化碳和药物为主。总而言之，各种有毒、有害物质种类繁多、人民群众获取方便，中毒患者多发病突然、病情进展快、致死率和致残率高，发病率逐年增加，而且国内缺乏规范的诊治方案，中毒事件已经成为危害群众生命安全和社会公共安全的重要问题。目前对急性中毒救援体系的规范化也做了大量的实践性研究，研究也指出，急性中毒的事故现场，必须要有序组织与加强现场紧急救治，才能真正降低人群的致残率与死亡率。因此，加强对会议保健人员的急性中毒院前急救的培训，可以提高中毒患者的救治成功率和改善预后。

二、院前识别和评价

　　医护人员到达会议现场后，应立即查看患者的基本生命指征，向患者家属或陪同人员询问发病经过，并进一步评估患者的一般状态，包括意识状态、瞳孔大小、肌力等。因在会议环境突发急性中毒的概率较低，作为会议保健的医务人员可能在患者突发疾病时的诊断思路更倾向于基础疾病或慢性病的急性加重，除非有一些群体性发病才能考虑到急性中毒等公共卫生事件的发生，因此，对于急性中毒的快速诊断、评估是患者救治的关键环节，也是减少进一步伤害和危害扩大化的关键。所以诊断思路很重要，如有明确的毒物接触史，并具有以下典型的临床表现，可考虑发生急性中毒。①皮肤黏膜：灼伤（强酸、强碱）、发绀（亚硝酸盐）、黄疸（鱼胆）。②眼：瞳孔散大（阿托品）、瞳孔缩小（吗啡）、视神经炎（甲醇中毒）。③神经系统：昏迷、谵妄（阿托品中毒）、肌纤维颤动（有机磷）、惊厥（有机氯、异烟肼）、瘫痪（三氧化二砷）、精神失常（一氧化碳、阿托品）。④呼吸系统：呼吸气味有酒味、苦杏仁味（氰化物）、蒜味等；呼吸加快，如水杨酸类、甲醇；呼吸减慢，如催眠药、吗啡；肺水肿，如磷化锌、有机磷等。⑤循环系统：心律失常，如洋地黄、茶碱类等；心搏骤停，如洋地黄、茶碱类直接作用于心肌；窒息性毒物导致缺氧；钡盐、棉酚导致低钾；休克。⑥泌尿系统：急性肾衰竭。⑦血液系统：溶血性贫血，如砷化氢；白细胞减少和再障，如氯霉素、抗肿瘤药；出血，如阿司匹林、氯霉素；血液凝固，如敌鼠、蛇毒。

如果无明确的毒物接触史，或家属和陪同人员不能详细提供患者的接触史，现场又没有毒物或包装之类的残留，也无典型的症状和体征，则诊断就十分困难。但应注意以下几点：①对于突然发生的呕吐、发绀、呼吸困难、惊厥、昏迷、休克等为主要表现，而又无法用其他原因解释的急症，均应考虑有急性中毒的可能性；②对于原因不明的昏迷、休克等患者，除警惕急性中毒外，也应考虑急性脑血管病、糖尿病昏迷、暴发性感染、中暑等；③有无误服毒物、自杀、他杀可能，注意了解患者发病前的心理状态、精神状态、情绪变化、有无遗书等情况，还应了解患者有无毒物接触史；④患者身边残留的毒物、药瓶、呕吐物、分泌物、尿液等，均收集、保留，以便进行快速毒物鉴定。

对于急性中毒病情分级与评估，1998 年欧洲中毒中心和临床药理家协会联合国际化学安全计划和欧盟委员会推荐了中毒的严重程度评分（poisoning severituy score，PSS）（表 24-1），目前的急性中毒严重程度分级标准均推荐 PSS 评分，实行急性中毒的分级并进行动态评估，根据 PPS 可分为无症状或体征，轻微、短暂、自发终止的症状或体征，显著的、持续长时间的症状或体征，严重、危及生命的症状或体征及死亡五级。但对于院外环境中，患者的好多生理指标及检验指标无法获取，因此执行此标准难度很大，对于中毒患者院前评估以生命变化进行粗略的估测。

表 24-1　中毒严重度评分表（PSS）评分表

器官	无	轻	中	重	致命
	0 分	1 分	2 分	3 分	4 分
	无症状或体征	轻微、短暂、自发终止的症状或体征	显著的、持续长时间的症状或体征	严重、危及生命的症状或体征	死亡
消化系统		呕吐、腹泻、腹痛；口腔应激、1 度烧伤、轻度溃疡； 内镜：红斑、水肿	显著、持续呕吐、腹泻、腹痛、肠梗阻； 吞咽困难； 内镜：穿透性溃疡	大量出血或穿孔； 大面积 2～3 度灼伤； 严重的吞咽困难； 内镜：穿透性溃疡、环形溃疡、穿孔	

器官	无 0分 无症状或体征	轻 1分 轻微、短暂、自发终止的症状或体征	中 2分 显著的、持续长时间的症状或体征	重 3分 严重、危及生命的症状或体征	致命 4分 死亡
呼吸系统		刺激、咳嗽、气促、轻度呼吸困难、轻度支气管痉挛; 胸部 X 线:轻度异常或无异常	持续咳嗽、支气管痉挛、呼吸困难、哮喘、低氧血症需要吸氧; 胸部 X 线:中度异常	显著通气不足(如:严重支气管痉挛、气道堵塞、声门水肿、肺水肿、急性呼吸窘迫综合征、肺炎、气胸) 胸部 X 线:严重异常	
神经系统		嗜睡,头晕,耳鸣,运动失调; 焦虑; 轻度锥体外系症状; 轻度胆碱能或抗胆碱能症状; 感觉异常; 轻度视力或听力异常	意识障碍但对疼痛有恰当反应; 短暂呼吸暂停,呼吸缓慢; 意识错乱,易激惹,幻觉,谵妄; 间断全身或局部癫痫发作; 显著的椎体外系症状; 显著的胆碱能或抗胆碱能症状; 局部瘫痪不影响生命功能; 视觉或听觉异常	重度昏迷对疼痛有不恰当反应或无反应; 呼吸抑制伴呼吸功能不全; 轻度躁动; 频繁的全身抽搐,癫痫持续状态,角弓反张; 全身瘫痪,或瘫痪影响生命功能; 失明失聪	
心血管系统		偶发期前收缩; 轻度暂时的高血压 / 低血压	窦性心动过缓(成人心率40 ~ 50 次 / 分,幼儿、儿童 60 ~ 80 次 / 分,新生儿80 ~ 90 次 / 分); 窦性心动过速(成人 140 ~ 180 次 / 分,儿童 160 ~ 190 次 / 分,新生儿 160 ~ 200 次 / 分); 频发期前收缩,心房扑动,心房颤动,1 ~ 2 度 AVB,QRS时间或 QT 间期延长,复极异常; 心肌缺血; 长时间高血压或低血压	严重窦缓(成人＜40 次 / 分,儿童＜60 次 / 分,新生儿＜80 次 / 分); 严重窦速(成人＞180 次 /分,儿童＞190 次 / 分,新生儿＞200 次 / 分); 致命性室性心律失常,3 度AVB,心跳停止; 心肌梗死; 休克,高血压危象	
代谢平衡		轻度酸碱平衡失调(HCO₃⁻ 15 ~ 20 或30 ~ 40 mmol/L,pH 7.25 ~ 7.32 或7.50 ~ 7.59); 轻度水、电解质紊乱(K⁺ 3.0 ~ 3.4 mmol/L或 5.2 ~ 5.9 mmol/L); 轻度低血糖(成人2.8 ~ 3.9 mmol/L); 短程高热	显著酸碱平衡失调(HCO₃⁻ 10 ~ 14 或＞40 mmol/L,pH 7.15 ~ 7.24 或 7.60 ~ 7.69); 显著水、电解质紊乱(K⁺ 2.5 ~ 2.9 mmol/L 或 6.0 ~6.9 mmol/L); 轻度低血糖(成人 1.7 ~2.8 mmol/L); 长程高热	重度酸碱平衡失调(HCO₃⁻＜ 10 mmol/L,pH ＜ 7.15或＞ 7.7); 重度水、电解质紊乱(K⁺＜ 2.5 mmol/L 或＞7 mmol/L); 重度低血糖(成人＜1.7 mmol/L); 危及生命的体温过高或过低	
肝脏		轻度血清酶学升高(AST、ALT 为正常值的 2 ~ 5 倍)	血清酶学升高(AST、ALT 为正常值的 5 ~ 50 倍,但是没有肝脏衰竭的生化或临床证据(如血氨、凝血因子)	血清酶学升高(AST、ALT大于正常值的 50 倍),且有肝脏衰竭的生化或临床证据(如血氨、凝血因子)	

器官	无	轻	中	重	致命
	0分	1分	2分	3分	4分
	无症状或体征	轻微、短暂、自发终止的症状或体征	显著的、持续长时间的症状或体征	严重、危及生命的症状或体征	死亡
肾脏		轻度蛋白尿或血尿	大量蛋白尿或血尿；肾功能障碍（如少尿、多尿、血 CR 200 ～ 500 μmol/L）	肾功衰（如无尿、血 CR > 500 μmol/L）	
血液系统		轻度溶血；轻度高铁血红蛋白症（Methb 10% ～ 30%）	溶血；显著的高铁血红蛋白症（Methb 30% ～ 50%）；凝血功能失调，没有出血；贫血，白细胞减少，血小板减少	大量溶血；严重高铁血红蛋白症（Methb > 50%）；凝血功能失调并出血；严重贫血，白细胞减少，血小板减少	
肌肉组织		轻度疼痛，触痛；CPK 250 ～ 1500 IU/L	疼痛，僵直，痉挛，肌束震颤；横纹肌溶解，CPK 1500 ～ 10000 IU/L	剧烈疼痛，极度僵直，广泛痉挛和肌束震颤；横纹肌溶解极其并发症，CPK > 10000 IU/L；骨筋膜室综合征	
局部皮肤病变		刺激、1 度烧伤或 2 度烧伤面积 < 10%	10% ～ 50% 体表面积的 2 度烧伤（儿童 10% ～ 30%）或 < 2% 的 3 度烧伤	50% 的 2 度烧伤（儿童 > 30%）或 > 2% 的 3 度烧伤	
眼睛		刺激、红、流泪、轻度眼睑水肿	剧烈刺激、角膜擦伤；孔状角膜溃疡	角膜溃疡（面积大于孔状），穿孔；永久损伤	
咬伤或刺伤部位		局部肿胀、痒；轻度疼痛	整个肢体肿胀，局部坏死；中度疼痛	肢体包括临近部分肿胀，大面积坏死；影响通气的局部肿胀；剧烈疼痛	

三、院前处理

院前急救受场地环境、疾病诊断、医护人员数量、医疗技术准备、药品准备等限制，对急救提出了特定的要求，急性中毒的院前急救和其他院前急性状况处置原则有很多共同性，要求快速评估、快速处置，重在转运，有效准确的院前救治和快速的转运后送，为院内救治争取时间（图 24-1）。急性中毒的院前急救具体方案如下。

（一）防护措施

参与现场急救的医护人员必须采取符合要求的个体防护措施，以确保自身安全，同时做好现场分区标示，标清患者救治区域。

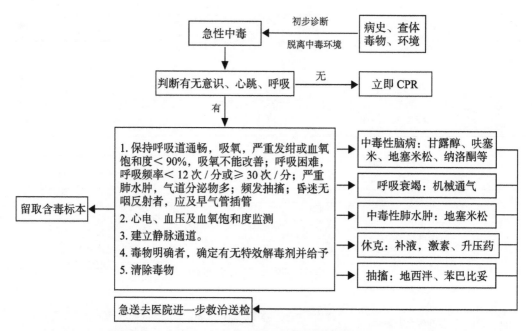

图 24-1　常见急性中毒院前急救流程

（二）脱离染毒环境

医护人员现场救治中，迅速查看现场环境，因现场可能有毒气泄漏或为中毒现场，要将患者转移至上风向的空气新鲜的场所。

（三）群体中毒的救治

群体中毒事件的医疗救治前，可能会存在医护人员不足的情况，应对这一情况必须要做好检伤分类，分级救治，优先救治危重患者。

（四）现场急救

迅速判断患者生命指征，如心搏停止立刻进行心肺复苏，做好气道保护和循环管理。毒物由气道吸入者，将患者转移到空气新鲜的上风向；清除沾染在皮肤、黏膜及毛发上的毒物，可立即脱去沾染毒物的衣服并用温水清洗皮肤、黏膜及毛发，减少毒物的持续二次吸收；清除进入眼内的毒物，可以用大量清水清洗眼内；清除胃肠道内毒物，主要是催吐、洗胃和导泻，现场救治条件有限，可能会根据患者意识及配合度情况以催吐、导泻为主，促进毒物的排出，所有现场的救治原则就是越早、越快越好，对于后续的院内抢救起到重要的作用。

四、转诊后送注意事项

（1）会议前做好转运后送的预案，建立好和相关医院沟通渠道，根据就近和专业的原则，将患者快速转运到附近救治相关疾病或损伤相对专业的医院。

（2）转运前和待转诊的医院建立好信息沟通，沟通内容包括到达时间、患者一般状况及可能的中毒药物等。

（3）转运途中注意患者生命指征的持续监测，观察患者意识、呼吸、循环状况，如患者出现呼吸衰竭、脑水肿、肺水肿、心律失常、心力衰竭、休克等危重病情变化，立刻给予气管插管、使用血管升压药物及利尿等相应的医学处理，重点在于监测。

（4）保持呼吸道通畅，持续吸氧，注意保持侧卧位防止呕吐造成吸入性窒息。

参考文献

1. MARRAFFA J M，COHEN V，HOWLAND M A. Antidotes for toxicological emergencies：a practical review. Am J Health Syst Pharm，2012，69（3）：199-212.
2. 赵倩，洪广亮，赵光，等 . 我国综合性医院急性中毒流行病学现状分析 . 临床急诊杂志，2016，17（2）：131-136.
3. 陈欣 . 急性中毒事故现场的应急救援研究 . 中国卫生产业，2018，15（22）：187-188.
4. 贾大成 . 急性中毒的急救通则 . 健康世界，2019（5）：44-45.
5. PERSON H E，SJÖBERG G K，HAINES J A，et al. Poisoning severity score. Grading of acute poisoning. J Toxicol，1998，36（3）：205-213.
6. CHURI S，RAMESH M，BHAKTA K，et al. Prospective assessment of patterns，severity and clinical outcome of indian poisoning incidents. Chem Pharm Bull（Tokyo），2012，60（7）：859-864.

（刘磊）

第二节 中暑

一、前言

中暑，中医亦称"伤暑"等，早在《黄帝内经》中已有记载，西方的记载亦可追溯到两千多年以前。中暑是指在高温、高湿环境下，人体体温调节中枢功能障碍、汗腺功能衰竭和水、电解质丢失过多而引起的以中枢神经和（或）心血管功能障碍为主要表现的急性疾病。核心温度超过 41 ℃提示预后不良，核心温度越高，提示预后越差。中暑是一种严重威胁人民群众生命健康的急危重病，其病死率可达 20% ~ 70%，即使存活者也有近 30% 存在神经等系统后遗症。根据发病机制和临床表现的不同，将中暑分为先兆中暑、轻症中暑、重症中暑，其中重症中暑又分为热痉挛、热衰竭和热射病，热射病是最严重的一种类型，国际上按照病因将中暑分为经典型（classic heatstroke，CHS）及劳力型（exertional heatstroke，EHS）两类。EHS 患者的器官损害严重，弥漫性血管内凝血（disseminated intravascular coagulation，DIC）、肝损害、肾损害及横纹肌溶解较 CHS 患者多见且程度严重。最近的研究也认为重症中暑的多器官损害是组织直接热损害，凝血功能紊乱及内毒素、细胞因子和其他免疫调节刺激下发展为 SIRS 的结果。大量研究结果也提示，高温热浪不仅可增加人体心血管、呼吸系统等疾病的发病风险，而且还可能导致人体的死亡。针对急危重症患者给予及时有效的现场救治，可使患者生命得以维持，预防再损伤，减轻痛苦，为后续医院救治争取更多时间与条件，降低致残率与病死率。

二、院前识别和评价

对于中暑的院前识别主要是了解患者的暴露史，了解发病环境和发病过程。中暑的发病程度不同，但损伤因素和发病机制是一样的，机体产生的病理生理学变化是一个连续的过程，根据中暑的严重程度和病理生理学进展阶段，对中暑患者进行分级诊断，以便更准确的评估患者的病情和预后，指导院前救治和临床治疗。

中暑的诊断标准：暴露于高温（高湿）环境和（或）剧烈运动一定时间后，出现下列症状或体征中的至少一项且不能用其他疾病解释：①头晕、头痛、反应减退、注意力不集中、动作不协调；②口渴、心悸、心率明显增快、血压下降、晕厥；③恶心、呕吐、腹泻、少尿或无尿；④大汗或无汗、面色潮红或苍白、皮肤灼热或湿冷、肌痛、抽搐；⑤发热。符合中暑标准后，即可从核心温度、意识改变及临床表现特点等 3 个方面进行分级（表 24-2）。

（一）轻度中暑

即先兆中暑，仅有以上中暑症状，核心温度正常或轻微升高（< 38 ℃），无新发意识障碍和器官损伤表现。

（二）中度中暑

即热衰竭，出现器官功能不全的失代偿表现，又达不到热射病诊断标准。常以血容量不足的表现为特征，如皮肤湿冷、面色苍白、心率明显加快、血压下降、少尿等；可有晕厥，但数分钟内自行恢复意识，无明显神经系统损伤的表现（GCS=15 分）；核心体温升高（≥ 38 ℃，< 40 ℃）。

（三）重度中暑

即热射病，暴露于高温（高湿）环境和（或）剧烈运动一定时间后，新出现下列临床表现中的任意一条，且不能用其他原因解释：①中枢神经系统损害表现（如昏迷、全身抽搐、谵妄、行为异常等，GCS ≤ 14 分）；②核心温度 ≥ 40 ℃；③多器官（≥ 2 个）功能障碍表现；④严重的凝血功能障碍或 DIC。

表 24-2　中暑分级标准

分级	分级诊断标准			病理生理学分期	处置/转运级别建议	预后
	核心温度	意识改变	临床特点			
轻度中暑（先兆中暑）	体温正常或略微升高（<38 ℃）	神志清楚，无意识障碍表现	无器官损伤表现	代偿期	一般现场处置：休息，脱离热环境，补水、补盐	数小时后可基本恢复；若体内热量继续蓄积病情可进展
中度中暑（热衰竭）	体温升高（38～40 ℃）	可有晕厥，但数分钟内自行恢复意识，无明显神经系统损伤表现（GCS=15）	器官功能不全的失代偿表现，常以血容量不足的表现为特征	失代偿期—进展期	现场有效处置，后送至医院（急诊留观病房或二级以下医院普通住院病房）	正确处置后数天可基本恢复，（一般不超过1周），处理无效或不及时可发展为热射病
重度中暑（热射病）	体温升高（≥40 ℃）	新出现中枢神经系统损伤表现，如昏迷，全身抽搐，谵妄等（GCS≤14）	多器官功能障碍表现和（或）严重凝血功能障碍	失代偿期—难治期	现场有效处置，尽快转运三级以上医院 ICU	可致命，有效治疗后数周恢复（常>1个月）

三、院前处理

针对中暑而言，院前处理是整个救治环节中最重要的一个环节，因为中暑救治的关键点是迅速评估并快速降低患者的中心体温，而这一环节多在院前进行，因此中暑能否成功救治并降低致残率，早期处理至关重要。对重症中暑患者开展"四早一支持"的集束化治疗措施，可提高救治成功率，降低致残率和死亡率（图 24-2）。

（1）帮助患者快速脱离热环境。针对会场环境，我们可以将患者转运至空调房，同时建立静脉通道，静脉滴注 4 ℃的生理盐水，如患者可自行饮水，可给予 0～4 ℃的矿泉水；针对头部降温，最好的是冰帽降温，但是会前医疗保障中准备冰帽的可能性不大，因此可以就地取材，可以擦浴、冰袋、冰盐水灌肠及冰块降温，同时给予患者颌下、腋下、腘窝及腹股沟等处擦浴和放置冰袋，也可以联合氯丙嗪对患者实施有效的药物治疗。降温的方法很多，早期关键是在现场有限的环境中快速采取降温手段和快速将温度降下来。

（2）快速进行生命指征监测。护士连接心电监护仪，观察患者血压、心率、血氧饱和度及动态监测肛温，对患者生命指征进行评估；医师对患者的意识状态、器官功能进行查体评估。

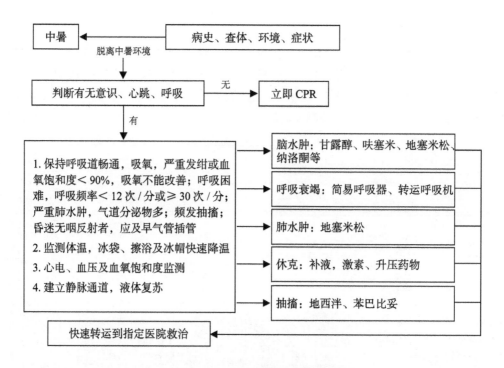

图 24-2 中暑院前救治流程

（3）容量复苏治疗。对于中暑，尤其是重度中暑，早期的高温会导致体内大量的液体丢失，导致血容量不足，循环不稳定，建立静脉通道后快速补液，补液以晶体液为主，补液速度大约 300 mL/h。

（4）保持呼吸通畅。松开衣领、腰带等，防止外在因素导致的气道梗阻。将患者头偏向一侧，防止口腔分泌物、呕吐物误入气道，引起气道梗阻，如气道分泌物过多应手动清理。观察患者的呼吸状态，如出现呼吸衰竭的情况，立刻给予简易呼吸器辅助呼吸并行气管插管。

（5）重症中暑脑损害是中暑早期最突出、最严重的并发症，其主要表现为认知障碍、谵妄、惊厥，甚至昏迷。因此早期的脑保护治疗也是院前救治的要点，针对重症中暑脑损害的院前治疗措施包括脱水降颅内压、给予纳洛酮、亚低温疗法等，同时如出现高热惊厥给予抗惊厥治疗。

四、转诊后送注意事项

（1）会议前做好转运后送的预案，建立好和相关医院的沟通渠道，根据就近和专业的原则，将患者快速转运到附近救治相关疾病或损伤相对专业的医院，根据中暑分级诊断标准，对于重症中暑的治疗要选择三级医院。

（2）转运前和待转诊的医院建立好信息沟通，沟通内容包括到达时间、患者一般状况、院前处理及待做的处置，利于待转入医院做好急救处置准备。

（3）转运途中注意患者生命指征的持续监测，观察患者意识、呼吸、循环状况，如患者出现呼吸衰竭、脑水肿、肺水肿、心律失常、心力衰竭、休克等危重病情变化，立刻给予气管插管、血管升压药物、甘露醇及抗心律失常等相应的医学处理，转运途中重点在于监测，因转运载体的不稳定性，尽量减少有创操作。

（4）保持呼吸道通畅，持续吸氧，监测血压、心率及体温，尤其是对体温的监测，通常采用肛温进行持续中心温度检测，继续采取措施做好体温控制。

（5）注意保持侧卧位，防止呕吐造成吸入性窒息。

五、预防

参加会议保障的医务人员应该清楚地认识到，中暑可以是一个连贯的逐渐进展的病理生理过程，处理不得当可能会迅速进展成重度中暑，威胁患者的生命安全，且不可因大意而延误治疗，参会人员有早期中暑的症状时必须嘱其休息、补水及监测体温等处理，明确中暑的诱因，如有公共因素如会场或住宿场所通风不好，存在高温、高湿的气候环境，要及时建议大会组委会调整会议日程，改善环境温、湿度，提供解渴降暑的饮品保障。所以会议保障不但是突发医疗状况的处置，更应针对具体会议提出合理化医疗保障建议，防患于未然。

参考文献

1. 苏磊.重症中暑防治回顾与启示.解放军医学杂志，2011，36（9）：883-885.
2. LEON L R，BOUCHAMA A. Heat stroke. Compr Physiol, 2015, 5（2）：611-647.
3. 黄存瑞，何依伶，马锐，等.高温热浪的健康效应：从影响评估到应对策略.山东大学学报（医学版），2018，56（8）：20-26.
4. 吴凯，张云权，朱慈华，等.高温热浪与武汉市江岸区居民卒中死亡关系的时间序列分析.中华心血管病杂志，2015，43（12）：1092-1096.
5. 沈桂芳.院外救治69例中暑患者不同结局的影响因素.临床医学，2017（11）：14-16.
6. 宋青，毛汉丁，刘树元.中暑的定义与分级诊断.解放军医学杂志，2019，44（7）：541-545.

（刘磊）

第三篇

第四篇

易发病防治

第二十五章　循环系统疾病

第一节　原发性高血压病

一、定义

高血压病（hypertension）是指在非同日多次重复测量后，诊室收缩压 ≥ 140 mmHg 和（或）诊室舒张压 ≥ 90 mmHg。仅收缩压 ≥ 140 mmHg，舒张 < 90 mmHg 为单纯性收缩期高血压病。高血压病是一种可伴有心脏、血管、脑和肾脏等器官功能性或器质性改变的全身性疾病。患者既往有高血压病史，目前正在用抗高血压药治疗，血压虽然低于 140/90 mmHg，亦应该诊断为高血压病。本节重点阐述原发性高血压。

二、临床表现

（一）按起病缓急和病程进展分类

可分为缓进型和急进型，以缓进型多见。

1.缓进型高血压病

早期多无症状，偶尔体检时发现血压增高，或在精神紧张，情绪激动、劳累后有头晕、头痛、眼花、耳鸣、失眠、乏力、注意力不集中等症状，可能由神经功能失调所致。早期血压仅暂时升高，随病程进展血压持续升高，脏器受累。

（1）脑部表现：头痛、头晕常见。多由于情绪激动、过度疲劳、气候变化或停用降压药而诱发。血压急骤升高，可出现剧烈头痛、视力障碍、恶心、呕吐、抽搐、昏迷、一过性偏瘫、失语等。

（2）心脏表现：早期心功能代偿，症状不明显。晚期心功能失代偿，会出现高血压性心脏病、心力衰竭等。

（3）肾脏表现：长期高血压会导致肾小动脉硬化。肾功能减退可引起夜尿、多尿、蛋白尿等。

（4）动脉改变：高压血流长期冲击动脉壁引起动脉内膜机械性损伤，造成血脂易在动脉壁沉积，可形成脂肪斑块并造成动脉硬化狭窄。长期血压控制不佳，可导致动脉出现瘤样扩张，甚至出现动脉夹层撕裂或动脉瘤破裂出血危及生命。

（5）眼底改变：血压增高以后可引起视网膜的血管动脉变细、反光增强、静脉迂曲等，严重者会出现动脉破裂出血、棉絮状斑等视网膜病变，更严重者会出现视盘水肿。

2.急进型高血压病

也称为恶性高血压病，占高血压病的 1%，可由缓进型转变而来，也可急性起病。可发生在任何年龄，但以 30 ～ 40 岁最为多见。表现为血压明显升高，舒张压多在 130 mmHg 以上，有乏力、口渴、多尿等症状；视力迅速减退，眼底有视网膜出血及渗出，常有双侧视盘水肿；迅速出现蛋白尿、血尿及肾功能不全；也可发生急性心力衰竭、高血压脑病和高血压危象等。病程进展迅速，多死于尿毒症。

（二）按病因分类

可分为原发性及继发性两大类。

1. 原发性高血压

在绝大多数患者中，高血压的病因不明，称之为原发性高血压，占总高血压着的95%以上。

2. 继发性高血压

继发于其他疾病，最常见的是由肾脏及肾上腺疾病所致，以及内分泌性高血压。

三、诊断及鉴别诊断

（一）诊室血压测量和诊断

1. 基本标准

（1）尽量不要1次就诊即做出诊断（除外血压≥180/110 mmHg且有罹患心血管疾病的证据）。

（2）确诊高血压需要测量2～3次诊室血压，通常间隔1～4周。

（3）每次就诊时连续测量3次血压，每次间隔1分钟，结果取后2次测量的平均值。

（4）如果条件允许，应通过诊室外血压监测来确诊。

2. 理想标准

（1）初步评估：测量双臂血压，如果多次测量后双臂血压差值＞10 mmHg，则采用较高值；如果双臂血压差值＞20 mmHg，则考虑进一步评估。

（2）立位血压：患者有直立性低血压时需评估，老年人或糖尿病患者初次就诊时需评估。

3. 诊断

2～3次诊室血压测量结果均≥140/90 mmHg，提示高血压。

（二）诊室外血压测量和诊断

1. 理想标准

（1）与诊室血压相比，诊室外血压测量更具重复性，且与高血压导致的靶器官损害和心血管风险事件更具有相关性，可以鉴别白大衣高血压和隐匿性高血压。

（2）如果患者诊室血压测量结果为正常高值或1级高血压（收缩压为130～159 mmHg，舒张压为85～99 mmHg），需通过家庭血压监测或24小时动态血压监测进一步确认血压水平。

2. 诊断

（1）家庭血压监测：去除第1天读数后，血压平均值≥135/85 mmHg，提示高血压。

（2）24小时动态血压监测：24小时动态血压≥130/80 mmHg，提示高血压（主要标准），日间动态血压≥135/85 mmHg且夜间动态血压≥120/70 mmHg，提示高血压。

（三）高血压病的诊断检查

1. 问病史

血压水平和相关症状、用药史（降压药物、影响血压的其他药物）、疾病史、吸烟/饮酒史和家族史。

2. 体格检查

心脏、肾脏和甲状腺（是否增大）、体质指数（body mass index，BMI）和腰围、脂肪沉积。

3. 实验室检查

血钾、血钠、血肌酐和估算肾小球滤过率（estimated glomerular filtration rate，eGFR），如果条件允许，应检测血脂、空腹血糖、血白蛋白/肌酐比、血尿酸、肝功能、血醛固酮/肾素比（aldosterone to renin ratio，ARR）及 24 小时血、尿皮质醇测定等。

4. 心电图（electrocardiogram，ECG）

评估是否有心房颤动、左心室肥厚、缺血性心脏病等。

5. 影像学检查

超声心动图、颈动脉超声、肾脏/肾动脉和肾上腺成像、眼底检查、脑计算机断层扫描（computed tomography，CT）/磁共振成像（magnetic resonance imaging，MRI）。

（四）高血压病的鉴别诊断

原发性高血压病需与继发性高血压病进行鉴别：许多研究显示肾实质性高血压、肾血管性高血压、原发性醛固酮增多症、阻塞性睡眠呼吸暂停综合征（obstructive sleep apnea hypopnea syndrome，OSAHS）是常见的引起继发性高血压病的原因。新诊断高血压病患者应该进行常见的继发性高血压病筛查。中重度高血压或难治性高血压应考虑继发性高血压病的可能性，必要时建议会议结束后到相关专科就诊。

1. 肾实质性高血压

肾实质性高血压的诊断依赖于以下几项：肾脏病史；蛋白尿、血尿；肾功能异常；eGFR 降低；肾脏大小、形态异常；必要时行肾脏病理活检。

2. 肾动脉狭窄及其他血管病引起的高血压

肾血管性高血压的线索：①血压水平高；②恶性、顽固性高血压常见；③突发肺水肿；④原因不明的肌酐增高或某些降压药物治疗后肾功能急剧恶化；⑤腹部血管杂音；⑥双肾大小不对称。影像学检查是筛查肾动脉狭窄的重要方法。其中，经动脉血管造影是诊断肾动脉狭窄的"金标准"。

3. 阻塞性睡眠呼吸暂停低通气综合征

OSAHS 患者的特点是睡眠打鼾、呼吸暂停、白天嗜睡，常合并抑郁、认知功能障碍、糖尿病、冠心病、脑卒中、心衰和心房颤动。多导睡眠呼吸监测（polysomnography，PSG）是诊断 OSAHS 的"金标准"。

4. 原发性醛固酮增多症

临床诊断流程包括筛查、确诊、分型 3 个步骤。筛查主要采用 ARR。筛查对象为难治性高血压、高血压合并自发性或利尿药诱发的低钾血症、肾上腺瘤患者或一级亲属患原醛症、睡眠呼吸暂停综合征、早发高血压或心血事件家族史的患者。确诊试验主要有高钠饮食负荷试验、静脉生理盐水滴注试验、氟氢可的松抑制试验及卡托普利试验。其中，静脉生理盐水滴注试验和卡托普利试验是最常用的确诊试验；分型诊断方法包括肾上腺影像学检查或分侧肾上腺静脉取血（adrenal vein sampling，AVS）。

5. 嗜铬细胞瘤 / 副神经节瘤

患者临床表现可为阵发性、持续性或阵发性加重的高血压；高血压发作时常伴头痛、心悸、多汗三联征。实验室及影像学检查可见血、尿儿茶酚胺及代谢产物增高；肾上腺及周围或肾上腺外占位。

6. 库欣综合征

库欣综合征（cushing syndrome，CS）即皮质醇增多症，过高的皮质醇血症可伴发多种并发症，引起向心性肥胖、高血压、糖代谢异常、低钾血症和骨质疏松为典型表现的综合征。典型的临床表现为向心性肥胖、满月脸、多血质、皮肤紫纹等。CS 的定性、定位诊断及治疗比较复杂，建议积极与高血压专科或内分泌科的医师沟通和协作。

7. 药物性高血压

药物性高血压是常规剂量的药物本身或该药物与其他药物之间发生相互作用而引起血压升高，当血压＞ 140/90 mmHg 时即考虑药物性高血压。

四、治疗原则

（一）非药物治疗

对于所有高血压患者，生活方式干预均作为一线推荐，包括膳食调整（如减少盐、饱和脂肪酸、反式脂肪酸等摄入，食用健康食品，适当饮用健康饮品）、戒烟限酒、规律运动、减轻压力、控制体重、减少在低温和空气污染环境中的暴露等。

（二）启动降压药物治疗的时机

（1）对于合并心血管疾病、慢性肾脏病（chronic kidney disease，CKD）、糖尿病或血压为 140 ~ 159/90 ~ 99 mmHg 的患者，应在确诊后立即启动药物治疗。

（2）对于血压≥ 160/100 mmHg 的患者，均应立即启动药物治疗。

（3）对于不合并心血管疾病、CKD、糖尿病和低至中危的 1 级高血压患者，如果生活方式干预 3 ~ 6 个月后血压仍未得到良好控制，应启动药物治疗。

（三）血压控制目标

尽可能在 3 个月内达到降压目标。

1. 基本标准

血压下降≥ 20/10 mmHg，最好＜ 140/90 mmHg。

2. 理想标准

（1）年龄＜ 65 岁：目标血压＜ 130/80 mmHg，但应＞ 120/70 mmHg。

（2）年龄≥ 65 岁：目标血压＜ 140/90 mmHg，但应根据患者个体情况设定个体化血压目标值。

（四）降压药物的选择（表 25-1）

1. 基本标准

（1）使用任何可获得的降压药物。

（2）若无单片复方制剂或不能负担，可以采用药物自由联合的方式。

（3）若无噻嗪样利尿剂，可以使用噻嗪型利尿剂。

（4）若无二氢吡啶类钙通道阻滞剂（calcium channel blocker，CCB）或患者不能耐受，可使用其他药物代替（如非二氢吡啶类 CCB）。

2. 理想标准

（1）对于低危的 1 级高血压、高龄（≥ 80 岁）或身体虚弱患者，可使用单药治疗。

（2）若不符合上述单药治疗条件的患者，可按照下列步骤选择降压治疗方案：①两种药物小剂量联合治疗（最大推荐剂量的 1/2），优选 RAAS 阻滞剂 + CCB；②两种药物全剂量联合治疗；③三药联合治疗，优选 RAAS 阻滞剂 + CCB + 利尿剂；④三药联合 + 螺内酯或其他药物。

（五）β 受体阻滞剂的使用

对于合并特定适应证，如心力衰竭、心绞痛、心肌梗死后、心房颤动、妊娠或有妊娠计划的年轻女性，任何治疗步骤均应考虑使用 β 受体阻滞剂。

表 25-1　常见降压药物的使用方法

类别	名称	常用剂量	禁忌证
利尿剂	氢氯噻嗪	12.5 ~ 25 mg, qd	痛风患者禁用噻嗪类利尿剂
	吲达帕胺	1.25 ~ 2.50 mg, qd	
	螺内酯	10 ~ 40 mg, qd-bid	
ACEI（血管紧张素转化酶抑制剂）	卡托普利	12.5 ~ 75 mg, tid	妊娠；血管神经性水肿；双肾动脉狭窄；高钾血症（> 6 mmol/L）
	依那普利	5 ~ 40 mg, qd	
	贝那普利	5 ~ 40 mg, qd	
	培哚普利	4 ~ 8 mg, qd	
ARB（血管紧张素受体阻滞剂）	氯沙坦	50 ~ 100 mg, qd	妊娠；双肾动脉狭窄；高钾血症（> 6 mmol/L）
	缬沙坦	80 ~ 160 mg, qd	
	厄贝沙坦	150 ~ 300 mg, qd	
	替米沙坦	40 ~ 80 mg, qd	
钙通道阻断剂（非二氢吡啶类）	地尔硫草	30 ~ 90 mg, bid-tid	高度房室传导阻滞；心力衰竭
	维拉帕米缓释片	120 ~ 240 mg, qd	

类别	名称	常用剂量	禁忌证
钙通道阻断剂（二氢吡啶类）	硝苯地平片	10 ~ 30 mg, tid	高血压合并快速性心律失常
	硝苯地平缓释片	10 ~ 20 mg, bid	
	硝苯地平控释片	30 mg, qd	
	尼群地平	10 ~ 20 mg, tid	
	尼莫地平	30 ~ 60 mg, tid	
	氨氯地平	2.5 ~ 10 mg, qd	
	左旋氨氯地平	2.5 ~ 5 mg, qd	
	非洛地平	5 ~ 10 mg, qd	
	贝尼地平	2 ~ 12 mg, qd	
β 受体阻滞剂	阿替洛尔	12.5 ~ 50 mg, bid	支气管哮喘；高度房室传导阻滞；严重心动过缓
	比索洛尔	2.5 ~ 10 mg, qd	
	美托洛尔	50 ~ 100 mg, bid	
	美托洛尔缓释剂	47.5 ~ 190 mg, qd	
	卡维地洛	12.5 ~ 50 mg, bid	
α 受体阻滞剂	特拉唑嗪	1 ~ 5 mg, qd	直立性低血压
	多沙唑嗪	1 ~ 8 mg, qd-bid	
中枢性降压药	可乐定	0.075 ~ 0.1 mg, bid	冠心病；心脏传导障碍；新近发生心肌梗死；脑血管病；慢性肾衰竭
	甲基多巴	250 mg, tid	
复方制剂	复方利血平片	1 ~ 2 片, tid	消化道出血；窦性心动过缓
	复方罗布麻片	2 片, tid	
	珍菊降压片	1 片, tid	

（六）存在合并症的高血压患者的药物降压治疗

1. 高血压合并冠心病

（1）血压 ≥ 140/90 mmHg 应进行降压治疗，目标血压值 < 130/80 mmHg（老年患者目标血压值 < 140/80 mmHg）。

（2）一线治疗推荐使用 RAAS 阻滞剂或 β 受体阻滞剂 ±CCB。

2. 高血压合并脑卒中

（1）血压 ≥ 140/90 mmHg 应进行降压治疗，目标血压值 < 130/80 mmHg（老年患者目标血压值 < 140/80 mmHg）。

（2）一线治疗推荐使用肾素—血管紧张素—醛固酮系统（renin-angiotensin-aldosterone system，RAAS）阻滞剂、CCB 和利尿剂。

3. 高血压合并心力衰竭

（1）血压 ≥ 140/90 mmHg 应进行降压治疗，目标血压值 < 130/80 mmHg（但应 > 120/70 mmHg）。

（2）一线治疗推荐 RAAS 阻滞剂、β 受体阻滞剂和盐皮质激素，若血压控制不佳，可使用 CCB。

（3）血管紧张素受体脑啡肽酶抑制剂（angiotensin receptor neprilysin inhibitor，ARNI）可替代 RAAS 阻滞剂用于射血分数减低的心力衰竭合并高血压患者的治疗。

4. 高血压合并 CKD

（1）血压 ≥ 140/90 mmHg 应进行降压治疗，目标血压值 < 130/80 mmHg（老年患者目标血压值 < 140/90 mmHg）。

（2）一线推荐 RAAS 阻滞剂，可以使用 CCB，如 eGFR < 30 mL/（min•1.73m^2），可使用袢利尿剂。

5. 高血压合并慢性阻塞性肺疾病

（1）血压 ≥ 140/90 mmHg 应进行降压治疗，目标血压值 < 130/80 mmHg（老年患者目标血压值 < 140/90 mmHg）。

（2）β 受体阻滞剂应在特定（如冠心病、心力衰竭）患者中使用。

6. 高血压合并糖尿病

（1）血压 ≥ 140/90 mmHg 应进行降压治疗，目标血压值 < 130/80 mmHg（老年患者目标血压值 < 140/90 mmHg）。

（2）一线推荐 RAAS 阻滞剂，必要时使用 CCB 或噻嗪样利尿剂。

7. 高血压合并高脂血症或炎症性风湿病

优先使用 RAAS 阻滞剂和 CCB。

五、预防

（1）限盐。盐的摄入量与高血压呈正相关，即人群中盐摄入越多血压水平就越高。日均摄盐量每增加 1 g，平均高压上升 2 mmHg，低压上升 1.7 mmHg。世界卫生组织规定每人每天摄盐量不得超过 6 g。

（2）控制体重及适量运动。运动除了可以促进血液循环、降低胆固醇的生成外，还能促进肌肉、关节和骨的发育，减少关节僵硬的发生。运动能增加食欲、促进肠胃蠕动、预防便秘、改善睡眠。有持续运动的习惯，最好是做到有氧运动，才会有帮助。有氧运动同减肥一样可以降低血压。

（3）戒烟限酒。吸烟会导致高血压，烟叶内含有的尼古丁（烟碱）会兴奋中枢神经和交感神经，使心率加快，同时也促使肾上腺释放大量儿茶酚胺，使小动脉收缩，导致血压升高。尼古丁还会刺激血管内的化学感受器，反射性地引起血压升高。长期大量吸烟还会促进大动脉粥样硬化，小动脉内膜逐渐增厚，使整个血管逐渐硬化。同时由于吸烟者血液中一氧化碳血红蛋白含量增多，从而降低了血液的含氧量，使动脉内膜缺氧，动脉壁内脂的含氧量增加，加速了动脉粥样硬化的形成。因此，无高血压的人戒烟可预防高血压的发生，有高血压的人更应戒烟。大量饮酒会导致动脉硬化，加重高血压，所以应限制性饮酒，最好戒酒。

参考文献

1. 中国高血压防治指南修订委员会，高血压联盟（中国），中华医学会心血管病学分会，等．中国高血压防治指南（2018年修订版）．中国心血管杂志，2019，24（1）：24-56.

2. National Institute for Health and Care Excellence. Hypertension in adults：diagnosis and management[EB/OL].（2019-08-28）[2020-05-07].

3. UNGER T，BORGHI C，CHARCHAR F，et al. 2020 International Society of Hypertension global hypertension practice guidelines. J Hypertens，2020，38（6）：982-1004.

4. VAN DEN BORN B H，LIP G Y H，BRGULJAN-HITIJ J，et al. ESC Council on hypertension position document on the management of hypertensive emergencies. European Heart Journal Cardiovascular Pharmacotherapy，2019，5（1）：37-46.

5. 中国医师协会急诊医师分会，中国高血压联盟，北京高血压防治协会．中国急诊高血压诊专家共识（2017修订版）．中国急救医学，2018，38（1）：1-13.

（方舟　张海涛）

第二节　稳定型心绞痛

一、定义

稳定型心绞痛即稳定型劳力型心绞痛，亦称普通型心绞痛，是最常见的心绞痛，指由心肌缺血、缺氧引起的典型心绞痛发作，其临床表现在 1～3 个月内相对稳定，即每日和每周疼痛发作次数大致相同，诱发疼痛的劳力和情绪激动程度相同，每次发作疼痛的性质和疼痛部位无改变，疼痛时限相仿，用硝酸甘油后也可在相近时间内发挥疗效。

二、临床表现

典型稳定型心绞痛发作是突然发生的位于胸骨体上段或中段之后的压榨性、闷胀性或窒息性疼痛，亦可能波及大部分心前区，可放射至左肩、左上肢前内侧，达无名指和小指，范围有手掌大小，偶可伴有濒死的恐惧感觉，重者还可出汗，往往迫使患者立即停止活动。疼痛历时 1～5 分钟，很少超过 15 分钟，休息或含用硝酸甘油片，在 1～2 分钟（很少超过 5 分钟）消失。常在体力劳累、情绪激动（发怒、焦急、过度兴奋）、受寒、饱食、吸烟时发生，贫血、心动过速或休克亦可诱发。不典型的心绞痛，疼痛可位于胸骨下段、左心前区或上腹部，放射至颈、下颌、左肩胛部或右前胸，疼痛可很轻或仅左前胸有不适或发闷感。

心绞痛发作时，患者表情焦虑，皮肤苍白，冷或出汗，血压可略增高或降低，心率可正常、增快或减慢，以增快居多，可有房性或室性奔马律，心尖区可有收缩期杂音（二尖瓣乳头肌功能失调所致），第二心音可有逆分裂，还可有交替脉或心前区抬举性搏动等体征。

根据诱发心绞痛的体力活动量，加拿大心血管病学会将劳力性心绞痛的严重程度分为以下四级。①Ⅰ级：日常活动时无症状，较日常活动重的体力活动，如平地小跑步、快速或持重物上三楼、上陡坡等会引起心绞痛。②Ⅱ级：日常活动稍受限制，一般体力活动，如常速步行 1.5～2 km、上三楼、上坡等即可引起心绞痛。③Ⅲ级：日常活动明显受限，较日常活动轻的体力活动，如常速步行 0.5～1 km、上二楼、上小坡等即可引起心绞痛。④Ⅳ级：轻微体力活动（如在室内缓行）即可引起心绞痛，严重者休息时亦发生心绞痛。

三、诊断与鉴别诊断

（一）诊断

根据典型的发作特点和体征，含服硝酸甘油后缓解，结合年龄和存在冠心病危险因素，除外其他原因所致的心绞痛，一般即可建立诊断。各种检查发现心肌有缺血的表现有助于明确诊断。我国患者心绞痛发作时的表现常不典型，诊断需谨慎。国外也有学者强调心绞痛一词不完全代表痛，部分患者对心肌缺血、缺氧的感觉是痛以外的另一些感觉，因而可能否认疼痛感受。下列几方面有助于临床上判别心绞痛。

1. 性质

心绞痛应是压榨紧缩、压迫窒息、沉重闷胀性疼痛，而非绞痛，也非刀割样痛、尖锐痛或抓痛、短促的针刺样或触电样痛或昼夜不停地胸闷感觉。少数患者可有烧灼感、紧张感或呼吸短促伴有咽喉或气管上方紧缩感。症状开始时较轻，逐渐加剧，然后逐渐消失，很少为体位改变或深呼吸所影响。

2. 部位

疼痛或不适处常位于胸骨或其邻近处，也可发生在上腹至咽部之间的任何水平处，但极少在咽部以上。有时可位于左肩或左臂，偶尔也可位于右臂、下颌、下颈椎、上胸椎、左肩胛骨间或肩胛骨上区，位于左腋下或左胸下者很少。

3. 时限

1～15分钟，多数3～5分钟，偶有达30分钟的。疼痛持续数秒钟或不适感（多为闷感）持续整天或数天者均不是心绞痛。

4. 诱发因素

以体力劳累为主，其次为情绪激动、登楼、平地快步走、饱餐后步行、逆风行走，甚至用力大便或将臂举过头部的轻微动作，暴露于寒冷环境、进食冷饮、身体其他部位的疼痛，以及恐怖、紧张、发怒、烦恼等情绪变化都可诱发心绞痛，轻微劳力如刷牙、剃须、步行即可引起发作，上午及下午痛阈提高，较重的劳力亦可不诱发。

5. 硝酸甘油的效应

舌下含用硝酸甘油片如有效，心绞痛应于1～2分钟缓解（也有需5分钟的，要考虑到患者可能对时间的估计不够准确，对卧位型心绞痛，硝酸甘油可能无效）。在评定硝酸甘油的效应时，还要注意患者所用的药物是否已经失效或接近失效。

（二）鉴别诊断

鉴别诊断要考虑下列各种情况。

1. X综合征

目前X综合征被认为是由小冠状动脉内皮依赖性舒张功能障碍、异常的神经刺激或代谢障碍等多种因素所致，以反复发作劳力性心绞痛为主要表现，疼痛亦可在休息时发生。发作时或负荷后心电图可示心肌缺血表现，部分患者超声心动图可示节段性室壁运动异常，核素心肌灌注扫描可发现节段心肌灌注减低和再分布征象。本病多见于绝经期前的女性，冠心病的危险因素不明显，疼痛症状不甚典型，冠状动脉造影未见有意义的狭窄但常可见血流缓慢和冠状动脉血流储备降低。治疗反应不稳定但预后良好。

2. 急性心肌梗死

本病疼痛部位与心绞痛相仿，但性质更剧烈，持续时间可达数小时，含服硝酸甘油多不能使之缓解，常伴有休克、心律失常或心力衰竭，并有发热，可有特征性心电图和心肌损伤标志物的改变。

3. 心脏神经症

本病患者常诉胸痛，但为短暂（几秒钟）的刺痛或较持久（几小时）的隐痛，患者常喜欢不时地深吸一大口气或作叹息样呼吸。胸痛部位多在左胸乳房下心尖部附近，或经常变动。

4.肋间神经痛

本病疼痛常累及 1～2 个肋间，但并不一定局限在前胸，为刺痛或灼痛，多为持续性而非发作性，咳嗽、用力呼吸和身体转动可使疼痛加剧，沿神经走行处有压痛，手臂上举活动时局部有牵拉疼痛。

此外，不典型的心绞痛还需与肋骨和肋软骨病变、食管病变、纵隔病变、食管裂孔疝、溃疡病、肠道疾病、颈椎病等引起的胸、腹疼痛相鉴别。

四、治疗原则

治疗稳定型心绞痛的目的是改善预后、预防心肌梗死和死亡，减轻或消除症状和缺血发作、提高生活质量。

（一）一般治疗

发作时立即停止活动，一般患者在休息后症状即可解除，平时应尽量避免各种诱发因素，治疗高血压、糖尿病、高血脂、贫血、甲亢等相关疾病。

（二）药物治疗

1.改善预后的药物治疗

（1）抗血小板药物：阿司匹林类制剂可以抑制血小板在动脉粥样硬化斑块上的聚集，防止血栓形成，同时也通过抑制血栓素 A_2（thromboxane A_2，TXA_2）的形成，抑制 TXA_2 所导致的血管痉挛，不能耐受阿司匹林的患者可改为氯吡格雷替代治疗。

（2）ACEI 与 ARB：对有心血管危险因素或心血管疾病的患者，ACEI 显著减少心源性死亡、心肌梗死和脑卒中。对于慢性稳定型心绞痛应用 ARB 证据尚不充分，但可作为 ACEI 无效或不能耐受时的替代。ARB 可用于同时伴有高血压、心力衰竭或糖尿病性肾功能不全的患者，对于左室功能尚正常且无糖尿病者，ARB 无应用指征。

（3）调脂药物：对已确诊的冠心病患者，应用降低低密度脂蛋白的药物能降低不良缺血事件发生的风险。

（4）β受体阻滞剂：应作为起始治疗药物，可根据症状和心率调整剂量，糖尿病不是使用β受体阻滞剂的禁忌证。

2.改善症状、减轻缺血发作的药物治疗

（1）硝酸酯制剂：可扩张冠状动脉、增加冠脉循环的血流量，通过对周围血管的扩张作用，减轻心脏前后负荷和减少心肌的需氧量，从而缓解心绞痛。包括硝酸异山梨酯、长效硝酸甘油制剂。

（2）β受体阻滞剂：β受体阻滞剂可以降低运动中的心率和血压，减少和减轻心肌缺血的发作。

（3）钙拮抗剂：钙拮抗剂与β受体阻滞剂有类似作用，可以降低血管张力，扩张冠状动脉，增加冠脉血流，通过降低循环阻力和动脉压及钙拮抗剂的负性肌力作用，减少心肌氧耗，减轻心肌缺血的严重程度。

（4）其他改善心肌缺血的药物：曲美他嗪通过抑制脂肪酸氧化和增加葡萄糖代谢，提高氧的利用效率，改善心肌缺血。

五、预防

平时应尽量避免各种诱发的因素，如过度的体力活动、情绪激动、饱餐等，冬天注意保暖，调节饮食，进食不宜过饱，避免进油腻饮食，戒烟限酒，调整日常活动与工作量，减轻精神负担，保持适当的体力活动，以不致发生胸痛症状为度；治疗高血压、糖尿病、高血脂、贫血、甲状腺功能亢进症等相关疾病。

参考文献

1. 郭远林，陈纪林．稳定性冠心病抗栓治疗的新思路：COMPASS 临床试验的启示．中国循环杂志，2018，33（4）：313-316.
2. 中华医学会心血管病学分会动脉粥样硬化与冠心病学组．稳定性冠心病诊断与治疗指南（2018 版）．中华心血管病杂志，2018，46（9）：680-694.
3. 高立建，陈纪林．权衡利弊，让患者的获益达到最大——ISCHEMIA 研究的结果解读．中国循环杂志，2020，35（5）：417-418.

（李妍妍）

第三节　心律失常

一、定义

心律失常是由于心脏电活动的起源和（或）传导障碍导致心脏搏动的频率和（或）节律异常的一种疾病，是常见的心血管系统疾病之一。临床医学上按心律失常发作时心率的快慢分为两大类：快速性心律失常和慢速性心律失常。前者包括窦性心动过速、室上性心动过速、心房扑动、心房颤动、室性心动过速、心室扑动、心室颤动等；后者包括窦性缓慢性心律失常、窦性停搏及各种传导阻滞。在短时间内引起血流动力学障碍的心律失常均称为恶性心律失常，是心血管系统急症中很重要的一部分，可能导致心源性猝死，须得到及时有效治疗。

二、临床表现

心律失常的临床表现主要取决于心律失常的性质、类型、心功能及对血流动力学影响的程度。轻度的心律失常，如窦性心动过缓、窦性心律不齐、偶发的房性期前收缩、一度房室传导阻滞等，多无明显的临床表现，常在体检时发现。重度的心律失常，如病态窦房结综合征、快速心房颤动、阵发性室上性心动过速、持续性室性心动过速等，可表现为心悸、胸闷、头晕、低血压、出汗等症状，严重者可出现晕厥、阿 - 斯综合征，甚至猝死。

此外，由于心律失常对血流动力学影响，还可导致一些重要脏器出现供血不足的临床表现，具体如下。

（一）冠状动脉供血不足的表现

各种心律失常均可引起冠状动脉血流量降低，冠状动脉正常的人，各种心律失常虽然可以引起冠状动脉血流降低，但较少引起心肌缺血。然而，对有冠心病基础的患者，各种心律失常都可以诱发或加重心肌缺血。主要表现为胸闷、胸痛等。

（二）脑动脉供血不足的表现

不同的心律失常对脑血流量的影响也不同，在脑血管正常人群中，上述血流动力学的障碍不至于造成严重后果。倘若脑血管发生病变，则足以导致脑供血不足，表现为头晕、乏力、视物模糊、暂时性全盲，甚至失语、瘫痪、抽搐、昏迷等一过性或永久性的脑损害。

（三）心功能不全的表现

主要为咳嗽、呼吸困难、倦怠、乏力等。

（四）肾动脉供血不足及肠系膜动脉供血不足的表现

肾动脉供血不足及肠系膜动脉供血不足的发生较少。临床表现有少尿、蛋白尿、氮质血症、腹胀、腹痛、腹泻，甚至发生肠出血、肠麻痹等。

三、诊断与鉴别诊断

体表 12 导联心电图是诊断心律失常最主要的手段，大部分心律失常可根据心电图结果直接诊断（常见的几种心律失常的心电图表现见表 25-2）。但偶发或阵发的心律失常需多次行心电图或动态心电图，甚至需行心脏电生理检查才能明确诊断。

表 25-2　常见类型心律失常的典型心电图表现和治疗原则

名称	典型心电图表现	治疗原则
病态窦房结综合征	严重窦性心动过缓、窦房传导阻滞、窦性停搏	阿托品、山莨菪碱或异丙肾上腺素提高心率，必要时可行起搏器置入治疗
房性期前收缩	心电图可见提前出现 P' 波，形态与基本心律的 P 波不同，P'R 间期 > 0.12 秒	药物治疗可选用 β 受体阻滞剂，病情严重者可行射频消融治疗
室性期前收缩	提前出现的宽大畸形的 QRS 波，时限 > 0.12 秒，常有完全代偿间期	药物治疗可选用 β 受体阻滞剂，病情严重者可行射频消融治疗
心房颤动	P 波消失，代之以细小、不规则、频率很快的心房颤动波—F 波，RR 间期绝对不等	胺碘酮、普罗帕酮、氟卡尼可用于心房颤动药物复律；药物复律无效时可采用直流电复律；心房颤动时间 < 48 小时，复律前或复律后需立即给予肝素或低分子肝素抗凝治疗，心房颤动时间 > 48 小时或持续时间不明，复律前华法林抗凝 3 周，复律后继续抗凝 4 周；是否长期抗凝需根据血栓风险决定。复律后维持窦律可用胺碘酮、普罗帕酮、β 受体阻滞剂等
心房扑动	P 波消失，代之以规律而匀齐的扑动波—F 波，心室率根据房室传导比例是否固定，可以规则，也可以不规则	胺碘酮、普罗帕酮、奎尼丁可用于心房扑动药物复律；药物复律无效时可采用直流电复律；钙拮抗剂、β 受体阻滞剂、洋地黄类药物、胺碘酮可用于延缓房室结传导，减慢心室率
室性心动过速	出现宽大畸形，时限超过 0.12 秒的 QRS 波，频率 > 100 次 / 分，可见心室夺获及室性融合波	对于血流动力学不稳定患者，应立即进行直流电复律；如血流动力学稳定，可首选胺碘酮静脉注射；由洋地黄中毒引起的室性心动过速，不宜用电复律，应给予药物治疗
心室扑动、心室颤动	无正常 QRS-T 波，代之以连续快速而相对规则的大振幅波动（心室扑动）或大小不等、极不匀齐的低小波（心室颤动），频率大于 200 次 / 分	应及时采取有效的心肺复苏急救措施，电复律治疗是终止心室颤动、心室扑动最有效的办法，电复律同时可给予胺碘酮、利多卡因静脉输注辅助复律

　　为捕捉心律失常，可采用 P 波清楚地导联（II、III、aVF 和 V1 导联）较长时间描记。动态心电图：也称 Holter 心电图，可连续记录 24 小时或更长时间的心电图，长时间的监测可获得更多患者心律失常的信息。心脏电生理检查：可更好地了解正常和异常心脏电活动的情况，对复杂心律失常做出诊断，并且判断心律失常的危险程度和预后，以及协助选择治疗方法和制定治疗方案。这种方法可以十分准确地反应心脏电活动的起源和激动的传导顺序，对于临床诊断困难或用其他方法无法发现的心律失常有着非常重要的诊断和鉴别诊断价值。心律失常发生的原因包括生理因素、心脏本身疾病、心外疾病、遗传因素等。某些生理因素，如紧张、焦虑，饮用浓茶、咖啡、酒精性饮料等，可以诱发快速性心律失常。运动员或长期体力劳动者可以出现明显的窦性心动过缓。迷走神经张力增高如夜间睡

眠时，可以发生窦性心动过缓或停搏、一度、二度 I 型房室传导阻滞。器质性心脏病引起的心脏结构和功能异常，可以引起各种类型的心律失常，甚至引起心搏骤停。心外疾病比如慢性阻塞性肺疾病、甲亢、严重贫血、急性脑血管病、重症胰腺炎、严重胆道感染等均可引起心电生理不稳定，导致心律失常。另外电解质紊乱和酸碱平衡失调，理化因素和中毒，以及医源性因素，都可以引起心律失常。遗传因素也是一个重要原因，比如原发性心脏离子通道疾病，Brugada 综合征和特发性心室颤动。

四、治疗原则

心律失常的治疗是一个相对复杂的过程，治疗方法主要有以下几项。

（一）祛除诱因

临床上很多心律失常都有明显的诱因，因此治疗的首要任务去消除各种能引起心律失常的因素，如情绪激动、失眠等。尤其是对于由药物引起的心律失常，需要停用该药物。

（二）治疗病因

治疗病因是根治心律失常的主要方法。例如，甲状腺功能亢进患者引起的心动过速，甲状腺功能恢复正常后心动过速也就得到了矫正；冠心病心肌缺血导致的心律失常，解除了动脉狭窄后，心肌得到正常的血液灌注，心律失常也会消失或减少。折返性心动过速，阻断了引起折返的异常通路，心动过速就会得以终止；电解质紊乱导致的心律失常，在纠正电解质失衡后，心律失常也可被纠正。

（三）针对心律失常的治疗

1. 药物治疗

药物治疗是治疗心律失常的主要方法。心律失常的药物分类如下。

（1）I 类：钠通道阻滞剂（膜稳定剂），又分为 3 个亚类。①Ia 组：抑制钠内流，也抑制钾外流，降低心肌细胞的自律性，减慢传导速度，抑制快速除极，延长动作电位时间，代表药物有奎尼丁、普鲁卡因胺；②Ib 组：轻度减慢除极，缩短动作电位时间，代表药物有利多卡因、美西律；③Ic 组：明显抑制钠内流，对钾无影响，降低自律性，减慢传导速度，代表药物有普罗帕酮、氟卡尼。

（2）II 类：β 受体阻滞剂，通过抑制 β 受体，间接影响膜离子流。对慢反应细胞可抑制钙内流，从而降低传导性和自律性，代表药物有美托洛尔、阿替洛尔、普萘洛尔。

（3）III 类：延长动作电位时程和有效不应期的药物，代表药物有胺碘酮、溴苄胺、索他洛尔。

（4）IV 类：钙拮抗剂，抑制慢反应细胞的除极和自律性，抑制触发活动，减轻心肌细胞内钙超负荷，代表药物有维拉帕米、地尔硫草。

常见心律失常类型的用药见表 25-3。不可忽视的一点是，治疗和预防心律失常首先是治疗原发病和诱发因素，在消除这些因素后心律失常就可以被控制，不必长期应用抗心律失常药物。抗心律失常药物尤其是 I 类药，可诱发比原有心律失常更为危险的恶性心律失常。故抗心律失常用药应衡量利弊得失，危及生命的心律失常将有效性放在首位，不危及生命的心律失常将安全性放在首位。

表 25-3　常用抗心律失常药物的用法及用量

药物名称	适应证	用法
艾司洛尔	用于快速室上性心律失常，如心房颤动、心房扑动或窦性心动过速的快速控制	负荷量为 0.5 mg/（kg•min），1 分钟静脉注射完毕后继以 0.05 mg/（kg•min）静脉滴注维持 4 分钟，心率控制后即可继续维持治疗。因其作用快而强，因此推荐开始剂量小，严格控制滴速，最好采用定量输液泵
胺碘酮	可用于室上性、室性心律失常。此外，对心房颤动、心房扑动和室上性心动过速效果良好，对反复发作、常规药无效的顽固性室性心律失常也较有效。因具有冠脉舒张减少心肌耗氧的作用，因此也适用于冠心病并发的心律失常	口服给药一次 400 ～ 600 mg，分 2 ～ 3 次服用，1 ～ 2 周后根据需要改为一日 200 ～ 400 mg 维持。 静脉滴注：负荷剂量 5 mg/kg，加入 250 mL 的 5% 葡萄糖液中，于 20 分钟～ 2 小时内静脉滴注，24 小时可重复 2 ～ 3 次。维持剂量 10 ～ 20 mg/（kg•d）加入 250 mL 的 5% 葡萄糖液中，可维持数日。静脉给药须采用定量输液泵。本药稀释时只能用 5% 葡萄糖注射液，禁用生理盐水稀释
维拉帕米	可用于控制心房颤动和心房扑动的心室率，预防阵发性室上性心动过速的反复发作，多与地高辛合用	口服：240 ～ 320 mg/d，分 3 ～ 4 次服用。 静脉注射：一般起始剂量为 5 ～ 10 mg，如无效则在首剂 15 ～ 30 分钟后再给药 5 ～ 10 mg。静脉每小时 5 ～ 10 mg，加入氯化钠或 5% 葡萄糖静脉滴注，一日总量不超过 100 mg
普罗帕酮	用于治疗各种期前收缩，也可用于预防阵发性室性心动过速、阵发性室上性心动过速、预激综合征伴室上性心动过速、心房扑动、心房颤动等的治疗	口服治疗量一日 300 ～ 900 mg，分 4 ～ 6 次服用；维持量一日 300 ～ 600mg，分 2 ～ 4 次服用。 静脉给药：1 ～ 1.5 mg/kg 或 70 mg 加入 5% 葡萄糖注射液中稀释，于 10 分钟内缓慢静脉注射，必要时 10 ～ 20 分钟重复 1 次，总量不超过 210 mg。静脉注射起效后改为静脉滴注（滴速为 0.5 ～ 1 mg/min）或口服维持
β 受体阻滞剂	可用于室上性心律失常和室性心律失常	口服起始剂量：美托洛尔 25 mg、2 次 / 日；普萘洛尔 10 mg、3 次 / 日；阿替洛尔 12.5 ～ 25 mg、3 次 / 日，后根据治疗反应调整剂量

2. 电学治疗

心律失常的电学治疗近年来发展很快，既有紧急情况下的电复律、起搏治疗，也有根治心律失常的导管消融，主要包括以下几种。①电复律（同步或非同步）：包括最常用的体外电复律、外科应用的经胸心外膜电复律、经食管电复律、电生理检查时的心腔内电复律和埋藏式自动电复律等。②电刺激法：是一种经食管或心腔内快速刺激而终止心律失常的方法。③起搏治疗：已经从单纯治疗心动过缓，向治疗心动过速领域发展。④导管消融：该法发展较快，治疗的范畴和适应证不断扩展，治疗效果也越来越好。

3. 机械治疗

比如刺激迷走神经、压迫眼球、刺激咽部等。

4. 手术治疗

包括旁路或慢通道切断、长 QT 时的交感神经节切断、室性心动过速的手术治疗等。

五、预防

（1）生活规律、起居有常，切勿过劳、精神紧张、经常熬夜等，平时要做到适当体育锻炼，保持标准体重。

（2）要保持良好的情绪，避免情绪激动，要培养广泛的兴趣，自寻乐趣，经常调节情绪，使自己始终保持良好的心情。

（3）积极预防和治疗引起心律失常的基础疾病，控制患病的各种危险因素，如高血压、高血脂、糖尿病等，禁烟限酒，避免饮用浓茶、咖啡等饮料，避免受凉、感染等。

（4）如发现出现心律失常的临床症状，应在医务人员的指导下积极治疗，防止拖延病情，造成严重的后果和不可逆的并发症。

参考文献

1. 孙玉洁，张海澄.2013EHRA/ESC 心脏起搏器和心脏再同步治疗指南解读.中国医学前沿杂志（电子版），2013（11）：65-69.
2. 刘霞，经典心电图图谱.上海：上海科学技术出版社，2011.
3. 黄宛.临床心电图学.5 版.北京：人民卫生出版社，2013.
4. 张澍.实用心律失常学.北京：人民卫生出版社，2010.
5. 李应祥.抗心律失常药物作用于心律失常的效果评价.中西医结合心血管病电子杂志，2014，2（8）：59.
6. 中华医学会心电生理和起搏分会，中国医师协会心律学专业委员会.室性心律失常中国专家共识.中华心律失常学杂志，2016，20（4）：279-326.

（方舟　张海涛）

第二十六章　呼吸系统疾病

第一节　急性上呼吸道感染

一、定义

急性上呼吸道感染简称上感，是鼻腔、咽或喉部急性炎症的总称。常见病原体为病毒，仅少数由细菌引起。本病全年皆可发病，冬春季节好发，主要通过含有病毒的飞沫传播，也可通过被污染的手和用具传染。多数为散发性，在气候突然变化时可引起局部或大范围的流行。由于病毒表面抗原易发生变异，产生新的亚型，不同亚型之间无交叉免疫，因此同一个人可在1年内多次罹患本病。患者不分年龄、性别、职业和地区，某些病种具有传染性，有时可引起严重的并发症。

二、临床表现

病因不同，临床表现可有不同的类型，具体如下。

（一）普通感冒

俗称"伤风"，以鼻咽部卡他症状为主要表现。起病较急，初期有咽干、咽痒或烧灼感，发病同时或数小时后，可有喷嚏、鼻塞、流清水样鼻涕，两三天后鼻涕变稠。可伴咽痛，有时由耳咽管炎引起的听力减退，也可出现流泪、味觉迟钝、呼吸不畅、声嘶、少量咳嗽等。普通感冒一般无发热及全身症状，或仅有低热、轻度畏寒和头痛。检查可见鼻腔黏膜充血、水肿、有分泌物，咽部轻度充血。

（二）急性病毒性咽炎、喉炎

1.急性病毒性咽炎

临床特征为咽部有发痒和灼热感，咳嗽少见。流感病毒和腺病毒感染时可有发热和乏力。检查可见咽部明显充血和水肿，颌下淋巴结肿大且触痛。腺病毒咽炎可伴有眼结膜炎，当有吞咽疼痛时，提示链球菌感染。

2.急性病毒性喉炎

临床特征为声嘶、讲话困难、咳嗽伴有咽部疼痛及发热。检查可见喉部水肿、充血，局部淋巴结轻度肿大和触痛，有时可闻及喘鸣音。

（三）疱疹性咽峡炎

表现为明显咽痛、发热，病程约1周。检查可见咽充血，软腭、腭垂、咽及扁桃体表面有灰白色疱疹及浅表溃疡，周围有红晕。多于夏季发作，多见于儿童，偶见于成人。

（四）咽结膜热

临床表现有发热，咽痛、畏光、流泪，咽及结膜明显充血。病程4～6天，常发生于夏季，游泳中传播。儿童多见。

（五）细菌性咽－扁桃体炎

起病急，明显咽痛、畏寒、发热，体温可达 39 ℃以上。检查可见咽部明显充血，扁桃体肿大、充血，表面有脓性分泌物，颌下淋巴结肿大、压痛，肺部无异常体征。

三、诊断与鉴别诊断

（一）诊断

根据病史、流行病学、鼻咽部的症状及体征，结合周围血象和胸部影像学检查可做出临床诊断，一般无须病因诊断。特殊情况下可行细菌培养或病毒分离，或病毒血清学检查等确定病原体。

（二）鉴别诊断

1. 过敏性鼻炎

有季节性，发病与环境、气温变化或吸入刺激性气体有关。起病急，有鼻腔发痒、频繁喷嚏、流清涕症状，有时可伴眼睛发痒、流泪。检查可见鼻黏膜苍白、水肿，鼻分泌物涂片可见嗜酸性粒细胞增多。

2. 流行性感冒

患者可有上呼吸道感染表现，具有下列特点：①有明显的流行病学史，传染性强，常有较大范围流行；②起病急，全身症状重，畏寒、高热、全身酸痛、眼结膜炎症明显；③鼻咽部炎症症状和体征较轻；④病毒为流感病毒，必要时可通过病毒分离或血清学明确诊断。

3. 急性传染病

某些急性传染病（如麻疹、流行性出血热、流行性脑脊髓膜炎、脊髓灰质炎、伤寒、斑疹伤寒）在患病初期常有上呼吸道症状，在这些病的流行季节或流行区应密切观察，并进行必要的实验室检查，以资鉴别。

4. 新型冠状病毒肺炎

具有以下特点：①流行病学史，发病前 14 天内有病例报告地的旅居史或接触史，或为聚集性病例；②起病急，有发热、干咳、乏力等全身表现，可伴有鼻塞、流涕、腹泻等症状；③发病初期白细胞总数正常或降低，淋巴细胞计数正常或减少；④胸部影像学早期呈现多发小斑片影及间质改变，以肺外带明显；⑤病毒为新型冠状病毒，可通过实时荧光 RT-PCR 检测新型冠状病毒核酸、病毒基因测序、检测新型冠状病毒特异性 IgM 抗体和 IgG 抗体明确诊断。

四、治疗原则

（一）对症治疗

1. 休息

症状较轻的患者无须特殊处理，病情较重或年老体弱者应卧床休息，忌烟、多饮水，室内保持空气流通。

2. 解热镇痛

有发热、头痛、肌肉酸痛等症状者，可选用解热镇痛药，如对乙酰氨基酚、布洛芬等。

3.抗鼻塞

有鼻塞、鼻黏膜充血水肿时，可使用盐酸伪麻黄碱，也可用 1% 麻黄素滴鼻。

4.抗过敏

频繁打喷嚏、流鼻涕，常有鼻黏膜敏感性增高，可选用马来酸氯苯那敏、孟鲁司特钠片等抗组胺药。

5.镇咳剂

对于咳嗽症状较明显者，可给予右美沙芬、喷托维林等镇咳药。

常见急性上呼吸道感染的复方制剂成分及含量见表 26-1。

表 26-1　常见急性上呼吸道感染的复方制剂成分及含量

	泰诺	日夜百服宁（日片）	日夜百服宁（夜片）	白加黑（白片）	白加黑（黑片）	新康泰克（红装）	感冒通	快克	酚氨咖敏片
解热镇痛药	对乙酰氨基酚（325 mg）	对乙酰氨基酚（500 mg）	对乙酰氨基酚（500 mg）	对乙酰氨基酚（325 mg）	对乙酰氨基酚（325 mg）	对乙酰氨基酚（500 mg）	双氯酚酸（15 mg）	对乙酰氨基酚（250 mg）	对乙酰氨基酚（150 mg）氨基比林（100 mg）
鼻减充血药	伪麻黄碱（30 mg）	伪麻黄碱（30 mg）	伪麻黄碱（30 mg）	伪麻黄碱（30 mg）	伪麻黄碱（30 mg）	伪麻黄碱（30 mg）	/	/	/
镇咳药	右美沙芬（15 mg）	右美沙芬（15 mg）	右美沙芬（15 mg）	右美沙芬（15 mg）	右美沙芬（15 mg）	右美沙芬（15 mg）	/	/	/
抗组胺药	氯苯那敏（2 mg）	/	氯苯那敏（2 mg）	/	苯海拉明（25 mg）	氯苯那敏（2 mg）	氯苯那敏（2.5 mg）	氯苯那敏（2 mg）	氯苯那敏（2 mg）
其他成分							人工牛黄（10 mg）	人工牛黄（10 mg）咖啡因（15 mg）金刚烷胺（100 mg）	咖啡因（30 mg）

（二）病因治疗

1.抗细菌药物治疗

单纯病毒感染无须使用抗菌药物，有白细胞计数升高、咽部脓苔、咳黄痰等细菌感染证据时，可酌情使用青霉素、头孢菌素、大环内酯类（红霉素、阿奇霉素）或喹诺酮类（左氧氟沙星、莫西沙星）。

2.抗病毒药物治疗

有一定的疗效。金刚烷胺及其衍生物甲基金刚烷胺可用于预防和治疗甲型流感病毒。广谱抗病毒药物利巴韦林和奥司他韦对流感病毒、副流感病毒和呼吸道合胞病毒等有较强的抑制作用，可缩短病程。

（三）中医中药治疗

具有清热解毒和抗病毒作用的中药亦可选用，有助于改善症状，缩短病程。中成药注意要辨证施治，简单的辨证方法见表 26-2。风寒感冒给予感冒清热颗粒、苏黄止咳胶囊、三拗片，风热感冒给予柴银口服液、双黄连口服液、连花清瘟胶囊、蓝芩口服液，暑湿感冒给予藿香正气水（胶囊）、十滴水治疗。

表 26-2　感冒的中医辨证分型

	风寒感冒	风热感冒	暑湿感冒
汗	无汗、发热轻、头痛、关节酸痛、浑身疼痛	有汗、发热重、恶风恶寒	恶寒发热、头痛头胀、食欲不振、呕吐腹泻
痰	痰液清稀、流清鼻涕	痰液稠浊、流黄鼻涕	白黏
舌苔	发白	发红发黄	白腻

五、预防

（1）避免诱因。避免受凉、淋雨、过度疲劳；避免与感冒患者接触，避免脏手接触口、眼、鼻。年老体弱易感者更应注意防护，上呼吸道感染流行时应戴口罩，避免在人多的公共场合出入。

（2）增强体质。坚持适度有规律的户外运动，提高机体免疫力与耐寒能力是预防本病的主要方法。

（3）免疫调节药物和疫苗。对于经常、反复发生本病及老年免疫力低下的患者，可酌情应用免疫增强剂。有适应证者可注射呼吸道多价菌苗。

参考文献

1. 葛均波，徐永健，王辰.内科学.9版.北京：人民卫生出版社，2018.
2. 国家药典委员会.中华人民共和国药典临床用药须知：化学药和生物制品卷（2015年版）.北京：中国医药科技出版社，2017.
3. 张伯礼，吴勉华.中医内科学.北京：中国中医药出版社，2017.

（李凤芝　王东）

第二节 急性气管—支气管炎

一、定义

急性气管—支气管炎是由生物、物理、化学刺激或过敏等因素引起的气管—支气管黏膜的急性炎症，也可由急性上呼吸道感染蔓延而来。临床主要症状为咳嗽和咳痰。常见于寒冷季节或气候突变时。

二、临床表现

发病初期常常表现为上呼吸道感染症状，通常有鼻塞、流清涕、咽痛和声音嘶哑等临床表现。而全身症状较为轻微，但可出现低热、畏寒、周身乏力，自觉咽喉部发痒，并有刺激性咳嗽及胸骨后疼痛。早期痰量不多，但痰液不易咳出，2～3日后痰液可由黏液性转为黏液脓性。咳嗽也可为阵发性，有时呈持久性咳嗽。咳嗽剧烈时常常伴有恶心、呕吐及胸部、腹部肌肉疼痛。如伴有支气管痉挛，可有哮鸣音和气急。一般而言，全身症状可在4～5天消退，但咳嗽有时可延长至数周。

查体有时可发现干啰音，咳嗽后消失；肺底部偶可听到湿啰音，伴有支气管痉挛时，可听到哮鸣音。通常白细胞计数正常，胸部X线检查也无异常发现。

三、诊断与鉴别诊断

（一）诊断

依靠病史和临床表现，X线检查无异常或仅有肺纹理增粗，在痰涂片或痰培养、血清学检查等有时能发现致病的病原体。

（二）鉴别诊断

1. 流行性感冒

有流行病史、急性起病，全身有明显的中毒症状，高热和全身肌肉酸痛。

2. 急性上呼吸道感染

一般鼻部症状明显，无咳嗽、咳痰，肺部、胸部无异常体征。

3. 新型冠状病毒肺炎

有流行病学史，起病急，有发热、干咳、乏力等全身表现，可伴有鼻塞、流涕、腹泻等症状，胸部影像学检查早期呈现多发小斑片影及间质改变，病毒检测提示为新型冠状病毒。

4. 其他

多种急性感染性疾病如肺结核、肺脓肿、支原体肺炎、麻疹、百日咳、急性扁桃体炎等，以及上气道咳嗽综合征、咳嗽变异性哮喘、胃食管反流性疾病、间质性肺疾病、急性肺栓塞、肺癌和充血性心力衰竭等在发病时常常有咳嗽，应深入检查，临床上需详加鉴别。

四、治疗原则

治疗的目的是减轻症状和改善机体的功能。应避免滥用抗菌药物，但如果患者出现发热、脓性痰和重症咳嗽，则为应用抗菌药物的指征。

（一）一般治疗

注意休息和保暖，多饮水，摄入足够的热量，防止冷空气、粉尘或刺激性气体的吸入等。

（二）药物治疗

1. 镇咳

对于频繁或剧烈咳嗽者，可用右美沙芬、喷托维林、苯丙哌林、可待因等药物镇咳。用药时间不宜过长。

2. 祛痰

可应用溴己新、氨溴索、乙酰半胱氨酸、羧甲司坦和标准桃金娘油等治疗。

3. 解痉抗过敏

对于支气管痉挛（喘鸣）的患者，可给予氨茶碱、沙丁胺醇、马来酸氯苯那敏片等治疗。

4. 抗生素

不推荐对无肺炎的急性单纯性气管—支气管炎患者进行常规抗菌药物治疗。对存在过去1年曾住院治疗、口服皮质类固醇、糖尿病或充血性心力衰竭其中1项，且年龄≥80岁的患者，或存在2项且年龄≥65岁的患者，可酌情使用抗菌药物。

常见药物的适应证及具体用法用量见表26-3。

表26-3　急性气管—支气管炎常用药物用法及用量

药物名称	适应证	用法用量
溴己新	用于痰液黏稠不易咳出者	8～16 mg/次、3次/日，餐后口服
氨溴索	用于伴有痰液分泌不良及排痰功能不良者	口服：初期30～60 mg/次、2～3次/日，餐后服。如需长期服，14天后剂量减半 静脉滴注：15 mg/次、2～3次/日；严重者可增加至每次30 mg
乙酰半胱氨酸	用于改善痰液黏稠引起的呼吸困难、咳痰困难	片剂：0.2 g/次、2～3次/日，餐后服 泡腾片：0.6 g/次、1～2次/日，溶于100 mL温开水中，最好晚上服用 吸入用溶液：3 mL/次，1～2次/日，雾化吸入
桉柠蒎	用于痰液分泌不正常及排痰功能不良者	急性患者，0.3 g/次、3～4次/日；慢性患者，0.3 g/次、2次/日。餐前半小时口服，凉开水送服，禁用热开水，不可打开或嚼破后服用
羧甲司坦	用于痰液稠厚、咳嗽困难者	片剂：0.25～0.75 g/次、3次/日 口服溶液剂：0.2～0.5 g（10 mL）/次、3次/日
标准桃金娘油	用于痰液稠厚者	急性患者，1粒/次、3～4次/日；慢性患者，1粒/次、2次/日。口服，宜在餐前30分钟用较多的凉开水送服。勿将胶囊掰开或咀嚼服用
右美沙芬	用于治疗各种原因引起的干咳	片剂、糖浆剂、颗粒剂：15～30 mg/次、3～4次/日 缓释片剂：30 mg/次、2次/日，不可掰碎服用
喷托维林	适用于治疗各种原因引起的干咳	口服，25 mg/次、3～4次/日

续表

药物名称	适应证	用法用量
苯丙哌林	用于治疗刺激性干咳,对急、慢性支气管炎及各种原因引起的咳嗽均可使用	口服,成人 20 ~ 40 mg/ 次、3 次 / 日
可待因	用于较剧烈的频繁干咳,痰液量较多宜并用祛痰药	口服,15 ~ 30 mg/ 次、30 ~ 90 mg/d;极量为 90 mg/ 次、240 mg/d
沙丁胺醇	用于缓解喘息性支气管炎等引起的支气管痉挛	沙丁胺醇气雾剂:每次 1 ~ 2 揿,需要时可每 4 小时重复 1 次,但 24 小时内不宜超过 8 次,口腔吸入 吸入用沙丁胺醇溶液:2.5 ~ 5.0 mg 吸入用沙丁胺醇溶液 + 0.9% 氯化钠注射液 3 ~ 5 mL 置于雾化器,经口吸入。根据支气管痉挛缓解程度可调整剂量,最高可达 10.0 mg
氨茶碱	用于喘息性支气管炎的平喘治疗	口服:常用量为 0.1 ~ 0.2 g/ 次、3 次 / 日;极量 0.5 g/ 次、1.0 g/d 肌内注射:0.25 ~ 0.50 g/ 次,应加用 2% 盐酸普鲁卡因 静脉注射:25 ~ 50 mg/ 次,用 25% 或 50% 葡萄糖注射液稀释至 20 ~ 40 mL,注入速度 ≤ 10 mg/min 静脉滴注:0.25 ~ 0.5 g/ 次,0.5 ~ 1.0 g/d,以 5% 或 10% 葡萄糖注射液稀释后缓慢滴注 注射给药极量为 0.5 g/ 次、1 g/d
马来酸氯苯那敏	适用于治疗过敏性鼻炎引起的喷嚏、流涕等	口服:4 ~ 8 mg/ 次、3 次 / 日 肌内注射:5 ~ 20 mg/ 次
阿莫西林	用于肺炎链球菌、溶血链球菌、流感嗜血杆菌所致呼吸道感染	口服:0.5 g/ 次、1 次 /6 ~ 8 小时,最大量为 4 g/d 肌内注射或稀释后静脉滴注:0.5 ~ 1.0 g/ 次,3 ~ 4 次 / 日
头孢呋辛	用于由肺炎链球菌、流感嗜血杆菌(含氨苄西林耐药菌)、克雷白杆菌属、甲氧西林敏感金黄色葡萄球菌、化脓性链球菌及大肠埃希菌所引起的呼吸道感染	口服:0.25 g/ 次、2 次 / 日;感染严重者可 0.5 g/ 次、2 次 / 日 肌内注射或静脉滴注:0.75 ~ 1.5 g/ 次,2.25 ~ 4.5 g/d,1 次 /8 小时;病情严重者可增加至 1.5 g/ 次、1 次 /6 小时、最大 6 g/d
左氧氟沙星	用于敏感细菌所致的中、重度呼吸系统感染:包括敏感革兰阴性杆菌所致急性支气管炎、慢性支气管炎急性发作等	口服:0.5 g/d,顿服或 0.3 g/ 次,2 次 / 日 静脉滴注:治疗剂量同口服。根据病情需要,可先予静脉滴注,继以口服的序贯疗法。疗程 7 天
阿奇霉素	用于由肺炎衣原体、流感嗜血杆菌、嗜肺军团菌、卡他莫拉菌、肺炎支原体、金黄色葡萄球菌或肺炎链球菌引起的呼吸道感染	口服:0.5 g/ 次、1 次 / 日,共 3 天;或第 1 天 0.5 g,第 2 ~ 5 天 0.25 g/ 次、1 次 / 日,共 5 天 静脉注射:0.5 g/ 次、1 次 / 日,根据病情需要,可先予静脉滴注,继以口服的序贯疗法。疗程 7 天

五、预防

（1）戒烟。吸烟对呼吸道有刺激，应戒烟。其他刺激性的气体，如厨房的油烟，也要避免接触。

（2）保持良好的家庭环境卫生。室内空气要流通，有一定湿度，控制和消除各种有害气体和烟尘。加强个人保护，避免吸入烟雾、粉尘、刺激性气体。

（3）适当进行体育锻炼。增强体质，提高呼吸道的抵抗力，防止上呼吸道感染，避免吸入有害物质及变应原。

（4）注意气候变化和寒冷季节。严冬季节或气候突然变冷的时候，要注意衣着冷暖，及时增加衣服，不要由于受凉而引起感冒。寒冷季节室内的温度应在 18 ～ 20 ℃为宜。

参考文献

1. 陈灏珠，林果为，王吉耀，等 . 实用内科学 . 14 版 . 北京：人民卫生出版社，2013.
2. 中华医学会，中华医学会临床药学分会，中华医学会杂志社，等 . 急性气管 – 支气管炎基层合理用药指南 . 中华全科医师杂志 . 2020，19（10）：882-890.
3. HILL A T，GOLD P M，EI SOLH A A，et al. Adult outpatients with acute cough due to suspected pneumonia or influenza：CHEST guideline and expert panel report. Chest，2019，155（1）：155-167.
4. 桑德福 . 热病：桑德福抗微生物治疗指南 . 北京：中国协和医科大学出版社，2017.

（李凤芝　王东）

第四篇

第三节 肺炎

一、定义

肺炎是指终末气道、肺泡和肺间质的炎症，可由细菌、病毒、真菌、非典型病原体等致病微生物，以及放射线、吸入性异物等理化因素引起。肺炎典型症状有发热、咳嗽及呼吸困难等，症状可能由轻微到严重不一。病毒性肺炎可通过空气传播。

二、临床表现

多数起病急骤，常有受凉、淋雨、劳累等诱因，约 1/3 患病前有上呼吸道感染。典型病例可有寒战、高热，体温可高达 39 ～ 40 ℃，呈稽留热型，常伴有头痛、全身肌肉酸痛，食欲减退。年老体弱者可仅有低热或不发热。常见症状为咳嗽、咳痰（白色黏痰、血痰、铁锈色痰、脓性痰），咳嗽剧烈时可出现胸痛、呼吸困难。严重者可有发绀、神志模糊、烦躁、嗜睡、昏迷等表现。早期肺部体征无明显异常，重症者可有呼吸频率加快、鼻翼翕动、发绀等表现。肺实变时有典型的体征，如叩诊浊音、语颤增强和支气管呼吸音等，也可闻及湿啰音。并发胸腔积液者，患侧肺部叩诊浊音，语颤减弱，呼吸音减低。

三、诊断及鉴别诊断

（一）诊断

（1）起病急，有寒战、发热、胸痛、咳嗽、咳痰等症状。

（2）血常规检查：显示白细胞增多、中性粒细胞比例增高和核左移现象。

（3）影像学检查：一侧或两侧肺野有炎性浸润阴影。

（4）支气管分泌物培养判定细菌种类，如肺炎球菌、链球菌或金黄色葡萄球菌等。

具备第（1）～（3）项即可诊断，第（4）项可确定病原菌。

（二）鉴别诊断

1.急性气管—支气管炎

多无呼吸困难及肺部湿啰音。胸部影像学检查正常。

2.肺结核

多有全身中毒症状，如午后低热、盗汗、乏力、体重减轻等。影像学检查见病变多在肺尖或锁骨上下，密度不匀，且可形成空洞或在肺内播散。痰中可找到结核杆菌。一般抗菌药物治疗无效。

3.肺恶性肿瘤

多无急性感染中毒症状，有时咯血或痰中带血丝，可伴发阻塞性肺炎，经抗生素治疗后效果可能不佳。影像上可见肺门淋巴结肿大或出现肺不张。

4.急性肺脓肿

早期临床表现与肺炎链球菌肺炎相似。但随着病程进展，可咳出大量脓臭痰。影像学显示脓腔及气液平面。

5. 肺血栓栓塞症

多有引起静脉血栓的危险因素，可出现咯血、晕厥、呼吸困难等症状，X 线胸片示区域性肺纹理减少，有时可见尖端指向肺门的楔形阴影，动脉血气分析常见低氧血症及低碳酸血症，D- 二聚体多升高。

6. 非感染性肺部浸润

如肺间质纤维化、肺水肿、肺不张、肺嗜酸性粒细胞浸润症和肺血管炎等。

四、治疗原则

（一）抗感染治疗

抗感染治疗是治疗细菌性肺炎的最主要手段，包括经验性治疗和针对病原体治疗。

（1）根据患者的年龄、有无基础疾病、是否有误吸、住普通病房或是重症监护病房、住院时间长短和肺炎的严重程度等，选择合适的抗菌药物。具体治疗方案见表 26-4。

（2）抗感染药物：常用药物及用法见表 26-5。

表 26-4　肺炎抗感染治疗方案

患病人群	治疗方案
青壮年和无基础疾病的社区获得性肺炎患者	青霉素类、第一代头孢菌素 阿奇霉素 氟喹诺酮类（莫西沙星、左氧氟沙星） 多西环素或米诺环素
老年人、有基础疾病或需要住院的社区获得性肺炎患者	氟喹诺酮类 第二、第三代头孢菌素或联合阿奇霉素、多西环素或米诺环素 β- 内酰胺类 /β- 内酰胺酶抑制剂 厄他培南 奥司他韦（有流感病毒感染）
医院获得性肺炎患者	第二、第三代头孢菌素 β- 内酰胺类 /β- 内酰胺酶抑制剂 氟喹诺酮类 碳青霉烯类
重症社区获得性肺炎患者	β- 内酰胺类联合大环内酯类 氟喹诺酮类 青霉素过敏者用氟喹诺酮类和氨曲南
重症医院获得性肺炎患者	氟喹诺酮类或氨基糖苷类联合抗假单胞菌的 β- 内酰胺类 广谱青霉素 /β- 内酰胺酶抑制剂 碳青霉烯类 必要时联合万古霉素、替考拉宁或利奈唑胺

表 26-5　抗感染药物用量及用法

药品名称	药品分类	用法用量
阿莫西林 / 克拉维酸钾	β- 内酰胺类（青霉素类）	口服：625 mg（4：1）/ 次、2 次 / 日，或 375 mg（2：1）/ 次、3 次 / 日；感染较重者 1000 mg（7：1）/ 次、2 次 / 日，或 625 mg（4：1）/ 次、3 次 / 日 静脉：1200 mg/ 次、3 ～ 4 次 / 日
头孢呋辛	β- 内酰胺类（头孢菌素类）	口服：0.25 g/ 次，2 次 / 日，感染严重者可 0.5 g/ 次，2 次 / 日 肌内注射或静脉滴注：0.75 ～ 1.5 g/ 次，2.25 ～ 4.5 g/d，1 次 /8 小时，病情严重者可增加至 1.5 g/ 次，1 次 /6 小时，最大 6 g/d
头孢曲松	β- 内酰胺类（头孢菌素类）	肌内和静脉给药：每 24 小时 1 ～ 2 g 或每 12 小时 0.5 ～ 1 g。每日最大剂量 4 g
头孢哌酮钠舒巴坦钠	β- 内酰胺类（头孢菌素类） + 抑制剂	静脉：3 g/ 次、1 次 /12 小时或 1.5 g/ 次、1/8 小时
阿奇霉素	大环内酯类	口服：0.5 g 顿服、首剂，0.25 g/d 顿服、第 2 ～ 5 天，或 0.5 g/d 顿服，连服 3 天 静脉：0.5 g、1 次 / 日，加入 500 mL 的 5% 葡萄糖溶液中
左氧氟沙星	喹诺酮类	口服：0.5 g/d，顿服或 0.3 g/ 次，2 次 / 日 静脉滴注：治疗剂量同口服。可先予静脉滴注，继以口服序贯。疗程 7 ～ 14 天
莫西沙星	喹诺酮类	口服及静脉给药剂量相同，剂量均为 0.4 g/ 次、1 次 / 日。治疗社区获得性肺炎的疗程为 7 ～ 14 天
多西环素	四环素类	100 mg/ 次、2 次 / 日，首剂 200 mg
厄他培南	碳青霉烯类	静脉滴注：1 g、1 次 / 日
美罗培南	碳青霉烯类	静脉滴注：1 g、1 次 /8 小时，肾功能不全减量
亚胺培南西司他汀	碳青霉烯类	静脉滴注：0.5 g、1 次 /6 ～ 8 小时

（二）氧疗与呼吸支持

对于存在低氧血症的患者，需维持血氧饱和度在 90% 以上。有高碳酸血症的患者，血氧饱和度宜维持在 88% ～ 92%，可根据情况选择氧疗、经鼻导管加温湿化高流量吸氧及无创通气、有创通气治疗。

（三）对症治疗

如以干咳为主，可酌情使用镇咳药物，如右美沙芬、喷托维林等。痰量过多黏稠或有脓痰时，需要促进痰液咳出，可予以氨溴索、羧甲司坦等祛痰药物治疗（具体用法用量见急性气管—支气管炎章节），可辅助以体位引流、翻身拍背等物理方法。体温过高时给予退热，但需要注意水、电解质平衡。有感染性休克时可考虑给予氢化可的松 200 mg/d。对有误吸风险的患者，可考虑留置鼻胃管、胃肠管减少误吸。注意合并症、并发症的积极治疗。

五、预防

（1）注意个人卫生，勤洗手、多通风，冬春季节可佩戴口罩。

（2）加强体育锻炼，增强体质，提高自身的免疫力。

（3）减少危险因素如吸烟、酗酒等。

（4）老年人等高危人群可接种肺炎球菌疫苗。

参考文献

1. 中华医学会，中华医学会临床药学分会，中华医学会杂志社，等. 成人社区获得性肺炎基层合理用药指南. 中华全科医师杂志，2020，19（9）：783-791.
2. 中华医学会呼吸病学分会. 中国成人社区获得性肺炎诊断和治疗指南（2016 年版）. 中华结核和呼吸杂志，2016，39（4）：253-279.
3. 中华医学会呼吸病学分会感染学组. 中国成人医院获得性肺炎与呼吸机相关性肺炎诊断和治疗指南（2018 年版）. 中华结核和呼吸杂志，2018，41（4）：255-280.
4. METLAY J P，WATERER G W，LONG A C，et al. Diagnosis and treatment of adults with community-acquired pneumonia. An official clinical practice guideline of the American Thoracic Society and Infectious Diseases Society of America. Am J Respir Crit Care Med，2019，200（7）：e45-e67.

（李凤芝　王东）

第四篇

第四节 慢性阻塞性肺疾病急性加重

一、定义

慢性阻塞性肺疾病是一种常见的、可预防和治疗的慢性气道疾病，其特征是持续存在的气流受限和相应的呼吸系统症状；其病理学改变主要是气道和（或）肺泡异常，通常与显著暴露于有害颗粒或气体中相关，遗传易感性、异常的炎症反应及与肺异常发育等众多的宿主因素参与发病过程；严重的合并症可能影响疾病的表现和病死率。慢性阻塞性肺疾病急性加重（acute exacerbation of chronic obstructive pulmonary disease，AECOPD）定义为呼吸系统症状急性恶化，超出日常的变异范围，并且导致需要改变药物治疗的状态。

二、临床表现

AECOPD 的主要症状是气促加重，常伴有喘息、胸闷、咳嗽加剧、痰量增加、痰液颜色和（或）黏度改变及发热等。此外，可出现心动过速、呼吸急促、全身不适、失眠、嗜睡、疲乏、抑郁和精神紊乱等非特异性症状。一些慢性阻塞性肺疾病患者出现频繁急性加重（定义为每年有 2 次及以上的急性加重），与无频繁急性加重的患者相比健康状态更差。

三、诊断与鉴别诊断

（一）诊断

目前 AECOPD 的诊断依赖于临床表现。即患者主诉症状的突然变化 [基线呼吸困难、咳嗽和（或）咳痰情况] 超过日常变异范围。AECOPD 是一种临床除外诊断，临床和（或）实验室检查排除可以解释这些症状突然变化的其他特异疾病。血嗜酸粒细胞可作为预测急性加重的生物学标志物。肺部听诊双肺呼吸音减低，呼气延长，可闻及干啰音或哮鸣音和（或）湿啰音，心音遥远，剑突下心音较清晰响亮。

（二）鉴别诊断

肺炎、急性冠状动脉综合征、充血性心力衰竭、心律失常、气胸、胸腔积液和肺血栓栓塞症等疾病的症状和慢性阻塞性肺疾病急性加重类似，需加以鉴别。

四、治疗原则

慢性阻塞性肺疾病急性加重的治疗目标是最小化本次急性加重的影响，预防再次急性加重的发生。

（一）评估病情的严重程度，决定治疗场所及处置原则

1. I 级

无呼吸衰竭：①呼吸频率 20 ～ 30 次 / 分；②未应用辅助呼吸肌群；③无精神意识状态改变；④无 $PaCO_2$ 升高。可在门诊治疗。

具体处置原则如下：①增加短效支气管舒张剂的剂量和频次，检查吸入技术，必要时使用储雾罐或雾化治疗，病情趋向稳定可加用长效支气管舒张剂；②有抗菌治疗指征者，加用抗生素；③治疗 2 ～ 3 天评估病情，若改善明显，总疗程 5 ～ 7 天后可改为稳定期方案，如病情恶化需住院治疗。

2. Ⅱ级

有急性呼吸衰竭但不危及生命：①呼吸频率＞30次/分；②应用辅助呼吸肌群；③无精神意识状态改变；④通过24%～35%实际吸入氧浓度可改善低氧血症；⑤高碳酸血症，$PaCO_2$较基础值升高或升高至50～60 mmHg。在普通病房住院治疗。

具体处置原则如下：①控制性氧疗；②增加短效支气管舒张剂的剂量和频次，联合应用短效胆碱能拮抗剂（short-acting muscarinic antagonist，SAMA）和短效β_2受体激动剂（short-acting beta2 receptor agonist，SABA）；③雾化或口服糖皮质激素；④有抗菌治疗指征者，加用抗生素；⑤有无创通气指征者，建议使用；⑥动态监测水、电解质和酸碱平衡；⑦预防深静脉血栓；⑧评估和处理合并症（如心力衰竭、心律失常、肺栓塞等）。

3. Ⅲ级

急性呼吸衰竭并危及生命：①呼吸频率＞30次/分；②应用辅助呼吸肌群；③精神意识状态的急剧改变；④低氧血症不能通过＞40%浓度的吸氧改善；⑤高碳酸血症即$PaCO_2$较基础值升高或＞60 mmHg或出现酸中毒（pH≤7.25）。收入ICU治疗。

具体处置原则：①密切监测生命体征，需要氧疗或机械通气支持；②应用储雾罐或雾化吸入SABA联合异丙托溴铵，增加使用频率；③口服或静脉应用糖皮质激素，可联合雾化吸入；④根据病原体检测加用相应的抗生素；⑤根据相应指征行机械通气呼吸支持，先选择无创通气，失败或有紧急气管插管指征选用有创机械通气；⑥动态监测液体、电解质和酸碱平衡；⑦预防深静脉血栓；⑧评估和处理合并症（如心力衰竭、心律失常、肺栓塞等）。

（二）药物治疗

1. 支气管舒张剂

单一吸入短效β_2受体激动剂，或短效β_2受体激动剂和短效抗胆碱能药物联合吸入。常用短效支气管扩张剂雾化溶液：①吸入用硫酸沙丁胺醇溶液或硫酸特布他林雾化液；②异丙托溴铵雾化吸入溶液。单次剂量：沙丁胺醇溶液3～5 mg，硫酸特布他林雾化液2.5～5 mg，异丙托溴铵雾化溶液0.5 mg，布地奈德混悬液2～4 mg。若疗效不佳或较为严重者，可联合应用二线甲基黄嘌呤类药物（茶碱或氨茶碱）。5%葡萄糖溶液100～250 mL+氨茶碱0.25 g，1次/日，静脉滴注。

2. 抗感染治疗

应用指征：①出现呼吸困难加重、痰量增加和痰液变为脓性；②仅出现以上3种症状中的2种但包括痰液变为脓性这一症状；③严重的AECOPD，需要有创或无创机械通气。推荐疗程为5～7天，特殊情况可以适当延长抗菌药物的应用时间。

无铜绿假单胞菌危险因素者，推荐使用阿莫西林或阿莫西林克拉维酸钾，也可选用左氧氟沙星或莫西沙星。有铜绿假单胞菌感染危险因素者，若能口服，则可选用环丙沙星或左旋氧氟沙星。需要静脉用药时，可选择环丙沙星和（或）抗铜绿假单胞菌的β内酰胺类，同时可加用氨基糖苷类抗菌药物。

出现以下数项中的1项，应考虑可能是铜绿假单胞菌感染：①近期住院史；②经常（＞

4次/年）或近期（近3个月内）抗菌药物应用史；③病情严重（FEV_1＜30%）；④应用口服糖皮质激素（近2周服用泼尼松＞10 mg/d）。

3.糖皮质激素治疗

口服糖皮质激素与静脉应用激素疗效相当，外周血嗜酸性粒细胞增高的AECOPD患者对糖皮质激素治疗的反应更好。推荐使用泼尼松30～40 mg/d，疗程9～14天。口服作为优先的推荐途径，也可以用雾化吸入布地奈德混悬液替代，但雾化吸入布地奈德不宜单独用于治疗AECOPD，需联合应用短效支气管扩张剂吸入。雾化吸入布地奈德混悬液8 mg治疗AECOPD与全身应用泼尼松龙40 mg疗效相当。

（三）呼吸支持治疗

1.控制性氧疗

给氧途径包括鼻导管或文丘里面罩。目标氧合水平：PaO_2＞60 mmHg或SaO_2＞90%。

2.经鼻高流量湿化氧疗

与传统氧疗相比，供氧浓度更精确，加温湿化效果更好，主要应用于合并轻度呼吸衰竭的患者。

3.无创呼吸机

适应证（具有下列至少1项）：①呼吸性酸中毒（动脉血pH≤7.35和$PaCO_2$≥45 mmHg）；②严重呼吸困难且具有呼吸肌疲劳和（或）呼吸功增加的临床征象，如使用辅助呼吸肌、胸腹部矛盾运动或肋间隙凹陷；③常规氧疗或经鼻高流量湿化氧疗不能纠正的低氧血症。

相对禁忌证（符合下列至少1项）：①呼吸抑制或停止；②心血管系统功能不稳定（低血压、心律失常和心肌梗死）；③嗜睡、意识障碍或患者不合作；④已发生误吸（吞咽反射异常、严重上消化道出血）；⑤痰液黏稠或有大量气道分泌物；⑥近期进行过面部或胃食管手术；⑦头面部外伤；⑧固有的鼻咽部异常；⑨极度肥胖；⑩严重胃肠胀气。

4.有创呼吸机

适应证（具有下列至少1项）：①不能耐受无创通气或无创通气失败或存在无创通气的禁忌证；②呼吸骤停或心搏骤停；③意识状态下降、普通镇静药物无法控制的躁动；④明显的误吸或反复呕吐；⑤持续性气道分泌物排出困难；⑥严重的室性心律失常；⑦严重的血流动力学不稳定，补液和血管活性药物均无效；⑧危及生命的低氧血症，且不能耐受无创通气。

（四）其他治疗及合并症的处理

注意水、电解质平衡，补充营养；可通过全身治疗或雾化吸入药物、吸痰、物理排痰等方式辅助气道痰液清除；无论是否有血栓栓塞性疾病均可考虑应用低分子肝素；识别及积极治疗合并症。

五、预防

减少急性加重的具体措施见表 26-6。

表 26-6 减少慢性阻塞性疾病急性发作的预防措施

预防措施	相关药物
支气管舒张剂	LABA（长效 β_2 受体激动剂） LAMA（短效胆碱能拮抗剂） LABA+LAMA
包含 ICS（吸入糖皮质激素）的复合制剂	ICS+LABA ICS+LABA+LAMA
PDE-4 抑制剂	罗氟司特
抗氧化剂和黏液溶解剂	N- 乙酰半胱氨酸 羧甲司坦 厄多司坦
抗感染制剂	大环内酯类药物
疫苗	流感疫苗、肺炎球菌疫苗
其他	戒烟 肺减容术 肺康复 补充维生素 D

参考文献

1. 中华医学会呼吸病学分会慢性阻塞性肺疾病学组，中国医师协会呼吸医师分会慢性阻塞性肺疾病工作委员会．慢性阻塞性肺疾病诊治指南（2021 年修订版）．中华结核和呼吸杂志，2021，44（3）：170-205.
2. 中华医学会，中华医学会临床药学分会，中华医学会杂志社，等．慢性阻塞性肺疾病基层合理用药指南．中华全科医师杂志，2020，19（8）：676-688.
3. DING Z, LI X, LU YJ, et al. A randomized, controlled multicentric study of inhaled budesonide and intravenous methylprednisolone in the treatment on acute exacerbation of chronic obstructive pulmonary disease. Respir Med, 2016, 121: 39-47.
4. Global Initiative for Chronic Obstructive Lung Disease. Global strategy for the diagnosis, management and prevention of chronic obstructive pulmonary disease 2019 report [EB/OL]. [2018-12-02]. https: //goldCOPD. org/ goldreports/.

（李凤芝 王东）

第四篇

第五节 支气管哮喘

一、定义

支气管哮喘是由多种细胞（如嗜酸性粒细胞、肥大细胞、T淋巴细胞、中性粒细胞、气道上皮细胞等）和细胞组分参与的以气道慢性炎症为特征的异质性疾病，这种慢性炎症与气道高反应性相关，通常出现广泛而多变的可逆性呼气气流受限，导致反复发作的喘息、气促、胸闷和（或）咳嗽等症状，强度随时间变化。多在夜间和（或）清晨发作、加剧，多数患者可自行缓解或经治疗缓解。支气管哮喘如诊治不及时，随病程的延长可产生气道不可逆性缩窄和气道重塑。

二、临床表现

支气管哮喘患者的常见症状是发作性喘息、气急、胸闷或咳嗽等，少数患者还可能以胸痛为主要表现，这些症状经常在患者接触烟雾、香水、油漆、灰尘、宠物、花粉等刺激性气体或变应原之后发作，夜间和（或）清晨症状也容易发生或加剧。很多患者在哮喘发作时自己可闻及喘鸣音，严重者被迫采取坐位或呈端坐呼吸。症状通常是发作性的，多数患者可自行缓解或经治疗缓解。哮喘发作时，胸部呈过度充气状态，两肺可闻及哮鸣音，呼气延长。危重时可出现嗜睡或意识模糊，大汗淋漓，呼吸增快达30次/分，心率增快可达120次/分，喘鸣危重时，哮鸣音反而减轻或消失。

哮喘反复发作可导致慢性阻塞性肺疾病、肺气肿、肺心病、心功能衰竭、呼吸衰竭等并发症。

三、诊断及鉴别诊断

（一）诊断标准

（1）反复发作喘息、气急、胸闷或咳嗽，多与接触变应原、冷空气、物理、化学性刺激及病毒性上呼吸道感染、运动等有关。

（2）发作时在双肺可闻及散在或弥漫性、以呼气相为主的哮鸣音，呼气相延长。

（3）上述症状和体征可经治疗缓解或自行缓解。

（4）除外其他疾病所引起的喘息、气急、胸闷和咳嗽。

（5）临床表现不典型者（如无明显喘息或体征），应至少具备以下1项肺功能试验阳性：①支气管激发试验或运动激发试验阳性；②支气管舒张试验阳性，FEV_1增加$\geqslant$12%，且FEV_1增加绝对值$\geqslant$200 mL；③呼气流量峰值（peak expiratory flow，PEF）日内（或2周）变异率$\geqslant$20%。

符合（1）～（4）条或（4）（5）条者，可以诊断为哮喘。

（二）疾病严重程度分层

根据临床表现，可分为急性发作期、慢性持续期和临床控制期。慢性持续期根据白天、夜间哮喘症状出现的频率和肺功能检查结果，分为间歇状态、轻度持续、中度持续和重度持续4个等级。急性发作期根据症状、体征和辅助检查分为轻度、中度、重度和危重度4级。慢性持续期病情严重程度分级见表26-7，急性发作期病情严重程度分级见表26-8。

表 26-7　慢性持续期病情严重程度分级

分级	临床特点
间歇状态（第 1 级）	症状＜每周 1 次 短暂出现 夜间哮喘症状≤每月 2 次 FEV₁ 占预计值 % ≥ 80% 或 PEF ≥ 80% 个人最佳值，PEF 变异率＜ 20%
轻度持续（第 2 级）	症状≥每周 1 次，但＜每日 1 次 可能影响活动和睡眠 夜间哮喘症状＞每月 2 次，但＜每周 1 次 FEV₁ 预计值 % ≥ 80% 或 PEF ≥ 80% 个人最佳值，PEF 变异率为 20% ～ 30%
中度持续（第 3 级）	每日有症状 影响活动和睡眠 夜间哮喘症状≥每周 1 次 FEV₁ 占预计值 % 为 60% ～ 79% 或 PEF 为 60% ～ 79% 个人最佳值，PEF 变异率＞ 30%
重度持续（第 4 级）	每日有症状 频繁出现 经常出现夜间哮喘症状 体力活动受限 FEV₁ 占预计值 % ＜ 60% 或 PEF ＜ 60% 个人最佳值，PEF 变异率＞ 30%

表 26-8　急性发作期病情严重程度分级

临床特点	轻度	中度	重度	危重
气短	步行、上楼时	稍事活动	休息时	休息时，明显
体位	可平卧	喜坐位	端坐呼吸	端坐呼吸或平卧
讲话方式	连续成句	单句	单词	不能讲话
精神状态	可有焦虑、尚安静	时有焦虑或烦躁	常有焦虑、烦躁	嗜睡或意识模糊
出汗	无	有	大汗淋漓	大汗淋漓
呼吸频率	轻度增加	增加	常＞ 30 次 / 分	常＞ 30 次 / 分
辅助呼吸肌活动时三凹征	常无	可有	常有	胸腹矛盾呼吸
哮鸣音	散在、呼吸末期	响亮、弥散	响亮、弥散	减弱、乃至无
脉率（次 / 分）	＜ 100	100 ～ 120	＞ 120	变慢或不规则
奇脉	无， ＜ 10 mmHg	可有， 10 ～ 25 mmHg	常有， 10 ～ 25 mmHg	无

第四篇

临床特点	轻度	中度	重度	危重
最初支气管舒张剂治疗后 PEF 占预计值或个人最佳值	> 80%	60% ~ 80%	< 60% 或 100 L/min 或作用时间 < 2 小时	无法完成检测
PaO_2（吸空气，mmHg）	正常	≥ 60	< 60	< 60
$PaCO_2$（mmHg）	< 45	≤ 45	> 45	> 45
SaO_2（吸空气，%）	> 95	91 ~ 95	≤ 90	≤ 90
pH	正常	正常	正常或降低	降低

注：只要符合某一严重程度的指标≥ 4 项，即可提示为该级别的急性发作；1 mmHg=0.133 kPa。

（三）鉴别诊断

需与慢性阻塞性肺疾病、心源性哮喘、大气道肿瘤或异物、变态反应性支气管肺曲菌病、变应性肉芽肿性血管炎、嗜酸粒细胞性肺浸润等疾病鉴别。

四、治疗原则

（一）脱离变应原

如果能够明确引起哮喘发作的变应原或其他非特异刺激因素，采取环境控制措施，尽可能减少暴露，是防治哮喘最有效的方法。

（二）哮喘治疗目标与一般原则

哮喘治疗目标在于达到哮喘症状的良好控制，维持正常的活动水平，同时尽可能减少急性发作和死亡、肺功能不可逆损害和药物相关不良反应的风险。哮喘慢性持续期的长期治疗主要以药物吸入治疗为主，强调规律用药，应遵循分级治疗和阶梯治疗的原则。哮喘急性发作期治疗原则是去除诱因，根据严重程度不同，给予相应治疗方案，如使用支气管扩张剂、合理氧疗、适时足量全身使用糖皮质激素。

（三）哮喘治疗的常用药物

可以分为控制药物、缓解药物、重度哮喘的附加治疗药物。

1. 控制药物

需要每天使用并长时间维持的药物，这些药物主要通过抗感染作用使哮喘维持临床控制，其中包括吸入性糖皮质激素（inhaled corticosteroids, ICS）、全身性激素、白三烯调节剂、长效 $β_2$ 受体激动剂（long-acting muscarinic antagonist, LABA）、缓释茶碱、甲磺司特、色甘酸钠等。

2. 缓解药物

又称急救药物，这些药物在有症状时按需使用，通过迅速解除支气管痉挛从而缓解哮喘症状，包括速效吸入和短效口服 $β_2$ 受体激动剂、吸入性抗胆碱能药物、短效茶碱和全身性激素等。

3. 重度哮喘的附加治疗药物

主要为生物靶向药物，如抗 IgE 单克隆抗体、抗 IL-5 单克隆抗体、抗 IL-5 受体单克隆抗体和抗 IL-4 受体单克隆抗体等，其他还有大环内酯类药物，如阿奇霉素等。新近上市的 ICS+LABA+LAMA 三联复合制剂糠酸氟替卡松—维兰特罗—乌美溴铵干粉剂、布地奈德—福莫特罗—格隆溴铵气雾剂，重度哮喘患者使用吸入的三联复合制剂更为方便。重度及危重哮喘均有呼吸衰竭等严重并发症，可危及生命，应注意识别、正确处理、积极送医院就诊。

哮喘患者长期阶梯式治疗方案见表 26-9。哮喘常见治疗药物推荐见表 26-10。哮喘常见药物治疗用法用量见表 26-11。

表 26-9　支气管哮喘患者长期（阶梯式）治疗方案

药物	1 级	2 级	3 级	4 级	5 级
推荐选择控制药物	按需 ICS-福莫特罗	低剂量 ICS 或按需 ICS+ 福莫特罗	低剂量 ICS+LABA	中剂量 ICS+LABA	参考临床表型加抗 IgE 单克隆抗体，或加抗 IL-5、抗 IL-5R、抗 IL-4R 单克隆抗体
其他选择控制药物	按需使用 SABA 时即联合低剂量 ICS	LTRA 低剂量茶碱	中剂量 ICS 或低剂量 ICS 加 LTRA 或加茶碱	高剂量 ICS 加 LAMA 或加 LTRA 或加茶碱	高剂量 ICS+LABA 加其他治疗，如加 LAMA，或加茶碱或加低剂量口服激素（注意不良反应）
首选缓解药物	按需使用低剂量 ICS+ 福莫特罗，处方维持和缓解治疗的患者按需使用低剂量 ICS+ 福莫特罗				
其他可选缓解药物	按需使用 SABA				

注：ICS　吸入性糖皮质激素；LABA　长效 β_2 受体激动剂；SABA　短效 β_2 受体激动剂；LAMA　长效抗胆碱能药物；LTRA　白三烯受体拮抗剂。

表 26-10　支气管哮喘的常见治疗药物推荐

分期	药物种类	用药指征	推荐药物	备选药物
非急性发作期	平喘药	预防哮喘发作	布地奈德（DPI、MDI）、氟替卡松（MDI）、倍氯米松（MDI）、布地奈德 / 福莫特罗（DPI）、倍氯米松 / 福莫特罗（MDI）、沙美特罗 / 氟替卡松（DPI）、孟鲁司特钠（颗粒剂、咀嚼片、片剂）	噻托溴铵（DPI）、茶碱缓释片
急性发作期	平喘药	缓解哮喘症状	沙丁胺醇（MDI、雾化溶液）、特布他林（MDI、雾化溶液）、沙丁胺醇 / 异丙托溴铵（MDI、雾化溶液）、布地奈德（雾化吸入混悬液）、倍氯米松（雾化吸入混悬液）、氟替卡松（雾化吸入混悬液）	异丙托溴铵（MDI、雾化溶液）、泼尼松、甲泼尼龙、氨茶碱、多索茶碱

注：MDI　定量气雾吸入剂；DPI　干粉吸入剂。

表 26-11　支气管哮喘常用药物用法用量

药品名称	适应证	用法用量
布地奈德	平喘药。气雾剂和粉雾剂适用于哮喘的长期抗感染治疗；混悬液用于哮喘急性发作	气雾剂、粉雾剂：100 ～ 1600 μg/d，2 次/日，口腔吸入，根据哮喘患者的综合评估选择合适的剂量 混悬液：起始为 1 ～ 2 mg/次、2 次/日。维持为 0.5 ～ 1.0 mg/次、2 次/日，雾化吸入
氟替卡松	平喘药。气雾剂适用于哮喘的长期抗感染治疗；混悬液用于哮喘急性发作	气雾剂：100 ～ 1000 μg/次、2 次/日，口腔吸入，当哮喘控制后，应减量至最低有效维持剂量 混悬液：1 mg/次、2 次/日，雾化吸入
倍氯米松	平喘药。气雾剂适用于哮喘的长期抗感染治疗；混悬液用于哮喘急性发作	气雾剂：50 ～ 100 μg/次、3 ～ 4 次/日，每日最大剂量≤ 1000 μg，口腔吸入 混悬液：0.8 mg/次、1 ～ 2 次/日，雾化吸入
布地奈德/福莫特罗粉吸入剂	平喘药。用于需要联合应用 ICS 和长效 β₂ 受体激动剂的哮喘患者的常规治疗	160/4.5 ～ 320/9.0 μg/次、2 次/日。有些患者可能需要使用量达到每次 640/18.0 μg，2 次/日，口腔吸入
沙美特罗/氟替卡松粉吸入剂	平喘药。用于可逆性气道阻塞性疾病的规律治疗，如哮喘	规格为 50/100 μg、50/259 μg、50/500 μg，一般 1 吸/次，2 次/日，口腔吸入
倍氯米松/福莫特罗气雾剂	平喘药。用于哮喘的规律治疗	100/6 ～ 200/12 μg/次、2 次/日，每日最大剂量为 400/24 μg，口腔吸入
沙丁胺醇	平喘药。用于缓解哮喘患者的支气管痉挛	气雾剂：必要时用，100 ～ 200 μg/次，需要时可每 4 小时重复 1 次，但 24 小时内不宜超过 8 次，口腔吸入 吸入用溶液：2.5 ～ 5 mg/次，最高可达 10 mg，雾化吸入
孟鲁司特钠片	白三烯受体拮抗剂。可作为轻度哮喘的替代治疗药物和中重度哮喘的联合用药。尤其适用于伴有过敏性鼻炎、阿司匹林哮喘、运动性哮喘患者的治疗	10 mg/次，1 次/日，通常夜间口服
茶碱（缓释片）	平喘药。用于支气管哮喘、缓解喘息型支气管炎等疾病，缓解喘息症状	起始剂量为 0.1 ～ 0.2 g/次、2 次/日，早、晚用 100 mL 温开水送服。剂量视病情和疗效调整，最大量 0.9 g/d、2 次/日
泼尼松	肾上腺皮质激素类药。用于应用大剂量 ICS/LABA 后仍不能控制的持续性哮喘和激素依赖性哮喘；对 SABA 初始治疗反应不佳或在控制药物治疗基础上发生急性发作的哮喘患者	对于急性发作期，推荐 0.5 ～ 1 mg/（kg·d）或等效剂量其他激素 5 ～ 7 天，症状减轻后迅速减量或完全停药 对于重症哮喘或难治性哮喘，宜低剂量选择合适剂量使用，一般≤ 10 mg，一旦哮喘控制，尽快减少口服剂量直至停药

（四）支气管热成形术

这是一项在支气管镜下进行的非药物治疗技术，能够减少气道平滑肌的数量、降低气道平滑肌收缩力、改善哮喘控制水平、提高患者生活质量，并减少药物的使用。适用于药物控制症状不佳的患者。

（五）变应原特异性免疫疗法

通过皮下或舌下含服常见吸入变应原提取液（如尘螨、猫毛、豚草等），可减轻哮喘症状和降低气道高反应性，适用于变应原明确但难以避免的哮喘患者。

五、预防

（1）加强营养、生活规律、起居有常，平时要适当进行体育锻炼，保持标准体重。

（2）保持积极乐观的心态，避免情绪激动，经常调节情绪，使自己始终保持良好的心情。

（3）避免接触变应原和污染物暴露。

（4）某些药物，如对乙酰氨基酚可能与成人和儿童哮喘相关，而且孕妇口服对乙酰氨基酚可导致后代哮喘发生率增加，应避免。

（5）不能骤减或停服药物，以免引起哮喘持续发作。

参考文献

1. 中华医学会呼吸病学分会哮喘学组.支气管哮喘防治指南（2020年版）.中华结核和呼吸杂志,2020,43（12）：1023-1048.

2. 中华医学会,中华医学会临床药学分会,中华医学会杂志社,等.支气管哮喘基层合理用药指南.中华全科医师杂志,2020,19（7）：572-581.

3. 陈灏珠,林果为,王吉耀,等.实用内科学.14版.北京：人民卫生出版社,2013.

4. 中华医学会变态反应分会,中华医学会呼吸病学分会哮喘学组.中国过敏性哮喘诊治指南（第一版,2019年）.中华内科杂志,2019,58（9）：636-655.

5. HOLGUIN F, CARDET J C, CHUNG K F, et al. Management of severe asthma：a European Respiratory Society/American Thoracic Society guideline. Eur Respir J, 2020, 55（1）：1900588.

（李凤芝　王东）

第四篇

第二十七章　消化系统疾病

第一节　急性胃炎

一、定义

急性胃炎一般指各种病因引起的胃黏膜急性炎症，病理学上指胃黏膜有大量中性粒细胞浸润。急性胃炎主要有下列3种：急性糜烂出血性胃炎、急性幽门螺杆菌胃炎、除幽门螺杆菌以外的急性感染性胃炎。根据黏膜损害程度，分为急性单纯性胃炎和急性糜烂性胃炎，后者又称为急性胃黏膜病变。本节主要阐述急性糜烂出血性胃炎。

二、临床表现

多数急性糜烂出血性胃炎患者无症状或被原发病症状掩盖。有症状者常表现为腹痛、腹胀、恶心等非特异性消化不良症状；严重者起病急骤，在原发病的病程中突发上消化道出血，表现为呕血及解黑便。在所有上消化道出血的病例中，急性糜烂出血性胃炎所致者占10%～30%。内镜检查可见胃黏膜充血、水肿、渗出，严重者表现黏膜糜烂、出血或浅表溃疡，可呈弥漫性，也可呈局限性。

三、诊断与鉴别诊断

（一）诊断

具有上述临床症状或兼具相关病因与诱因者应疑诊，确诊则依赖于急诊胃镜检查，一般应在出血后24～48小时进行，可发现糜烂及出血灶，必要时行病理组织学检查。一般急性应激所致的胃黏膜病损以胃体、胃底部为主，而非甾体抗炎药或乙醇所致的则以胃窦部为主。

（二）鉴别诊断

1. 急性胰腺炎

急性胰腺炎上腹部疼痛剧烈，且常向腰背部放射，甚至可引起休克，可伴恶心、呕吐，但呕吐后腹痛不缓解，腹痛程度也不减轻。

2. 急性阑尾炎

早期可出现与急性胃炎类似的上腹痛、恶心、呕吐，但随着病情进展，疼痛逐渐转向右下腹，且有固定的压痛和反跳痛，多伴有发热。

3. 功能性消化不良

该病除有餐后上腹饱胀、上腹疼痛等消化不良症状外，多伴有抑郁或焦虑，可以鉴别。

四、治疗原则

急性糜烂出血性胃炎，应积极治疗原发病，除去可能的致病因素。除应用黏膜保护剂

（硫糖铝、胶体果胶铋）外，疼痛明显、胃镜下糜烂、出血病灶广泛的患者可同时给予 H_2 受体拮抗剂（法莫替丁、雷尼替丁）；严重患者尤其以消化道出血为表现者需要应用质子泵抑制剂（奥美拉唑、雷贝拉唑、泮托拉唑）。

临床上对存在应激状态，可能引起急性胃黏膜病变的患者常给予适当抑酸治疗达到预防的目的；对长期服用非甾体抗炎药的患者应采用选择性 COX-2 抑制剂，饭后服用，或加用 H_2 受体拮抗剂（法莫替丁、雷尼替丁）、质子泵抑制剂（奥美拉唑、雷贝拉唑、泮托拉唑）。

五、预防

停用不必要的非甾体抗炎药。严重创伤、烧伤、大手术和重要器官衰竭及需要长期服用阿司匹林或氯吡格雷的患者，可预防性给予质子泵抑制剂（雷贝拉唑、泮托拉唑）或 H_2 受体拮抗剂。对有骨关节病的患者，可选用 COX-2 抑制剂如塞来昔布等进行抗感染治疗，减少对 COX-1 的抑制。倡导文明的饮食习惯，避免酗酒。对门静脉高压性胃病可予质子泵抑制剂，严重者应考虑处理门静脉高压。

参考文献

1. 莫剑忠，江石湖，萧树东.江绍基胃肠病学.2 版.上海：上海科学技术出版社，2014.
2. 葛均波，徐永健.内科学.8 版.北京：人民卫生出版社，2013.
3. 林果为，王吉耀，葛均波.实用内科学.15 版.北京：人民卫生出版社，2017.
4. 苏美玉.急性胃炎的临床 60 例治疗体会.中国现代药物应用，2012，6（22）：43-44.

（马建锋　陈英）

第四篇

第二节　急性胃肠炎

一、定义

急性胃肠炎（acute gastroenteritis）指主要由细菌、病毒、寄生虫感染或其他因素引起的胃肠道急性炎症性改变，主要表现为急性发作的腹痛、腹泻、恶心、呕吐、伴或不伴发热等。在临床上属于多发性常见病（发病期主要集中在6-11月）。若患者未及时获得有效治疗则可引发严重并发症。

在临床上，本病通常不包括细菌性痢疾、霍乱、伤寒和副伤寒等特异性的急性肠道感染性疾病。

二、临床表现

本病好发于夏秋季，各年龄、性别均可罹患。常由全家或单位集体进食污染的食品而发病。部分患者可成为携带者、传染源。粪－口传染为最常见的传染途径。

不同致病菌所产生的症状相似，主要表现为腹痛、腹泻、恶心、呕吐。起病急，先有上腹不适，继而出现中上腹或脐周腹痛，呈持续性或阵发性，伴有恶心、呕吐，呕吐物大多为摄入的食物，可有胆汁、黏液等。腹泻每天数次至十数次不等，可为稀便、水样便或含黏液，腹泻后腹痛暂时缓解。部分患者可伴有畏寒、发热、头痛、头晕、乏力等全身中毒症状。严重水泻可引起脱水、代谢性酸中毒、低血压或休克。腹部可有局限性压痛、肠鸣音活跃等。

三、诊断与鉴别诊断

（一）诊断

根据摄食不洁食物后出现胃肠道症状，可以做出初步诊断。但病原学诊断则有赖于粪便及呕吐物的细菌培养，或在急性期或恢复期抗体效价达正常的4倍以上。

（二）鉴别诊断

需要与细菌性痢疾、霍乱、副伤寒、细菌性食物中毒性胃肠炎鉴别，确诊也有赖于粪便培养和某些毒素的鉴定。

四、治疗原则

主要治疗目的为缓解临床症状，改善由呕吐、腹泻等导致的水、电解质、酸碱平衡紊乱。

（一）院前处理

临床症状严重者应适当卧床休息；通常急性胃肠炎不需要禁食，如严重呕吐、腹痛者则暂时禁食，待情况改善后进流质饮食，然后逐渐恢复至半流质、软食。细菌性急性胃肠炎患者，应根据情况在医师的指导下选择抗生素治疗，避免自行服用抗生素。

（二）常用药物

目前临床治疗急性胃肠炎的药物有很多种，如小檗碱、蒙脱石散、西咪替丁、左氧氟沙星等。在长期临床实践中发现，临床药物中西咪替丁、左氧氟沙星药物疗效显著。有发热、白细胞增高等炎症反应综合征表现者，可以适当应用抗菌药物。首选口服给药，必要时也可考虑静脉给药。喹诺酮类抗菌药物为首选，如左氧氟沙星（0.2 g/ 次，每天 2 次）、利福昔明（0.5 g/ 次，每天 2 次）等；也可口服庆大霉素（8 万 U/ 次，每天 2 次）、小檗碱（0.2 g/ 次，每天 4 次）等；中药葛根芩连汤、三黄解毒汤等也有抗菌功效。

（三）对症处理

1. 腹痛

应予解痉止痛剂，常用的解痉剂有抗胆碱能药物，如山莨菪碱、颠茄片等，但这类药物不具有受体选择性，不良反应较多，如口干、腹胀、心动过速、眼压增高等。高选择性的抗胆碱药物（如长托林、盐酸屈他维林等）、选择性钙拮抗剂（如匹维溴胺、奥替溴铵等）不良反应比较少，有良好的临床效果。

2. 呕吐

可用甲氧氯普胺、维生素 B_6、昂丹司琼，或针刺内关、足三里穴等。

3. 腹泻

腹泻明显者，可适当应用肠道抗分泌剂（如消旋卡多曲 0.1 g，每天 3 次）。蒙脱石散对胃肠道内的病毒、病菌及其毒素有固定和抑制作用，对消化道黏膜有覆盖能力，并通过与黏液糖蛋白相互结合，提高黏膜屏障对攻击因子的防御功能，能有效地减轻腹泻症状，首剂 6 g，用 30 mL 温水调成糊状口服，然后 3 g，每天 3 次。

五、预后和预防

本病预后良好。高龄患者或有基础疾病（如高血压、心血管疾病、糖尿病等）的患者患本病后，可能因为水、电解质和酸碱平衡紊乱，而导致严重的器官功能不全，应予重视。

本病应着重预防，要加强食品管理，严格贯彻《食品卫生法》，做好卫生宣教，消灭四害，注意饮食卫生，不吃生食与不洁、变质或未经煮熟的肉类、禽蛋及其他会引起急性胃肠炎的食品。

参考文献

1. 莫剑忠，江石湖，萧树东 . 江绍基胃肠病学 . 2 版 . 上海：上海科学技术出版社，2014.
2. 葛均波，徐永健 . 内科学 . 8 版 . 北京：人民卫生出版社，2013.
3. 林果为，王吉耀，葛均波 . 实用内科学 . 15 版 . 北京：人民卫生出版社，2017.

（马建锋　陈英）

第三节　消化性溃疡

一、定义

消化性溃疡（peptic ulcer）泛指胃肠道黏膜在某种情况下被胃酸/胃蛋白酶消化而造成的溃疡，胃溃疡（gastric ulcer，GU）和十二指肠溃疡（duodenal ulcer，DU）最常见，故一般的消化性溃疡是指 GU 和 DU，是消化系统的多发病、常见病。老年性消化性溃疡（peptic ulcer inthe aged，PUA）是指年龄在 60 岁（或 65 岁）以上老年人的消化性溃疡。老年消化性溃疡的症状不典型，大量出血、幽门梗阻和急性穿孔等并发症的发生率较年轻者高。

二、临床表现

（一）疼痛

1. 长期反复发作

常有上腹疼痛长期反复发作的特点。整个病程平均 6～7 年，有的可长达一二十年，甚至更长。

2. 周期性

上腹疼痛呈反复周期性发作，为此种溃疡的特征之一，尤以十二指肠溃疡更为突出。全年都可发作，但以春、秋季节发作者多见。

3. 节律性

溃疡疼痛与饮食之间的关系具有明显的相关性和节律性。十二指肠溃疡的疼痛好在两餐之间发生，持续不减直至下餐进食或服抑酸药物后缓解。部分十二指肠溃疡患者由于夜间的胃酸较高，尤其在睡前增加进餐，可半夜发生疼痛。胃溃疡疼痛的发生较不规则，常在餐后 1 小时内发生，经 1～2 小时后逐渐缓解，直至下餐进食后再出现上述节律。

4. 疼痛部位

十二指肠溃疡的疼痛多出现于中上腹部，或在脐上方，或在脐上方偏右处；胃溃疡疼痛的位置也多在中上腹，但稍偏高处，或在剑突下和剑突下偏左处。

5. 疼痛性质

多呈钝痛、灼痛或饥饿样痛，一般较轻而能耐受，持续性剧痛提示溃疡穿透或穿孔。

6. 影响因素

疼痛常因精神刺激、过度疲劳、饮食不慎、药物影响、气候变化等因素诱发或加重；可因休息、进食、服抑酸药、以手按压疼痛部位、呕吐等方法而减轻或缓解。

（二）消化性溃疡其他症状

消化性溃疡除上腹疼痛外，尚可有反酸、嗳气、胃灼热、上腹饱胀、恶心、呕吐、食欲减退等消化不良症状，但这些症状均缺乏特异性。部分症状可能与伴随的慢性胃炎有关。病程较长者可因疼痛或其他消化不良症状影响摄食而导致体重减轻；但亦有少数十二指肠球部溃疡患者因进食可使疼痛暂时减轻，遂频繁进食而致体重增加。

（三）体征

消化性溃疡缺乏特异性体征。在溃疡活动期，多数患者有上腹部局限性轻压痛，十二指肠溃疡压痛点常偏右。少数患者可因慢性失血或营养不良而有贫血。部分胃溃疡患者的体质较瘦弱。

三、诊断与鉴别诊断

（一）诊断

病史是诊断消化性溃疡的初步依据。典型的周期性和节律性上腹部疼痛是诊断消化性溃疡的主要线索。但必须指出有溃疡症状者不一定患有消化性溃疡，而且相当一部分消化性溃疡患者的上腹疼痛常不典型。确诊需依靠 X 线钡餐检查和（或）内镜检查，内镜检查准确性高。

（二）鉴别诊断

1. 胃癌

胃良性溃疡与恶性溃疡的鉴别十分重要，两者的鉴别有时比较困难。以下情况应当特别重视：①中老年人近期内出现中上腹痛、出血或贫血；②胃溃疡患者的临床表现发生明显变化或抗溃疡药物治疗无效；③胃溃疡活检病理有肠化生或不典型增生者。临床上，应在内科积极治疗的基础上，对胃溃疡患者定期进行内镜检查随访，密切观察直到溃疡愈合。

2. 慢性胃炎

本病亦有慢性上腹部不适或疼痛，其症状可类似消化性溃疡，但发作的周期性与节律性一般不典型。胃镜检查是主要的鉴别方法。

3. 胃神经官能症

本病可有上腹部不适、恶心、呕吐，或酷似消化性溃疡，但常伴有明显的全身神经官能症状，情绪波动与发病有密切关系。内镜检查与 X 线检查未发现明显异常。

4. 胆囊炎胆石症

多见于中年女性，常呈间歇性、发作性右上腹痛，常放射到右肩胛区，可有胆绞痛、发热、黄疸、Murphy 征。进食油腻食物常可诱发。B 超检查可以做出诊断。

四、治疗原则

（一）一般治疗

生活要有规律，工作宜劳逸结合，要避免过度劳累和精神紧张，如有焦虑不安，应予开导，必要时可应用镇静剂。原则上须强调进餐要定时，避免辛辣、过烫食物及浓茶、咖啡等饮料。吸烟者应尽可能戒除。用非甾体抗炎药者，应尽可能停服；即使患者未服此类药，亦应告诫其今后慎用。

（二）药物治疗

1. 根除幽门螺杆菌

根除幽门螺杆菌可使大多数幽门螺杆菌相关性溃疡患者达到完全治疗的目的。国际上已对幽门螺杆菌相关性溃疡的处理达成共识。目前，《第五次全国幽门螺杆菌感染处理共识报告》推荐根除幽门螺杆菌的方案为"含铋剂的四联疗法"，具体为质子泵抑制剂（proton pump ihibitor，PPI）＋铋剂＋两种抗生素，治疗 10 天或 14 天。抗幽门螺杆菌治疗后复查：抗幽门螺杆菌治疗后，确定幽门螺杆菌是否根除的试验应在治疗完成 4 周之后进行。因 GU 需证实溃疡愈合以排除恶性溃疡，原则上应在治疗后适当时间进行内镜复查，故可用侵入性方法复查幽门螺杆菌。DU 可用非侵入性方法复查。复查前 2 周应停用 PPI，否则有可能造成假阴性。

2. 抗酸治疗

溃疡的愈合特别是 DU 的愈合与抑酸强度和时间成正比，药物治疗 24 小时胃内 pH 大于 3 的总时间可预测溃疡愈合率。碱性抗酸药物（加氢氧化铝、氢氧化镁及其复方制剂）中和胃酸，对缓解溃疡疼痛有一定效果，但愈合溃疡疗效差，目前已不用或仅作为活动性溃疡的辅助治疗方法，常用的抗酸分泌药物有 H_2 受体拮抗剂（H_2 recepor inhibitor，H_2RA）（法莫替丁、雷尼替丁）和 PPI（奥美拉唑、雷贝拉唑、兰索拉唑）两大类。一般疗程 DU 为 2 周（PPI）或 6 周（H_2RA），GU 为 8 周，服用 H_2RA 溃疡愈合率为 65% ～ 85%，服用 PPI 溃疡愈合率为 80% ～ 100%。

3. 保护胃黏膜

目前除胶体次枸橼酸铋钾用于根除幽门螺杆菌联合治疗外，胃黏膜保护剂已很少用于消化性溃疡的治疗。

五、预后及预防

除去溃疡复发的危险因子：服用非甾体抗炎药、吸烟等是影响溃疡复发的危险因素，应尽可能除去。根除幽门螺杆菌：由于绝大多数消化性溃疡是幽门螺杆菌相关性溃疡，而幽门螺杆菌真正根除后，溃疡的复发率可显著降低，因此确定有无幽门螺旋杆菌和根除幽门螺杆菌感染非常重要。

参考文献

1. 莫剑忠，江石湖，萧树东. 江绍基胃肠病学. 2 版. 上海：上海科学技术出版社，2014.
2. 葛均波，徐永健. 内科学. 8 版. 北京：人民卫生出版社，2013.
3. 林果为，王吉耀，葛均波. 实用内科学. 15 版. 人民卫生出版社，2017.
4. 于萍，国内消化性溃疡药物治疗现状. 医学信息，2019，32（11）：42-44.
5. 刘文忠. 日本《消化性溃疡循证临床实践指南（2015 年）》解读. 胃肠病学，2016，21（3）：129-137.
6. 中华医学会消化病学分会幽门螺杆菌和消化性溃疡学组，全国幽门螺杆菌研究协作组，刘文忠，等. 第五次全国幽门螺杆菌感染处理共识报告. 胃肠病学，2017，22（6）：346-360.

（马建锋　陈英）

第二十八章 神经系统疾病

第一节 特发性面神经麻痹

一、定义

特发性面神经麻痹（idiopathic facial nerve palsy）也称为面神经炎（facial neuritis）或Bell麻痹（Bell palsy），是因茎乳孔内面神经非特异性炎症所致的周围性面瘫。是常见的脑神经单神经病变，发病率在（11.5～53.3）/10万。病因未明，目前认为可能与嗜神经病毒感染及炎性反应有关，导致面神经水肿和脱髓鞘，严重者可有轴索变性。临床特征为急性起病的单侧周围性面瘫，多有受凉或上呼吸道感染史。该病具有自限性，早期合理治疗可加快面瘫恢复、减少并发症。

二、临床表现

（1）任何年龄均可发病，多见于20～40岁，男性稍多。

（2）任何季节均可发病，夏季吹空调、冬季受寒等为常见诱因。

（3）通常急性起病，数小时至3天左右达高峰。

（4）主要表现为单侧周围性面瘫，如额纹消失、不能皱额挑眉、眼睑不能完全闭合、鼻唇沟变浅、口角低垂流涎、鼓腮漏气、示齿口角歪向健侧、颊部易滞留食物。部分可伴有患侧耳后疼痛和乳突压痛。

（5）根据面神经受损部位不同可伴有其他表现：鼓索以上受损，同侧舌前2/3味觉消失；镫骨肌神经以上受损，同侧舌前2/3味觉消失及听觉过敏；膝状神经节受损，同侧舌前2/3味觉消失，听觉过敏，耳郭、外耳道感觉减退及出现疱疹（Hunt综合征，为带状疱疹病毒感染）。

（6）当出现眼睑闭合不全、瞬目减少时，可继发患侧角膜或结膜损伤。

三、诊断与鉴别诊断

（一）诊断标准

主要依据病史和体格检查。急性起病，单侧周围性面瘫，无其他新发的神经系统阳性体征，排除继发原因，即可诊断。

采集病史时注意确认临床症状出现的急缓和先后；询问既往有无糖尿病、卒中、外伤、结缔组织病、面部或颅底肿瘤史，有无特殊感染史或接触史。体格检查时注意寻找是否存在神经系统其他部位病变表现，特别是脑桥小脑角和脑干，如眩晕、复视、共济失调、锥体束征、听力下降、面部或肢体感觉减退、偏瘫；是否存在耳科疾病的表现，如外耳道、腮腺、头面部、颊部有无疱疹或其他感染、外伤、溃疡、占位性病变等；有无头痛、发热、呕吐等。

（二）鉴别诊断

面瘫患者中，70% 为特发性面神经麻痹，30% 为继发性面神经麻痹如吉兰—巴雷综合征、多发性硬化、结节病、糖尿病周围神经病、脑炎 / 脑膜炎、神经莱姆病、带状疱疹感染、脑卒中、耳源性疾病、面神经 / 皮肤 / 腮腺肿瘤、面神经外伤等所致的周围性或中枢性面瘫。详细的病史询问和细致的体格检查是排除继发性病变的主要方法（表 28-1）。

表 28-1　继发性面神经麻痹常见病因鉴别诊断要点

	疾病	病因	鉴别要点
周围性面瘫	吉兰—巴雷综合征	自身免疫反应	多为双侧周围性面瘫，伴对称性四肢弛缓性瘫痪和感觉障碍，脑脊液蛋白 - 细胞分离
	神经莱姆病	包柔螺旋体感染	为单侧或双侧周围性面瘫，蜱虫暴露史，皮肤游走性红斑或关节痛，常伴发热
	中耳炎、迷路炎、乳突炎、腮腺炎	耳源性细菌或病毒感染	多为单侧周围性面瘫，常有明确的原发病史和特殊症状如外耳道化脓、眩晕、腮腺肿大、周围淋巴结肿大等
中枢性面瘫	多发性硬化	中枢脱髓鞘	中枢性面瘫，额纹不受累 原发病特殊临床表现
	脑卒中	缺血或出血性脑血管病	伴有其他神经系统症状和体征 精神状态改变
	脑炎、脑膜炎	颅内感染	危险因素 头颅影像学（CT、MRI）原发病特征

对于急性起病的单侧周围性面瘫，当临床表现不典型或发现可疑的其他疾病线索时，需要开展相关针对性的检查（实验室检查、影像学检查等）。特发性面神经麻痹不典型表现包括：双侧周围性面瘫；既往有周围性面瘫史，再次发生同侧面瘫；只有面神经部分分支支配的肌肉无力；伴有其他脑神经受累或其他神经系统体征。对于发病 3 个月后面肌无力无明显好转甚至加重的患者，也有必要进行进一步评估及检查。

四、治疗原则

治疗原则为改善局部血液循环，减轻面神经水肿，缓解神经受压，促进神经功能恢复。

（一）药物治疗

1. 皮质类固醇激素

对于无禁忌证的 16 岁以上患者，急性期尽早使用皮质类固醇，常选用泼尼松或甲泼尼龙口服。泼尼松 30 ～ 60 mg 1 次 / 日，连用 5 天，之后 5 ～ 7 天逐渐减量至停用。若选用甲泼尼龙，按照甲泼尼龙 4 mg 等于泼尼松 5 mg 换算。发病 3 天后再使用皮质类固醇激素是否能获益尚不明确。儿童特发性面神经麻痹通常恢复较好，使用皮质类固醇激素是否能获益尚不明确。老年患者应特别询问血压、血糖情况，对于面瘫严重者酌情选择。

激素使用同时注意补钙、补钾、保护胃黏膜。另外，地塞米松作为长效糖皮质激素，对丘脑—垂体—肾上腺轴的影响较大。故有激素用药指征时，均推荐中效制剂泼尼松或甲泼尼龙。

2. 神经营养剂

常给予 B 族维生素。可以口服甲钴胺（0.5 mg/次、3 次 / 日）和维生素 B_1（10 mg/ 次、3 次 / 日），或肌内注射维生素 B_{12}（0.5 mg/次、1 次 / 日）和维生素 B_1（100 mg/次、1 次 / 日），连用 2 ～ 3 周。

3. 抗病毒药物

急性期患者，可根据情况尽早联合使用抗病毒药物和皮质类固醇激素，特别是对于面瘫严重者，但不建议单用抗病毒药物。Hunt 综合征患者更应早期开始抗病毒治疗。可以选用阿昔洛韦或伐昔洛韦口服，如阿昔洛韦 0.2 ～ 0.4 g/次、3 ～ 5 次 / 日，或伐昔洛韦 0.5 ～ 1.0 g/次、2 ～ 3 次 / 日，或泛昔洛韦 0.25 g/次、3 次 / 日，连用 7 ～ 10 天。

（二）眼部保护

患者由于眼睑闭合不全、瞬目无力，角膜暴露、干燥，易致角膜损伤或感染。建议根据情况选择眼液或眼膏保护角膜，如左氧氟沙星滴眼液或妥布霉素滴眼液点患眼 2 ～ 3 次 / 日，晚上睡觉时可涂左氧氟沙星眼膏。合理使用眼罩，特别是在睡眠中眼睑闭合不全时尤为重要。必要时应请眼科医师协助处理。

（三）理疗及康复

有条件的情况下，急性期可以尽早开展面神经理疗，可在茎乳孔附近行超短波透热疗法、红外线照射等；无条件的情况下，可行局部热敷。恢复期可以行经皮神经低频电刺激、碘离子透入疗法、针刺或电针治疗等。另外，可以指导患者自己做徒手操或表情肌操，进行自我康复锻炼。徒手操：患侧面部自口角斜向上至耳根螺旋式按摩，10 个一组，间断做 3 ～ 4 组 / 日。表情肌操：抬眉、闭眼、耸鼻、示齿、努嘴、鼓腮，每个动作 5 ～ 10 分钟，2 ～ 3 次 / 日。

（四）中医药及针灸

国内临床经常采用中医药及针灸等方法来治疗特发性面神经麻痹。例如通经活络、补益气血的方药或中成药。但大家对针灸的时机持不同意见，有人认为急性期不宜行针灸治疗以免加重面神经水肿，也有人认为急性期以浅刺、轻刺为主可控制病情发展、缩短病程。

（五）外科手术减压

关于外科手术对面神经减压的效果，目前无充分证据支持有效，并且手术减压有引起严重并发症的风险，手术减压的时机、适应证、风险和获益仍不明确。此处不做推荐。

五、预防

应注意避免面部（尤其是耳后部）长时间接受冷刺激。保持良好的心态，生活作息规律，多进行体育锻炼，以增强自身免疫力。

对其他引起面神经麻痹的疾病，可以进行针对性的病因预防：保持良好的生活方式，控制体重；低盐低脂饮食，戒烟戒酒；高血压患者坚持控制高血压，防止血压波动过大；糖尿病患者严格控制血糖，预防糖尿病性周围神经病变。

参考文献

1. 中华医学会神经病学分会，中华医学会神经病学分会神经肌肉病学组，中华医学会神经病学分会肌电图与临床神经电生理学组.中国特发性面神经麻痹诊治指南.中华神经科杂志，2016（2）：84-86.
2. 贾建平，陈生弟.神经病学（全国高等学校教材）.8版.北京：人民卫生出版社，2018.
3. 阮贵基，赵文凤，吕光耀，等.特发性面神经麻痹的中西医结合诊疗相关问题.中国临床医师杂志，2020，48（4）：391-394.

（杜文津）

第二节　原发性面肌痉挛

一、定义

原发性面肌痉挛（hemifacial spasm）也称为面肌抽搐，是指一侧面部肌肉间断性不自主阵挛性抽动或无痛性强直，是一种常见的缓慢进展的周围神经病，发病率为18.6/10万。病因未明，微血管压迫导致神经传导短路的"神经血管压迫"是目前大多数学者认可的原发性面肌痉挛的发病机制，即面神经根在出脑桥段受责任血管压迫导致脱髓鞘，引起异位动作电位"交叉传导"。临床特征为单侧面肌发作性不自主抽动，病程迁延，严重影响患者的日常生活和社交，因此需要对患者进行诊断治疗。

二、临床表现

（1）多于中年以后发病，女性较多，病程迁延，很少自愈。

（2）以单侧多见，主要表现为阵发性偏侧面部肌肉不自主抽搐，持续数秒至十余分钟不等，间歇期正常。

（3）发病早期多为眼轮匝肌即上、下眼睑阵发性抽搐，就是"眼角跳动"。后逐渐缓慢进展至累及一侧面部所有肌肉包括口轮匝肌和面部表情肌，以口角肌肉抽搐最为明显，有时可导致睑裂变小、嘴角歪斜。严重时累及同侧颈阔肌。

（4）神经系统无阳性体征，少数患者病程晚期可伴有患侧面肌轻瘫。

（5）情绪激动、紧张、疲劳、面部自主运动时抽搐加剧，入睡后停止。

三、诊断与鉴别诊断

（一）诊断标准

主要依据病史和临床表现。单侧面肌阵发性抽动，无其他神经系统阳性体征，肌电图可检测到异常肌反应或称为侧方扩散反应，诊断并不难。

（二）鉴别诊断

1.功能性睑痉挛

多见于中年以上女性，常为双侧，仅局限于眼睑的痉挛，无其他面部肌肉抽搐。

2. Meige 综合征

又称特发性眼睑痉挛—口下颌肌张力障碍综合征，多见于老年女性，主要表现为双侧眼睑痉挛，伴口、舌、面肌、下颌、喉及颈肌的肌张力障碍。

3.继发性面肌痉挛

癔症性眼肌痉挛、面神经麻痹后遗症、累及眼肌的局限性癫痫、小舞蹈症及手足徐动症、脑桥小脑角区肿瘤或蛛网膜囊肿等，具备原发病的临床表现。

第四篇

四、治疗原则

（一）药物治疗

1. A 型肉毒杆菌毒素局部注射

这是目前治疗面肌痉挛的首选方法，但仅作为对症治疗。在痉挛明显部位多点注射 A 型肉毒杆菌毒素 2.5 U/ 点，每次总量不超过 5.5 U。注射 1 周后有残存痉挛者可追加注射，疗效可持续 3 ～ 8 个月。复发者可做原剂量或加倍剂量注射，1 个月内总剂量不超过 200 U。随注射次数增加，疗效逐渐减退。不良反应包括眼睑下垂、视力模糊、复视、流涎、面部僵硬等。

2. 口服药物

可选用多种抗癫痫药、镇静药，这是会议保健期间首选方法。常用口服药物包括卡马西平、奥卡西平、地西泮等。卡马西平一般 100 ～ 200 mg/ 次、3 次 / 日，症状能有改善，成人最高剂量不应超过 1200 mg/d；奥卡西平 300 ～ 600 mg/ 次、2 次 / 日，一般维持剂量不超过 2400 mg/d；地西泮 2.5 ～ 5 mg/ 次、2 ～ 3 次 / 日。备选药物还有加巴喷丁（300 mg/ 次、3 次 / 日）、氯硝西泮（0.5 ～ 1 mg/ 次、3 次 / 日）、氟哌啶醇（1 ～ 2 mg/ 次、2 ～ 3 次 / 日）等。不良反应包括肝肾功损害、头晕、乏力、嗜睡、白细胞减少、共济失调、震颤等，甚至有剥脱性皮炎的风险。故应用口服药物时尽量以最低有效剂量维持，密切观察不良反应。

（二）手术治疗

显微血管减压术自 1966 年问世以来，经过半个多世纪的发展，已成为目前治愈原发性面肌痉挛的唯一方法。国内外近几年报道总有效率在 90% 以上。适用于面肌痉挛症状严重，影响日常生活和工作者；口服药物或注射肉毒素疗效差、无效或出现药物过敏或其他不良反应者；显微血管减压术后复发或疗效不满意者可以再次手术。手术并发症包括脑神经功能障碍，如面瘫、耳鸣、听力障碍、面部麻木、声音嘶哑、饮水呛咳、复视等，小脑、脑干损伤包括梗死或出血，脑脊液漏，低颅内压综合征。

（三）中医药及针灸

国内临床也采用中医药、针灸、针药结合、隔姜灸等方法来治疗原发性面肌痉挛。

五、预防

为预防面肌痉挛反复发作，应在日常生活中注意以下事项：保暖，做好面部防寒；清淡饮食；增加体育锻炼；戒烟酒；避免过度劳累；保持精神愉快，不过度紧张或情绪激动。

参考文献

1. 卓开全，张勇，刘窗溪. 原发性面肌痉挛的诊治进展. 中华神经外科杂志，2017，33（11）：1185-1188.
2. 贾建平，陈生弟. 神经病学（全国高等学校教材）. 8 版. 北京：人民卫生出版社，2018.
3. 王新高，张在强. 神经内科遗嘱速查手册. 2 版. 北京：化学工业出版社，2019.
4. 上海交通大学颅神经疾病诊治中心. 面肌痉挛诊疗中国专家共识. 中国微侵袭神经外科杂志，2014，19（11）：528-532.

（杜文津）

第三节 三叉神经痛

一、定义

三叉神经痛是一种原因不明的三叉神经分布区内短暂反复发作性剧痛，又称原发性三叉神经痛。临床医学上按病因可分为两大类：原发性三叉神经痛和继发性三叉神经痛。前者病因尚不清楚，可能为致病因子使三叉神经脱髓鞘而产生异位冲动或伪突触传递所致。过去认为原发性三叉神经痛并无特殊病理改变，近年来对该类患者进行三叉神经感觉根切断术，活检时发现神经节细胞消失，神经纤维脱髓鞘或髓鞘增厚，轴突变细或消失；或发现部分患者颅后窝小的异常血管团压迫三叉神经根或延髓外侧面，手术解除压迫后可治愈。后者继发性病因常包括桥小脑角肿瘤、胆脂瘤、听神经瘤、脑膜瘤和动脉瘤，以及三叉神经节肿瘤、脊索瘤、颅底恶性肿瘤（如鼻咽癌等）、血管畸形、多发性硬化等。本节重点阐述原发性三叉神经痛。

二、临床表现

三叉神经痛高龄患者较为常见，40岁以上起病者占70%～80%，女性略多于男性，右侧多于左侧。通常疼痛范围限于三叉神经分布区的一支或两支，以第2、第3支多见。发作多为一侧性，仅少数为双侧性。疼痛多自上颌支或下颌支开始，以后可扩散为两支，眼支起病少见。两支同时发病以第2、第3常见，三支同时受累罕见。疼痛发作特点常无预兆，骤然发生，突然停止，每次发作持续数秒至1～2分钟，间歇期可完全正常。病程可呈周期性，发作期可为数日、数周或数月不等，缓解期如常人，可达数年，少数仍有烧灼感。病程愈长，发作愈频繁愈重，很少自愈。神经系统检查一般无阳性体征。发病时患者常述剧烈电击样、针刺样、刀割样或撕裂样的疼痛。疼痛以面颊、上下颌及舌部最为明显，口角、鼻翼、颊部和舌部为敏感区，轻触即可诱发，称为扳机点或触发点。上下唇、鼻翼、口角、门齿或犬齿、齿根、颊和舌等部位特别敏感，稍触及即可诱发疼痛，刺激上唇外1/3、鼻翼、上门齿和颊部等扳机点可诱发上颌支发作，饮冷或热水、擤鼻涕、刷牙、洗脸和剃须等也可诱发；咀嚼、打呵欠和讲话等可诱发下颌支发作，以致患者不敢做这些动作，表现为面色憔悴、精神抑郁和情绪低落。病情严重者伴有面部肌肉的反射性抽搐，口角牵向患侧，称为痛性抽搐。并可伴有面部发红、皮温增高、结膜充血和流泪等。严重者可昼夜发作，夜不成眠或睡后痛醒。

三、诊断

典型原发性三叉神经痛诊断根据疼痛的部位、性质、面部扳机点及神经系统无阳性体征，一般诊断不难。多数病例卡马西平或苯妥英钠治疗有效，有助于诊断。

四、治疗原则

原发性三叉神经痛首选药物治疗，药物治疗无效或失效时可考虑其他疗法。

（一）抗痫药物治疗

1. 卡马西平

卡马西平为首选药，有效率 70% ~ 80%。首次剂量 0.1 g/次，2 次/日，每日增加 0.1 g，直至有效，最大剂量为 1.2 g/d；疼痛停止后可逐渐减量，用最小有效量维持，通常为 0.6 ~ 0.8 g/d。孕妇忌用；不良反应有头晕、嗜睡、口干、恶心、消化不良及步态不稳等，多可自行消失，偶有皮疹、白细胞一过性减少，需停药；出现共济失调、复视、再生障碍性贫血、肝功能损害、心绞痛及精神症状等须立即停药。无效者与苯妥英钠合用可能有效。

2. 苯妥英钠

0.1g/次，3 次/日，口服，无效时可每日加量 0.05 g，数日后加至 0.6 g/d，疗效达 54% ~ 70%。疗效不显著时可辅用氯丙嗪、苯巴比妥、氯氮䓬等，约 50% 病例有效。

3. 氯硝西洋

以上两药无效时可试用，6 ~ 8 mg/d，口服，40% ~ 50% 可完全控制发作，25% 患者明显缓解；不良反应有嗜睡及步态不稳，老年患者偶见短暂性精神错乱，停药后消失。

（二）巴氯芬

可试用，有效率为 70%，其余 30% 为不能耐受不良反应。初始剂量 5 mg/次，2 次/日，用量达 20 ~ 30 mg/d，不良反应有恶心、呕吐和嗜睡等。

（三）大剂量维生素 B_{12}

每次 1000 ~ 3000 μg，肌内注射，每周 2 ~ 3 次，连用 4 ~ 8 周为 1 个疗程，部分患者可缓解，机制不清。如复发可给予上次有明显疗效的剂量，可试用三叉神经分支注射，注射前先行普鲁卡因局部麻醉，眼支注射眶上神经，上颌支注射眶下神经，下颌支注射下颌神经。肌内注射大剂量维生素 B_{12} 多无不良反应，偶有一过性头晕、全身瘙痒及复视。

（四）匹莫齐特

文献报道，48 例药物治疗无效的顽固性三叉神经痛患者，用匹莫齐特治疗全部有效。通常第 1 ~ 4 日剂量为 4 mg/d，第 5 ~ 9 日为 6 mg/d，第 10 ~ 14 日为 8 mg/d，第 14 日以后为 12 mg/d，均分 2 次服。不良反应包括手颤、记忆力减退、睡眠中出现肢体不随意抖动等，发生率高达 83.3%，多发生于治疗后 4 ~ 6 周。

（五）封闭疗法

适用于服药无效的患者，用无水乙醇、甘油封闭神经分支或半月神经节，使之破坏，注射区面部感觉缺失，但可获得止痛效果。无水乙醇注射疗效较短，甘油注射疗效较长。

（六）经皮半月神经节射频电凝疗法

在 X 线监视或 CT 导向下将射频电极针经皮插入半月神经节，通电加热至 65 ~ 75 ℃，维持 1 分钟。可选择性地破坏半月节后无髓鞘痛温觉传导 Aδ 和 C 细纤维，保留有髓鞘的传导触觉的 Aα、β 粗纤维，疗效可达 90% 以上。适用于年老患者及系统疾病不能耐受手术患者。

（七）手术治疗

可选用三叉神经感觉根部分切断术或伽马刀治疗，止痛效果确切。另有周围支切断术、三叉神经脊束切断术目前已少用。三叉神经显微血管减压术，手术解压可以止痛，不产生感觉或运动障碍，术前面部感觉异常、麻木等亦可消失，是目前广泛应用的安全有效的手术方法，但可合并听力减退、面部痛觉减退、气栓、带状疱疹及滑车、外展及面神经暂时麻痹等。

五、预防

（1）三叉神经痛发作与劳累、情绪与睡眠有一定关系，因此生活应规律，切勿过度劳累，保持情绪稳定，避免情绪激动，避免熬夜，调整好睡眠状态。

（2）三叉神经痛好发于春末、初秋和初冬时节，注意保持适宜的温度，切忌忽冷忽热。

参考文献

1. 贾建平，陈生弟.神经病学.7版.北京：人民卫生出版社，2013.
2. 王维治.神经病学.2版.北京：人民卫生出版社，2013.
3. 孙军委，张黎，于炎冰.高龄三叉神经痛的神经外科治疗进展.中华神经外科杂志，2021，37（1）：103-106.
4. 王旭辉，任明亮，梁鸿，等.伽马刀与显微外科手术对三叉神经痛显微血管减压术后复发患者的疗效对比研究.中华神经医学杂志，2020，19（11）：1085-1089.

（尹延伟　陈大伟）

第四节 偏头痛

一、定义

偏头痛是反复发作的一侧或两侧搏动性头痛，是临床常见的原发性头痛，常伴有恶心、呕吐，发作前可有先兆症状。人群患病率差异颇大（5% ～ 40%），西方国家的患病率约为10%，我国的偏头痛患病率约9.3%。偏头痛具体病因目前不明，可能与下列因素有关。

（一）遗传

约60%偏头痛患者有家族史，其亲属出现偏头痛的危险性是一般人群的3 ～ 6倍。

（二）内分泌与代谢因素

女性较男性易患偏头痛，头痛常始于青春期，在女性患者中，月经前期或月经来潮时易出现偏头痛发作，妊娠期或绝经后发作减少或停止。此外，5-羟色胺(5-hydroxytryptamine，5-HT)、去甲肾上腺素、P物质和花生四烯酸等代谢异常也与偏头痛发作相关。

（三）其他因素

饮食与精神情绪因素也与偏头痛发作相关。食用奶酪、红酒、巧克力、含亚硝酸盐防腐剂的肉类、含苯乙胺的巧克力或服用利血平和血管扩张剂等药物后可诱发偏头痛；情绪紧张、头部外伤、饥饿、睡眠障碍、气候变化、精神刺激等都与偏头痛发作有一定的关系。

二、临床表现

偏头痛女性多发，约2/3以上患者为女性，常于儿童期和青年期（10 ～ 30岁）发病，一部分晚发型偏头痛可于45岁以后发病。发作前数小时至数日常伴有前驱症状，比如恶心、呕吐、畏光和（或）畏声、倦怠等。10%的患者有视觉先兆或其他先兆，发作频率从每周至每年1次至数次不等，偶可见持续性发作的病例。

根据国际头痛协会（1988年）的分类，偏头痛的主要临床类型及其临床表现如下。

（一）有先兆的偏头痛

以往又称典型偏头痛，占全部偏头痛的15% ～ 18%。临床上典型病例可分以下三期。

1. 先兆期

典型偏头痛发作前出现短暂的神经症状即先兆。最常见为视觉先兆，如视野缺损、闪光、暗点、视物变形和物体颜色改变等，偶可见单眼全盲，罕见彩色闪光，有的患者主诉眼前犹如厚厚的或经烟熏的玻璃，存在污点。其次为躯体感觉性先兆，如一侧肢体和（或）面部麻木、有针刺感及感觉异常等。运动先兆较少，可表现为单肢无力，也可出现轻度的意识模糊、症状轻微的失语、步态不稳或嗜睡等。先兆症状可持续数分钟至1小时，复杂性偏头痛病例的先兆可持续时间较长。

2. 头痛期

伴先兆症状，同时或随后出现一侧颞部或眶后搏动性头痛或钻痛，可扩展至一侧头部或全头部。如果不治疗或治疗无效，头痛可持续4 ～ 72小时，儿童头痛期持续2 ～ 8小时，头痛频率不定；头痛时常伴有恶心、呕吐、畏光、畏声、易激惹、疲劳感、颞动静脉突出等症状。头痛可因活动或摇动头颈部而加重，睡眠可使一部分患者头痛减轻或消失。

3. 头痛后期

头痛消退后常有疲劳、倦怠、无力、烦躁、注意力不集中、不愉快感、食欲差等症状，1～2日可好转。

（二）无先兆的偏头痛

也称普通型偏头痛，是临床最常见的偏头痛类型，约占偏头痛患者的80%。此型偏头痛缺乏典型的先兆，少数患者可出现短暂而轻微的视物模糊。头痛常为反复发作的一侧或双侧颞部及眶周疼痛，也可双侧交替发作，疼痛可为搏动性，疼痛持续时伴颈肌收缩可使症状复杂化。呕吐偶可使头痛终止。

（三）特殊类型的偏头痛

1. 眼肌麻痹型偏头痛

眼肌麻痹型偏头痛是指伴有眼外肌瘫痪的单侧复发性偏头痛，较少见。反复发作后头痛侧出现眼肌瘫痪，动眼神经最常受累，部分病例同时累及滑车和外展神经，出现眼球运动障碍，可持续数小时至数周不等。多次发作后瘫痪可能持久不愈。该型诊断时应注意排除颅内动脉瘤和痛性眼肌麻痹。

2. 偏瘫型偏头痛

临床少见，是一类特殊的先兆性偏头痛，多在儿童期发病，成年期停止。偏瘫可为偏头痛的先兆症状，可伴有偏侧麻木、失语，亦可单独发生，偏头痛消退后偏瘫可持续10分钟至数周不等。可分两型：家族型多呈常染色体显性遗传，半数病例与19号染色体连锁，亦与P/Q型钙通道突变有关；散发型可表现为典型、普通型和偏瘫型偏头痛的交替发作。

3. 基底型偏头痛

基底型偏头痛的先兆症状源自受累的脑干和（或）双侧大脑半球。儿童期和青春期女性发病较多；先兆症状多为视觉症状如闪光、暗点、视物模糊、黑蒙、视野缺损等，脑干症状如眩晕、复视、眼球震颤、耳鸣、构音障碍、双侧肢体麻木及无力、共济失调等，亦可出现意识模糊和跌倒发作。先兆症状通常持续20～30分钟，继这些先兆症状之后出现的头痛与无先兆偏头痛相似。

4. 晚发型偏头痛

45岁以后发病，发作性头痛可伴有反复发作的偏瘫、麻木、失语或构音障碍等，每次发作的神经功能缺损症状基本相同，持续1分钟～72小时。应排除短暂性脑缺血发作。

5. 偏头痛等位发作

多见于儿童，出现反复发作的眩晕、恶心、腹痛、腹泻、周期性呕吐、肢体和（或）关节疼痛，以及情绪不稳、梦样状态等，患者可无头痛发作或与头痛发作交替出现。

三、诊断

根据偏头痛发作的临床表现、家族史和神经系统检查正常，通常可做出诊断，临床表现不典型者，可采用麦角胺或曲普坦类药物治疗试验，或通过颅脑CT、MRI、MRA、DSA等检查排除颅内动脉瘤、脑血管畸形、颅内占位性病变。国际头痛协会（2004）的诊断标准如下。

（一）无先兆偏头痛诊断标准

（1）符合下述（2）～（4）特征的至少5次发作。

（2）每次发作持续4～72小时（未经治疗或治疗无效者）。

（3）具有以下特征，至少2项：①单侧性；②搏动性；③中至重度（影响日常活动）；④上楼或其他类似的日常活动使之加重。

（4）发作期间至少有下列1项：①恶心和（或）呕吐；②畏光和畏声。

（5）不能归因于其他疾病。

（二）有先兆偏头痛

（1）符合下述（2）～（4）项特征，发作至少2次以上。

（2）先兆至少有以下1项，但是没有运动障碍：①可完全恢复的视觉症状，包括阳性症状（如点状、色斑或线形闪光幻觉）和（或）阴性症状（视野缺损）；②可完全恢复的感觉症状，包括阳性症状（如针刺感）和（或）阴性症状（如麻木）；③可完全恢复的言语困难。

（3）至少符合以下2项：①双侧视觉症状和（或）单侧感觉症状；②至少有1个先兆症状，逐渐发展，持续时间≥5分钟和（或）不同的先兆症状接连出现≥5分钟并且≤60分钟。

（4）在先兆期或先兆症状随后60分钟内出现符合先兆性偏头痛2～4项标准的头痛。

（5）不能归因于其他疾病。

四、治疗原则

治疗目的是减轻或终止头痛发作，缓解伴发的症状，预防头痛的复发。分为发作期治疗和预防性治疗。

（一）头痛发作期治疗

1. 非特异性药物

非甾体抗炎药：如无禁忌证可选用对乙酰氨基酚，首次0.5～1.0 g，口服；萘普生0.5～0.75 g，口服；或布洛芬0.6～1.2 g，有时可应用其复方制剂，如阿司匹林、乙酰氨基酚、咖啡因复合制剂等，口服，症状减轻后可减量。

2. 特异性治疗药物

（1）曲普坦类为高选择性5-HT1B/1D受体激动剂，如舒马普5-HT1B受体可抑制三叉神经传导疼痛；5-HT1B受体可引起颅内血管收缩，能特异性治疗偏头痛。目前国内有舒马曲坦、佐米曲坦和利扎曲坦。舒马曲坦：100 mg片剂是所有曲坦类的疗效参考标准。佐米曲坦：有2.5 mg及5 mg的口服剂及鼻喷剂，口服40～60分钟起效。利扎曲坦：每粒5 mg，推荐10 mg为起始剂量，若头痛持续，2小时后可重复1次。冠心病及未控制的高血压患者禁用此类药物。药物不良反应包括恶心、呕吐、心悸、烦躁及焦虑等。

（2）麦角类：代表药物如双氢麦角碱0.25～0.5 mg肌内或静脉注射；麦角胺，0.5～1.0 mg口服或2.0 mg舌下含服；呕吐患者可直肠给予麦角胺栓剂。双氢麦角碱气雾剂或吸入剂，可让患者自己学会皮下注射双氢麦角碱，常用剂量为1 mg。由于麦角胺及双氢麦角碱可引起长时间持续性血管痉挛，妊娠妇女、严重高血压或冠心病者应禁用，老年患者用药期间及用药后应监测心电和血压。

（二）预防性治疗

头痛的预防性治疗目的是预防头痛的发作或降低头痛发作的频率和强度，如头痛发作频繁而持续，严重影响正常生活和工作，尤其每周发作2次以上严重影响正常生活及工作，急性期麦角生物碱治疗不能耐受或有禁忌证的患者，应采取有效的预防措施。首先应消除或减少偏头痛的诱因，如避免情绪紧张、不服用血管扩张剂或利舍平类药物、不饮用红酒、进食含奶酪食物等。仍有头痛发作者可酌情给予下列药物治疗（表28-2）。

表28-2　头痛常用治疗药物

药物	用法用量	不良反应	注意事项
β 肾上腺素受体阻滞剂			
普萘洛尔	10～60 mg/次，2次/日	抑郁、低血压、不能耐受活动、阳痿等	应以小剂量开始，缓慢增加，心率不低于60次/分为限；哮喘、房室传导阻滞、心力衰竭患者禁用
美托洛尔	100～200 mg/次，1次/日		
钙离子拮抗剂			
氟桂利嗪	5～10 mg/次，1次/睡前	疲劳感、体重增加、抑郁、锥体外系症状	
维拉帕米	160～320 mg/d	便秘、下肢水肿、房室传导阻滞	从小剂量开始用药
抗癫痫药			
丙戊酸	400～600 mg/次，2次/日	嗜睡、体重增加、脱发、震颤、肝功能损害	
托吡酯	25～200 mg/d	意识迷糊、感觉异常、认知障碍、体重减轻、肾结石	
加巴喷丁	90～1800 mg/d	疲劳感、头昏	
抗抑郁药			
阿米替林	25～75 mg/d，睡前	嗜睡	
5-HT 受体拮抗剂			
苯噻啶	0.5～3.0 mg/d	嗜睡、体重增加	

参考文献

1. 贾建平，陈生弟.神经病学.7版.北京：人民卫生出版社，2013.
2. 王维治.神经病学.2版.北京：人民卫生出版社，2013.
3. 于生元，万琪，王伟，等.偏头痛非药物防治中国专家共识.神经损伤与功能重建，2021，16（1）：1-5.
4. 董雪佳，江明芳.偏头痛药物治疗新进展.中华神经科杂志，2020，53（5）：385-390.

（尹延伟）

第五节　紧张型头痛

一、定义

紧张型头痛也称为肌收缩性头痛，是慢性头痛中最常见的一种，指双侧枕颈部或全头部的紧缩性或压迫性头痛。约占头痛患者的 40%，其基于人群的终身患病率为 42%。其病因尚未完全明了。可能与多种因素有关，包括中枢因素及外周因素，具体有心理因素及痛觉超敏、颅周肌肉收缩和肌筋膜炎、神经递质因素等。

二、临床表现

多在 20 岁左右起病，发病高峰 40～49 岁，随年龄增长患病率亦增加；两性均可患病，女性多见，男女比例 4：5。头痛部位不定，表现为胀痛、有压迫感和紧缩感、紧箍感等，位于双侧枕颈部、额颞部或全头部，呈轻或中度发作性或持续性疼痛，病程数日至数年不等。疼痛期间的日常生活不受影响，不伴有恶心、呕吐、畏光或畏声等症状，疼痛部位肌肉可有触痛或压痛点，有时牵拉头发也有疼痛；头颈、肩背部肌肉有僵硬感，不易松弛，捏压该部肌肉感觉轻松和舒适。多数患者有头昏、失眠、焦虑或抑郁等症状。部分病例兼有血管性头痛的性质，几乎每日均出现头痛症状，故又称慢性每日头痛。

三、诊断

根据临床表现，排除颅、颈部疾病，如颈椎病、外伤、占位性病变和炎症性疾病等，通常能够确诊。国际头痛协会（2004 年）最新诊断标准如下。

（一）偶发性发作性紧张型头痛

（1）符合（2）～（4）特征的至少 10 次发作，平均每月发作＜1 天，每年发作＜12 天。

（2）头痛持续 30 分钟至 7 天。

（3）至少有下列 2 项头痛特征：①双侧头痛；②性质为压迫性或紧箍样（非搏动样）；③轻或中度头痛；④日常活动（如步行或上楼梯）不会加重头痛。

（4）符合下列 2 项：①无恶心和呕吐；②畏光、畏声中不超过一项。

（5）不能归因于其他疾病。根据触诊颅周肌肉是否有压痛可分为与颅周肌肉紧张有关的偶发性发作性紧张型头痛、与颅周肌肉紧张无关的偶发性发作性紧张型头痛两类。

（二）频发性发作性紧张型头痛

（1）符合（2）～（4）特征的至少 10 次发作，平均每月发作≥15 天，发作时间超过 3 个月，每年发作≥180 天。

（2）头痛持续 30 分钟至 7 天。

（3）至少有下列中的 2 项头痛特征：①双侧头痛；②性质为压迫性或紧箍样（非搏动样）；③轻或中度头痛；④日常活动（如步行或上楼梯）不会加重头痛。

（4）符合下列 2 项：①无恶心和呕吐；②畏光、畏声中不超过 1 项。

（5）不能归因于其他疾病。根据触诊颅周肌肉是否有压痛可分为与颅周肌肉紧张有关的频发性发作性紧张型头痛、与颅周肌肉紧张无关的频发性发作性紧张型头痛两类。

（三）慢性紧张型头痛

（1）符合（2）～（4）特征的至少 10 次发作；平均每月发作 ≥ 15 天，3 个月以上；每年发作 ≥ 180 天。

（2）头痛持续 30 分钟至 7 天。

（3）至少有下列中的 2 项头痛特征：①双侧头痛；②性质为压迫性或紧箍样（非搏动样）；③轻或中度头痛；④日常活动（如步行或上楼梯）不会加重头痛。

（4）符合下列 2 项：①畏光、畏声、轻度恶心中不超过一项；②无中或重度恶心和呕吐。

（5）不能归因于其他疾病。根据触诊颅周肌肉是否有压痛可分为与颅周肌肉紧张有关的慢性紧张型头痛、与颅周肌肉紧张无关的慢性紧张型头痛两类。

四、治疗原则

紧张型头痛治疗包括药物治疗及非药物疗法。

（一）药物治疗

根据患者的个体情况给予适当治疗，急性发作期可用对乙酰氨基酚、阿司匹林等非甾体抗炎药，麦角胺或双氢麦角碱亦有效。对于频发性和慢性紧张型头痛，应采用预防性治疗，可选用三环类抗抑郁药如阿米替林、多塞平，或 5- 羟色胺重摄取抑制剂如舍曲林或氟西汀等，或肌肉松弛剂如盐酸乙哌立松、巴氯芬等。伴失眠者可给予苯二氮䓬类药如地西泮 10 ～ 20 mg/d 口服。

（二）非药物疗法

包括松弛肌肉、物理治疗、生物反馈治疗等也可缓解部分紧张型头痛患者的临床症状。

五、预防

紧张型头痛为多因素疾病，建议积极缓解自身压力，放松心情，保持心情舒畅；避免长时间保持不良的工作姿势，如久坐等；保持充足的睡眠，充足的睡眠可有效的放松头颈部肌肉；平时养成良好的生活习惯，戒烟限酒，适当进行体育锻炼。

参考文献

1. 贾建平，陈生弟 . 神经病学 . 7 版 . 北京：人民卫生出版社，2013.
2. 王维治 . 神经病学 . 2 版 . 北京：人民卫生出版社，2013.
3. 代瑞红，廖晓阳 . 失眠与紧张性头痛及其诱因间关系的研究进展 . 中国全科医学，2020，23（36）：4615-4617.
4. 紧张型头痛诊疗专家共识组 . 紧张型头痛诊疗专家共识 . 中华神经科杂志，2007，40（7）：496-497.
5. 李晶，徐翔，陈颂春 . 度洛西汀联合乙哌立松对紧张性头痛伴焦虑障碍患者的疗效观察 . 实用临床医药杂志，2019，23（19）：93-95.

（尹延伟）

第二十九章　内分泌系统疾病

第一节　糖尿病

一、定义

糖尿病是由遗传和环境等多种致病因素导致人体出现胰岛 β 细胞功能减退、胰岛素抵抗等引起的一组以糖代谢紊乱为主要表现的临床综合征。胰岛素缺乏、胰岛素作用障碍可单独或同时引起碳水化合物、脂肪、蛋白质、水和电解质代谢紊乱，导致糖尿病酮症酸中毒、高渗性高血糖状态等；糖尿病亦并发多种慢性并发症，可导致器官功能障碍和衰竭，甚至致残或致死。

根据 1999 年 WHO 的分型建议，糖尿病分为 1 型糖尿病、2 型糖尿病、妊娠糖尿病和特殊类型糖尿病，其中 2 型糖尿病占比约为 95%。

二、临床表现

（一）基本临床表现

血糖升高后因渗透性利尿引起多尿，继而口渴多饮；外周组织对葡萄糖利用障碍，脂肪分解增多，蛋白质代谢负平衡，逐渐出现乏力、消瘦，常有多食、易饥。简言之，即多尿、多饮、多食和体重下降。此外，还可有皮肤瘙痒；血糖升高较快时可使眼房水、晶体渗透压改变而引起屈光改变导致视力模糊等。许多患者无任何症状，仅在体检或因各种疾病就诊化验时发现高血糖。

（二）并发症和（或）伴发症表现

1. 急性并发症

糖尿病酮症酸中毒（diabetic ketoacidosis，DKA）和高渗性高血糖状态、乳酸性酸中毒。

（1）DKA 为最常见的糖尿病急症，以高血糖、酮症和酸中毒为主要表现。早期"三多一少"症状加重；酸中毒失代偿后，疲乏、食欲减退、恶心、呕吐、嗜睡、呼吸深快，呼气中有烂苹果味；后期严重失水，尿量减少、眼眶下陷、皮肤黏膜干燥，血压下降、心率加快、四肢厥冷；晚期不同程度意识障碍、昏迷。少数患者表现为腹痛。

（2）高渗性高血糖状态以严重高血糖、高血浆渗透压、脱水为特点，无明显酮症，可有不同程度意识障碍或昏迷，无酸中毒样深大呼吸，与 DKA 相比，失水更为严重、精神症状更为突出。

（3）乳酸性酸中毒为各种原因引起血乳酸明显升高，导致代谢性酸中毒。主要发生于长期或过量服用苯乙双胍并伴有心、肝、肾疾病的老年糖尿病患者。轻症者可仅有乏力、恶心、食欲降低、头昏、嗜睡和呼吸稍深快。中至重度可有腹痛、头痛、口唇发绀、血压下降、脱水、意识障碍等，最后可导致昏迷及休克。

2. 慢性并发症

主要表现在微血管病变、大血管病变、神经系统并发症、糖尿病足等。

（1）微血管病变可累及全身组织器官，主要表现在视网膜、肾脏、神经和心肌组织，其中以糖尿病视网膜病变和糖尿病肾病尤为重要。

（2）大血管病变主要累及主动脉、冠状动脉、脑动脉、肾动脉和肢体动脉等，可引起冠心病、缺血性或出血性脑血管病、肾动脉硬化、肢体动脉硬化等。

（3）神经系统并发症可引起中枢神经系统病变、周围神经病变、自主神经病变。当出现严重DKA、高渗性高血糖状态时可影响中枢神经系统导致出现神志改变。周围神经病变常见类型有远端对称性多发性神经病变、局灶性单神经病变、非对称性的多发局灶性神经病变、多发神经根病变（糖尿病性肌萎缩）。以远端对称性多发性神经病变最常见，通常为对称性，典型者呈手套或袜套样分布，下肢较上肢严重，先出现肢端感觉异常，可伴痛觉过敏，后期感觉丧失。自主神经病变多累及胃肠、心血管、泌尿生殖系统，临床表现为胃排空延迟（胃轻瘫）、腹泻与便秘交替、休息时心动过速、直立性低血压、尿潴留、排汗异常、阳痿等。

（4）糖尿病足是指与下肢远端神经异常和不同程度周围血管病变相关的足部溃疡、感染和（或）深层组织破坏，是糖尿病非外伤性截肢的最主要原因。轻者表现为足部畸形、皮肤干燥和发凉、胼胝，重者可出现足部溃疡、坏疽。

（三）其他

糖尿病还可以引起视网膜黄斑病、白内障、青光眼、屈光改变等。牙周病是最常见的糖尿病口腔并发症。皮肤真菌感染也很常见如足癣和股癣。

三、诊断

糖尿病诊断以血糖异常升高作为依据，应注意如果单纯检查空腹血糖，糖尿病漏诊率高，应加验餐后2小时血糖，必要时进行糖耐量试验（OGTT试验）。我国目前采用国际上通用的WHO糖尿病专家委员会（1999年）提出的诊断和分类标准，详见表29-1和表29-2。

表 29-1　糖代谢状态分类

糖代谢分类	空腹血糖（mmol/L）	餐后2小时血糖（mmol/L）
正常血糖	＜ 6.1	＜ 7.8
空腹血糖受损（IFG）	6.1-＜ 7.0	＜ 7.8
糖耐量异常（IGT）	＜ 7.0	7.8-＜ 11.1
糖尿病	≥ 7.0	≥ 11.1

注：IFG和IGT统称为糖调节受损；无糖尿病症状，需择期再复查。

表 29-2　糖尿病诊断标准

诊断标准	说明
典型糖尿病症状（多饮、多尿、多食、体重下降）且随机血浆血糖≥ 11.1 mmol/L	随机：不考虑上次进食时间
或空腹血糖≥ 7.0 mmol/L	空腹：至少 8 小时未进食热量
或 OGTT 2 小时血糖≥ 11.1 mmol/L	糖负荷：75 g 无水葡萄糖

注：中国 2 型糖尿病诊治指南，2017 版。

四、治疗原则

糖尿病治疗的近期目标是控制高血糖和相关代谢紊乱以消除糖尿病症状和防止急性严重代谢紊乱；远期目标是预防和（或）延缓糖尿病慢性并发症的发生和发展，维持良好的健康和学习、劳动能力，提高患者生活质量、降低病死率和延长寿命，故糖尿病的治疗需综合管理。

（一）糖尿病健康教育

糖尿病健康教育是重要的基础管理措施，是决定糖尿病管理成败的关键。每位糖尿病患者均应接受全面糖尿病教育，充分认识糖尿病并掌握自我管理技能。

（二）医学营养治疗

医学营养治疗是糖尿病综合管理的重要组成部分，所有糖尿病患者均应接受由营养师制定的个体化医学营养治疗方案。确定合理的总能量摄入，合理、均衡地分配各种营养物质，恢复并维持理想体重。

（三）运动治疗

糖尿病患者应根据个人情况选择合适的运动方式，运动量应从小量开始，逐步增加，长期坚持。运动强度和运动量的把握主要根据年龄、身体情况等来决定，运动强度和运动量过小，达不到改善代谢、增强体质的效果，运动量过大，容易导致心脑血管疾病发生和骨关节损伤。通常来讲大部分糖尿病患者每周应进行至少 150 分钟（如每周运动 5 天，每天 30 分钟）中等强度（即运动时有点用力，心跳和呼吸加快但不急促）的有氧运动，包括爬山、慢跑、打乒乓球、打羽毛球等。

（四）病情监测

包括血糖监测、其他心血管疾病危险因素和并发症的监测。建议糖尿病患者每周至少 2 天进行自我血糖监测，包括监测空腹血糖、餐前血糖、餐后 2 小时血糖及睡前血糖；每 3 个月进行包括糖化血红蛋白、血脂、尿常规等在内的化验检查；每年进行包括血常规、肝肾功能、胰岛素水平（如果已应用胰岛素可进行 C 肽检测）、尿微量白蛋白 / 肌酐（尿 ACR）在内的化验检查，以及颈动脉血管超声、下肢动脉超声、眼底检查等糖尿病相关并发症的检查。

（五）药物治疗

治疗糖尿病的药物目前主要包括口服降糖药物、胰高糖素样肽 -1（glucagon-like petide-1，GLP-1）受体激动剂和胰岛素。常用非胰岛素降糖药物用法用量详见表 29-3。

表 29-3　常用降糖药物一览表

分类	常用品种	服用方法	注意事项
双胍类	二甲双胍	0.5 g/次，2～3次/日；最大剂量 1 g/次，每日 2 次	eGFR ＜ 60 mL/（min·1.73 m²）减量；eGFR ＜ 45 mL/（min·1.73 m²）禁用；注射造影剂前暂停使用
磺脲类	格列本脲	2.5 mg/次，1～3次/日，餐前服用；最大日剂量 15 mg	低血糖风险高
	格列齐特	40～80 mg/次，2～3次/日	
	格列齐特缓释片	30 mg，1 次/日，早餐时吞服；最大日剂量 120 mg	
	格列吡嗪片	2.5 mg/次，1～3次/日，餐前 30 分钟口服；最大日剂量 30 mg	
	格列吡嗪控释片	5 mg，1 次/日，早餐时口服；最大日剂量 20 mg	
	格列喹酮	30 mg/次，1～3次/日，餐前口服；最大日剂量 180 mg	
	格列美脲片	1 mg，1 次/日；最大日剂量 6 mg	
噻唑烷二酮类	吡格列酮	15 mg，1 次/日；最大日剂量 45 mg	
	罗格列酮	4 mg/次，1～2次/日	
α-糖苷酶抑制剂	阿卡波糖	50 mg/次，3 次/日，随餐嚼服；最大剂量 100 mg/次，3 次/日	
	伏格列波糖	0.2 mg/次，3 次/日，餐前口服；最大剂量 0.3 mg/次，3 次/日	
	米格列醇	25 mg/次，3 次/日，餐前口服；最大剂量 100mg/次，3 次/日	
格列奈类	瑞格列奈	1 mg/次，3 次/日，餐前 15 分钟口服；最大剂量 4 mg/次，3 次/日	肾功能不全患者无须调整起始剂量
	那格列奈	120 mg/次，3 次/日，餐前口服；最大剂量 180mg/次，3 次/日	
二肽基肽酶-4抑制剂	西格列汀	100 mg，1 次/日	
	利格列汀	5 mg，1 次/日	每天任意时间服用，肝肾功能不全者无须调整剂量
	维格列汀	50 mg/次，2 次/日	
	沙格列汀	5 mg，1 次/日	服药不受进餐影响，肝功能不全者无须调整剂量
钠-葡萄糖协同转运蛋白2抑制剂	达格列净	5 mg，1 次/日；最大剂量 10 mg，1 次/日	用药前需评估肾功能，eGFR ＜ 30 mL/（min·1.73m²）禁用；血容量不足者用药前需先纠正血容量；易出现泌尿生殖系统感染，需定期监测

第四篇

续表

分类	常用品种	服用方法	注意事项
GLP-1 受体激动剂	利拉鲁肽	0.6 mg，皮下注射，1 次 / 日；最大剂量 1.8 mg，皮下注射，1 次 / 日	可在任意时间注射
	艾塞那肽	5 μg/ 次，皮下注射，2 次 / 日；最大剂量 10 μg/ 次，皮下注射，2 次 / 日	需在餐前 1 小时内注射

1. 双胍类降糖药物

目前常用的是盐酸二甲双胍，其主要通过减少肝糖输出和改善胰岛素抵抗起到降糖作用，是 2 型糖尿病的一线用药和药物联合中的基本用药，可使糖化血红蛋白降低 1.0% ～ 1.5%。长期应用可以减轻体重，降低心血管事件风险。

2. 磺脲类药物

磺脲类药物属于胰岛素促泌剂，主要通过刺激胰岛 β 细胞分泌胰岛素，增加体内胰岛素水平而降低血糖，可使糖化血红蛋白降低 1.0% ～ 1.5%。常用药物有格列美脲、格列喹酮等，应用此类药物应注意避免低血糖。

3. 噻唑烷二酮类

噻唑烷二酮类（thiazolidinediones，TZDs）是胰岛素增敏剂，主要通过增加靶细胞对胰岛素作用的敏感性而降低血糖，目前常规药物为吡格列酮和罗格列酮。因该类药物会增加心力衰竭和骨折风险，目前临床应用受到一定限制。

4. α - 糖苷酶抑制剂

主要是延缓葡萄糖在肠道内的吸收，降低餐后血糖。常用药物为阿卡波糖和伏格列波糖。

5. 格列奈类药物

这类药物可以快速促进胰岛素分泌来控制餐后血糖，可使糖化血红蛋白降低 0.5% ～ 1.5%。常用药物有瑞格列奈和那格列奈。

6. 二肽基肽酶 -4 抑制剂

该类药物通过抑制二肽基肽酶 -4 而减少 GLP-1 在体内的失活，GLP-1 通过多种机制降糖，而且是葡萄糖浓度依赖性降糖，单用该类药物低血糖风险低。常用药物有西格列汀、利格列汀等。

7. 钠 - 葡萄糖协同转运蛋白 2 抑制剂

主要通过抑制原尿中的葡萄糖重吸收，使多余的葡萄糖从尿中排出体外，使糖化血红蛋白降低 0.5% ～ 1%。该类药物在降糖的同时，可降低血压、减轻体重，长期应用可减少心力衰竭风险、降低肾病进展风险。常用药物有达格列净等。

8. GLP-1 受体激动剂

该类药物通过多种机制实现葡萄糖浓度依赖性降糖，还可以减轻体重、改善血压。长期应用可降低心血管疾病风险。常用药物有利拉鲁肽、艾塞那肽等。

9. 胰岛素

胰岛素制剂有动物胰岛素、人胰岛素和胰岛素类似物。

五、预防

糖尿病是由遗传因素在环境因素的诱发下与环境因素共同导致的疾病。遗传因素是我们不能改变的，这就要求我们应该尽量降低环境因素导致糖尿病发生的风险。2型糖尿病预防要在一般人群中开展健康教育，提高人群对糖尿病防治的知晓度和参与度，主要应在以下几个方面加以注意。

（1）倡导合理膳食，控制总热量，避免过多摄入糖类和脂肪，适量增加膳食纤维摄入。

（2）控制体重：有研究表明，体重下降5%可以使2型糖尿病发生风险降低43%。

（3）坚持运动：规律的体育锻炼可以消耗体内多余的热量，有利于增加组织对胰岛素的敏感性，也就是有利于身体利用胰岛素、改善胰岛素抵抗。

（4）规律生活：限盐、控烟、限酒、保证充足睡眠时间，养成健康生活习惯。提高糖尿病防治意识，定期进行体检，尽早发现糖尿病前期，并采取干预措施，避免进展为糖尿病。

参考文献

1. 中华医学会糖尿病学分会.中国2型糖尿病防治指南（2017年版）.中华糖尿病杂志，2018，10（1）：4-67.
2. WANG L，GAO P，ZHANG M，et al. Prevalence and ethnic pattern of diabetes and prediabetes in china in 2013. JAMA，2017，317（24）：2515-2523.
3. 国家老年医学中心，中华医学会老年医学分会，中国老年保健协会糖尿病专业委员会.中国老年糖尿病诊疗指南（2021年版）.中华糖尿病杂志，2021，13（1）：14-46.
4. 母义明，纪立农，宁光，等.二甲双胍临床应用专家共识（2016年版）.中国糖尿病杂志，2016，24（10）：871-884.
5. 纪立农，郭立新，郭晓蕙，等.钠-葡萄糖共转运蛋白2（SGLT2）抑制剂临床合理应用中国专家建议.中国糖尿病杂志，2016，24（10）：865-870.
6. 中华医学会糖尿病学分会，中华医学会感染病学分会，中华医学会组织修复与再生分会.中国糖尿病足防治指南（2019版）（V）.中华糖尿病杂志，2019，11（6）：387-397.

（王良宸　王晨蕊）

第四篇

第二节　甲状腺功能亢进症

一、定义

甲状腺功能亢进症简称甲亢，是指甲状腺腺体本身产生甲状腺激素过多而引起的甲状腺毒症。甲状腺毒症是指血液循环中甲状腺激素过多，引起以神经、循环、消化等系统兴奋性增高和代谢亢进为主要表现的一组临床综合征，其病因包括弥漫性毒性甲状腺肿（Graves病）、结节性毒性甲状腺肿和甲状腺自主高功能腺瘤等，其中Graves病约占80%。

根据甲状腺功能亢进的程度可分为临床甲亢和亚临床甲亢。临床甲亢的甲状腺功能特点是血清促甲状腺激素（thyroid-stimulating hormone，TSH）降低，总甲状腺素（total thyroxine，TT4）、游离甲状腺素（free thyroxine，FT4）、总三碘甲状腺原氨酸（total triiodothyroxine，TT3）、游离三碘甲状腺原氨酸（free triiodothyroxine，FT3）升高；亚临床甲亢仅血清TSH降低，甲状腺激素水平正常。

二、临床表现

（一）症状和体征

甲亢患者以代谢亢进和神经、循环、消化等系统兴奋性增高为主要临床表现。

1. 高代谢综合征

高代谢综合征是最常见的临床表现，包括乏力、怕热、多汗、皮肤温暖、潮湿、低热、体重下降等。

2. 神经系统

易激惹、失眠、紧张、焦虑、烦躁、常常注意力不集中。伸舌或双手平举可见细震颤、腱反射活跃。

3. 眼部表现

分为两种类型，一类为非浸润性（单纯性）突眼，病因与甲状腺毒症所致的交感神经兴奋性增高有关，眼球轻度突出，可见眼裂增宽、瞬目减少等眼征。另一类为浸润性突眼，病因与眶后组织的炎症反应有关。双眼球明显突出，可超过眼球突出度参考值3 mm以上（中国人群突眼度女性16 mm、男性18.6 mm），少数患者为单侧突眼。

4. 甲状腺

Graves病患者甲状腺多呈弥漫性肿大，质地软或坚韧，无压痛，上、下极可触及震颤，闻及血管杂音。结节性毒性甲状腺肿患者可触及甲状腺结节性肿大。甲状腺自主性高功能腺瘤患者可扪及孤立结节。

5. 心血管系统

患者感心悸、气促、活动后加剧。心率增快、心尖部第一心音亢进、可闻及收缩期杂音；心律失常以房性期前收缩为最常见，也可见室性或交界性期前收缩、阵发性或持续性心房颤动。严重者可发生心肌缺血、心脏增大、心力衰竭。

6. 消化系统

常表现为食欲亢进、大便次数增多或腹泻、肠鸣音活跃。少数患者可出现恶心、呕吐等症状，或出现转氨酶升高、黄疸等肝功能异常表现。

7.血液系统

部分患者有轻度贫血，外周血白细胞和血小板计数可有轻度降低。

8.胫前黏液性水肿

胫前黏液性水肿是 Graves 病的特征性皮肤表现，发生率大约为5%。常见于胫骨前下1/3部位，皮损多为对称性，早期皮肤增厚、变粗、毛囊角化，可见广泛大小不等的红褐色或暗紫色突起不平的斑块或结节，后期皮肤如橘皮样或树皮样，可伴继发性感染和色素沉着。

9.内分泌系统

女性常表现为月经量减少、周期延长，甚至闭经。男性可出现乳房发育、阳痿等症状。由于骨代谢转换加速，可引起低骨量或骨质疏松。

（二）甲亢特殊临床表现和类型

1.甲状腺危象

也称甲亢危象，是甲状腺毒症急性加重致多系统损伤的一组综合征。通常发生于未经治疗或治疗不当的 Graves 病患者中，多数有一定的诱因，如感染、创伤、精神应激、手术、妊娠等。典型症状为高热、大汗、烦躁、面部潮红、心动过速、呕吐、腹泻，部分患者可发生心律失常、肺水肿、充血性心力衰竭、黄疸等，病情进一步加重可出现休克、谵妄、昏迷，甚至危及生命。

2.甲亢性心脏病

过量甲状腺激素可导致心动过速、心脏收缩功能增强、排血量增多，造成心脏负荷加大、心肌氧耗量增加、冠状动脉供血相对不足，可引起心脏异常改变，具有潜在缺血性心脏病的患者容易发生。甲亢患者有至少1项下述心脏异常症状，可诊断为甲亢性心脏病：①心脏增大；②心律失常；③充血性心力衰竭；④心绞痛或心肌梗死。需排除其他原因引起的心脏改变，且甲亢控制后上述心脏情况好转或明显改善才可诊断。

3.甲亢性肌病

急性肌病可表现为数周内出现言语及吞咽困难、发音不准，重者出现呼吸肌麻痹、危及生命。慢性肌病发生于80%的 Graves 病患者，起病缓慢，以近端肌肉群受累为主，表现为进行性肌无力，登楼、抬肩、蹲位起立困难，常有肌肉萎缩。大约1%的 Graves 病患者可合并重症肌无力，表现为双侧上睑下垂、眼球运动障碍和复视等。

低钾性周期性瘫痪多发生于20～40岁青年男性。常见诱因为过度运动、寒冷、摄入大量糖类食物、酗酒、使用胰岛素等，典型临床表现为反复发作的四肢对称性弛缓性瘫痪，以下肢瘫痪更为常见。发作可持续数小时至数日，补钾即能缓解症状。严重低钾血症可造成呼吸肌麻痹，引起呼吸困难。

4.淡漠型甲亢

发病隐匿，多见于老年人，高代谢症状、眼征和甲状腺肿大均不明显。主要表现为神志淡漠、抑郁、头晕、乏力、心悸、食欲减退甚至厌食、腹泻、明显消瘦等。

三、诊断

1.甲亢诊断标准

（1）高代谢症状和体征。

（2）甲状腺肿大。

（3）血清甲状腺激素水平升高，TSH 水平降低。

具备以上 3 项，并除外非甲亢性甲状腺毒症，甲亢诊断即可成立。注意部分不典型甲亢患者可以表现为单一系统首发突出症状，如心房颤动、腹泻、低钾性周期性麻痹等。淡漠型甲亢患者高代谢症状可以不明显。少数患者可以无甲状腺肿大。

2. Graves 病诊断标准

（1）甲亢诊断成立。

（2）甲状腺弥漫性肿大（触诊和超声检查证实）。

（3）眼球突出和其他浸润性眼征。

（4）胫前黏液性水肿。

（5）TSH 受体抗体（TRAb）、甲状腺过氧化物酶抗体（TPOAb）阳性。

在以上标准中，（1）（2）项为诊断必备条件，（3）～（5）项为诊断辅助条件。

四、治疗

（一）一般治疗

低碘饮食，戒烟，注意补充足够的热量和营养，包括蛋白质、B 族维生素等。平时不宜喝浓茶、咖啡等刺激性饮料，如出汗多，应保证水分摄入。适当休息，避免情绪激动、感染、过度劳累等，如烦躁不安或失眠较重者可给予地西泮类镇静剂。

（二）抗甲状腺药物（antithy drug, ATD）治疗

（1）适应证：①轻、中度病情。②甲状腺轻、中度肿大。③孕妇、高龄或由于其他严重疾病不适宜手术者。④手术前和 ^{131}I 治疗前的准备。⑤手术后复发且不适宜 ^{131}I 治疗者。⑥中至重度活动的甲亢突眼患者。

（2）药物选择：包括硫脲类和咪唑类，前者常用药物为丙硫氧嘧啶（propylthiouracil, PTU），后者常用药物是甲巯咪唑（methimazole, MMI），两者常用方法见表 29-4。两类药物均可抑制甲状腺激素的合成。PTU 还可通过抑制 5' 脱碘酶活性而减少外周组织甲状腺素（T4）转化为三碘甲状腺原氨酸（T3），但肝毒性大于 MMI。故除严重病例、甲状腺危象、妊娠早期或对 MMI 过敏者首选 PTU 治疗外，其他情况均以 MMI 为首选药物。少数患者在服药期间可发生肝功能损害或粒细胞减少甚至粒细胞缺乏等严重不良反应，故在服药过程中需密切监测血常规、肝功能等。

表 29-4　常用 ATD 一览表

分类	常用品种	服用方法	注意事项
硫脲类	丙硫氧嘧啶	起始剂量 100 mg/ 次，3 次 / 日，视病情轻重调整药物剂量	妊娠 0 ～ 12 周首选
咪唑类	甲巯咪唑	起始剂量 20 ～ 30 mg/d，可 1 次 / 日服用，视病情轻重调整药物剂量	妊娠 13 周至分娩首选

（三）β 受体阻滞剂

该类药物通过阻断靶器官的交感神经肾上腺能受体的活性，达到抑制儿茶酚胺升高

的作用，改善烦躁、怕热、多汗、心动过速、肌肉震颤等症状。另外，还能抑制外周组织T4转换为T3，阻断甲状腺激素对心肌的直接作用。老年患者、静息心率＞90次/分或合并心血管疾病的患者均可应用该类药物。首选β₁、β₂受体阻滞剂普萘洛尔，但支气管哮喘或喘息型支气管炎患者禁用，此时可用选择性β₁受体阻滞剂，如酒石酸美托洛尔。两者常用剂量见表29-5。

表 29-5　β受体阻滞剂

分类	常用品种	服用方法	注意事项
β₁、β₂受体阻滞剂	普萘洛尔	10～20 mg/次，3～4次/日	支气管哮喘或喘息型支气管炎患者禁用
选择性β₁受体阻滞剂	美托洛尔	每次12.5～25 mg，2～3次/日/次	支气管哮喘或喘息型支气管炎患者可用

（四）¹³¹I治疗

具有不良反应少、治疗效果较好、复发率低、适用人群广等优点。其作用原理：¹³¹I在衰变过程中释放β射线，使部分甲状腺滤泡细胞变性和坏死，甲状腺激素合成和分泌减少，甲状腺体积也随之缩小，由此达到治疗甲亢的目的。

（1）适应证：①甲状腺肿大Ⅱ度以上。②对ATD过敏。③ATD治疗或手术治疗后复发。④甲亢合并心脏病。⑤甲亢伴白细胞减少、血小板减少或全血细胞减少。⑥甲亢合并肝、肾等脏器功能损害。⑦拒绝手术治疗或有手术禁忌证。⑧浸润性突眼。

（2）禁忌证：妊娠期和哺乳期。

（3）并发症：主要并发症为甲减，治疗后10年以上甲减发生率在50%以上。

（五）手术治疗

手术前患者的甲状腺功能应控制在正常状态。主要术式为次全切除术或全切除术。

（1）适应证：①甲状腺肿大显著（＞80 g），有压迫症状。②中度、重度甲亢，长期服药无效，或停药复发，或不能坚持服药者。③胸骨后甲状腺肿。④细针穿刺细胞学证实甲状腺癌或怀疑恶变。⑤ATD治疗无效或过敏的妊娠期甲亢患者，手术需要在孕中期（4～6个月）实施。

（2）禁忌证：①合并较重心脏、肝、肾疾病不能耐受手术者。②孕早期（1～3个月）和孕晚期（7～9个月）。

（3）并发症：最常见的并发症为甲状旁腺损伤所致低钙血症（暂时性或永久性）、喉返或喉上神经损伤（暂时性或永久性）、术后出血和麻醉相关并发症。甲状腺全切除术后患者全部发生甲减，次全切除术后甲减发生率为25.6%，此时需要甲状腺激素替代治疗。

五、预防

1. 一级预防

在一般人群中开展健康教育，提高人们对甲亢的预防意识，保持合理生活方式和戒烟，控制食物中的碘摄入量在合理水平、避免碘过量。

第四篇

2. 二级预防

将甲亢高危人群纳入管理，做到定期随访。疑似甲亢或已确诊患者，应按照甲亢分级诊疗流程进行处置（图29-1）。对于符合转诊条件的患者，应及时转诊至上级医院。重症患者则应积极抢救、稳定病情后实施转诊，以预防不良后果发生。

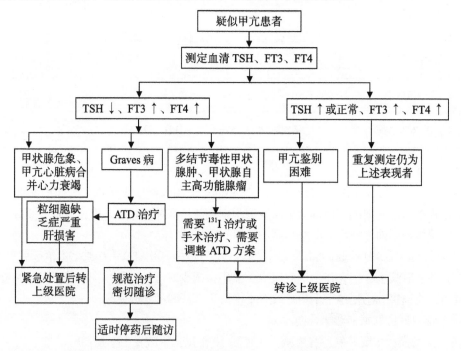

注：TSH 促甲状腺激素；FT3 游离三碘甲状腺原氨酸；FT4 游离甲状腺素；ATD 抗甲状腺药物。

图 29-1 甲状腺功能亢进症分级诊疗流程

3. 三级预防

加强甲亢的综合管理，注意监测药物疗效和安全性。减少诱发甲状腺危象的危险因素，预防甲状腺危象发生。对于患有甲亢性心脏病、Graves眼病的患者，应动态评估病情变化，预防心力衰竭、心律失常、视力急剧减退等严重并发症发生。对于 ^{131}I 治疗患者应密切监测甲状腺功能，及时发现并治疗远期并发症如甲减。管理目标是提高甲亢治愈率并减少复发率，以最终达到改善患者预后的目的。

参考文献

1. 中华医学会，中华医学会杂志社，中华医学会全科医学分会，等.甲状腺功能亢进症基层诊疗指南（2019年）.中华全科医师杂志，2019，18（12）：1118-1128.
2. 中国医师协会外壳医师分会甲状腺外科医师委员会，中国研究型医院学会甲状腺疾病专业委员会，中国医疗保健国际交流促进会临床实用技术分会.甲状腺功能亢进症外科治疗中国专家共识（2020年）.中国实用外科杂志，2020，40（11）：1229-1223.
3. 陈家伦.临床内分泌学.上海：上海科学技术出版社，2011：337-362.
4. 廖二元，莫朝晖.内分泌学.2版.北京：人民卫生出版社，2002：601-644.

（王良宸 王晨蕊）

第三十章　耳鼻咽喉科疾病

第一节　鼻出血

一、定义

鼻出血（epistaxis；nosebleed）是临床常见的症状之一，可由鼻病引起，亦可由全身疾病所致。

二、临床表现

鼻出血由于原因不同其表现各异，多数鼻出血为单侧，亦可为双侧；可间歇反复出血，亦可呈持续性出血。出血量多少不一，轻者涕中带血、数滴或数毫升，重者可达几十毫升甚至数百毫升以上，导致失血性休克。反复出血可引发贫血。少量出血可自止或自行压迫后停止。

出血部位多数发生于鼻中隔前下部的易出血区（Little's区），有时可见喷射性或搏动性小动脉出血，少年儿童、青年人鼻出血多发生于此区。中老年人的鼻出血常与高血压和动脉硬化有关，出血部位多见于鼻腔后部，如位于下鼻甲后端附近的吴氏鼻—鼻咽静脉丛（Woodruff venous plexus）及鼻中隔后部的动脉。此部位出血一般较为凶猛，不易止血，出血常迅速流入咽部，从口中吐出。局部疾病引起的鼻出血多发生于一侧鼻腔，而全身疾病引起者，可能两侧鼻腔交替或同时出血。

三、诊断与鉴别诊断

（一）诊断

（1）详细询问病史及出血情况，确认出血源是鼻腔还是相邻组织，排除咯血和呕血。

（2）确定出血部位，结合前鼻镜、鼻内镜和（或）CT、MRI检查，判断出血部位。

（3）血常规检查，对于出血量较大及怀疑为血液病的患者必不可少。对应用抗凝药物及怀疑凝血功能异常的患者，需要检查凝血功能。

（4）估计出血量，评估患者当前循环系统状况，有无出血性休克，必要时须与相关科室会诊。根据每次出血情况及发作次数，患者的血压、脉搏、一般情况及实验室检查来综合判断出血量。失血量达500 mL时，可出现头昏、口渴、乏力、面色苍白等症状；失血量达500 ~ 1000 mL时可出现出汗、血压下降、脉速而无力；若收缩压低于80 mmHg，则提示血容量已损失约1/4。

（5）排查全身性疾病。

（二）鉴别诊断

1. 咯血

咯血为喉、气管、支气管及肺部出血后血液经口腔咯出，常见于肺结核、支气管扩张、肺癌、肺脓肿及心脏病导致的肺淤血等。可根据患者既往史、体征及辅助检查鉴别。

2. 呕血

呕血是上消化道出血的主要表现之一，当大量呕血时，血液可从口腔及鼻腔涌出，常常伴有消化道疾病的其他症状，全身查体可有阳性体征，可予以鉴别。

四、治疗

鼻出血属于急症，治疗时应首先维持生命体征，尽可能迅速止血，并对因治疗。

（一）一般处理

首先对紧张、恐惧的患者进行安慰，使之镇静，以免患者因精神因素出现血压升高，使出血加剧，并及时测血压、脉搏，必要时予以补液，维持生命体征平稳。如患者已休克，则应先针对休克进行急救。询问病史时，要询问以下情况：哪一侧鼻腔出血或哪一侧鼻腔先出血，出血的速度和出血量，过去有无反复鼻出血，此次出血有无诱因，有无其他伴随症状等。

（二）寻找出血点

根据具体情况，进行鼻腔局部和全身检查。检查鼻腔时清除鼻腔内凝血块，应用 1% 麻黄素及丁卡因充分收缩并麻醉鼻黏膜，尽可能找到出血部位，以便准确止血。如有条件，最好是在鼻内镜下寻找出血点，并实施止血治疗。

（三）鼻腔止血方法

根据出血的轻重缓急、出血部位、出血量及病因，选择不同的止血方法。

1. 指压法

患者可用手指捏紧双侧鼻翼或将出血侧鼻翼压向鼻中隔 10 ～ 15 分钟，也可用手指横行按压上唇部位，同时冷敷前额和后颈部。此方法适用于出血少量且出血在鼻腔前部的患者，患者在会议现场发生鼻出血可采取此方法。

2. 局部止血药物

适用于较轻的鼻腔前段出血，此方法简单易行，患者痛苦较小。对于出血区域，应用棉片浸以 1% 麻黄素、1‰肾上腺素、3% 过氧化氢溶液或凝血酶，紧塞鼻腔数分钟至数小时，可达到止血的目的。

3. 烧灼法

常用的有化学药物烧灼和物理烧灼（包括电烧灼、激光烧灼和微波烧灼等）。位于鼻中隔前下方的出血，在充分收缩和麻醉鼻黏膜后，出血部位明确可见，可用卷棉子蘸少许 30% ～ 50% 硝酸银或 30% 三氯醋酸烧灼出血点，压在出血点处直至局部形成白膜。

4. 前鼻孔填塞术

前鼻活动性出血剧烈或出血部位不明确时可应用。

（1）止血套填塞术：将涂有油剂或软膏的指套置入鼻腔，然后用纱条做套内填塞，此方法在填入及取出纱条时痛苦较小。

（2）气囊或水囊压迫止血法：用橡皮膜制成各种形状的止血气囊，置于鼻腔出血部位，套内充气或充水压迫止血。

（3）另外可选用其他的填塞止血材料，如膨胀海绵、藻酸钙纤维等，适用于鼻黏膜弥漫、较小量的出血，具有止血效果好、痛苦小的优点。

5. 后鼻孔填塞术

若前鼻孔填塞后出血仍不止，向后流入咽部或从对侧鼻腔涌出，应选择后鼻孔填塞术。

（1）经典的后鼻孔填塞术：将一根细的导尿管从出血侧鼻底放入口咽并拉出口腔，将后鼻栓塞球的丝线系在导尿管尖端，一手将后鼻栓塞球送入口腔，另一手逐渐拉动导尿管使后鼻栓塞球进入后鼻孔，然后进行油纱条前鼻填塞，再将丝线系在一个纱布卷上，并固定在患者的前鼻孔。经典后鼻孔填塞的操作较复杂，患者痛苦较大，一般需送院观察，并给予足量抗生素预防感染，每日需检查软腭及前鼻孔处有无红肿，并观察患者的呼吸及进食情况，一般可填塞 3 ~ 7 天。

（2）气囊或水囊填塞法：用带通气管的气囊（Foley 管）做后鼻孔填塞，不仅可明显减轻患者痛苦，且能大大减少并发症的发生。大多学者认为 Foley 管的应用使后鼻孔栓塞简单可行，在急症处理中有明显的优势。患者可取任何体位，对身体损害小。且该方法操作简便，止血迅速，治疗效果好，气囊压力大小通过注入液体控制，可随意调节，对鼻黏膜刺激小，损伤轻，而且容易被掌握、应用。

6. 全身治疗

引起鼻出血的病因很多，出血的程度亦有不同。鼻出血的治疗及处理不能只是鼻腔止血，要根据病情采取必要的全身基本和特殊治疗，即止血期间要积极治疗原发病。

（1）寻找出血病因，进行病因治疗。

（2）对鼻出血患者都应进行出血量的评估，这对就诊时仍在活动性出血的患者尤为重要。

（3）对于老年患者或出血较多的患者，要注意有无失血性贫血、休克及心脏损害等情况，并及时处理。出血量较大的患者，亦应同时检测血型并备血，根据失血量多少给予补液、输血治疗。有高血压的要积极行降压治疗，对老年患者血压不可降得过快，以免血栓形成。

（4）鼻腔填塞及后鼻孔填塞可致血氧分压降低和二氧化碳分压升高，故对老年患者应注意心肺脑功能，必要时给予吸氧，注意患者的营养，并予以高热量易消化饮食。

（5）适当应用全身止血药物，如凝血酶、氨基己酸、酚磺乙胺等。

（6）对于情绪紧张的患者，可适当应用镇静药物，心理治疗对于减轻患者的紧张、焦虑情绪，防止再度出血，亦有很大作用。

五、预防

平时应注意预防鼻出血的发生，措施包括以下几项。

（1）保持房间的安静、清洁，温度要适宜。室内保持空气清新，适当开窗通风换气，温度宜保持在 18 ～ 20 ℃。因空气过于干燥可诱发鼻腔出血，所以空气湿度应≥ 60%。

（2）老人平日活动时动作要慢，勿用力擤鼻，对症止咳。

（3）饮食要进一些易消化软食，多吃水果蔬菜，忌辛辣刺激饮食，并保持大便通畅，便秘者可给予缓泻剂。

（4）老年性鼻出血患者多伴有高血压、冠心病、支气管炎等，应定期防治原发病，必须针对病因进行相应的治疗，尤其是高血压病患者，必须尽快将血压控制到正常或接近正常的水平，观察病情变化，并及时到医院就诊。

（5）对于儿童鼻出血患者应纠正其挖鼻、揉鼻、好奇放置异物等易导致黏膜损伤的不良习惯。

参考文献

1. 黄选兆，汪吉宝，孔维佳. 实用耳鼻咽喉头颈外科学. 2 版. 北京：人民卫生出版社，2011.
2. 孔维佳. 耳鼻咽喉头颈外科学. 2 版. 北京：人民卫生出版社，2010.
3. 古庆家，秦学玲，梁传余. 鼻内镜下治疗顽固性鼻出血 64 例临床分析. 临床耳鼻咽喉头颈外科杂志，2002，9（6）：325-327.
4. 中华耳鼻咽喉头颈外科杂志编辑委员会鼻科组. 鼻出血诊断及治疗指南（2015）. 中华耳鼻咽喉头颈外科杂志，2015，50（4）：265-267.

（张红蕾）

第二节　急性扁桃体炎

一、定义

急性（腭）扁桃体炎是腭扁桃体的一种非特异性急性炎症，常伴有轻重程度不等的咽黏膜及咽淋巴环的急性炎症，且往往是在慢性扁桃体炎基础上反复急性发作。春秋两季气温变化时最多见。值得注意的是，急性扁桃体炎有时为某些疾病尤其是某些传染病的前驱症状，如白喉、麻疹及猩红热等，应注意及早发现。

二、临床表现

急性扁桃体炎好发于 10 ～ 30 岁的青少年，50 岁以上、4 岁以下的患者少见。成人症状通常较轻，儿童较重。

（一）全身症状

急性滤泡性扁桃体炎及急性隐窝性扁桃体炎较重。表现为急性起病，可伴畏寒、高热，体温最高可达 39 ～ 40 ℃，可持续 3 ～ 5 天。幼儿可出现呕吐、因高热而抽搐、昏睡等症状。部分患者可有头痛、食欲降低、全身乏力、便秘、腰背及四肢疼痛等症状。其全身症状的表现并无特异性。

（二）局部症状

1. 咽痛

咽痛为最常见的局部症状。起初多为一侧疼痛，继而可发展为双侧。吞咽及咳嗽时疼痛可加重。疼痛剧烈者可致吞咽困难，言语含混不清。疼痛可向同侧耳部放射。

2. 呼吸困难

一般不重。常发生于儿童，因儿童气道较成人狭窄，肿大的扁桃体可堵塞气道，影响儿童睡眠，可表现为睡眠打鼾或睡时憋醒等。

3. 软腭运动障碍

肿大的扁桃体挤压软腭，引起一过性的软腭功能不全，也可引起言语含混不清。

4. 炎症向邻近器官蔓延

炎症若向喉部蔓延，可引起喉部异物感、声嘶、喉痛、咳痰、发声力弱甚至失声等症状；向鼻部蔓延，可引起鼻塞、流水样涕或黏脓涕、头痛等症状；向鼻咽部蔓延，可波及咽鼓管，出现耳闷、耳鸣、耳痛及听力下降等症状。

三、诊断与鉴别诊断

（一）诊断

血液学检查：细菌感染时可见白细胞计数总数显著增加，中性粒细胞分类明显增高。病毒感染初期未合并细菌感染时可见白细胞总数增加，淋巴细胞分类增高明显。EB 病毒感染引起传染性单核细胞增多症表现为急性扁桃体炎症时可见白细胞总数、淋巴细胞分类显著增高，血涂片中可见异型淋巴细胞。红细胞沉降率可加快。

根据典型病史、体征、辅助检查，急性扁桃体炎诊断基本可以成立。

（二）鉴别诊断

常规须与上呼吸道感染、急性咽炎、急性喉炎、急性鼻炎、扁桃体周围脓肿、智齿冠周炎、扁桃体肿瘤继发感染等鉴别。特殊病例，譬如急性隐窝性扁桃体炎，还须与某些全身疾病引起的咽峡炎相鉴别，如传染性单核细胞增多症、白血病、粒细胞缺乏症、猩红热、咽白喉、流行性出血热等。

四、治疗

（一）一般疗法

患者应充分休息，远离起病诱因，清淡饮食、进流食、多饮水、加强营养及疏通大便。禁食辛辣、烧烤、油腻，戒烟戒酒。对于高热及吞咽困难者，应适当补充液体及电解质，保持体内水盐平衡。休息处应保持湿润通风。因该病具有一定传染性，故最好能隔离患者或嘱患者戴口罩。

（二）抗生素治疗

抗生素治疗为主要治疗方法。对于病情轻者可给予青霉素。如病情较重或用青霉素后不缓解，可给予对革兰阳性球菌较为敏感的第二代头孢抗生素治疗，根据轻重程度选择口服或静脉给药。若已发生局部并发症如扁桃体周围脓肿（扁周脓肿），为防止脓肿扩大引起严重后果，可静脉给予第三代头孢同时合用甲硝唑或单独使用喹诺酮类抗生素治疗。

（三）对症治疗

对于发热患者可给予物理降温治疗。高热者可给予非甾体抗炎药，可在一定程度上缓解疼痛、消退炎症。醋酸氯已定溶液、复方硼砂溶液、1：5000呋喃西林液漱口均有一定止痛、抗感染作用。根据情况可酌情使用糖皮质激素。

（四）外科手术治疗

对于已形成扁周脓肿等局部并发症的患者，可行脓肿切开引流术。另外，对于反复发作急性扁桃体炎或扁周脓肿切开引流术后两周的患者，可根据实际情况选择在炎症控制后手术切除扁桃体。

五、预防

强身健体、注意休息、戒烟戒酒、远离有害气体、气温变化明显时注意保暖等。会议过程中注意搞好环境卫生，室内应光线充足、空气流通、保持适宜的温度和湿度。对急性扁桃体炎的患者应进行隔离。

参考文献

1. 阮宏鹏．蒲地蓝消炎口服液辅助治疗儿童急性扁桃体炎．现代中西医结合杂志，2011，20（20）：2544-2544．
2. 周思平，谢强．中医药治疗急性扁桃体炎近况．中医耳鼻咽喉科学研究，2011，（2）：33-35．
3. 张倩，袁斌．中医药治疗小儿急性扁桃体炎研究进展．中国中医急症，2011（10）：1656-11657．
4. 谢强，陶波，何兴伟，等．综合针刀刺营微创疗法治疗急性扁桃体炎的疗效评价．实用中西医结合临床，2011，11（2）：1-3．
5. 中国医师协会儿科医师分会儿童耳鼻咽喉专业委员会．儿童急性扁桃体炎诊疗—临床实践指南（2016）．中国实用儿科杂志，2017，32（3）：161-164．

（张红蕾）

第三节　急性化脓性中耳炎

一、定义

急性化脓性中耳炎是细菌感染引起的中耳黏膜的急性化脓性炎症。本病多见于儿童。临床上以耳痛、耳内流脓、鼓膜充血、穿孔为特点。若治疗及时、适当，分泌物引流通畅，炎症消退后鼓膜穿孔多可自行愈合，听力大多能恢复正常。治疗不当或病情严重者，可遗留鼓膜穿孔、中耳粘连症、鼓室硬化，或转变为慢性化脓性中耳炎，甚至引起各种并发症。

二、临床表现

本病全身及局部症状较重，小儿多发。可有畏寒、发热，小儿常伴呕吐、腹泻等。耳痛剧烈，且持续时间较长。听力下降并可伴有耳鸣。鼓膜穿孔前后表现截然不同，一旦鼓膜发生穿孔，耳内脓液外泄，症状可得到缓解。

（一）全身症状

鼓膜穿孔前，全身症状明显，可有畏寒、发热、倦怠、食欲减退等，小儿全身症状通常较成人严重，可有高热、惊厥，常伴呕吐、腹泻等消化道症状，鼓膜穿孔后，体温逐渐下降，全身症状明显减轻。

（二）耳痛

为本病的早期症状。患者感耳深部钝痛或搏动性跳痛，疼痛可经三叉神经放射至同侧额、颞、顶部，牙或整个半侧头部，吞咽、咳嗽、喷嚏时耳痛加重，耳痛剧烈者夜不能寐，烦躁。婴幼儿则哭闹不休。一旦鼓膜出现自发性穿孔或行鼓膜切开术后，脓液向外宣泄，疼痛顿减。

（三）耳鸣及听力减退

患耳可有搏动性耳鸣、听力逐渐下降。耳痛剧烈者，轻度的耳聋可不被患者察觉。鼓膜穿孔后听力反而提高。如病变侵入内耳，可出现眩晕和感音神经性聋。

（四）耳漏

鼓膜穿孔后耳内有液体流出，初为浆液血性，以后变为黏液脓性乃至脓性。如分泌物量甚多，提示分泌物不仅来自鼓室，亦源于鼓窦、乳突。

三、诊断与鉴别诊断

（一）诊断

根据病史、查体及辅助检查，可对本病做出诊断。

1.体格检查

耳周检查可有乳突尖及鼓窦区轻微压痛。小儿乳突区皮肤可出现轻度红肿。耳镜下可见鼓膜松弛部充血，紧张部周边及锤骨柄区可见扩张的、呈放射性的血管。随着病情进一步发展，整个鼓膜弥漫性充血、肿胀，向外膨出，其正常标志不易辨识。鼓膜穿孔大多位于紧张部。穿孔前，局部先出现一小黄点。穿孔伊始，穿孔处为一搏动亮点，分泌物从该处涌出。待穿孔稍扩大后，方能清晰查见其边界。婴幼儿的鼓膜较厚，富于弹性，不易发生穿孔，应警惕。坏死性中耳炎可发生多个穿孔，并迅速融合，形成大穿孔。

2. 听力检查

多呈传导性听力损失，听阈可达 40 ～ 50 dB。如内耳收到细菌毒素损害，则可出现混合性听力损失。

3. 血常规

白细胞总数增多，多形核白细胞比例增加。穿孔后白细胞渐趋正常。

（二）鉴别诊断

1. 外耳道疖

外耳道疖是外耳道软骨部皮肤的局限性急性化脓性炎症，主要症状为剧烈的跳痛性耳痛，张口、咀嚼时尤甚，常向头部放射。全身多有不适感或体温升高。因外耳道无黏液腺，故当分泌物为黏液脓性时，提示病变在中耳而不在外耳道，或不仅位于外耳道。

2. 分泌性中耳炎

分泌性中耳炎以耳内闷胀感或堵塞感、听力减退及耳鸣为最常见症状，而急性化脓性中耳炎全身症状较重，鼓膜穿孔前可高烧不退，耳痛持续，鼓膜弥漫性充血，一旦穿孔便溢液不止。

四、治疗

本病的治疗原则为控制感染和通畅引流。

（一）一般治疗

（1）及早应用足量抗菌药物控制感染，务求彻底治愈，防止发生并发症或转为慢性。一般可将青霉素 G 与氨苄西林合用，头孢类抗生素中可用一代头孢菌素，如头孢拉啶、头孢唑林等，二代可用头孢呋辛钠。鼓膜穿孔后，可行脓液细菌培养及药敏试验，参照结果调整用药。

（2）应用减充血剂喷鼻，如 1% 麻黄碱等，减轻鼻咽黏膜肿胀，恢复咽鼓管功能。

（3）注意休息，清淡饮食，对于全身症状重者予支持治疗。小儿呕吐、腹泻时，应注意补液，并注意纠正电解质紊乱。

（二）局部治疗

1. 鼓膜穿孔前

（1）苯酚甘油滴耳剂滴耳，可消炎止痛。鼓膜穿孔时禁用，以免腐蚀鼓膜及鼓室黏膜。

（2）当出现以下情况时，应行鼓膜切开术：全身及局部症状较重，鼓膜膨出明显，经保守治疗效果不明显；鼓膜虽已穿孔，但穿孔太小，分泌物引流不畅；怀疑有并发症可能，但尚无须立即行乳突开放术者。

2. 鼓膜穿孔后

（1）可先用 3% 过氧化氢或硼酸水彻底清洗外耳道脓液，拭干。

（2）滴入滴耳剂，如 0.3% 氧氟沙星滴耳剂或复方利福平液等，注意滴耳剂应为无耳毒性药物。可以将清洁棉球塞入外耳道以防止脓液污染面部及颈部的皮肤。

（3）当脓液已减少，炎症逐渐消退时，可用甘油或酒精制剂滴耳，如 3% 硼酸甘油、3% 硼酸乙醇等。

（4）炎症完全消退后，穿孔大多可自行愈合。流脓已停止而鼓膜穿孔长期不愈合者，可行鼓室成形术。

（三）病因治疗

积极治疗鼻部及咽部慢性疾病。

五、预防

（1）锻炼身体，提高身体素质，积极预防和治疗上呼吸道感染。

（2）广泛开展各种传染病的预防接种工作。

（3）宣传正确的哺乳姿势，哺乳时应将婴儿抱起，使头部竖直；乳汁过多时应适当控制其流出速度。

（4）鼓膜穿孔及鼓室置管者禁止游泳，洗浴时防止污水流入耳内。

参考资料

1. 黄选兆，汪宝吉，孔维佳 . 实用耳鼻咽喉头颈外科学 . 2 版 . 北京：人民卫生出版社，2011：855-857，859-860.
2. 陈泽宇，吉建，陈兵 . 急性化脓性中耳炎病原菌调查及动态分析 . 中国眼耳鼻咽喉科杂志，2014，14（6）：371-373，378.
3. 谢晓翠，王磊，贾婷婷，等 . 多杀巴斯德菌引起的急性化脓性中耳炎 1 例 . 临床耳鼻咽喉头颈外科杂志，2017，31（2）：153-154.
4. 郝丽丽，王智楠，张振，等 . 儿童急性化脓性中耳炎病原菌及药敏分析 . 听力学及言语疾病杂志，2015，（6）：593-596.
5. 鹿艳青，管国芳，张德军，等 . 局部糖皮质激素联合氦氖激光对急性化脓性中耳炎的疗效观察 . 激光杂志，2014，35（7）：108-110.

（张红蕾）

第四节　突发性聋

一、定义

特发性突发性聋（idiopathic sudden sensorineural hearing loss，SSHL）简称突发性聋，指72 小时内突然发生的、原因不明的感音神经性聋，至少在相邻的两个频率听力下降≥ 20 dB。

二、临床表现

突发性聋的临床症状主要表现为突然发生的听力下降，通常伴随耳鸣、耳闷胀感、眩晕或头晕、听觉过敏或重听、耳周感觉异常（常见于全聋患者），部分患者还会出现精神心理症状，如焦虑、睡眠障碍等，影响生活质量。

三、诊断和鉴别诊断

突发性聋的诊断和鉴别诊断依据完整翔实的病史和必要的听—平衡功能检查、影像学检查做出判断。

（一）诊断依据

在 72 小时内突然发生的，至少在相邻的两个频率听力下降≥ 20 dB 的感音神经性聋，多为单侧，少数可双侧同时或先后发生；无明确病因（包括全身或局部因素）；可伴耳鸣、耳闷胀感、耳周皮肤感觉异常等；可伴眩晕、恶心、呕吐。

（二）鉴别诊断

突发性聋首先需要排除脑卒中、鼻咽癌、听神经瘤等严重疾病，其次需要排除常见的局部或全身疾病，如梅尼埃病、各种类型的中耳炎、病毒感染 [流行性腮腺炎、耳带状疱疹（Hunt 综合征）] 等。双侧突发性聋需考虑全身因素，如免疫性疾病（自身免疫内耳病、Cogan 综合征等）、内分泌疾病（甲状腺功能减退等）、神经系统疾病（颅内占位性病变、弥散性脑炎、多发性硬化等）、感染性疾病（脑膜炎等）、血液系统疾病（红细胞增多症、白血病、脱水症、镰状细胞贫血等）、遗传性疾病（大前庭导水管综合征、Usher 综合征、Pendred 综合征等）、外伤、药物中毒、噪声性聋等。

四、治疗

中国突发性聋多中心临床研究数据显示听力曲线分型对突发性聋的治疗和预后具有重要指导意义；改善内耳微循环药物和糖皮质激素对各型突发性聋均有效，合理的联合用药比单一用药效果要好；低频下降型疗效最好，平坦下降型次之，而高频下降型和全聋型效果不佳。

（一）基本治疗建议

1.糖皮质激素＋血液流变学治疗

突发性聋急性发作期（3 周以内）多为内耳血管病变，建议采用糖皮质激素＋血液流变学治疗，后者包括血液稀释、改善血液流动度及降低黏稠度 / 纤维蛋白原，具体药物有银杏叶提取物、巴曲酶等，在使用巴曲酶等降低纤维蛋白原类药物时应注意检测患者的凝血功能。对于伴眩晕或头晕的患者，急性期可视情况予以小剂量前庭抑制剂（异丙嗪等）或镇吐药物（甲氧氯普胺等）。

2. 皮质类固醇激素治疗

类固醇激素治疗的给药方式包括口服给药、静脉注射给药、鼓室注射或耳后注射给药。类固醇激素治疗首先建议全身给药，局部给药可作为补救性治疗。

（1）口服给药：泼尼松每天 1 mg/kg（最大剂量建议为 60 mg），晨起顿服；连用 3 日，如有效，可再用 2 天后停药，不必逐渐减量，如无效可以直接停药。

（2）静脉注射给药：按照泼尼松剂量类比推算，甲泼尼龙 40 mg 或地塞米松 10 mg，疗程同口服激素。

（3）鼓室注射或耳后注射给药：鼓室注射可用地塞米松 5 mg 或甲强龙 20 mg，隔日 1 次，连用 4 ~ 5 次。耳后注射可以使用甲强龙 20 ~ 40 mg，或地塞米松 5 ~ 10 mg，隔日 1 次，连用 4 ~ 5 次。如果患者复诊困难，可以使用复方倍他米松 2 mg（1 mL），耳后注射 1 次即可。

（4）其他：对于有高血压、糖尿病等病史的患者，在征得其同意并密切监控血压、血糖变化的情况下，可以考虑全身酌情使用类固醇激素或局部给药。

（二）分型治疗方案

（1）全聋型、高频下降型、平坦下降型的痊愈率较低，尤应尽早积极治疗。

（2）低频下降型：①由于可能存在膜迷路积水，故需要限盐，输液量不宜过大，最好不用生理盐水。②平均听力损失＜ 30 dB 者，自愈率较高，可口服给药，包括糖皮质激素、甲磺酸倍他司汀、改善静脉回流药物（如马栗种子提取物）等，也可考虑鼓室内或耳后注射糖皮质激素（甲泼尼龙、地塞米松或复方倍他米松等）；听力损失≥ 30 dB 者，可采用银杏叶提取物＋糖皮质激素静脉给药。③少部分患者采用②中提到的治疗方案无效，和（或）耳闷加重，可给予降低纤维蛋白原（如巴曲酶）及其他改善静脉回流的药物治疗。

（3）高频下降型：①改善微循环药物（如银杏叶提取物等）＋糖皮质激素；②离子通道阻滞剂（如利多卡因）对于减轻高调耳鸣效果较好；③可考虑使用营养神经类药物（如甲钴胺等）。

（4）全频听力下降型（包括平坦下降型和全聋型）：①降低纤维蛋白原药物（如巴曲酶）；②糖皮质激素；③改善内耳微循环药物（如银杏叶提取物等）。建议尽早联合用药治疗。

（三）其他治疗

（1）在突发性聋急性期内，建议糖皮质激素联合血液流变学治疗，并将营养神经药物治疗作为突发性聋的基本治疗建议。

（2）高压氧疗效国内外尚有争议，不建议作为首选的治疗方案，仅在常规治疗效果不明显的情况下可以考虑将其作为补救性措施之一。

（3）对于突发性聋补救性治疗后仍存在听力损失，且严重影响生活质量的患者，可在进行充分的宣教后，再由医患共同决策是否进行助听器佩戴或人工耳蜗植入术等辅助治疗，以便于患者从中获益。

五、预防

突发性聋发病原因很多，目前可能的原因有以下几种：病毒感染、血管因素、微循环障碍、血液黏稠度改变、膜迷路破裂、自身免疫、生活习惯、心理因素等。因此我们可以从以下几个方面来预防突发性聋。

（1）保持健康的生活习惯，良好睡眠，健康饮食，坚持锻炼身体，提高免疫力，定期进行体检。

（2）保持良好的情绪，善于排除不良情绪，避免情绪波动过大，培养广泛的爱好，善于协调自己与社会的关系，保持心理健康。

（3）如出现突发性聋的临床症状，应积极送医院进一步治疗，在医护人员的指导下行全程规律治疗，以防拖延病情，造成严重后果。

参考文献

1. 徐先荣，杨军. 眩晕内科诊治和前庭康复. 上海：科学出版社，2020.
2. 中华耳鼻咽喉头颈外科杂志编辑委员会，中华医学会耳鼻咽喉头颈外科学分会. 突发性聋诊断和治疗指南（2015）. 中华耳鼻咽喉头颈外科杂志，2015，50（6）：443-447.
3. CHANDRASEKHAR S S，TSAI DO B S，SCHWARTZ S R，et al. Clinical Practice Guideline：Sudden Hearing Loss（Update）. Otolaryngology-Head and Neck Surgery，2019，161（1Suppl）：S1-S45.
4. 魏彩娥. 突发性耳聋的预后及相关影响因素 [D]. 新疆：新疆医科大学，2020：3.

（党梓怡　金占国）

第五节 梅尼埃病

一、定义

梅尼埃病（Ménière's disease，MD）是一种原因不明的、以膜迷路积水为主要病理特征的内耳疾病，临床表现为发作性眩晕、波动性听力下降、耳鸣和（或）耳闷胀感。

二、临床表现

梅尼埃病是发作性眩晕疾病，分为发作期和间歇期。

（一）眩晕

发作性眩晕多持续 20 分钟～ 12 小时，常伴有恶心、呕吐等自主神经功能紊乱和走路不稳等平衡功能障碍，无意识丧失；间歇期无眩晕发作，但可伴有平衡功能障碍。双侧梅尼埃病患者可表现为头晕、不稳感或振动幻视。

（二）听力下降

一般为波动性感音神经性听力下降，早期多以低中频为主，间歇期听力可恢复正常。随着病情进展，听力损失逐渐加重，间歇期听力无法恢复至正常或发病前水平。多数患者可出现听觉重振现象。

（三）耳鸣及耳闷胀感

发作期伴有耳鸣和（或）耳闷胀感。疾病早期间歇期可无耳鸣和（或）耳闷胀感，随着病情发展，耳鸣和（或）耳闷胀感可持续存在。

三、诊断与鉴别诊断

根据中华医学会耳鼻咽喉头颈外科分会制定的 2017 年度指南《梅尼埃病诊断和治疗指南（2017）》，分为临床诊断和疑似诊断。

（一）临床诊断

1. 诊断标准

（1）2 次或 2 次以上眩晕发作，每次持续 20 分钟～ 12 小时。

（2）病程中至少有一次听力学检查证实患耳有低到中频的感音神经性听力下降。

（3）患耳有波动性听力下降、耳鸣和（或）耳闷胀感。

（4）排除其他疾病引起的眩晕，如前庭性偏头痛、突发性聋、良性阵发性位置性眩晕、迷路炎、前庭神经炎、前庭阵发症、药物中毒性眩晕、后循环缺血、颅内占位性病变等；此外，还要排除继发性膜迷路积水。

2. 临床分期

根据患者最近 6 个月内间歇期听力最差时 0.5、1.0 及 2.0 kHz 纯音的平均听阈进行分期。梅尼埃病的临床分期与治疗方法的选择及预后判断有关。双侧梅尼埃病，需分别确定两侧的临床分期。

一期：平均听阈≤ 25 dB HL。

二期：平均听阈为 26 ～ 40 dB HL。

三期：平均听阈为 41 ～ 70 dB HL。

四期：平均听阈 > 70 dB HL。

双侧梅尼埃病，需分别确定两侧的临床分期。

注：①梅尼埃病的诊断和鉴别诊断必须依据完整翔实的病史调查和必要的听—平衡功能检查、影像学检查等；②如梅尼埃病患者合并其他不同类型的眩晕疾病，则需分别做出多个眩晕疾病的诊断；③部分患者的耳蜗症状和前庭症状不是同时出现，中间有可能间隔数月或数年。

（二）疑似诊断

（1）2 次或 2 次以上眩晕发作，每次持续 20 分钟～24 小时。

（2）患耳有波动性听力下降、耳鸣和（或）耳闷胀感。

（3）排除其他疾病引起的眩晕，如前庭性偏头痛、突发性聋、良性阵发性位置性眩晕、迷路炎、前庭神经炎、前庭阵发症、药物中毒性眩晕、后循环缺血、颅内占位性病变等；此外，还需要排除继发性膜迷路积水。

（三）鉴别诊断

MD 应当与良性阵发性位置性眩晕（仅在头部处于某一头位时才激发，由耳石脱落引起）、前庭神经元炎（眩晕持续时间长达 2～3 周，由病毒感染前庭神经引起）、药物中毒性眩晕（询问服药史）、迷路炎（由中耳炎引起）、大前庭导水管综合征、迟发性膜迷路积水、前庭系统供血不足（椎基底动脉短暂性缺血、延脑外侧综合征、锁骨下动脉盗血综合征等导致的前庭缺血）等疾病进行鉴别诊断。

四、治疗

因发病机制不明，MD 的治疗方法繁多，治疗的目的是减少或控制眩晕发作，保存听力，减轻耳鸣及耳闷胀感。临床常用药物的用法见表 30-1。

表 30-1　临床常用前庭药物及用法

	临床常用药物	用法
发作期	异丙嗪	25 mg/次，2 次/日；反复呕吐者，肌内注射，必要时可 4 小时后重复肌内注射 1 次
	地芬尼多	25～50 mg/次，3 次/日
	苯海拉明	25 mg/次，2～3 次/日；反复呕吐者，20 mg 肌内注射，1～2 次/日
	氟桂利嗪	5～10 mg/次，每晚 1 次睡前口服
	地西泮	2.5～5.0 mg/次，3 次/日；反复呕吐者，2.5～5.0 mg 肌内注射，1～2 次/日
间歇期	倍他司汀	甲磺酸倍他司汀 6 mg/次，3 次/日
	银杏叶提取物	40～80 mg/次，3 次/日；也可静脉注射，70.0～85.5 mg/次，1～2 次/日
	利尿剂（氢氯噻嗪）	双氢克尿噻 25 mg/次，2 次/日，隔日服，或每周服 3 日，用药期间定期监测血钾浓度

（一）发作期的治疗

治疗原则：控制眩晕、对症治疗。

1.前庭抑制剂

包括抗组胺类、苯二氮䓬类、抗胆碱能类及抗多巴胺类药物，可有效控制眩晕急性发作，原则上使用不应超过 72 小时。临床常用药物包括异丙嗪、苯海拉明、安定、美克洛嗪、普鲁氯嗪、氟哌利多等。

2. 糖皮质激素

如果急性眩晕症状严重或听力下降明显，可酌情口服或静脉给予糖皮质激素。

3. 支持治疗

如恶心、呕吐症状严重，可加用补液支持治疗。对诊断明确的患者，按上述方案治疗的同时可加用甘露醇、碳酸氢钠等脱水剂。

（二）间歇期的治疗

治疗原则：减少、控制或预防眩晕发作，同时最大限度地保护患者现存的内耳功能。

1. 患者教育

向患者解释 MD 相关知识，使其了解疾病的自然病程规律、可能的诱发因素、治疗方法及预后。做好心理咨询和辅导工作，消除患者恐惧心理。

2. 调整生活方式

规律作息，避免不良情绪、压力等诱发因素。建议患者减少盐分摄入，避免咖啡因制品、烟草和酒精类制品的摄入。

3. 改善内耳血供的药物

（1）倍他司汀：可以改善内耳血供，平衡双侧前庭神经核放电率，以及通过与中枢组胺受体的结合，达到控制眩晕发作的目的。

（2）银杏叶提取物：可以改善内耳血供及营养神经。

4. 利尿剂

有减轻内淋巴积水的作用，可以控制眩晕的发作。临床常用药物包括双氢克尿噻、氨苯喋啶等，用药期间需定期监测血钾浓度。

（三）其他治疗方法

以上治疗效果不佳时，可考虑以下治疗方法。

1. 鼓室注射糖皮质激素

可控制患者眩晕发作，治疗机制可能与其改善内淋巴积水状态、调节免疫功能等有关。该方法对患者耳蜗及前庭功能无损伤，初始注射效果不佳者可重复鼓室给药，以提高眩晕控制率。

2. 鼓室低压脉冲治疗

可减少眩晕发作频率，对听力无明显影响。其治疗机制不清，可能与压力促进内淋巴吸收有关。通常先行鼓膜置通气管，治疗次数根据症状的发作频率和严重程度而定。

3. 鼓室注射庆大霉素

可有效控制大部分患者的眩晕症状（80% ～ 90%），注射耳听力损失的发生率为 10% ～ 30%，其机制与单侧化学迷路切除有关。对于单侧发病，年龄＜ 65 岁，眩晕发作频繁、剧烈，保守治疗无效的三期及以上梅尼埃病患者，可考虑鼓室注射庆大霉素（建议采用低浓度、长间隔的方式），治疗前应充分告知患者注射该药具有发生听力损失的风险。

4. 手术治疗

包括内淋巴囊手术、三个半规管阻塞术、前庭神经切断术、迷路切除术等。适应证为眩晕发作频繁、剧烈，6个月非手术治疗无效的患者。

（1）内淋巴囊手术：包括内淋巴囊减压术和内淋巴囊引流术，手术旨在减轻内淋巴压力，对听力和前庭功能多无损伤。适应证为三期及部分眩晕症状严重、有强烈手术意愿的二期梅尼埃病患者。鉴于晚期梅尼埃病患者常发生内淋巴萎缩和内淋巴管闭塞，因此对四期梅尼埃病患者不建议行内淋巴囊手术。

（2）三个半规管阻塞术：可有效控制梅尼埃病的眩晕发作，机制尚未明确，部分患者的听力和前庭功能可能会受到损伤。适应证原则上适用于四期梅尼埃病患者；对于部分三期患者，若内淋巴囊手术无效、言语识别率小于50%且强烈要求手术，也可以行该手术治疗。

（3）前庭神经切断术：旨在去除前庭神经，手术完全破坏前庭功能，对听力可能会产生影响。适应证为前期治疗（包括非手术及手术）无效的四期梅尼埃病患者。

（4）迷路切除术：旨在破坏前庭终器，手术完全破坏听力及前庭功能。适应证为无实用听力、多种治疗方法（包括非手术及手术）无效的四期梅尼埃病患者。

五、预防

梅尼埃病的病因并不明确，推测可能与饮食、免疫、炎症及遗传等多种因素有关。为预防梅尼埃病的发作，可从以下几点着手。

（1）减少食盐的摄入量。每天总量最好少于2 g，增加钠的摄入可以加重迷路积水。

（2）避免进食咖啡、巧克力、浓茶、茶饮料、可乐、酒等，这些食物可能诱发疾病发作。

（3）保持良好的情绪，自我缓解压力。压力大、熬夜、心情抑郁等都会加重耳鸣，耳鸣又会使人更加烦躁，进而使症状加重。

（4）避免喝酒或吃镇静药等，对控制眩晕发作会很有帮助。

（5）定期复查。梅尼埃病会反复发作，医师需要根据患者的病情及时调整方案，以达到最佳的治疗效果。

参考文献

1. 徐先荣，杨军. 眩晕内科诊治和前庭康复. 上海：科学出版社，2020.
2. 中华耳鼻咽喉头颈外科杂志编辑委员会，中华医学会耳鼻咽喉头颈外科学分会. 梅尼埃病诊断和治疗指南（2017）[C]. 中国中西医结合学会眩晕病专业委员会第二次学术大会暨河南省中西医结合学会眩晕病专业委员会第三次学术大会暨眩晕高峰论坛. 2017.
3. 吴文瑾，杨军. 梅尼埃病治疗的国际共识解读. 临床耳鼻咽喉头颈外科杂志，2019，33（6）：515-516，524.
4. BASURA G J，ADAMS M E，MONFARED A，et al. Clinical practice guideline：Ménière's disease. Otolaryngol Head Neck Surg，2020，162：S1-S55.
5. 孙淑萍. 天旋地转的梅尼埃病，步步为营控眩晕. 江苏卫生保健，2021（1）：8-9.
6. 肖本杰，庄建华. 梅尼埃病研究进展. 中国现代神经疾病杂志，2019，19（2）：81-84.
7. 戴春富，李轩毅. 梅尼埃病临床诊治中的思考. 临床耳鼻咽喉头颈外科杂志，2019，33（3）：196-199.

（党梓怡　金占国）

第六节　耳石症

一、定义

良性阵发性位置性眩晕（benign paroxysmal positional vertigo，BPPV），俗称"耳石症"，以患者相对于重力方向改变头位所诱发的、突然出现的短暂性眩晕为其表现特征，是一种具有自限性的周围性前庭疾病。

根据半规管受累的位置，BPPV 可分为 4 种临床类型：后半规管 BPPV、水平半规管 BPPV、前半规管 BPPV 和多管受累的混合型 BPPV。

二、临床表现

典型的 BPPV 发作是患者相对于重力方向改变头位（如起床、躺下、床上翻身、低头或抬头）所诱发的、突然出现的短暂性眩晕（通常持续不超过 1 分钟）。其他症状可包括恶心、呕吐等自主神经症状，头晕，头重脚轻，漂浮感，平衡不稳感，以及振动幻视等。

三、诊断与鉴别诊断

（一）诊断标准

1. 位置试验

出现短暂的眩晕或头晕，以及特征性位置性眼震。

2. 排除其他疾病

如前庭神经炎、前庭阵发症、中枢性位置性眩晕、梅尼埃病、迷路炎、上半规管裂综合征、后循环缺血、直立性低血压、心理精神源性眩晕等。

（二）眼震特征

1. 潜伏期

管结石症中，眼震常发生于激发头位后数秒至数十秒，而嵴顶结石症常无潜伏期。

2. 时程

管结石症眼震短于 1 分钟，而嵴顶结石症长于 1 分钟。

3. 强度

管结石症呈渐强到渐弱改变，而嵴顶结石症可持续不衰减。

4. 疲劳性

多见于后半规管良性发作性位置性眩晕。

（三）各类 BPPV 位置试验的眼震特点

1. 后半规管 BPPV

在 Dix-Hallpike 试验或侧卧试验中，患耳向地时出现带扭转成分的垂直上跳眼震（垂直成分向眼球上级，扭转成分向地），由激发头位回复至坐位时眼震方向逆转（图30-1）。

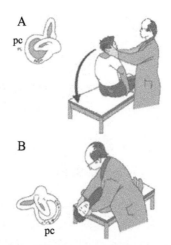

A：头部向右转 45°；B：然后将患者迅速转为右侧的头部悬垂位，最好在这个位置保持 30 秒，因为位置性眼球震颤可能会在一个长潜伏期后出现。随后患者回到坐位，且头部朝向前方，再次观察眼球震颤。然后对左后半规管进行重复步骤。

图 30-1　针对右后半规管耳石症的 Dix - Hallpike 试验

2. 水平半规管 BPPV

（1）眼震分型：①水平向地性，若双侧 Roll test 均可诱发水平向地性眼震（可略带扭转性眼震），持续时间＜1 分钟，则可判定为漂浮于外半规管后臂内的管结石症。②水平背地性，双侧 Roll test 均可诱发水平背地性眼震（可略带扭转性眼震），若经转换手法或能自发转变为水平向地性眼震，持续时间＜1 分钟，则可判定为漂浮于外半规管前臂内的管结石症；若诱发的水平背地性眼震不可转换，持续时间＞1 分钟，且与体位维持时间一致，则可判定为外半规管嵴顶结石症。

（2）患侧判定：Roll test 中水平向地性眼震诱发眼震强度大、持续时间长的一侧为患侧；水平背地性眼震中诱发眼震强度小、持续时间短的一侧为患侧。当判断患侧困难时，可选择假性自发性眼震、眼震消失平面、低头—仰头试验等加以辅助判断（图 30-2）。

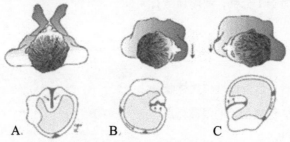

A：处于仰卧位且头部垂直的患者，碎片位于外半规管最下垂部分；B：旋转头部 90° 到右侧会导致碎片落向壶腹，产生向壶腹的液体流动和强烈地向右侧受累耳（向地性）跳动的水平性眼球震颤；C：将头部 180° 滚动到左侧会导致碎片在相反方向移动，产生离壶腹的液体流动和向左跳动的水平性眼球震颤（也是向地性的），而后者比 B 中的强度小。

图 30-2　右侧水平半规管（向地性形式）中的仰卧位 Roll test

276

3. 上半规管 BPPV

在 Dix-Hallpike 试验或正中深悬头位试验中，可出现带扭转成分的垂直下跳性眼震（垂直成分向下、扭转成分向患耳），若扭转成分较弱，则仅表现为垂直下跳性眼震。

4. 多半规管 BPPV

多种位置试验可诱发相对应半规管的特征性眼震。

（四）诊断

1. 确定诊断

（1）相对于重力方向改变头位后出现反复发作的、短暂的眩晕或头晕。

（2）位置试验可诱发眩晕及眼震，眼震特点符合以上描述的相应半规管兴奋或抑制的表现。

（3）排除其他疾病。

2. 可能诊断

（1）相对于重力方向改变头位后出现反复发作的、短暂的眩晕或头晕，持续时间通常不超过 1 分钟。

（2）位置试验未诱发眩晕及眼震。

（3）排除其他疾病。

（五）存在争议的综合征

（1）相对于重力方向改变头位后出现反复发作的、短暂的眩晕或头晕。

（2）位置试验诱发的眼震不符合相应半规管兴奋或抑制的表现，难以和中枢性位置性眼震相鉴别；或多个位置试验中出现位置性眼震，但无法确定责任半规管；或同时出现外周性和中枢性位置性眼震；或位置试验中出现眩晕，但未观察到眼震。

（六）鉴别诊断

在 BPPV 诊断过程中，需要排除其他原因所导致的眩晕及眼震，尤需排除中枢性阵法性位置性眩晕（central paroxysmal positional vertigo，CPPV）。

四、治疗

（一）耳石复位

治疗复位的首选方法，可徒手或借助仪器完成。

1. 后半规管 BPPV 复位方法

（1）Epley 复位方法：①患者坐在检查床上，头向患耳侧转 45°。②迅速躺倒，头悬于床沿且与检查床成 30° 角。③将患者头向对侧方向转 90°。④身体向同侧方向继续转 90°，形成侧卧位，但面部朝下。⑤患者起身坐起，将头从左向位置转至正中位，并向下颌下倾 20°。5 个位置构成的复位周期所产生的眼震应与耳石移动方向一致。每个位置观察 20 ~ 30 秒，直到眼震消失再进入下一个位置。如果复位成功，患者应无眩晕。若不成功，可重复数次（图 30-3）。

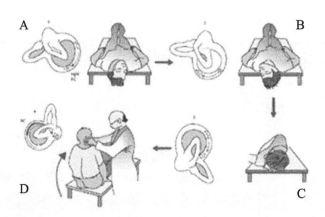

A：患者被移动到右侧 Dix-Hallpike 位置（头部过伸位且向右旋转 45°），在这个位置耳石碎片在重力作用下移动到 PC 的中心（1）；B：大约 30 秒后，头部向左旋转 90°，保持头部过伸位，这一运动引起了耳石碎片向总角移动的过程（2）；C：头部和肩部向左旋转另一个 90° 直到头部朝下。在这个运动下耳石碎片可能穿过总角（3）；D：患者返回坐姿，头部仍转向左侧，这样，碎片可能进入椭圆囊（4）。最后头部向前转动且向下倾斜约 20°。

图 30-3　针对右侧后半规管耳石症的耳石复位法（Epley 操作）

（2）Semont 复位法：检查者站在患者前方，进行以下操作分别达到 3 个位置：①患者坐在检查床中间，头从正中间向健侧转 45°。②迅速向患侧侧卧，后枕部位于检查床上（形成右侧 Dix-Hallpike 诊断位置）。此位置停留 1 ～ 2 分钟直到眼震消失。③迅速坐起向健侧侧卧，但要保持头与肩膀之间的 45° 角体位，患者以健侧肩膀贴床，面朝下卧于检查床停留 1 ～ 2 分钟直到眼震消失。④缓慢恢复坐位，并保持头稍向前倾。如果复位成功，患者应无眩晕。若不成功，可重复数次（图 30-4）。

Semont 复位方法适用于以下情况：① Epley 复位失败后，可进行 Semont 复位；②患有颈腰部疾病或其他疾病，以及头或腰部不适宜过度牵拉者。

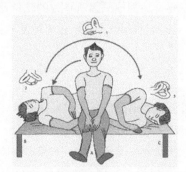

A：患者处于坐姿且耳石碎片位于 PC 的最独立部分（1），头部首先向左转动 45°；B：然后患者被带到右侧卧位且头的后部位于床上，在这种"刺激性操作"下，耳石碎片从壶腹中移出（2）；C：大约 2 分钟后，患者迅速移动到对侧，而不改变头部相对于肩部的位置。在操作的最后，患者左侧卧位，且颧骨和鼻子与床接触（耳石释放位）。在管石解脱法下，碎片可能被从总角中逐出而进入椭圆囊（3）。2 分钟后，患者慢慢地回到坐姿，且头部稍向前屈。

图 30-4　针对右侧后半规管 BPPV 的 Semont 氏管石解脱法

2.水平半规管 BPPV 复位方法

（1）Barbecue 复位法：①患者于鼻尖朝上仰卧位，30°角。②头快速向健侧转90°，观察 30 ～ 60 秒直到眼震消失；③再向相同方向（健侧）做第 2 次快速转头90°，肩膀和身体也同时快速转动至鼻尖朝下的俯卧位，观察 30 ～ 60 秒；④继续向健侧转头，若患耳转到朝下（转头 270°）的位置时发生强烈向地性眼震，说明耳石向壶腹运动，提示复位可能成功。⑤继续向健侧转90°，回到鼻尖朝上的仰卧位（360°），然后再坐起来（图 30-5）。

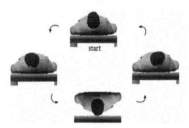

向患者眩晕症状较轻的卧位进行 360° 翻身，每次翻身后观察 60 秒。

图 30-5　Barbecue 复位法

（2）Gufoni 复位方法：

1）Gufoni 后臂结石症复位。①患者于坐位头朝前。②快速向健侧侧卧，当头接触到床时要迅速减速。③然后头向下转 45° 使鼻尖触到床。在此位置停留 2 分钟并观察眼震。④患者缓慢恢复头位，此复位方法可连续重复 2 ～ 3 次。

2）Gufoni 嵴顶结石症复位。①患者于坐位头朝前。②患者快速向患侧侧卧，当头接触到床时要迅速减速。③然后头向下转 45° 使鼻尖触到床。在此位置停留 2 分钟并且观察眼震。④患者缓慢恢复坐位。此复位方法可连续重复 2 ～ 3 次，观察症状是否消失。

3）Gufoni 前臂管结石症复位。①患者于坐位头朝前。②患者快速向患侧侧卧，当头接触到床时要迅速减速。③然后头向上转 45° 使鼻尖朝上。在此位置停留 2 分钟并且观察眼震。④患者缓慢恢复坐位。此复位方法可连续重复 2 ～ 3 次，观察症状是否消失（图 30-6）。

3.上半规管 BPPV 复位方法

临床上主要用 Yacovino 法，又称深悬头位法，该法复位时不分左右。①患者正坐于检查床上，使患者迅速躺下，垂直悬头低于平面至少 30°，至多可至 75°，保持 30 秒。②将患者头部上抬至下颌抵住胸部，保持 30 秒。③使患者坐起，头略前倾，待眩晕及眼震消失后，嘱患者坐直，头位恢复至起始位。

4.多半规管 BPPV 耳石复位方法

采用相应的复位方法依次治疗各个半规管 BPPV，优先处理诱发眩晕和眼震强烈的责任半规管，一个半规管复位成功后，其余受累半规管的复位治疗可间隔 1 ～ 7 日进行。

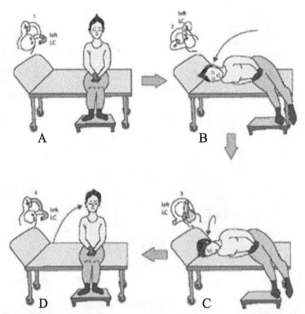

A：患者处于坐姿且耳石碎片位于 LC 的中部（1）；B：患者被移动到健侧，且不改变头部相对于肩部的位置。操作必须快速，当头部与床接触时要减速。在这个运动下，碎片可能从壶腹移出（2）；C：几秒钟后，头部向下旋转约 45°。这样耳石碎片可能在重力作用下退出半规管（3）；D：2 分钟以后，患者返回到坐位状态。

图 30-6　针对左侧外侧管 BPPV（向地性眼震形式）的 Gufoni 氏操作

（二）药物治疗

1. 用药原则

（1）当合并或继发于其他疾病时，应同时用药物治疗合并疾病或原发疾病。

（2）复位后有眩晕、平衡障碍等症状时应用药治疗。

（3）因前庭抑制剂可抑制或减缓前庭代偿，故不推荐常规使用。

2. 用药方法

常选择改善内耳微循环的药物。

（1）甲磺酸倍他司汀 12 mg/ 次，每日 3 次。

（2）银杏叶提取物 80 mg/ 次，每日 3 次。

（3）尼麦角林 20 mg/ 次，每日 2 次。

（4）氟桂利嗪 5 ～ 10 mg，每晚 1 次。

五、预防

根据已知病因与否，BPPV 被分为原发性（特发性）和继发性两类，前者无明确诱因，后者常继发于梅尼埃病、前庭神经炎、突发性聋、中耳炎、头部外伤、偏头痛、耳毒性药物中毒、耳科及口腔颌面手术等。

BPPV 的主要诱发因素为失眠、精神情绪波动、过度劳累、上呼吸道感染、全身疾病、偏头痛及合并内耳疾病。积极干预各种诱发因素，如给予失眠的患者镇静改善睡眠治疗、给予精神情绪因素患者抗焦虑或抗抑郁治疗、给予血脂异常患者脂调治疗、给予偏头痛患者改善后循环缺血等治疗，对提高 BPPV 的疗效、减轻患者症状有积极的意义。

研究表明，因老年人群与中青年人群生活节奏与习惯规律不同，使得影响不同年龄患者 BPPV 复发的危险因素也不尽相同；针对老年 BPPV 患者，改善血脂、控制血糖有助于预防 BPPV 复发，而建议中青年 BPPV 患者注意休息、预防偏头痛以预防复发。

参考文献

1. 良性阵发性位置性眩晕诊断和治疗指南（2017）. 中国中西医结合学会. 中国中西医结合学会眩晕病专业委员会第二次学术大会暨河南省中西医结合学会眩晕病专业委员会第三次学术大会暨眩晕高峰论坛论文汇编. 中国中西医结合学会：中国中西医结合学会，2017：7.
2. 陈太生，王巍，徐开旭，等. 良性阵发性位置性眩晕及其诊断治疗的思考. 山东大学耳鼻咽喉眼学报，2019，33（5）：1-5.
3. 徐先荣，杨军. 眩晕内科诊治和前庭康复. 上海：科学出版社，2020.
4. 陈晓旭，金占国，徐先荣，等. 不同年龄人群良性阵发性位置性眩晕复发的危险因素分析. 空军医学杂志，2018，34（2）：123-126.
5. 何群. 良性阵发性位置性眩晕的诱发因素探讨. 中国医药指南，2017，15（21）：161-162.

（党梓怡　金占国）

第三十一章　口腔科疾病

第一节　牙髓炎

一、定义

牙髓病是指发生于牙髓组织的一系列疾病。牙髓组织因病源刺激物的性质、强度、作用时间及机体抵抗力的强弱不同，可以经历各种病理过程，如充血、炎症、变性、坏死和牙内吸收。在临床上，上述各种牙髓的病理状态又可以表现出不同的临床特点，其中以牙髓炎最为常见。

二、临床表现（表 31-1）

表 31-1　牙髓炎的分类及临床表现

类型			症状	检查所见
可复性牙髓炎			患牙受刺激时，立即出现瞬间的疼痛反应，去除刺激，疼痛短暂持续后消失；无自发痛	患牙常有龋源性缺损；温度测试为一过性敏感；叩诊正常
不可复性牙髓炎	急性牙髓炎		自发性阵发性痛；夜间痛；温度刺激加剧疼痛；疼痛不能自行定位	患牙有龋源性缺损；探及穿髓孔；温度测试为敏感持续
	慢性牙髓炎	慢性闭锁性牙髓炎	无自发痛，慢性闭锁性牙髓炎可有隐痛或钝痛；慢性溃疡性牙髓炎可有食物嵌入痛；慢性增生性牙髓炎可有进食痛和进食出血；一般有冷热刺激痛史	可探及龋洞，闭锁性无露髓孔，溃疡性及增生性可探及露髓孔；温度测试为迟缓性痛；叩诊不适或轻度叩痛，可自行定位；X 线片有时可见根尖周膜影像模糊、增宽
		慢性溃疡性牙髓炎		
		慢性增生性牙髓炎		
	逆行性牙髓炎		有长期的牙周炎病史，近期出现牙髓炎症状；患牙未查及引起牙髓病变的牙体硬组织疾病；患牙有严重的牙周炎表现	温度测试可为激发痛、迟钝或无反应；叩诊轻度到中度疼痛；X 线片显示患牙有广泛的牙周组织破坏或根分叉病变
牙髓坏死			单纯的牙髓坏死，临床一般无疼痛症状；也可见以牙冠变色为主诉前来就诊者	可见龋源性损害或存在充填体或深牙周袋；牙冠变色，呈暗黄色或灰黑色，失去光泽；牙髓活力测验无反应；叩诊正常或有不适感；X 线片显示根尖周无明显异常
牙髓钙化	结节性钙化又称髓石		髓石可引起与体位有关的自发痛，多在 X 线片检查时发现	髓石可引起与体位有关的自发痛，可沿三叉神经分布区域放散；温度测试为迟钝或敏感；X 线片显示髓腔内有阻射的钙化物（髓石），或呈弥漫性阻射影像而使原髓腔处的透射区消失
	弥漫性钙化			
牙内吸收			一般无自觉症状，多在 X 线片检查时发现	牙冠可变色为粉色；温度测试为正常或迟钝；叩诊正常或不适；X 线片显示内吸收处的髓腔壁局限性对称不规则透射影

三、诊断与鉴别诊断

临床上可通过三大步骤进行诊断，称为牙髓炎的"诊断三部曲"。首先通过问诊，得到初步印象；其次检查可能引起牙髓炎的病因；最后进一步对可疑患牙进行牙髓温度测试进行验证。以下为各型牙髓炎的诊断要点及鉴别（表31-2）。

表31-2　各型牙髓炎的诊断要点及鉴别

	可复性牙髓炎	急性牙髓炎	慢性牙髓炎	深龋
症状	冷热刺激后一过性敏感（尤其冷刺激敏感），无自发痛	自发痛、阵发痛、夜间痛、温度刺激加剧、不能定位	冷热痛史、自发痛史	温度测试正常，无自发痛，但有冷热刺激痛，可表现为冰水入洞痛
温度测试	一过性敏感	敏感持续	迟钝	正常
叩诊	（－）	早期（－）晚期累及牙周膜（±）(＋)	（±）（＋）	（－）
诊断性护髓治疗	安抚、间接盖髓后自觉症状消失	症状不会消失	症状不会消失	－

四、治疗原则

（一）缓解与治疗急性牙髓炎

打开髓腔减压、引流便可迅速缓解疼痛；完全摘除牙髓，患牙的疼痛即可消失。

（二）活髓保存治疗

以下为活髓保存治疗方法及操作步骤（表31-3）。

表31-3　活髓保存治疗方法及操作步骤

治疗技术		适应证	操作步骤
盖髓术	直接盖髓术	根尖孔尚未发育完全，机械性或外伤性露髓的年轻恒牙；根尖已发育完全，机械性或外伤性露髓、穿髓直径不超过0.5 mm的恒牙	常用盖髓剂：氢氧化钙；三氧化矿物凝聚体	制备洞形，清除龋坏组织；放置盖髓剂，氧化锌丁香油酚粘固剂暂封窝洞；观察1～2周，无症状且牙髓活力正常者进行永久充填
	间接盖髓术	深龋、外伤等引起近髓的患牙；深龋引起的可复性牙髓炎；难以判断时诊断性治疗	常用盖髓剂：氢氧化钙；氧化锌丁香油酚粘固剂	去尽腐质；放置氢氧化钙盖髓剂于近髓处，用氧化锌丁香油酚粘固剂暂封窝洞；观察1～2周，永久充填
牙髓切断术		根尖未发育完全的年轻恒牙需要保存活髓	隔湿患牙；去除龋坏组织；揭髓室顶；切除冠髓；将盖髓剂覆盖于牙髓断面上，厚度约为1 mm，氧化锌丁香油酚粘固剂暂封窝洞；观察1～2周，永久充填
根尖诱导成形术		病变已波及牙髓的年轻恒牙；牙髓全部坏死或并发根尖周炎症的年轻恒牙	根管预备；药物诱导，常用氢氧化钙制剂；暂时充填随访观察，3～6个月复查；当X线片显示根尖延长或有钙化组织沉积并将根端闭合时，可行常规根管充填
根尖屏障术		牙髓坏死或伴有根尖周炎，根尖孔未发育完全的恒牙；及经长期根尖诱导但未能形成根尖屏障的恒牙	清理根管；根管化学预备，氯酸钠或氯己定液结合超声反复冲洗根管；置入三氧化矿物凝聚体，将根尖段4～5 mm填充密实；严密地根管充填；术后定期随访，治疗后每3～6个月复查1次

（三）根管治疗术

根管治疗术是治疗牙髓病及根尖周病首选的方法，它能彻底清理根管内炎症牙髓和坏死物质、扩大成形根管，并对根管进行适当消毒、最后严密充填根管，以去除根管内感染性内容物对根尖周组织的不良刺激，防止发生根尖周病或促进根尖病变愈合（表 31-4）。

表 31-4　根管治疗的操作步骤

步骤	操作目的	操作方法
根管预备（根管清理和成形）	完善清理根管系统的所有部分；形成自根尖孔至根管口的连续锥形的管状形态；预备后的根管应保持根管的原始形态；保持根尖狭窄部的原始位置；适应根管的自然弯曲，避免根尖堵塞和过度预备	标准法：开髓后，清理髓腔，先测得工作长度；器械从小号到大号逐号依次使用，每号钻或锉均要在根管内完全达到工作长度，根管扩大到器械尖端附近几毫米处见到白色牙本质切屑后，再扩大 2～3 号器械，即至少达到标准器械 40 号 逐步后退法：根尖段（根尖下 1/3）预备；根中段（根管中 1/3）预备；根冠段（根管上 1/3）预备；最后，用 25 号锉，锉平中、上段细微的台阶，达到光滑管壁、疏通根管的目的
根管消毒	进一步杀灭根管内残留的细菌，清除或减少感染根管中的细菌，对机械预备无法到达的小管系统发挥消毒作用，以及作为屏障防止来自冠方的渗漏	药物消毒； 超声消毒； 微波消毒； 激光消毒； 临时封固
根管充填	封闭根管系统，以防止细菌进入根管系统造成根管的再感染和组织液进入根管成为残余细菌的培养基；具有缓慢而持续的消毒作用，消除根管内残余感染，并促进根尖周病变的愈合	侧压充填法：首先试尖，即按根管工作长度选择主牙胶尖；做好标记，置根管内试合，直至牙胶尖长宽均合适为止；送入糊剂，充满根管；将已选好的主牙胶尖插入根管，至应达长度；将副尖压紧，重复操作至根管紧密填塞，直至充填器不能再向根管深部插入为止；切去牙胶尖末端并严密充填 垂直加压充填法：先将一根非标准型牙胶尖的尖端剪去 3～4 mm，插入根管内，用热携带器将根管内牙胶软化，垂直充填器加压充填使根尖 1/3 根管完全密合，再加入牙胶段，继续加热，直至充填完成

五、预防

保持良好的口腔卫生习惯。牙髓炎多由龋病进展而来，因此建议定期（每年一次）进行口腔检查，早发现，早治疗龋齿，避免疾病进展为牙髓炎，使复杂的治疗简单化，减少患者的病痛，也节约就诊时间和就诊费用。

参考文献

1. 英格尔，贝克兰德．牙髓病学．倪龙兴，余擎，译．西安：世界图书出版公司西安公司，2009.
2. 樊明文．牙体牙髓病学．4 版．北京：人民卫生出版社，2012.
3. 王嘉德，高学军．牙体牙髓病学．北京：北京大学医学出版社，2006.
4. 阿伦茨．牙髓外科实用教程．岳林，译．北京：人民军医出版社，2008.
5. 周学东．牙体牙髓病学．5 版，北京：人民卫生出版社，2020.
6. HARGREAVES K M，BERMAN L H. Cohen's Pathways of the Pulp. 11 edition，St. Louis，Elsevier Inc，2016.
7. SUMMUTT J B，ROBBINS J W，HILTON T J，et al. Fundamentals of Operative Dentistry-A Contemporary Approach. 3rd ed. USA：Quintessence Publishing Co Inc，2006.
8. CHONG B S. Harty's Endodontics in Clinical Practice. 6th ed. UK：Churchill Livingstone Elsevier，2010.
9. GARG N，GARG A. Textbook of Operative Dentistry. India：Jay pee Brothers Medical Publishers（P）Ltd，2010.
10. ORSTAVIK D，FORD T P. Essential Endodontology：Prevention and Treatment of Apical Periodontitis. 2nd ed. Oxford：Blackwell Munksgarrd，2008.

（逄键梁）

第二节 冠周炎

一、定义

下颌第三磨牙冠周炎，又称智牙冠周炎，是指第三磨牙萌出不全或萌出受阻时，牙冠周围软组织发生的炎症。常见于 18 ~ 25 岁的青年，是口腔科的常见病和多发病。临床上以下颌智牙冠周炎多见，上颌第三磨牙冠周炎发生率较低，且临床症状较轻，并发症少，治疗相对简单。本节主要介绍下颌智牙冠周炎。

二、临床表现

（一）急性炎症

智牙冠周炎常以急性炎症形式出现。急性智牙冠周炎的初期一般无全身明显反应，患者自觉患侧磨牙后区胀痛不适，当进食咀嚼、吞咽、开口活动时疼痛加重。如病情继续发展，局部可呈自发性跳痛或沿耳颞神经分布区产生放射性痛。若炎症侵及咀嚼肌时，可引起肌的反射性痉挛而出现不同程度的张口受限，甚至出现"牙关紧闭"。由于口腔不洁、出现口臭、舌苔变厚、患牙龈袋处会有咸味分泌物溢出。

（二）全身症状

可有不同程度的畏寒、发热、头痛、全身不适、食欲减退及大便秘结、白细胞总数稍有增高，中性粒细胞比例上升。

（三）慢性炎症

慢性冠周炎在临床上多无明显症状。仅局部有轻度压痛、不适。

（四）检查所见

口腔局部检查，多数患者可见智牙萌出不全，如为低位阻生或牙冠被肿胀的龈瓣全部覆盖时，需用探针探查，才可在龈瓣下查出未全萌出的智牙或阻生牙。智牙周围的软组织及牙龈发红伴有不同程度的肿胀。龈瓣边缘糜烂，有明显触痛，或可从龈袋内压出脓液。病情严重者，炎性肿胀可波及腭舌弓和咽侧壁，伴有明显的开口困难。当化脓性炎症局限后，可形成冠周脓肿，有时可自行溃破。相邻的第二磨牙可有叩击痛。有时第二磨牙远中颈部可因阻生牙等局部因素导致龋坏，在检查时应多加注意，切勿遗漏，此外，患者通常有患侧下颌下淋巴结的肿胀、压痛。

（五）并发症

冠周炎在磨牙后区形成骨膜旁脓肿，感染可向颌周间隙蔓延，有以下扩散途径：①感染向前方，顺下颌骨外斜嵴在第一磨牙颊侧前庭沟处形成脓肿，穿破而形成瘘，易误诊为第一磨牙根尖感染或牙周病变；②感染在咬肌前缘颊肌后缘之间向外前方扩散形成颊部脓肿，破溃后可在面颊部形成经久不愈的瘘管；③感染沿下颌支外侧面向后，可形成咬肌间隙脓肿或边缘性骨髓炎；④感染沿下颌支内侧往后，可形成翼下颌间隙、咽旁间隙或扁桃体周围脓肿；⑤感染向下颌体内侧扩散，可形成下颌下间隙脓肿及口底蜂窝织炎（图 31-1）。

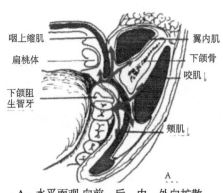
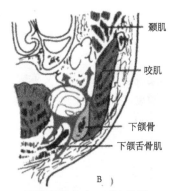

咽上缩肌
扁桃体
下颌阻生智牙
翼内肌
下颌骨
咬肌
颊肌

颞肌
咬肌
下颌骨
下颌舌骨肌

A：水平面观 向前、后、内、外向扩散　　　　B：冠状面观 向上、下向扩散

图 31-1　牙冠周炎感染扩散途径

三、诊断与鉴别诊断

根据病史、临床症状和检查所见，一般不难做出正确诊断。用探针检查可触及未萌出或阻生的智牙牙冠。X 线片检查，可帮助了解未全萌出或阻生牙的生长方向、位置、牙根的形态及牙周情况；在慢性冠周炎的 X 线片上，有时可发现牙周骨质阴影（病理性骨袋）的存在。

必须注意，在下颌智牙冠周炎合并面颊瘘或下颌第一磨牙颊侧瘘时，可被误认为第一磨牙的炎症所致，特别在第一磨牙及其牙周组织存在病变时，更易误诊。

四、治疗原则

智牙冠周炎的治疗原则：在急性期应以消炎、镇痛、切开引流、增强全身抵抗力为主。当炎症转入慢性期后，对不可能萌出的阻生牙则应尽早拔除，以防感染再发。

（一）急性期

以消炎、镇痛、建立引流及对症处理为主。

1. 全身治疗

应注意休息，进流质饮食，勤漱口，应用抗生素控制感染。

2. 局部治疗

用钝头冲洗针吸入 3 ％过氧化氢溶液和生理盐水依次行冠周盲袋冲洗，然后在隔湿条件下，用探针蘸碘酚或 10 ％碘合剂烧灼盲袋，撒以冰硼散或填塞剪碎的冠周炎膜，同时理疗，有镇痛、消炎和改善张口的作用。若有冠周脓肿形成，应在局麻下切开脓肿，置入橡皮条或碘仿纱条引流，若感染波及邻近间隙，还应做该间隙的切开引流术（图 31-2）。

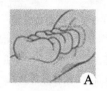
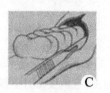
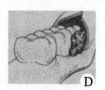

A：切口　　　B：切开第三磨牙远中龈片　　　C：切开颊侧龈片　　　D：填入碘仿纱条

图 31-2　下颌第三磨牙冠周脓肿切开引流

（二）慢性期

应以去除病因为主，可消除盲袋或拔牙。

（1）急性炎症消退后，根据下颌第三磨牙具体情况，进行龈瓣盲袋切除或拔牙术。垂直阻生牙萌出后若与对颌牙能够建立较好的咬合关系，可切除覆盖牙冠的龈瓣以助其正常萌出（图 31-3）。若预计施行龈瓣切除术也不能消除盲袋，则应拔除病灶牙。并发有面颊瘘者，拔牙后多能自行愈合，如不愈合则要搔刮瘘管或做瘘管切除术。

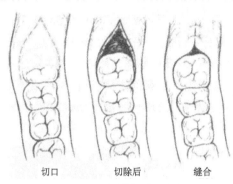

切口　　　　　切除后　　　　　缝合

图 31-3　冠周龈瓣楔形切除术

（2）若患者开口度改善缓慢，多存在上颌第三磨牙伸长，咀嚼时经常刺激下颌牙冠周软组织，故可在局麻下拔除上颌第三磨牙，消除刺激因素，以使开口度迅速改善。

五、预防

（1）在人类种系发生和演化过程中，随着食物种类的变化，咀嚼器官出现退化，造成颌骨长度与牙列所需长度的不协调。下颌第三磨牙是牙列中最后萌出的牙，因萌出位置不足，可导致程度不同的阻生。下颌智牙牙位不正，无足够萌出位置，相对的上颌第三磨牙位置不正或已拔除者，以及为避免冠周炎的复发，均应尽早予以拔除。

（2）阻生智牙及智牙萌出过程中牙冠可部分或全部为龈瓣覆盖，龈瓣与牙冠之间形成较深的盲袋，食物及细菌极易嵌塞于盲袋内；加之冠部牙龈常因咀嚼食物而损伤，易形成溃疡。当急性炎症消退，对有足够萌出位置且牙位正常的智牙，可在局麻下切除智牙冠周龈瓣，以消除盲袋。

（3）当全身抵抗力下降、局部细菌毒力增强时可引起冠周炎的急性发作，因此智牙冠周炎主要发生在 18～30 岁智牙萌出期的青年人和伴有萌出不全阻生智牙的患者。根据局部炎症及全身反应程度和有无其他并发症，选择抗菌药物及全身支持疗法。

参考文献

1. 邱蔚六 . 口腔颌面外科学 . 4 版 . 北京：人民卫生出版社，2003.
2. 邱蔚六 . 口腔颌面外科理论与实践 . 北京：人民卫生出版社，1998.
3. 张志愿 . 口腔颌面外科学 . 8 版 . 北京：人民卫生出版社，2020.
4. 张震康，俞光岩 . 口腔颌面外科学 . 2 版 . 北京：北京大学医学出版社，2013.
5. 邱蔚六 . 口腔颌面外科学 . 6 版 . 上海：上海科学技术出版社，2008.

第四篇

6. 王翰章. 中华口腔科学. 北京：人民卫生出版社，2001.

7. HUPP J R，TUCKER M R，Ellis E. Contemporary Oral and Maxillofacial Surgery. 6th Edition，St Louis，C. V. Mosby Co，2013.

8. SINGH P，NATH P，BINDRA S，et al. The predictivity of mandibular third molar position as a risk indicator for pericoronitis：a prospective study. Natl J Maxillofac Surg，2018，9（2）：215-221.

9. ALALWANI A，BUHARA O，TÜZÜM M F. Oral Health-Related Quality of Life and the Use of Oral and Topical Nonsteroidal Anti-Inflammatory Drugs for Pericoronitis. Med Sci Monit，2019，25：9200-9206.

10. HUANG X L，ZHENG H，AN J G，et al. Microbial Profile During Pericoronitis and Microbiota Shift After Treatment. Front Microbiol，2020，11：1888.

11. WEHR C，CRUZ G，YOUNG S，et al. An Insight into Acute Pericoronitis and the Need for an Evidence-Based Standard of Care. Dent J（Basel），2019，7（3）：88.

（逢键梁）

第三十二章　眼科疾病

第一节　急性结膜炎

一、定义

急性结膜炎俗称"红眼病"，发病急，潜伏期 1 ～ 3 天，两眼同时或相隔 1 ～ 2 天发病。传染性强。

为病原体如细菌、病毒，衣原体等感染所致。最常见的是肺炎双球菌、金黄色葡萄球菌和流感嗜血杆菌链球菌或病毒感染引起的急性或亚急性结膜炎，特点是发病急，传染性强，流行快。冬季主要是肺炎双球菌引起感染，流感嗜血杆菌性结膜炎则多见于春夏时期。

二、临床症状

（一）症状

眼红，痒，异物感，眼睑沉重，分泌物增多。病变累及角膜时可出现畏光、流泪、眼痛及不同程度的视力下降。

（二）体征

结膜充血和分泌物增多是各种结膜炎的共同特点。其他体征包括结膜滤泡增生、耳前淋巴结触痛。

1. 结膜充血

其特点是越靠近穹隆部越明显，越靠近角膜缘充血越轻，呈网状分布，色鲜红，滴用缩血管药物后充血很快消失。

2. 分泌物

可因结膜炎的病因不同而有所不同。①细菌性结膜炎：分泌物多为黏液脓性或卡他性分泌物。②病毒性结膜炎：分泌物呈水样或浆液性。③结膜下出血：多为点状，小片状，常见于肠病毒所致的流行性出血性结膜炎。儿童流感嗜血杆菌感染可引起眶周蜂窝织炎，部分患者伴有体温升高、身体不适等全身症状。

3. 结膜水肿

炎症使结膜血管扩张、渗出，导致组织水肿，球结膜和穹隆结膜表现更明显，严重者球结膜可突出睑裂外。流行性角膜结膜炎是由于感染腺病毒引起的急性结膜炎。眼睑、结膜高度充血水肿，有大量的黏液或黏脓性结膜分泌物，因此又称急性卡他性结膜炎。常见结膜上滤泡样沉着，结膜炎消退后常遗留角膜上皮下翳斑。

4. 结膜乳头增生及滤泡形成

乳头增生为结膜炎症的非特异性体征，可位于睑结膜或角膜缘，为结膜上皮、血管过度增生所致，多见于沙眼和变态反应性结膜炎。结膜滤泡较乳头大，为淋巴细胞局限性集聚，呈半球状隆起，半透明，多见于衣原体性和病毒性结膜炎。

5.膜与假膜

膜与假膜是附着在结膜表面的纤维素渗出，假膜容易剥离，真膜不易分离；见于某些细菌感染（如链球菌、淋球菌等）及腺病毒等感染所致的结膜炎。

6.疱疹

疱疹为淡灰色实性小结节，周围局限性充血，破溃后形成火山口状溃疡，见于疱疹病毒性结膜炎。

7.瘢痕

瘢痕为线状、网状或片状，常见于沙眼。白喉杆菌引起的急性膜性或假膜性结膜炎，可有耳前淋巴结肿大，严重病例球结膜面可有灰白色、黄色膜和假膜形成，坏死脱落后形成瘢痕。角膜溃疡少见，有强传染性，需全身使用抗生素。

8.耳前淋巴结肿大

常见于病毒性结膜炎。

三、诊断及鉴别诊断

（一）诊断

根据临床表现，病史特点，眼科专科查体所见典型性体征，以及结合结膜分泌物涂片或结膜刮片镜检等，可以诊断。

细菌性结膜炎 Gram 染色和 Giemsa 染色可在显微镜下见大量多形核白细胞和细菌；单核细胞增多或出现多核巨细胞，提示病毒感染；若胞质有包涵体则诊断为沙眼；嗜酸粒细胞增多为过敏反应。对伴有大量脓性分泌物、结膜炎症严重的婴幼儿及治疗无效者，需行细菌培养加药敏试验。有全身症状者还需进行血培养。

（二）鉴别诊断

1.过敏性结膜炎

过敏性结膜炎是结膜对变应原刺激产生超敏反应所引起的一类疾病，以 I 型及 IV 型超敏反应为主，可见结膜乳头增生，白色黏丝状分泌物。

2.春季角结膜炎

多见于幼儿，男孩。春夏季发作，奇痒，有异物感、流泪和畏光，可见丝状分泌物。

3.巩膜炎

急性发病，眼痛明显，有反复复发病史。巩膜、浅层巩膜和球结膜的血管局限或呈弥散性扩张，巩膜结节、反复发作后可变薄，可伴角膜改变。根据典型症状及病史可鉴别诊断。

四、治疗原则

（1）保持眼部清洁，不遮盖患眼，遮眼不利于分泌物排出，且会使结膜囊温度升高，有利于细菌繁殖，加重炎症。

（2）冲洗结膜囊：可用生理盐水或2%～3%硼酸溶液。冲洗时要翻转眼睑，同时用手指推动上、下睑，以便彻底冲出分泌物。

（3）局部用药：滴眼剂可选用抗细菌、抗病毒和抗过敏滴眼液。抗细菌药物的选择，应根据致病菌对其是否敏感而定，如根据病情轻重，选用喹诺酮类或氨基糖苷类滴眼液，每2～3小时1次。重症者在药敏结果报告出来前可行几种抗生素联合使用，严重感染患者需全身用抗生素、磺胺药物、抗病毒药物或其他药物。抗病毒滴眼液可选择0.1%碘苷、0.1%阿昔洛韦滴眼液等，近年临床应用更昔洛韦较多，必要时还可应用干扰素等。在炎症没有得到控制时，忌用激素类眼药。过敏性结膜炎首先应避免继续接触可疑变应原，根据病情可应用H_1受体阻滞剂如依美斯汀滴眼液结合肥大细胞稳定剂或选用双效剂如1%奥洛他定滴眼液；严重过敏者可在排除禁忌的情况下加用糖皮质激素滴眼液，并适时停药。

五、预防

（1）结膜炎多为接触传染、故应提倡勤洗手、洗脸、不用手或衣袖拭眼。

（2）脸盆、毛巾、手帕必须是专人专用，应经常日晒、煮沸消毒，防止传染。

（3）对患有传染性结膜炎者应采取相应隔离措施，非医护人员最好不要帮患者滴药或是使用他们的滴眼液。

（4）对工作环境条件较差者要设法改善环境、条件。

（5）对浴室、餐厅、游泳池要加强宣教和定期检查。

参考文献

1. 徐亮，吴晓，魏文斌.同仁眼科手册.2版.北京：科学出版社，2011.
2. 杨培增，范先群.眼科学.9版.北京：人民卫生出版社，2018.
3. 北京协和医院.眼科诊疗常规.2版.北京：人民卫生出版社，2013.
4. 中华医学会眼科学分会角膜病学组.我国过敏性结膜炎诊断和治疗专家共识（2018年）.中华眼科杂志，2018，54（6）：409-413.

（陈威）

第二节　急性角膜炎

一、定义

角膜的防御能力减弱，外界或内源性致病因素侵袭角膜组织而引起炎症，称为角膜炎（keratitis），在角膜疾病中占有重要地位。

病因主要有感染源性、自身免疫性、局部邻近组织炎症蔓延。感染性角膜炎至今仍是世界性的常见致盲眼病，约 20% 盲人因眼部感染而失明，根据致病微生物的不同可分为病毒性、真菌性、棘阿米巴性、衣原体性等，某些局部邻近组织的炎症可蔓延波及角膜，如结膜炎可引起周边部角膜浸润性炎症、巩膜炎可引起角膜炎、虹膜睫状体炎可影响角膜内皮产生炎症等，以细菌性角膜炎为最多见。其中，发展中国家，以往病历报告中最常见的致病菌是肺炎链球菌，其他革兰阳性菌以葡萄球菌为最常见检出菌。

二、临床症状

（一）症状

起病急，眼红、轻至中度眼痛、畏光、流泪、眼睑痉挛等，称为眼部刺激症状；伴不同程度的视力减退、视力下降，若病变位于中央光学区，则视力下降更明显；分泌物增多、化脓性角膜炎浸润灶表面还伴有不同性状的脓性分泌物。

（二）体征

结膜充血，黏液脓性分泌物，上皮缺损。基质水肿，局限性角膜基质白色浸润。前房反应甚至伴有前房积脓。如果角膜基质缺损，可形成角膜溃疡。角膜变薄，后弹力层皱褶，严重者会出现角膜后粘连、前房积血、继发性青光眼。

（三）分期

细菌感染所致急性角膜炎，表现为大体类似的病理变化过程，分为浸润期、溃疡形成期、溃疡消退期和愈合期 4 个阶段。

1. 浸润期

致病因子侵袭角膜，引起角膜缘血管网充血、炎性渗出液及炎症细胞随即侵入病变区，形成局限性灰白色混浊灶，称角膜浸润。此时患眼有明显的刺激症状且伴视力下降。病变位于瞳孔区者视力下降明显。经治疗后浸润可吸收，角膜能恢复透明。

2. 溃疡形成期

角膜炎病情未得到控制，浸润继续加重，浸润区角膜组织因细菌分泌的毒素或组织释放的酶的损害及营养障碍而发生变性、坏死，坏死的组织脱落形成角膜溃疡，溃疡底部灰白污秽、边缘不清、病灶区角膜水肿；随着炎症的发展，角膜组织坏死、脱落加剧，溃疡逐渐加深使角膜基质逐渐变薄，当变薄区靠近后弹力层时，在眼内压作用下，后弹力层呈透明水珠状膨出，称为后弹力层膨出。若病变穿破后弹力层，即发生角膜穿孔，此时房水急剧涌出，虹膜被冲至穿孔处，部分脱出。如穿孔位于角膜中央，常引起房水持续不断流出，导致穿孔区域形成角膜瘘。容易继发眼内感染，继而可导致眼球萎缩而失明。

3. 炎症消退期

经过正确的治疗，角膜炎症逐渐消退，角膜溃疡边缘浸润减轻，基质坏死、脱落停止。症状和体征明显改善。

4. 愈合期

炎症得到控制后，角膜浸润逐渐吸收，溃疡的基底及边缘逐渐清洁平滑，周围角膜上皮再生修复覆盖溃疡面，增生的结缔组织充填溃疡底部形成瘢痕。根据溃疡深浅的不同，遗留厚薄不等的瘢痕。浅层瘢痕性混浊呈云雾状，通过混浊部分仍能看清后部虹膜纹理者，称角膜薄翳；混浊较厚略呈白色，但仍可看见虹膜者称为角膜斑翳；若混浊很厚，呈瓷白色，不能透见虹膜，则形成角膜白斑。如角膜白斑面积大与虹膜广泛粘连，提示角膜有穿孔史，如粘连导致房角堵塞，使房水流出受阻而引起眼压升高，则引起继发性青光眼。在高眼压作用下，混杂有虹膜组织的角膜瘢痕膨出形成紫黑色隆起，称角膜葡萄肿（cemeal staphyloma）。

在角膜炎症消退和组织修复过程中，可能有新生血管长入角膜。任何性质的角膜炎，若炎症持续时间长，都可引起角膜新生血管。严重的角膜炎还可引起无菌性、反应性虹膜睫状体炎。轻者表现为房水闪辉，重者可出现房水混浊、前房积脓、瞳孔缩小及虹膜后粘连等。

三、诊断及鉴别诊断

（一）诊断

对于角膜炎患者，迅速判断感染性、非感染性是成功治疗的关键；常规方法是根据就诊时临床病史、典型临床表现，如眼部刺激症状、睫状充血，角膜浸润溃疡的形态特征，初步做出临床诊断。详细询问病史十分重要，如是否有角膜异物、角膜擦伤史，不正确使用接触镜，眼部接触有可疑病原体污染的药物或水源等是常见的角膜炎易感因素。全身疾病，如自身免疫性疾病、艾滋病、糖尿病等其他慢性消耗性疾病的患者也易发生角膜炎。

病原菌致病力的差别、患者角膜原来的健康状况、局部使用抗生素等因素可使角膜炎的症状和体征缺乏特征性，使角膜炎的病情多样化、临床表现不典型。因此，根据临床表现通常不能做出病因诊断。通过定性培养进行角膜感染病原的实验室诊断是金标准。在开始药物治疗前，从浸润灶刮取病变组织涂片染色查找细菌，有助于早期病因诊断。明确的病原学诊断需要做细菌培养，并同时进行药物敏感试验，为筛选敏感抗生素提供依据。

1. 革兰阳性球菌所致的溃疡

通常表现为圆形或椭圆形局灶性脓肿，周围有灰白色浸润区，边界清晰。葡萄球菌性角膜炎常发生于已受损的角膜，如大泡性角膜病变、单纯疱疹病毒性角膜炎、角膜结膜干燥症、眼部红斑狼疮、过敏性角膜结膜炎等。如果得不到有效治疗，可导致严重的基质脓肿和角膜穿孔。

2. 肺炎球菌性角膜炎

常见于外伤或慢性泪囊炎，表现为中央基质深部椭圆形溃疡，带匍行性边缘，其后弹力膜有放射状皱褶，常伴有前房积脓及角膜后纤维素沉着，也可导致角膜穿孔。

3.革兰阴性细菌所致角膜炎

多表现为迅速发展的角膜液化性坏死，其中由铜绿假单胞菌引起的感染具有特征性，常发生于角膜异物剔除后或戴角膜接触镜后。

近年应用于临床的角膜共聚焦显微镜检查是一种无创的检查手段，对感染性角膜炎的早期诊断具有较高的参考意义。

（二）鉴别诊断

1.真菌性角膜炎

患者有植物外伤史，角膜浸润边界呈羽毛状，常有卫星灶。

2.棘阿米巴角膜炎

剧烈疼痛的上皮性角膜炎和（或）基质浸润，常见于佩戴角膜接触镜、镜片清洁不佳或戴镜游泳者。角膜浸润呈环形。

3.单纯病毒性角膜炎

眼睑疱疹或角膜树枝样病变。单眼病变反复发作史及已知疱疹感染病史。

4.非典型性分枝杆菌感染

常发生在眼外伤或眼科手术后，病变进展无痛，抗酸杆菌涂片显微镜检查有助诊断。

5.无菌性角膜溃疡

角膜溶解由相关疾病造成。疼痛轻，少或无分泌物，细菌培养阴性。见于眼干燥综合征、类风湿关节炎或其他结缔组织病、春季角结膜炎、营养性角膜病变、维生素 A 缺乏症等。

6.葡萄球菌超敏反应

双眼发病，周边角膜多发性浸润，浸润区与角膜缘之间有透明区，疼痛轻微，常并发睑缘炎。

7.无菌性角膜浸润

由角膜接触镜护理液或缺氧造成免疫反应。周边角膜上皮下多发小浸润，病灶处上皮完整，排除感染因素后可确诊。

8.残留的角膜异物锈环

伴发角膜基质炎症、水肿，有时无菌性浸润。可有轻度前房反应。异物去除后浸润和炎症逐渐消退。

四、治疗原则

治疗原则是快速消除感染微生物，减轻炎症反应，阻止角膜的结构破坏和促进上皮表面的愈合。

（1）初诊患者可以根据临床表现和溃疡的严重程度给予广谱抗生素治疗，然后根据细菌培养和药敏试验的结果调整使用敏感的抗生素；抗生素治疗的目的在于尽快清除病原菌，由于每一种抗生素都只有特定的抗菌谱，因此在初诊患者需要使用广谱抗生素或联合使用两种或多种抗菌药物。

（2）对于病原体未明的 G+ 球菌感染，头孢菌素是首选药物，头孢唑啉是这类药物的代表。G- 杆菌角膜炎的首选抗生素是氨基糖苷类，可选择妥布霉素或 15% 庆大霉素。

（3）对于多种细菌引起的角膜炎，或革兰染色结果不明确者，推荐联合使用头孢菌素和氨基糖苷类药物初始治疗。氟喹诺酮类药物有强力的杀菌作用，抗菌谱广，对 G- 菌和许多 G+ 菌都有抗菌作用。与头孢菌素联合使用能加强抗菌效果。联合应用头孢菌素和氟喹诺酮是治疗威胁视力的细菌性角膜炎的合理选择。

（4）对于链球菌属、淋球菌属引起的角膜炎首选青霉素、丁氨卡那，青霉素耐药的淋球菌感染可使用头孢曲松、万古霉素，对 G- 球菌有良好的杀灭作用，尤其对耐药的表皮葡萄球菌和金黄色葡萄球菌的敏感性较高，可作为细菌性角膜炎的二线用药。

（5）并发虹膜睫状体炎者应给予 1% 阿托品眼药水或眼膏散瞳，局部使用胶原酶、半胱氨酸等，抑制溃疡发展。口服维生素 C、维生素 B 有助于溃疡愈合。对于药物治疗无效、病情急剧发展，可能或已经出现溃疡穿孔，甚至眼内容物脱出者，应考虑角膜移植术。

局部使用抗生素是治疗细菌性角膜炎最有效的途径，使用剂型包括眼药水、眼膏、凝胶剂、缓释剂。急性期用强化的局部抗生素给药模式，高浓度的抗生素眼药水频繁滴眼（每 15 ～ 30 分钟滴眼 1 次），使角膜基质很快达到抗生素治疗浓度，然后在 24 ～ 36 小时维持 1 次 /30 分钟的滴眼频度，局部药液还可冲走眼表的细菌、使有害毒素稀释。眼膏剂和凝胶剂可增加药物在眼表停留时间，保持眼表润滑、同时保证用药的延续性，促进溃疡区上皮愈合。

结膜下注射能提高角膜和前房的药物浓度，但存在局部刺激性，多次注射可造成结膜下出血和瘢痕化。有研究表明强化的抗生素滴眼液滴眼与结膜下注射有同样的效果，但在某些特定情况下，如角膜溃疡发展迅速将要穿孔或患者使用滴眼液依从性不佳时，才可考虑使用结膜下注射。

本病一般不需全身用药，但如出现角膜溃疡穿孔、角膜炎可能向眼内或全身扩散、角膜或巩膜穿通伤后继发角膜感染，应在局部用药的同时全身应用抗生素，并应根据细菌学检查结果和药物敏感试验，及时调整使用有效抗生素。病情控制后应持续用药一段时间、防止感染复发，特别是对于铜绿假单胞性角膜溃疡。

五、预防

（1）改善生活习惯，勤洗手，避免用脏手或不清洁物品擦拭眼部。

（2）眼内异物应及时去医院取出，并按要求复诊。

（3）佩戴角膜接触镜者严格按规范操作，避免不必要的眼表损伤。

（4）全身疾病导致免疫力低下患者合理治疗，按期随访。

参考文献

1. 徐亮，吴晓，魏文斌 . 同仁眼科手册 . 2 版 . 北京：科学出版社，2011.
2. 杨培增，范先群 . 眼科学 . 9 版 . 北京：人民卫生出版社，2018.
3. 福斯特 . 角膜：理论基础与临床实践 . 李莹，译 . 天津：天津科技翻译出版公司，2007.
4. 格斯腾伯莱斯，拉比诺维茨 . WILLS 眼科手册 . 6 版 . 魏文斌，译 . 北京：科学出版社，2014.
5. Bacterial Keratitis Preferred Practice Pattern. 2018 American Academy of Ophthalmology 2018.

（陈威）

第三节 急性青光眼

一、定义

原发性闭角型青光眼（primary angle closure glaucoma，PACG）是由原发性房角关闭所导致的急性或慢性眼压升高，造成视盘改变和视野损伤的一组疾病。是目前第一位的不可逆致盲眼病。急性闭角型青光眼发作是眼科临床上需尽快处理抢救的急症。

2002 年 Foster 等提出视神经损害是诊断青光眼的必要条件，如仅有房角关闭或眼压升高而未出现视神经损害时应诊断为原发性房角关闭（primary angle closure，PAC）。在 PAC 基础上发生视神经损害才能诊断为 PACG，即目前欧美等国家使用的、国际地域和流行病学眼科学会（international society of geographical and epidemiological ophthalmology，ISGEO）提出的基于疾病进程的分类方法；从疾病的自然病程而言，一旦患者出现了 PAC 且未接受及时诊治，则必然进展为青光眼性视神经损伤。可以说 PAC 仅仅是 PACG 整个疾病过程中的前期阶段。这种将一个病程阶段独立出来的诊断标准，可能使患者忽略疾病早期的严重性，从而延误诊治。然而从另一方面而言，PAC 的诊断标准保持了"青光眼"诊断的统一性，这已经在西方学术界得到广泛接受。我国的学者无论在国际上发表文章还是参加国际交流都必须遵循这个诊断标准。

我国具有远较西方丰富的 PACG 患者资源，以及长期积累的诊疗经验。因而中华医学会眼科学分会青光眼学组以眼科循证医学为基础提出，建议采用 ISGEO 分类法、临床症状学分类法和房角关闭机制分类法相结合的原则，在临床工作中仍然采用我国传统的临床症状学分类法和房角关闭机制分类法，但在国际学术交流中采用 ISGEO 分类法。

二、临床表现

（一）临床特点

为双眼性疾病，常单眼先发，50 岁以上女性多见。

（二）症状

急性眼红、痛，视力急剧下降，虹视，伴有患眼侧头痛，严重者出现恶心、呕吐。

（三）体征

前房角关闭、急性眼压升高，角膜水肿，对侧眼前房浅、房角窄，以及结膜充血、瞳孔中度散大固定等。

（四）临床分期

1.临床前期

没有自觉症状但具有前房浅、眼轴短、房角狭窄的解剖特点；有家族史、暗室试验后眼压升高；或一只眼有发作，另一只眼无症状者。

2.先兆期

一过性或反复房角关闭，引起突感雾视、虹视、伴有轻度的眼胀，或鼻根酸痛，休息后缓解。

3. 急性发作期

剧烈头痛、眼痛、畏光、流泪，视力严重减退，眼压急剧升高，常在 50 mmHg 以上。伴有恶心、呕吐等全身症状。体征：眼睑水肿，结膜混合充血，角膜上皮水肿，内皮可有色素性沉着物，前房浅，房角关闭，瞳孔中度散大固定，房水可混浊甚至有絮状渗出，瞳孔后粘连。

4. 间歇期

药物治疗后缓解，房角开放或大部开放，眼压能稳定在正常水平，眼部症状消退。部分患者遗留色素性 KP、虹膜节段性萎缩和晶状体前囊下斑片状混浊（Vogt 斑），称为青光眼急性发作后三联征。

5. 慢性期

急性大发作或反复小发作后未及时正确治疗；房角广泛粘连，小梁功能遭受严重损害；眼压中度升高；视盘凹陷，视野缺损，出现典型青光眼改变。

6. 绝对期

急性发作期治疗延误，或慢性期治疗不当，高眼压持续过久，眼组织遭严重破坏，视神经完全萎缩，视力降至无光感，无法挽救的晚期病例，可因眼压过高或角膜变性而剧烈疼痛。

三、诊断与鉴别诊断

（一）诊断

根据主诉、典型病史及裂隙灯、眼压检查等多可以初步诊断。结合临床常用的辅助检查手段有助于明确诊断。

（1）前房角镜检查：可在动态下观察房角是否开放，有无房角粘连及粘连范围。

（2）超声生物显微镜（ultrasound biomicroscopy，UBM）检查或前节光学相干断层成像（optical coherence tomography，OCT）检查：可以客观了解房角关闭情况、部虹膜厚度、睫状体位置及有无囊肿及晶体脱位等。

（3）暗室俯卧试验：敏感性较差，应用于急性闭角型青光眼临床前期的诊断。

（4）眼 A、B 超测量眼轴：角膜曲率检查及眼内人工晶体（intraocular lens，IOL）测算检查，用于排查眼内占位性病变及真性小眼球继发的青光眼。

（5）角膜内皮检查：了解内皮功能状态评估手术风险等。

（6）眼底照相。

（7）视野检查。

（二）鉴别诊断

（1）新生血管或炎症反应机化膜牵拉导致房角关闭，瞳孔缘或小梁网可见异常走行的新生血管。

（2）晶状体虹膜隔前移导致房角机械性关闭，如晶状体不全脱位或膨胀导致瞳孔阻滞及各种原因导致睫状体、脉络膜脱离致房角机械性关闭或瞳孔阻滞从而形成房水回流受阻、眼压升高。可通过回顾病史、间接眼底镜、眼 B 超及 UBM 检查辅助鉴别诊断。

（3）视网膜手术放置环扎带，导致继发性眼压升高，通过病史及辅助检查鉴别。

（4）眼后段肿瘤，如脉络膜或睫状体黑色素瘤引起继发性房角关闭，通过 UBM 等辅助检查予以鉴别。

（5）由于葡萄膜炎，激光小梁成形术或虹膜角膜内皮综合征引起虹膜周边前粘连，导致房角继发性关闭。结合病史及专科检查予以鉴别。

四、治疗原则

治疗应根据前房角关闭的原因、严重程度、发作持续时间而定。对于房角关闭、眼压升高、有瞳孔阻滞因素的患者，首选解除瞳孔阻滞，包括使用药物、激光或手术方式行周边虹膜切开术或切除术；若患者同时存在非瞳孔阻滞因素，需行相应治疗。对于急性闭角型青光眼发作期、角膜水肿影响行上述治疗的患者，可先行前房穿刺术降低眼压，为进一步行周边虹膜切开术或切除术创造条件。

临床前期、先兆期、间歇期应及时做激光或手术虹膜周边切除术，急性发作期、慢性期、绝对期要积极采用综合药物控制眼压，再根据前房角状况选择适当手术方式。

近年来科技迅猛发展，多种全新诊断、治疗设备不断进入临床应用。但临床工作指南仍然着重强调最基本的眼科经典的治疗方案。

（一）降低眼压

高渗剂减少房水生成：碳酸酐酶抑制剂（口服乙酰唑胺，首次 500 mg），β 受体阻滞剂（卡替洛尔滴眼液），α 受体激动剂（溴莫尼定滴眼液）。开放房角：缩瞳剂（毛果芸香碱滴眼液）。止痛：球后注射利多卡因 2 mL。若用药 2 小时眼压下降，次日复查，制定下一步治疗方案；若眼压不控制，静脉滴注 20% 甘露醇 250 ~ 500 mL；若眼压仍不控制，行手术治疗。

（二）开放房角

氩激光周边虹膜成形术、前房穿刺术、周边虹膜切除术、滤过性手术、Phaco + IOL 结合房角分离手术。

（三）手术治疗原则

（1）周边虹膜切除术的手术适应证：急性或慢性前房角关闭、前房角粘连闭合范围累计＜180°、无视乳头改变和视野损害者，可选择激光或手术方式行周边虹膜切开或切除术。

（2）滤过性手术的适应证：急性或慢性前房角关闭、前房角粘连闭合范围＞180°、药物无法控制的眼压或视神经损伤较重者，应选择滤过性手术，推荐复合式小梁切除术。

（3）对于房角关闭＞180°，但仍有部分开放区，眼压升高，行滤过手术具有严重并发症风险的患者，可采取激光周边虹膜切开术；术后眼压仍高的患者可采用药物治疗。

（4）急性前房角关闭发作时，应给予局部和全身降眼压药物治疗，迅速降低眼压。若眼压无法控制或无下降趋势，可在手术前急诊进行前房穿刺术以降低眼压。

（5）对于原发性急性或慢性闭角型青光眼尚无任何青光眼体征的对侧眼，存在前房角关闭的可能时，应采用激光或手术方式行预防性周边虹膜切开或切除术。如存在非瞳孔阻滞因素，可进行激光周边虹膜成形术。

（6）滤过性手术联合白内障手术的手术指征：符合滤过性手术指征的白内障患者，白内障手术指征参照白内障手术适应证。

（7）单纯白内障手术的指征：符合白内障手术指征又需要做虹膜周边切除术的青光眼患者可采用单纯白内障摘除术来治疗。

五、预防

预防青光眼急性发作需加强健康宣教，落实体检筛查高风险者，进行个体化预防性治疗和监测，以降低因急性闭角型青光眼发作导致视力受损的风险。

参考文献

1. 张青，张秀兰.循证医学 I 级证据支持透明晶状体摘除术治疗原发性闭角型青光眼.中华眼科杂志，2018，54（3）：167-168.
2. 马科，潘英姿.透明晶状体摘除术治疗原发性闭角型青光眼现阶段不适合在我国推广.中华眼科杂志，2018，54（3）：169-170.
3. 徐亮，吴晓，魏文斌.同仁眼科手册.2版.北京：科学出版社，2011.
4. 中华医学会眼科学分会青光眼学组.中国原发性闭角型青光眼诊治方案专家共识（2019年）.中华眼科杂志，2019，55（5）：325-328.
5. 中华医学会眼科学分会青光眼学组.中国抗青光眼药物复方制剂使用的专家共识（2019年）.中华眼科杂志，2019，55（8）：569-571.
6. FOSTER P J，BUHRMANN R，QUIGLEY H A，et al. The definition and classification of glaucoma in prevalence surveys. Br J Ophthalmol，2002，86（2）：238-242.
7. 中华医学会眼科学分会青光眼学组，中国医师协会眼科医师分会青光眼学组.中国青光眼指南（2020年）.中华眼科杂志，2020，56（8）：573-586.

（陈威）

第四篇

第三十三章　皮肤科疾病

第一节　急性湿疹

一、定义

急性湿疹是由多种内、外因素引起的表皮及真皮浅层的炎症性皮肤病，皮损表现为红斑、水肿、丘疹、丘疱疹及糜烂、渗出、结痂等，伴有明显瘙痒，免疫机制和非免疫机制均参与发病，病程数周，急性湿疹易反复发作，或转为慢性湿疹迁延不愈。

二、临床表现

起病迅速，可发生于体表任何部位，多对称分布，以头面、耳后、外阴、肛门、手、足多见，皮损泛发者常累及躯干、四肢；皮疹表现为红斑、水肿基础上的密集的粟粒大小的丘疹、丘疱疹、水疱。急性湿疹一般瘙痒明显；由于搔抓，皮疹顶部常见明显的糜烂、渗出及结痂，病变中心较重，逐渐向周围蔓延，外周常有散在的丘疹、丘疱疹，边界不清；由于护理或清洁不当合并感染时，可形成脓疱，并伴有明显的脓液渗出和黄绿色或污褐色结痂。急性湿疹典型皮损见图 33-1。

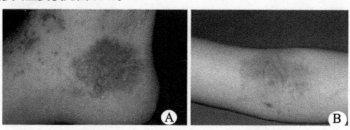

A：足部湿疹　　　　　　　　　B：肘窝湿疹。

图 33-1　急性湿疹典型皮损（彩图见彩插 1）

三、诊断

临床诊断要点如下。

（1）多形皮疹表现为红斑、水肿基础上的丘疹、丘疱疹、水疱，边界不清，对称性分布。

（2）有渗出倾向。

（3）自觉明显瘙痒。

四、治疗原则

主要目的是控制症状、减少复发、提高患者的生活质量。

（一）基础治疗

（1）去除病因：嘱患者认真分析、寻找可能的诱发或加重的因素，并尽量去除。

（2）避免各种外界刺激：如避免热水烫洗、搔抓、过度清洗等，避免接触患者敏感的物质，如洗涤用品、化纤、皮毛制品等。

（3）避免食用易致敏和刺激性的食物，如鱼、虾、辛辣刺激食物及浓茶、咖啡、烟酒等。

（4）急性湿疹发作期应避免接种各种疫苗。

（二）局部治疗

局部治疗是湿疹的主要治疗手段。

以红斑、丘疹为主，无水疱、糜烂、渗出时，建议使用炉甘石洗剂、氧化锌薄荷脑搽剂、糖皮质激素类乳膏或搽剂，如曲安奈德擦剂、哈西奈德溶液、丁酸氢化可的松乳膏、地奈德乳膏、糠酸莫米松乳膏、卤米松乳膏；大量渗出时，可用3%硼酸溶液、0.1%盐酸小檗碱溶液、0.1%依沙吖啶溶液等冷湿敷；有糜烂但无渗出时，可用金霉素眼膏、黄连素氧化锌霜起预防感染、滋润、保护作用；合并感染伴发脓疱时，可选用含有抗菌成分的外用制剂，如莫匹罗星软膏、夫西地酸乳膏等；对于面部、外阴及间擦部位等不宜使用糖皮质激素的部位可选用钙调磷酸酶抑制剂如0.03%他克莫司乳膏或1%吡美莫司乳膏等，但应注意其皮肤刺激反应和长期应用亦有依赖性问题。

（三）系统治疗

1. 抗组胺药物

根据患者情况选择合适的抗组胺药物（表33-1）。二代抗组胺药与H1受体结合选择性强，不易通过血脑屏障，中枢抑制作用不明显，如氯雷他定、西替利嗪、依巴斯汀、咪唑斯汀等；新二代较第一代抗组胺及抗感染作用更强，且镇静、心脏毒性及药物间的相互作用明显减少，更安全、有效，如地氯雷他定、左西替利嗪、非索非那定等，可两种或三种抗组胺药联合应用加强止痒效果。第一代抗组胺药具有中枢抑制、嗜睡等作用，可晚睡前服用。

表 33-1　常用抗组胺药服用剂量

类别	名称	剂型与规格	用法
第一代 H1 受体阻滞剂	氯苯那敏	4 mg/片	4 mg/次，1～3次/天
	富马酸酮替芬	1 mg/片	0.5～1 mg/次，1～2次/天
第二代 H1 受体阻滞剂	氯雷他定	10 mg/片	10 mg/次，1次/天
	西替利嗪	10 mg/片	10 mg/次，1次/天；5 mg/次，2次/天
	依巴斯汀	10 mg/片	10～20 mg，1次/天
第三代 H1 受体阻滞剂	地氯雷他定	5 mg/片	5 mg，1次/天
	左西替利嗪	5 mg/片	10 mg，1次/天；5mg/次，2次/天

2. 泛发性急性湿疹的治疗

可给予5%葡萄糖注射液250～500 mL、葡萄糖酸钙注射液20～30 mL、维生素C注射液2.0～3.0 g及复方甘草酸苷注射液60～80 mL静脉滴注，或雷公藤总苷片2片、3次/天、口服。

3. 糖皮质激素

一般不常规使用，对于常规治疗效果不佳的严重湿疹可短期使用，可给予泼尼松片20～40 mg/d 或甲泼尼龙片 16～32 mg/d，口服 2～3 天。必要时可给予甲泼尼龙注射液用粉针 40 mg，1 次/天静脉滴注。亦可肌内注射复方倍他米松注射液 1 mL。

4. 中医中药治疗

（1）口服中药：根据不同的证型采用不同的治法。①风热蕴肤症：选用消风散加减，常用药物：荆芥、防风、苦参、蝉蜕、胡麻仁、牛蒡子、生地、丹皮、赤芍、当归、甘草等。②湿热浸淫证：选用龙胆泻肝汤加减，常用药物：龙胆草、连翘、栀子、黄芩、柴胡、生地黄、车前子、泽泻、生甘草、牡丹皮等。③脾虚湿蕴证：选用除湿胃苓汤加减，常用药物：苍术、陈皮、厚朴、白术、茯苓、泽泻、薏苡仁、白鲜皮、地肤子、甘草等。

（2）中药塌渍疗法：适用于炎症较重、渗出明显的皮损。方法：采用复方黄柏液或三黄洗剂浸湿 8 层消毒纱布后，轻拧至不滴水，敷于皮损部，20 分钟/次，2～4 次/天。

（3）中药药浴疗法：适用于无明显渗出的皮损。急性期可选用苦参、白鲜皮、地肤子、马齿苋、黄柏、地榆、千里光等药物；范围小的可局部洗浴，范围大时可全身洗浴，水温在 38～43 ℃为宜，微微发汗即可，20 分钟/次，1 次/天。

（4）普通针刺：皮肤常规消毒，辨证选穴，主穴：大椎、曲池、合谷、风市、三阴交、阿是穴；配穴：湿热浸淫证阴陵泉、肺俞等；脾虚湿蕴证脾俞、胃俞等；阴虚血燥证膈俞、肝俞、血海等。

（5）耳穴疗法：常规皮肤消毒，将粘有王不留行籽的胶布或皮内针贴压双侧耳穴（主穴：肺、脾、大肠、肾上腺、神门、内分泌等），操作者以拇指和示指置于耳郭的内外两侧压紧胶布，患部出现酸、胀、麻、痛的感觉即为"得气"，每次按压 20 秒，5～6 次/天。

五、预防

（1）健康教育：加强患者对湿疹的发病因素、发展规律及治疗原则的了解，以便积极配合治疗。

（2）饮食禁忌：清淡饮食，慎用辛辣刺激食物、牛羊肉、海鲜等，食用后如有不适应及时停用，避免盲目忌口。

（3）日常护理：避免过度清洗、热水烫洗，避免使用肥皂等各类刺激物，应注意保湿剂的使用，会议结束后长期规范使用。

（4）精神调理：会议期间容易精神紧张，建议保持良好乐观的心态，避免过度精神紧张、焦虑、抑郁等不良情绪，做到生活规律、劳逸结合。

参考文献

1. 赵辩.临床皮肤病学.江苏：江苏凤凰科学出版社，2017：759-765.
2. 中华医学会皮肤性病学分会免疫学组.湿疹诊疗指南（2011年）.中华皮肤科杂志，2011，44（1）：5-6.
3. 中华中医药皮肤学分会.湿疹(湿疮)中医诊疗指南(2016年).中国中西医结合皮肤性病学杂志，2018，17(2)：182-183.

（陈贝贝　顾伟杰）

第二节　带状疱疹

一、定义

带状疱疹是由潜伏在脊髓后神经节或颅神经内的水痘-带状疱疹病毒经再次激活引起的感染性皮肤病，临床特点为沿单侧周围神经分布的红斑及在此基础上出现的簇集性小水疱并伴有明显的神经痛。

二、临床表现

（一）典型临床表现

患者发疹前有轻度乏力、低热、食欲不振等全身症状，可自觉皮损部位皮肤异常（如灼热感、疼痛感、痛觉敏感等），部分患者可无前驱症状即发疹；皮疹多发于肋间神经(53%)、颈神经（20%）、三叉神经（15%）及腰骶神经（11%）；患处初为红斑，很快出现粟粒至黄豆大小的水疱，呈簇状分布而不融合，外周可见红晕，多发生于身体一侧，沿周围神经区域分布，一般不超过中线；病程一般2～3周，老年人病程较长，可达3～4周；水疱干涸、结痂脱落后常遗留暂时性的红色或淡红色斑；急性带状疱疹临床治愈后持续疼痛超过一个月者定义为后遗神经痛，多发生于肋间神经，是带状疱疹常见的并发症，后遗神经痛可持续数月甚至数年，严重影响患者的生活质量；神经痛为刀割样、烧灼样、针刺样、撕裂般持续性疼痛，呈间断发作，每次发作持续几秒或十几秒，疼痛部位常常有超敏感的特征，只要轻轻触摸疼痛处就会有剧烈的疼痛感；一般老年、体弱、延误治疗的患者后遗神经痛程度更剧烈，发作更频繁，每次发作持续时间更长。

（二）特殊临床类型

1. 眼带状疱疹

好发于老年人，临床表现为单侧眼睑肿胀，结膜充血，伴有同侧头痛，疼痛较一般带状疱疹剧烈，可累及角膜，严重者可引起溃疡性角膜炎。

2. 耳带状疱疹

表现为外耳道的疱疹和疼痛，主要侵犯面神经和听神经，可表现为面瘫、耳痛、外耳道疱疹三联征，即Ramsay-Hunt综合征。

3. 顿挫型带状疱疹

皮疹仅表现为红斑、丘疹，而无水疱。

4. 无疹性带状疱疹

患处仅表现为疼痛，而不见皮疹。

5. 侵犯中枢神经系统，大脑实质和脑膜

发生病毒性脑炎和脑膜炎。

6. 侵犯内脏神经纤维

引起急性胃肠炎、膀胱炎。

7. 播散性带状疱疹

水痘-带状疱疹病毒经血液播散导致广泛的水痘样疹，同时侵犯肺、脑等器官，病情较重，可引起死亡，多见于恶性肿瘤和年老体弱患者。

8.其他

大疱性、出血性、坏疽性带状疱疹。

带状疱疹典型皮损见图 33-2。

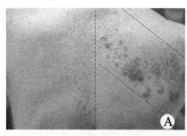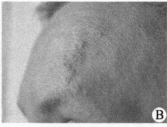

A：肩背部带状疱疹　　　　　　B：额面部带状疱疹

图 33-2　带状疱疹典型皮损（彩图见彩插 2）

三、诊断

根据患者症状、体征即可诊断。也可通过搜集疱液，行聚合酶链反应检测法、病毒培养予以诊断；无疹性带状疱疹病例的诊断较难，需做水痘 – 带状疱疹病毒活化反应试验诊断性检测，由于实验室诊断操作难度较大，目前主要依靠临床诊断。

四、治疗原则

治疗原则为抗病毒、缓解急性期疼痛，缩短病程，预防及减轻带状疱疹后神经痛等并发症。

（一）西药治疗

1.抗病毒药物

抗病毒药物是带状疱疹临床治疗的常用药物，能有效缩短病程，加速皮疹愈合，减少新发皮疹，减少病毒播散到内脏。应在发疹后 24 ～ 72 小时开始使用，以迅速达到并维持有效浓度，获得最佳治疗效果。目前常用的抗病毒药物如下。

（1）阿昔洛韦片口服：400 ～ 800 mg/ 次，5 次 / 天，疗程 7 天；阿昔洛韦注射液静脉滴注：5 ～ 10 mg/kg，1 次 /8 小时，疗程 7 天；肾功能不全患者，要减少使用剂量，肾功能持续下降者，应立即停用阿昔洛韦，改用泛昔洛韦或其他抗病毒药物继续治疗。

（2）伐昔洛韦：口服 500 ～ 1000 mg/ 次，3 次 / 天，疗程 7 天。

（3）泛昔洛韦：口服 250 ～ 500 mg/ 次，3 次 / 天，疗程 7 天。

（4）溴夫定：口服 125 mg/d，1 次 / 天，疗程 7 天；

（5）膦甲酸钠：按体重一次 40 mg/kg，1 次 /8 小时，经输液泵滴注 1 小时，疗程 7 天。

2.糖皮质激素

目前存在争议，目前普遍认为在带状疱疹急性期早期系统应用糖皮质激素，可抑制炎症，缩短急性期疼痛持续时间和皮疹愈合时间，预防带状疱疹后神经痛的发生，但对已发生的带状疱疹后神经痛无效。对于年龄 > 50 岁、皮疹面积大、重度疼痛、累及头面部的带状疱疹，疱疹性脑膜炎，以及内脏播散性带状疱疹可考虑使用糖皮质激素治疗，推荐使用泼尼松起始剂量 30 ～ 40 mg/d，逐渐减量，疗程 1 ～ 2 周。

3. 镇痛药物

（1）轻中度疼痛，可用对乙酰氨基酚、非甾体抗炎药或曲马朵。

（2）中重度疼痛可用阿片类药物，如吗啡、羟考酮或钙离子通道调节剂（加巴喷丁或普瑞巴林），研究证实，早期服用普瑞巴林，尤其是 7 天内应用，可显著降低带状疱疹后遗神经痛的发生率。

4. 外用药物

外用药物主要以收敛、干燥、抗病毒为主。水疱未破时，可用炉甘石洗剂、阿昔洛韦乳膏或喷昔洛韦乳膏；水疱破溃时，可酌情使用 3% 的硼酸溶液湿敷。眼部带状疱疹可用 3% 的阿昔洛韦眼膏，禁止外用糖皮质激素。

（二）中药治疗

中医认为带状疱疹初期多以湿热为主，治以清热利湿解毒，后期多以阴虚、气滞血瘀为主，治以活血化瘀理气，兼以扶正。肝胆湿热证，方用龙胆泻肝汤加减，中成药可用龙胆泻肝丸、加味逍遥丸；脾虚湿蕴证方用除湿胃苓汤加减，中成药可用参苓白术散；气滞血瘀证，方用血府逐瘀汤加减，中成药可用七厘散、血府逐瘀胶囊、大黄䗪虫丸；疼痛较重者可选用中成药元胡止痛片。

（三）其他疗法

1. 物理治疗

临床研究发现氦氖激光联合药物治疗带状疱疹可促进皮疹愈合，减轻疼痛。皮疹部位针灸围刺联合氦氖激光和药物治疗，效果更好。

2. 针灸治疗

针灸治疗带状疱疹为中医的特色疗法，穴位可选用局部阿是穴和所属经络夹脊穴、内关、阳陵泉、足三里等穴位，也可联合刺络放血、拔罐治疗、艾灸等。

五、预防

（1）发病早期及时就诊并卧床休息，避免劳累，饮食清淡，保持皮肤的干燥、清洁。

（2）发病早期积极抗病毒和镇痛治疗，减少带状疱疹后神经痛的发生及减轻疼痛的程度和持续的时间。

（3）50 岁以上易感人群接种带状疱疹疫苗，可显著减少带状疱疹发病率。

参考文献

1. 中国医师协会皮肤科医师分会带状疱疹专家共识工作组 . 带状疱疹中国专家共识 . 中华皮肤科杂志，2018，51（6）：403-408.
2. 张桂萍 . 氦氖激光联合药物治疗带状疱疹的作用分析 . 临床医药文献电子杂志，2019，6（32）：71.
3. 杜宇阳、李春艳、马立佳，等 . 观察氦氖激光联合治疗带状疱疹对减轻带状疱疹患者疼痛和促进皮疹痊愈的效果 . 临床医药文献电子杂志，2018，5（59）：28-30.
4. 王克斌，莫冬梅，屈毅文 . 毫针围刺、氦氖激光联合泛昔洛韦治疗带状疱疹 20 例临床观察 . 湖南中医杂志，2016，32（11）：90-91.
5. 带状疱疹后神经痛诊疗共识编写专家组 . 带状疱疹后神经痛诊疗中国专家共识 . 中国疼痛医学杂志，2016，22（3）：161-167.

（陈贝贝　顾伟杰）

第三节 急性荨麻疹

一、定义

荨麻疹是由于皮肤、黏膜小血管扩张及渗透性增加出现的一种局限性水肿反应，临床表现为大小不等的红斑、风团伴瘙痒，约20%的患者伴有血管性水肿，I型变态反应参与发病，病程<6周。

二、临床表现

（一）临床表现

可出现在身体任何部位，常先有瘙痒，随即出现红色、苍白色或皮肤色风团，少数可见水肿性红斑；风团大小和形态各异，常突然起病，或局限，或泛发，可因搔抓致皮疹扩大或融合成片，因真皮乳头水肿可见表皮毛囊口向下凹陷；风团可持续数分钟至数小时，一般24小时内可消退，少数几天后消退，消退后不留痕迹；因急性感染引起的荨麻疹可伴有白细胞增高和发热；累及消化道黏膜时可见恶心、呕吐、腹痛、腹泻等症状；累及喉头和支气管黏膜时可出现喉头水肿和呼吸困难等症状；部分严重者可出现心率加快、呼吸急促、血压下降等过敏性休克的症状。

（二）临床分类

结合病史和体检，将荨麻疹分为自发性和诱导性两大类，后者又分为物理性和非物理性两类。

1. 物理性

（1）人工荨麻疹：又称皮肤划痕症，患者受到较弱的外界机械性刺激可引起较强的生理反应，常于机械性切力后1～5分钟局部形成条状风团。

（2）冷接触性荨麻疹：患者接触冷的物体（如风、液体、空气等），数分钟内在接触部位出现水肿和风团，伴瘙痒。

（3）延迟压力性荨麻疹：常于受压后30分钟至24小时，局部出现，可持续数天，表现为局部的红斑和深在性的肿胀疼痛，发作时可伴有寒战、发热、头痛、关节痛等。

（4）热接触性荨麻疹：患者皮肤接触热源（43℃以上）后出现红斑、肿胀；

（5）日光性荨麻疹：患者暴露于紫外线或可见光后出现的瘙痒、红斑和风团。

（6）振动性血管性水肿：因遗传或长期处于振动性职业环境中而发病，临床表现为皮损、局部红斑、水肿。

（7）胆碱能性荨麻疹：因皮肤受产热刺激（如运动、进食热的食物或饮料、出汗、情绪激动等）释放乙酰胆碱而发疹，临床表现为直径2～3 mm的风团，周边有红晕，其中可见卫星状风团。

2. 非物理性

（1）水源性荨麻疹：为接触水后形成的风团、瘙痒，常与水温无关。

（2）接触性荨麻疹：为皮肤接触某些变应原后形成的红斑和风团。

荨麻疹典型皮损见图33-3。

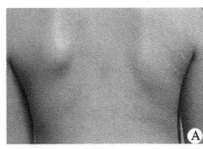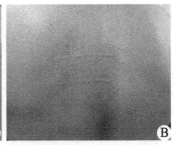

A：背部荨麻疹　　　　　　B：背部荨麻疹，皮肤划痕症阳性

图 33-3　荨麻疹典型皮损（彩图见彩插 3）

三、诊断

结合患者的风团皮疹及瘙痒症状，即可诊断。

四、治疗原则

（一）基础治疗

1. 病因治疗

积极去除诱因或可疑致病因素如避免进食某些类型的海鲜、干果，停服可疑的药物，减少花粉及动物皮屑的吸入、避免机械刺激、寒冷及光照等。

2. 规律用药

正确规律的用药，可减少荨麻疹的发生频率和严重程度。

（二）药物治疗

1. 急性荨麻疹的治疗

积极去除病因，药物上首选非镇静类第二代抗组胺药，如西替利嗪、左西替利嗪、氯雷他定、地氯雷他定、依巴斯汀、依匹斯汀、非索非那定等，疗效不佳时可选用糖皮质激素类，如泼尼松 30 ～ 40 mg/d，口服 4 ～ 5 天后停药，重症或伴有喉头水肿的患者可选用地塞米松静脉或肌内注射；急性的荨麻疹性休克或重症荨麻疹伴血管性水肿患者可选用 0.1% 肾上腺素注射液 0.2 ～ 0.5 mL 皮下或肌内注射。

2. 中药治疗

（1）风热证选用银翘散或消风散加减或中成药皮敏消胶囊。

（2）风寒证选用桂枝麻黄各半汤或荆防败毒散加减。

（3）胃肠湿热证可选用除湿胃苓汤或防风通圣散加减或中成药防风通圣丸。

（4）热毒炽盛证可用犀角（水牛角代）地黄汤合黄连解毒汤加减。

（5）气血亏虚证可选用八珍汤合玉屏风散或当归饮子加减或中成药玉屏风散。

（三）其他治疗

（1）可用炉甘石外搽，或荆芥、艾叶各 50 g，水煎外洗。

（2）针灸治疗：发于上半身的皮损选曲池、内关，发于下半身的皮损，选血海、足三里、三阴交，发于全身者选风市、风池、大椎等，脾胃不和加足三里、中脘、天枢，气血不足加膈俞、脾俞等。

（3）耳穴压豆治疗：常用肺区、脾区、三焦、内分泌、肾上腺、交感等，按压 3 ～ 5 次 / 天。

（4）皮内针治疗：常选曲池、合谷、血海、膈俞、委中、足三里、三阴交等，按压 3 ～ 5 次 / 天。

五、预防

（1）积极寻找并去除诱因，治疗原发病。

（2）清淡饮食，积极锻炼身体，增强体质。

参考文献

1. GONÇALO M，GIMENÉZ-ARNAU A，AL-AHMAD M，et al. The global burden of chronic urticaria for the patient and society. British Journal of Dermatology，2021，184（2）：226-236.

2. 中华医学会皮肤性病学会分会荨麻疹研究中心 . 中国荨麻疹诊疗指南(2018 版). 中华皮肤科杂志,2019,52(1) : 1-5.

3. 中华中医药学会皮肤科分会 . 瘾疹(荨麻疹)中医治疗专家共识. 中国中西医结合皮肤性病学杂志,2017,16(3) : 274-275.

（陈贝贝　顾伟杰）

第四节　药疹

一、定义

药疹是药物通过口服、外用和注射等途径进入人体而引起皮肤黏膜炎症的反应。引起药疹的药物种类很多，但最常见的有抗菌类药、解热镇痛药、镇静催眠药及抗癫痫药、异种血清、疫苗及中草药等。青霉素、磺胺类、头孢类是引起药疹最常见的抗生素类药物。不同的研究调查发现，药疹在普通人群中的发生率为 1% ～ 3%，本病危害较大，重症药疹甚至可以危及生命。

二、临床表现

药疹的临床表现多种多样，同一药物在不同的个体可发生不同类型的临床表现；而同一临床表现又可由完全不同的药物引起。一般来讲，药疹的皮损在患者服用过某种可疑的药物 3 ～ 20 天出现。但如果患者以前曾接受过同样药物或同类结构的药物治疗，则皮损可于数小时或 1 ～ 2 天迅速出现。现将常见药疹皮肤表现归纳如下。

（一）麻疹样药疹

麻疹样药疹（图 33-4）是药疹中最常见的一种，约占所有药疹的 95%。临床表现为弥漫性鲜红色斑或半米粒大至绿豆大红色斑丘疹，密集对称分布，形态如麻疹样或猩红热样，发病突然，常伴有畏寒、高热（39 ～ 40 ℃）、头痛，全身不适等，半数以上病例在停药后 2 周完全消退。如未及时停药，可能发展成剥脱性皮炎型重症药疹。

（二）荨麻疹样药疹

荨麻疹样药疹是常见药疹之一，其发病机制可以是 I、III 型变态反应。皮疹特点为大小不等的风团，这种风团性皮疹较一般荨麻疹色泽红、持续时间长，患者自觉瘙痒，可伴有刺痛、触痛。荨麻疹可作为唯一的症状出现，亦可表现为血清病样综合征、过敏性休克时的一个症状。

（三）剥脱性皮炎型药疹

剥脱性皮炎型药疹常由于对一般的药疹未及时处理，致使病情发展，皮疹融合而成，或病情一开始就表现为剥脱性皮损。皮损表现为全身皮肤鲜红肿胀，伴有渗液、结痂，继之大片叶状鳞屑脱落，渗液有臭味。黏膜可有充血、水肿、糜烂等。

（四）大疱性表皮松解坏死性药疹

大疱性表皮松解坏死性药疹又称为中毒性表皮坏死性药疹，是药疹中最严重的一型，其特点是发病急，皮疹初起于面、颈、胸部，发生深红色、暗红色及略带铁灰色斑，很快融合成片，发展至全身。斑上发生大小不等的松弛性水疱及表皮松解，可以用手指推动，稍用力表皮即可擦掉，如烫伤样表现。黏膜也有大片坏死脱落。全身中毒症状严重，伴有高热和内脏损害。如抢救不及时，可死于感染、毒血症、肾衰竭、肺炎或出血。此病初起时除上述临床表现外，有时初起皮疹如多形红斑或固定性药疹状，很快便发展为大片红斑、大疱、表皮剥脱。

（五）固定型药疹

固定型药疹（图 33-5）是药疹中较常见的类型。形态比较特殊，易于识别。皮疹特点是局限性圆形或椭圆形红斑，红斑鲜红色或紫红色，水肿性，炎症剧烈者中央可形成水疱。损害境界清楚，愈后留有色素斑，每次服用同样药物后则在同一部位发生，亦可同时增加新的损害。皮疹可发生于全身任何部位，但发生于皮肤黏膜交界处者约占 80%。固定性药疹消退时间一般为 1 ～ 10 天，但阴部发生糜烂溃疡者常病程较长，可迁延数十日愈合。

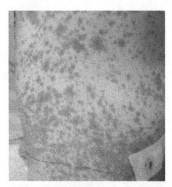
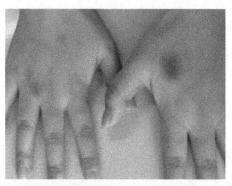

图 33-4　麻疹样药疹（彩图见彩插 4）　　图 33-5　固定型药疹（彩图见彩插 5）

（六）多形红斑性药疹

多形红斑性药疹（图 33-6）是由药物引起的多形红斑，其皮疹特点为圆形或椭圆形水肿性红斑或丘疹，似豌豆大至蚕豆大，中央常有水疱，边缘带紫色，对称性发生于四肢，常伴有发热、关节痛、腹痛等，严重者称史蒂文斯—约翰逊综合征（Stevens-Johnson syndrome，SJS）（图 33-7），此时患者除了皮肤表现为重度多形红斑，黏膜损害广泛而严重外，同时出现全身脏器受累，引起相应症状。如肾损害时可有血尿、蛋白尿，严重者发生肾小管坏死和肾衰竭；肝损害者氨基转移酶升高，也可有淋巴结增大、心动过速、低血压、癫痫发作和意识障碍等。

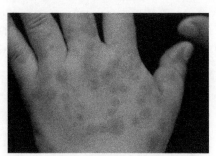
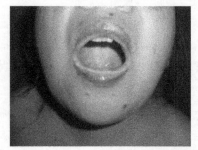

图 33-6　多形红斑型药疹（彩图见彩插 6）　图 33-7　Stevens-Johnson 综合征（彩图见彩插 7）

（七）药物超敏反应综合征

药物超敏反应综合征是药物引起的特异质反应，特点是发热、皮疹及内脏器官损害（常见器官是肝脏）的三联症状。可发生于药物初次应用后 7 ～ 28 天或更长时间。如以后再次用该药物，可在 1 天内发病。初发症状是发热，高峰可达 40 ℃，其次为口周及面部水肿，颈或全身淋巴结肿大，喉炎。皮损开始于面、躯干上部及上肢，为红斑、丘疹或麻疹样皮疹，逐步变为暗红色，融合并进行性发展为红皮病。内脏损害在皮疹发生后 1～2 周发生，也可长达 1 个月。肝炎是最主要的症状，血清转氨酶不同程度的升高，通常无黄疸，发生黄疸者常预后不良。暴发性肝坏死和肝衰竭是死亡的主要原因。另外还可能有肾脏、肺脏、心脏、中枢神经的损害。血液系统异常表现为非典型性淋巴细胞增多，发生在最初的 2 周内，通常在第 2～3 周，血嗜酸性粒细胞增多。

三、诊断

药疹主要是根据病史和临床表现诊断，除固定型药疹具有特征性表现外，多数药疹不易与其他原因引起的同样症状相区别，必须根据病史和发病过程综合分析而做出判断。

（一）临床方面

对骤然发生于治疗过程中的全身性、对称性分布的皮疹要有所警觉。首先耐心询问各种形式的用药史，特别要注意交叉过敏及以隐藏形式出现的药物过敏。其次在熟知各种药疹类型的基础上，排除各种类似的内科、皮肤科疾病。

（二）药疹的皮肤试验

斑贴、划痕、皮内试验。由药物引起的接触性皮炎或系统性接触性皮炎，用斑贴试验对确定过敏性药物有很大意义。对药疹一般用划痕及皮内试验。此试验的缺点是：①阳性率不高，如吉田对 113 例药物过敏者用皮内试验，阳性率低于 50%，故临床诊断价值不大；②皮肤试验要在皮肤过敏反应消失后 2 周才能进行，故只能做回顾诊断；③皮内试验有一定的危险性，可诱发严重反应。

药疹的实验室诊断：包括放射变应原吸附试验、组胺游离试验、嗜碱性粒细胞脱颗粒试验、淋巴细胞转化试验、巨噬细胞游走抑制试验等。在体外检查药疹患者致敏药物的方法虽多，但尚无比较确切的可靠方法，还需今后进一步研究，以求得到一个寻找致敏药物的简便易行的方法。

四、治疗原则

（1）停用一切可疑致敏药物及与其结构相似的药物。
（2）多饮水或输液促进体内药物的排泄。
（3）根据病情对因治疗。
（4）预防和控制继发感染。
（5）支持疗法，注意补液和维持电解质平衡等。

（一）系统治疗

1. 糖皮质激素

为药疹治疗的首选药物，对于轻症患者可给予 20～40 mg 泼尼松，每日分 2～3 次口服，待病情好转后逐渐减量直至停药，对于较重的患者可给予甲泼尼龙 0.8～1.6 mg/kg 加入到 250 mL 的 5% 葡萄糖注射液中，每日分 1～2 次静脉滴注；对于炎症反应严重的患者，必要时可给予甲泼尼龙 250～500 mg 连续冲击治疗 3 天后，再减量至 0.8～1.6 mg/kg 治疗。

311

糖皮质激素治疗要根据病情逐渐减量，不能突然停药。

2. 免疫球蛋白

对于存在大剂量使用糖皮质激素禁忌的患者可给予大剂量免疫球蛋白冲击治疗。推荐剂量为 20～30 g，1 次 / 日，连用 3～5 天。

3. 抗生素

对于出现皮肤破损的患者，可根据病情适当选用抗生素治疗，避免出现继发感染。

4. 水、电解质平衡及预防激素并发症

大量使用糖皮质激素容易出现消化道不良反应、骨质脱钙及电解质紊乱，故在大剂量使用糖皮质激素的同时可给予奥美拉唑、法莫替丁等保护胃黏膜，阿仑膦酸钠、骨化三醇及钙剂预防骨质脱钙，补充钾剂预防出现低钾血症。

5. 血浆置换

对于出现多器官功能损伤的患者可行血浆置换，以清除致敏药物、其代谢产物及产生的炎性介质。

6. 过敏性休克治疗

药物导致的过敏性休克，必须争取时间，就地抢救，待病情稳定后方能转院，一般抢救措施如下：①立即皮下注射 0.1% 的肾上腺素 0.5～1.0 mg，如果病情无好转，可每隔 30～60 分钟再用药 1 次；②有呼吸困难者可给氧，有呼吸道梗阻症状者可考虑气管插管，必要时做气管切开；③注意监测血压，血压持久偏低者可给予去甲肾上腺素或多巴胺缓慢静脉滴注维持血压；④肌内注射或静脉注射地塞米松注射液 5 mg 治疗。

（二）局部治疗

药疹的局部治疗同湿疹皮炎的一般处理原则。

1. 轻型药疹

可用粉剂或振荡洗剂及弱至中效的糖皮质霜剂，如炉甘石剂、丁酸氢化可的松乳膏及糠酸莫米松乳膏等，以达到保持干燥、散热、促进炎症消退的作用。

2. 重症药疹

出现表皮剥脱、渗出的患者最好采用干燥暴露疗法（红外线灯罩下进行），或局部给予 0.1%～0.2% 呋喃西林溶液、0.1% 依沙吖啶溶液冷湿敷，每次 20～30 分钟，每天 2～3 次。同时空气消毒，使用无菌床单及被褥。

3. 伴黏膜损坏

积极保护黏膜，尤其是眼结合膜，防止角膜浑浊及黏膜的粘连，小儿要注意龟头及包皮的糜烂，防止造成包皮狭窄。每日可用 3% 硼酸水清洗或皮质类固醇类眼药滴眼，口腔要注意清洁，经常漱口，可选用 2% 碳酸氢钠溶液漱口。

（三）中医中药治疗

病情急重者要以西医方法积极实施抢救；若有食道、胃肠、呼吸道黏膜受损不能进食者不能勉强口服中药。中药治疗药疹，要根据其临床表现辨证施治。①一般而言，轻型者以清热解毒、凉血祛风为治则，可用化斑解毒汤加减。玄参 10 g、知母 10 g、石膏

10～30 g、黄连6～10 g、升麻6 g、连翘10 g、牛蒡子10 g、淡竹叶10～20 g、甘草6 g。②有高热、神志不清、便干尿赤等毒入营血者，以清热凉血、解毒清营为治则可用犀角地黄汤加减。犀角（水牛角代）30 g、生地黄15 g、元参9 g、竹叶心3 g、麦冬9 g、丹参6 g、黄连5 g、银花9 g、连翘6 g。③大疱性药疹，则以清热解毒化湿为治则，用清瘟败毒饮加减。生地10 g、黄连10 g、黄芩10 g、丹皮10 g、石膏30～90 g、栀子10 g、甘草6 g、竹叶6 g、玄参10 g、水牛角粉10～30 g、连翘10 g、芍药10 g、知母10 g、桔梗10 g加减。④形成剥脱性皮炎者，应以清热解毒养阴增液法治疗，可用增液汤合清营汤加减。水牛角粉30 g，生地黄15 g，元参9 g，竹叶心3 g，麦冬9 g，丹参6 g，黄连5 g，银花9 g，连翘6 g，玄参30 g、莲子心6～10 g等。

五、预防

（1）对药物的应用要严加控制，必须根据适应证来决定，尽可能减少用药品种，杜绝滥用药物，以减少药物过敏反应的发生，即使发生药物过敏也易于确定是哪种药物致敏，以便于更换或停用。

（2）用药前应详细询问药物过敏病史，对有药物过敏者，应尽量避免再度应用此种药物，对化学结构相似的药物也应避免使用，以防止交叉过敏的发生。对个人或家庭成员中有变态反应病史者应特别注意。

（3）注意药疹的前驱症状，以便及早发现，及时停药，避免严重反应的发生。

（4）某些药物如青霉素、普鲁卡因、抗血清等，在使用前应严格遵照操作规程进行皮内试验。而且需准备好一切急救所必备的药品及措施。

参考文献

1. 赵辩.中国临床皮肤病学.4版.江苏：江苏科学技术出版社，2013：751-760.
2. 平晓芳，卢桂玲.重症多形红斑型药疹52例和中毒性表皮坏死松解症31例回顾性分析.中国皮肤性病学杂志，2013，27（2）：148-150.
3. 陈金波，王宝玺.重症多形红斑及中毒性表皮坏死松解症治疗进展.临床皮肤科杂志，2008，37（8）：551-553.

（乔丽　牛建荣　李强）

第四篇

第五节　接触性皮炎

一、定义

接触性皮炎（contact dermatitis）是皮肤或黏膜单次或多次接触外源性物质后，在接触部位甚至以外的部位发生的炎症性反应。根据接触性皮炎的发生原因可分为原发刺激和变态反应两种。从诱发的物质来看，主要有动物性、植物性及化学性三种。动物性的致敏原包括动物的毒素、昆虫的毒毛。植物性的致敏原包括漆树、荨麻、橡树、银杏及某些菊科类植物。化学性致敏原包括日常的生活用品，如香皂、洗衣液、清洁护肤产品、皮革、橡胶、染发剂等，化学毒剂，如芥子气等。临床上最常见的引起接触性皮炎的物质是金属、染发剂、皮革等。

二、临床表现

接触性皮炎（图 33-8）临床表现一般无特异性，由于接触物的性质、浓度、接触方式及个体皮肤的反应性不同，发生皮损的形态、范围及严重程度也不相同。轻症时局部呈红斑，轻度水肿，其上可见密集的针尖大红色丘疱疹，重症时红斑明显肿胀，其上可见明显丘疹、水疱，甚至可见大疱，水疱破裂后可见糜烂、渗出、结痂。接触性皮炎的皮损一般境界清楚，若接触气体或粉尘等致敏原，皮损可弥漫分布，无明显界线。

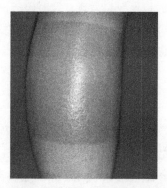

图 33-8　接触性皮炎（彩图见彩插 8）

三、诊断

接触性皮炎诊断比较容易，根据接触史，单一皮损，皮损境界清楚等特征可以明确诊断。

四、治疗

（一）治疗原则

首先是寻找致敏原因，分析接触性皮炎发生部位是否接触了金属、染发剂、皮革。当原因去除后，再给予适当处理，则能迅速痊愈。其次是以后尽量避免接触已知的变应原，不宜直接接触高浓度的任何药品或化学物质，慎用易致敏的外用药。当接触致敏物质后，立即大量清水冲洗，避免热水烫洗、搔抓，不使用能产生刺激的药物，以利于皮损早日恢复。

（二）常用中西医治疗方案

1. 局部疗法

根据皮损炎症情况，选择适当的剂型和药物。

（1）轻度红肿、丘疹、水疱而无渗出时可用炉甘石洗剂或氧化锌薄荷脑洗剂，同时配合外用糠酸莫米松乳膏或地奈德乳膏等中效或弱效的糖皮质激素。

（2）急性皮炎有明显渗出时，可局部给予3%的硼酸溶液或0.1%的依沙吖啶溶液冷湿敷，每日2～3次，每次20～30分钟，待无渗出后，可予氧化锌糊及糠酸莫米松乳膏或地奈德乳膏等中效或弱效的糖皮质激素外用，如伴发感染可局部外用夫西地酸乳膏或莫匹罗星乳膏等治疗。

2. 系统疗法

接触性皮炎多局部发病，其属于一种局限性湿疹，系统治疗的原则与方法同湿疹。对于轻度的接触性皮炎可内服抗组胺药，以达到止痒、脱敏的效果，同时可辅助使用钙剂、维生素C等，较严重的患者可加服复方甘草酸片或雷公藤多苷片，对于严重泛发的患者可静脉注射或肌内注射糖皮质激素治疗。

3. 免疫调节剂治疗

从接触性皮炎的发病机制着手，作用于发病过程中的关键细胞因子和细胞，疗效确切。虽然很多药物还没有进入临床，但从其治疗机制角度来看，这些药物可能成为治疗此病的新选择。

4. 中医中药治疗

根据其病因病机，中医认为接触性皮炎主要是由于人体禀性不耐，加之接触外来异物，风、湿、热诸邪侵袭皮肤所致。本病在急性皮炎期，系湿热挟毒之证，应予清热、利湿、解毒，用化斑解毒汤加减。生石膏30 g，知母15 g，生甘草10 g，生薏仁10～20 g，水牛角10～15 g，玄参10 g，生地10 g等。若久而不消，反复发作，皮损呈慢性干燥者，则治以清热祛风、养阴润燥，用消风散加减。

五、预防

（1）指导患者认识到会议场所的许多小角落都会成为引发过敏的源头，而通过简单的清洁措施，如及时清洗床单、被套，定期使用吸尘器清洁地毯，就可以有效地解除过敏困扰。如果对于某种材质的物品过敏，就最好不要使用。

（2）保持通风，避免长期处于相对封闭的会议场所，尤其是新装修或添置新家具的会议场所，可安装空气净化装置，尽量使会议环境中的致敏原浓度降到最低。

（3）指导患者在春暖花开时，尽量减少外出，尤其不要去花草茂盛的郊外或公园。如果一定要出去，戴上口罩、穿长袖衣服可有助于避免吸入或皮肤接触到花粉。夏日日晒强烈的时候，在户外活动一定要做好防晒工作。参加丛林活动时一定要穿长衣长裤，尽可能少地将皮肤暴露于外界。对于战时可能遭受化学毒剂攻击的部队要提前做好预防生化武器攻击的保护。

（4）指导患者进行饮食管理，保持充足、均衡的营养摄入，忌口因人而异，对于以前食用后出现过敏的食物，一定要避免再次摄入，但不要因为怕疾病反复而过度忌口。另外，在疾病的发生过程中，一般建议少食牛羊肉、海鲜及辛辣刺激性食物，限烟戒酒。

（5）指导患者进行正确的穿戴，其实，穿什么、戴什么的首要原则和吃什么是一样的，就是在日常生活中，仔细注意自己穿戴哪些服饰时会过敏，一旦明确了就避免接触。但是，衣物、首饰中的成分复杂，要明确其中直接导致过敏的成分也很困难，所以一般情况下，还是应该遵循常规，例如，在穿方面，最好选用较少引发皮肤过敏的纯棉材质的内衣内裤，而且最好不要穿过紧的衣裤，在戴方面，由于金属物接触皮肤比较容易引起皮肤过敏，所以在炎热的夏季，最好换用非金属类的皮带扣，或穿较合体的不用系皮带的衣裤。

参考文献

1. 赵辩. 中国临床皮肤病学. 4版. 江苏：江苏科学技术出版社，2013：717-721.
2. HEINE G，SCHNUCH A，UTERELT W，et al. 1995/2002间德国儿童和青少年接触性变态反应的发病率：结果来源于皮肤科网络和接触性皮炎研究组的信息. 世界核心医学期刊文摘：皮肤病学分册，2005，（2）：60-61.
3. 张成国，黄礴，樊翌明. 免疫调节剂治疗接触性皮炎的进展. 2007，33（4）：228-230.
4. 范瑞强，禤国维. 中西医结合治疗皮肤病性病. 广州：广东人民出版社，1996：202.

（乔丽　牛建荣　李强）

第六节　虫咬皮炎

一、定义

　　丘疹性荨麻疹（Papular Urticaria）又称荨麻疹性苔藓，是最常见的虫咬皮炎（图33-9），是婴幼儿及儿童常见的过敏性皮肤病，但成人也可患此病，往往出现同一家庭中有血缘关系的几人同时发病，春夏季节发生较多。本病实为节肢动物叮咬皮肤后注入唾液或毒液引起的一种过敏反应。

二、临床表现

　　该病皮损多发于躯干，四肢伸侧，群集或散在，为绿豆至花生米大小略带纺锤形的红色风团样损害，有的可有伪足，顶端常有小水疱，有的发生后不久便成为半球形隆起的紧张性大水疱，内容清，周围无红晕，呈皮肤色或淡红色或淡褐色，有的皮疹为较硬的粟粒大丘疹，搔抓后呈风团样肿大。新旧皮疹常同时存在。常有剧痒而影响睡眠，搔抓可引起继发感染。皮疹经1～2周消退，留下暂时性的色素沉着，但有新疹可陆续发生使病程迁延较久。常复发，一般无全身症状。

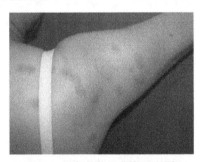

图32-9　虫咬皮炎（彩图见彩插9）

三、诊断

　　根据皮疹表现为瘙痒性水肿性红斑或风团样丘疹等特点，临床易于诊断。

四、治疗原则

（一）系统治疗

1.抗组胺药物

抗组胺药物对本病有很好的疗效，主要目的为抗过敏、抗感染、止痒，可根据皮损瘙痒的程度选用1～3种抗组胺药物联合治疗。一般的患者口服抗组胺药物就能达到治愈的目的。

2.抗感染治疗

对于炎症反应较重如明显水疱或泛发全身的患者可给予复方甘草酸苷片2片，3次/日，或雷公藤多苷片20 mg，3次/日口服，或将二者联合服用。

第四篇

3. 糖皮质激素

对于出现严重炎症反应的患者，可给予糖皮质激素系统治疗。激素使用的方法和原则参考湿疹的糖皮质激素治疗。

（二）局部治疗

（1）对于一般的丘疹性荨麻疹局部外用炉甘石洗剂或复方樟脑乳膏及中效的糖皮质激素如糠酸莫米松乳膏即可达到收敛、消炎、止痒的功效。

（2）对于出现明显水疱或渗出的皮损，可参考急性湿疹的外用药物治疗。

（三）中医中药治疗

中医治则为祛风清热，利湿解毒。可选用荆防汤治疗。荆芥9g，防风9g，黄柏9g，蝉衣6g，连翘12g，生石膏30g，苦参9g，白鲜皮9g，生麻3g，黄芩9g，甘草6g。

五、预防

（1）首先使患者了解丘疹性荨麻疹的基本知识，让其认识到该病原因，避免心理恐慌和情绪焦躁。

（2）注意个人和环境卫生；消灭臭虫、蚤、虱及蚊虫等节肢昆虫；会议期间安排野外活动时，注意穿长衣长裤，暴露部位注意喷洒驱蚊虫的药物。

（3）疾病发生后及时就医，避免烫洗、搔抓等不良刺激。另外避免食用辛辣刺激性食物，以免加重瘙痒等不适症状。

参考文献

1. 赵辩.中国临床皮肤病学.4版.江苏：江苏科学技术出版社，2013：750-751.
2. 刘招娣，王月敏，刘银格，等.丘疹性荨麻疹的中西医治疗进展.光明中医，2017，32（4）：609-611.
3. 王佩娟，陶迪生，孙兆圣，等.肤宁冲剂免煎配方颗粒治疗丘疹性荨麻疹26例临床观察.江苏中医药，2009，41（10）：45-46.

（乔丽　牛建荣　李强）

第三十四章 外科疾病

第一节 痔疮

一、定义

人体直肠末端黏膜下和肛管皮肤下静脉丛发生扩张和迂曲所形成的柔软静脉团，称为痔，可分为内痔、外痔、混合痔3种：①内痔是肛垫的支持结构、静脉丛及动静脉吻合支发生病理性改变或移位。②外痔是齿状线远侧皮下静脉丛的病理性扩张或血栓形成。③内痔通过丰富的静脉丛吻合支和相应部位的外痔相互融合为混合痔。会议期间由于居住环境和饮食结构的改变，痔疮的发病率明显增高。

二、临床表现

痔疮最主要的症状是便血和痔块脱出。反复多次较多量出血可引起失血性贫血。

（一）内痔

（1）便血多见于Ⅰ、Ⅱ期内痔，Ⅲ、Ⅳ期内痔出血较少，其特点是无痛性、间歇性少量鲜血便，便血数月后可自行停止，但会反复出现。

（2）内痔脱垂见于内痔Ⅲ、Ⅳ期。多先有便血，然后有脱垂，且越到晚期脱垂越严重。轻者便后可自行还纳，重者需用手推才能还纳；严重者在咳嗽、体力劳动等情况引起腹压增加时也能脱出肛门外；甚至有的内痔（Ⅳ期）脱出肛门后不能还纳，严重影响患者的生活及劳动。

（3）疼痛。单纯内痔无疼痛，但有肛门下坠感。只有当内痔脱出嵌顿、水肿、血栓形成、感染、坏死时才有不同程度的疼痛。

（4）肛门瘙痒、潮湿。晚期内痔，由于痔块反复脱垂，肛门括约肌松弛，分泌物常流出刺激肛周皮肤，出现潮湿及瘙痒，甚至出现肛周湿疹。

（二）外痔

外痔位于齿线以下，以疼痛、肿块为主要症状，肛门周围长有大小不等、形状不一的皮赘。外痔可分为多种，以炎性外痔最多见，主要表现为肛缘皮肤皱襞突起，红肿热痛明显，有压痛，排便时疼痛加重，并有少量分泌物，有的可伴有全身不适和发热。结缔组织外痔（皮赘）及炎性外痔常见。如有血栓形成及发生皮下血肿时可有剧痛，称为血栓性外痔。

（三）混合痔

兼有内外痔双重特征，以直肠黏膜及皮肤脱出、坠胀、疼痛、反复感染为主要症状。混合痔逐步发展，周围组织被破坏或发生萎缩，肥大的肛垫逐渐增大、下移、脱出到肛门外，当脱出痔块在肛周呈梅花状时，称为环形痔。脱出于肛门外的内痔，受到括约肌的夹持，静脉回流受阻，而动脉血仍不断输入使痔核体积不断增大，直至动脉血管被压闭，血栓形成，出现痔核变硬、疼痛、无法送回肛门内，称为嵌顿痔。

三、诊断

根据病史和肛门物理检查（肛管直肠指检和肛门镜检）即可诊断。首先做肛门视诊，内痔除 I 度外，其他三度都可在肛门视诊下见到（图 34-1）。对有脱垂者，最好在蹲位排便后立即观察，可清晰见到痔块大小、数目及部位。

内痔出血的诊断要点：①大便后肛门滴血或粪便表面附着有鲜血。②可见痔黏膜充血、水肿等炎症表现，有的可见到出血点。③肛门指检指套上有血迹，并可排除直肠癌瘤出血。④直肠镜检查可见到内痔核及出血点。

内痔分四期，I 期：无痛苦，主要以便血、分泌物多、痒为主；II 期：有便血，痔随排便脱垂，但能自行还纳；III 期：内痔脱垂于肛门口外，或每次排便脱出肛门口外，不能自行还纳，必须用手托回；IV 期：内痔脱出肛门无法还纳到肛门里面，这种是内痔中最严重的。

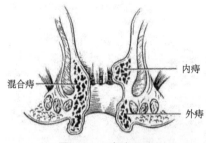

图 34-1　痔疮示意

四、治疗原则

痔不会恶变，偶有出血或脱垂，只需注意饮食，多吃蔬菜、多喝水，使大便松软、通畅，即可缓解。目前对痔的治疗观点是：①无症状的痔无须治疗：治疗目的是消除症状，而不是消除痔体。一切没有症状的痔只需注意饮食，保持大便通畅，注意肛门清洁，防止并发出血、脱垂等情况的发生即可，无须特殊治疗；痔有出血、脱垂、嵌顿或血栓形成时才需治疗。②严格掌握手术适应证：当保守治疗失败或 III、IV 期内痔已失去其保留的意义，而且不再有可逆性时，选择手术切除是必要的，但轻易地切除或大范围地切除是不可取的。治疗上应遵循 3 个原则：①无症状的痔无须治疗；②有症状的痔重在减轻或消除症状，而非根治；③以非手术治疗为主。

（一）一般治疗

对于初期的痔和无症状的痔，只需增加进食纤维性食物，改变不良的大便习惯，保持大便通畅，防治便秘和腹泻。热水坐浴可改善局部血液循环。血栓性外痔有时经局部热敷，外敷消炎止痛药物后，疼痛可缓解而不需手术。嵌顿痔初期也采用一般治疗，用 50% 硫酸镁湿敷后，用手轻轻将脱出的痔块推回肛门内，阻止再脱出。对伴有便秘的患者，应用缓泻药软化大便，每晚或便后用 1 : 5000 高锰酸钾液坐浴，然后向直肠内塞入痔疮栓。如痔核脱出，用手轻轻推回即可。

（二）注射疗法治疗

注射疗法治疗Ⅰ、Ⅱ度出血性内痔的效果较好。注射硬化剂的作用是使痔和痔块周围产生无菌性炎症反应，黏膜下组织纤维化，致使痔块萎缩。

（三）胶圈套扎疗法

胶圈套扎疗法可用于治疗Ⅰ、Ⅱ、Ⅲ度内痔。原理是将特制的胶圈套入到内痔的根部，利用胶圈的弹性阻断痔的血运，使痔缺血、坏死、脱落而愈合。

（四）多普勒超声引导下痔动脉结扎术

该法适用于Ⅱ～Ⅳ度的内痔。采用一种特制的带有多普勒超声探头的直肠镜，于齿状线上方2～3 cm探测到痔上方的动脉直接进行结扎，通过阻断痔的血液供应以达到缓解症状的目的。

（五）超低温、超高温疗法

其治疗原理是利用超低温或超高温产生冷或热效应，振荡电离子透入生物物理效应、电场电容效应等，从而起到使病灶组织蛋白凝固、血管栓塞封闭、电灼电凝止血、切割、组织变性、坏死脱落或硬化萎缩等治疗目的，仍属于硬化和枯痔疗法，同手术疗法结果是相似的。

（六）手术疗法

由于注射疗法和胶圈套扎疗法对大部分痔的治疗效果良好，其已成为痔的主要治疗方法。手术治疗只限于非手术治疗失败或不适宜非手术治疗患者。手术治疗原则：摘除痔核或用缝扎等机械方法使之栓塞或萎陷。外痔急性血栓形成，则需立即切开，取出血块，一般外痔多无须特殊治疗。手术治疗可以当即见效，阻止痛苦，但是要注意术后的保养，稍不谨慎就容易复发，另外手术可能会导致大便失禁等后遗症。 主要手术方式有：痔单纯切除术、吻合器痔上黏膜环切钉合术（procedure for prolapse and hemorrhoids，PPH）、血栓外痔剥离术等。

五、预防

预防痔疮的发生，主要有以下几个方面。

（1）指导患者经常变换体位，避免久坐、久站或久蹲位，尽量避免负重远行，加强体育锻炼。指导患者养成定时排便习惯，并尽量缩短排便时间，改变排便时读书看报等不良习惯。

（2）指导患者正确饮食，多吃蔬菜水果，但不宜饱餐，并鼓励患者按时排便。少食辛辣刺激性食物，纠正偏食习惯，达到均衡饮食。

（3）预防便秘。为防止大便秘结，应注意以下几点：①合理调配饮食。日常饮食中可多选用蔬菜、水果、豆类等含维生素和纤维素较多的饮食，少进含辛辣刺激性的饮食，如辣椒、芥末、姜及酒等。②养成定时排便的习惯。最好能养成每天早晨定时排便的习惯，这对于预防痔疮的发生有着极重要的作用。③选择正确治疗便秘的方法。一般患者可采用合理调配饮食，养成定时排便的习惯加以纠正。顽固性便秘或由于某种疾病引起的便秘应尽早到医院诊治，切不可长期服用泻药或长期灌肠，因其可加重便秘，反而有利于痔疮的发生。因此若患有顽固性便秘须在有经验的专科医师指导下进行正确治疗。④指导痔疮患者经常做提肛练习，能够促进肛门血液循环，增加肠蠕动。长期坚持练习可以减轻症状，并能减少发病次数。⑤保持肛门周围清洁：每日温水熏洗，勤换内裤，可起到预防痔疮的作用。

参考文献

1. 李梦丽，宋红旗. 痔疮的临床治疗研究进展. 中国民间疗法，2020，28（3）：88-89.
2. 杨洋. 痔疮的发病与治疗. 世界最新医学信息文摘，2019，19（88）：40-41.
3. 马勇，杨建栋，高建军. 痔的现代外科治疗进展. 西北国防医学杂志，2019，40（4）：251-255.
4. 罗泽琴，司华清，赵云云，等. 三联疗法对痔疮术后并发症和创面愈合的影响. 中国医院用药评价与分析，2019，19（5）：560-562.
5. 王天赋. 微创痔疮手术治疗严重痔疮患者的疗效分析. 心理月刊，2018（9）：251-252.
6. 朱盈锋. 严重痔疮患者微创痔疮手术治疗的效果观察. 中国妇幼健康研究，2017，28（53）：442-443.
7. 邢伟. 微创痔疮手术治疗痔疮的疗效分析. 世界最新医学信息文摘，2017，92：35.
8. 刘加乐. 痔疮的临床治疗进展. 临床合理用药杂志，2017，10（32）：173-174.
9. 车浩. 不同手术方式治疗中重度痔疮患者的临床疗效比较. 世界最新医学信息文摘，2017，17（90）：159-160.
10. 龚文敬，杨向东. 痔的现代概念与外科治疗进展. 结直肠肛门外科，2009，15（1）：67-70.

（董志伟　顾国利）

第二节　肛周脓肿

一、定义

（一）概念

肛管直肠周围脓肿简称肛周脓肿，是因肛管直肠周围软组织或其周围间隙发生急性化脓性感染而形成的脓肿，亦称肛旁脓肿。

（二）分类

包括肛周皮下脓肿、坐骨直肠窝脓肿、骨盆直肠窝脓肿、直肠后窝脓肿和高位肌间脓肿，其中以肛周皮下脓肿最为常见，其次为坐骨直肠窝脓肿。

（三）成因

常见的致病菌是大肠杆菌、金黄色葡萄球菌、链球菌和厌氧菌，也可见铜绿假单胞菌和结核杆菌感染，但常是多种致病菌的混合感染。感染源大多来自肛隐窝，炎症向开口于肛隐窝的肛腺及其管状分支的肛腺管或经联合纵肌、淋巴引流向上、下、外不同方向蔓延，扩散到肛管直肠周围间隙形成不同部位的脓肿。脓肿破溃或切开引流后自愈可能性极小，30%～70% 的肛周脓肿患者会伴发肛瘘，即使没有伴发肛瘘，仍有 1/3 会在脓肿引流数月至数年内诊断为肛瘘。

二、临床表现

多见于 20～40 岁的青壮年男性，脓肿位置表浅（如肛周皮下脓肿）时可有肛周的局部症状（红、肿、热、痛），早期有硬结和压痛；脓肿形成后可有波动感，主要症状为肛周持续性胀痛，排便、咳嗽、下坐或受压时疼痛加重，因疼痛导致行走不便，严重时可伴有轻度的发热、纳差等全身性症状。而脓肿位置较深（如：坐骨直肠窝脓肿、骨盆直肠窝脓肿、直肠后窝脓肿等）时则局部症状不明显，脓肿位置较深且较大，主要表现为疼痛剧烈，坐立不安，可出现全身中毒症状，如头痛、乏力、发热、食欲不振、恶心、寒战等，甚至出现反射性排尿困难。

三、诊断

通过肛周局部症状，结合超声检查，肛周脓肿的诊断并不困难，必要时可加做直肠指诊、直肠内超声、盆腔核磁等检查。

应用超声诊断技术能准确诊断出肛周脓肿及其类型，清晰显示脓肿病灶的位置、深度和大小，为手术提供很好的参考价值。而 3.0 T 磁共振多序列成像检查（特别是 3D CUBE T_2WI 脂质抑制序列扫描技术）有助于确定脓肿并发肛瘘的内孔数量，瘘管分支的数量，原发和分支瘘管的形状，骨盆底肌肉组织之间的关系，以及有无骶前感染等，为术前和术中临床诊断提供更准确的图像。

四、治疗原则

肛周脓肿的治疗包括非手术治疗和手术治疗。

（一）非手术治疗

（1）脓肿尚未形成时可卧床休息，应用如头孢类、甲硝唑类等抗生素。温水坐浴或局部理疗，口服缓泻药软化大便，减轻排便时疼痛。

（2）中西医结合疗法：中医学认为饮食不节为主因，进食辛辣食物、外感风寒、情绪失调、酗酒伤及肠道功能等共同作用可导致该病的发生。肛周脓肿从中医学角度属肛痈、脏毒等范畴，故中医治疗常以清热解毒、活血散结法为主，辅以养血生肌。

（3）物理治疗：物理照射疗法有改善血液循环、减少渗液、抑制炎症反应的作用。由于不直接接触创面，可减少传统换药的疼痛，以微波、红外线、红光照射应用最为广泛，效果最为显著。

（二）手术治疗

脓肿一旦形成，应尽早切开引流，必要时将内口一并处理，以免术后形成肛瘘。

（1）单纯脓肿切开引流术。

（2）脓肿切开引流＋瘘管切开或肛瘘挂线术。

（3）负压封闭引流技术（vacuum sealing drainage，VSD）。负压有利于局部微循环的改善和组织水肿的消退，并刺激肉芽组织生长。但VSD材料费用较高，操作复杂，限制了其在基层医院的应用。

（4）超声清创技术具有清创效果好、组织损伤小、痛苦轻的特点。可缓解创面疼痛、去除创面细菌，可减少渗出和蜕皮、减少患者疼痛、分散细菌膜，并提高伤口愈合能力，每周使用3次效果最佳。

五、预防

（1）生活规律、起居有常，平时要适当进行体育锻炼，增强自身的抵抗力。

（2）免疫力低下或基础疾病较多者，要积极控制基础疾病，注意肛周卫生。

（3）膳食均衡，禁辛辣刺激性食物，保持大便通畅。

参考文献

1. 吴孟超，吴在德，黄家驷. 外科学. 7版. 北京：人民卫生出版社，2008.
2. 中国医师协会肛肠医师分会指南工作委员会. 肛周脓肿临床诊治中国专家共识. 中华胃肠外科杂志，2018，21（4）：456-457.
3. 韩林，孙登群. 肛周脓肿诊治的相关临床进展. 中外医学研究，2020，18（32）：180-182.
4. 邹世镇，王炜，陈德伦. 肛周脓肿术后创面愈加速合方法的研究进展. 结直肠肛门外科，2018，24（5）：523-527.

（于鹏飞　张玉辉　顾国利）

第三节 腹股沟疝

一、定义

（一）概念

腹腔内的组织或器官通过腹股沟区先天或后天形成的孔隙或缺损等薄弱区域进入腹腔外者称为腹股沟疝。男女比例约为 15∶1，右侧发病者多于左侧。

（二）病因

腹壁强度降低和腹内压力增高是腹股沟疝发生的两个基本因素。前者可见于老年人肌肉薄弱、多次妊娠后或手术创伤后，后者多见于便秘、慢性咳嗽、排尿困难和妊娠。

（三）分型

1.根据疝门解剖部位的不同分类

腹股沟疝可分为斜疝、直疝两种。

（1）腹股沟斜疝：疝囊经过腹壁下动脉外侧的腹股沟管深环（内环），突出向内、向下、向前斜行经过腹股沟管再穿出腹股沟管浅环（皮下环），并可进入阴囊，称为腹股沟斜疝。斜疝占腹股沟疝的95%。

（2）腹股沟直疝：疝囊经过腹壁下动脉内侧的直疝三角区直接由后向前突出，不经过内环，也不进入阴囊称成为腹股沟直疝。

2.根据疝内容物的病理状态和临床特点分类

腹股沟疝可分为以下四种临床类型。

（1）易复性疝：患者平卧或用手向腹腔方向推送可使其回纳入腹腔而使肿块消失，称为易复性疝。

（2）难复性疝：疝块突出后，长时间滞留于体表而不能或只能部分回纳入腹腔者为难复性疝。

（3）嵌顿性疝：腹内压突然增高时，被强行挤入疝囊的内脏因囊颈的弹性收缩在疝门处被卡住而不能回纳，称为嵌顿性疝或箝闭性疝。

（4）绞窄性疝：未解除嵌顿的疝内容物在疝门处受压情况愈来愈重，最终将使其动脉血供受阻，导致缺血性坏死，称为绞窄性疝。

二、临床表现

腹股沟疝的基本临床表现是腹股沟区有一突出的肿块。

（1）易复性斜疝除腹股沟区有肿块和偶有胀痛外，并无其他症状。肿块常在站立、行走、咳嗽或劳动时出现，多呈带柄的梨形并可降至阴囊或大阴唇。患者平卧休息或用手将肿块向腹腔内推送时，肿块可向腹腔内回纳而消失。此时，用手指压腹股沟管深环，让患者起立并咳嗽，斜疝疝块并不出现。

（2）难复性斜疝除胀痛稍重外，其主要特点是疝块不能完全回纳，但疝内容物未发生器质性病理改变。

（3）嵌顿性疝通常发生在斜疝，强力劳动或排便等引起腹内压骤增是其主要原因，临床上表现为疝块突然增大，并伴有明显疼痛。平卧或用手推送不能使疝块回纳。肿块紧张发硬，且有明显触痛。

（4）腹股沟直疝常见于老年体弱者，表现为患者直立时，在腹股沟内侧端、耻骨结节上外方出现一半球形肿块，并不伴有疼痛或其他症状。直疝囊颈宽大，疝内容物直接从后向前突出，平卧后疝块多能自行消失，不需用手推送复位。很少进入阴囊，极少发生嵌顿。

三、诊断

典型的腹股沟疝可以根据病史、症状和体格检查明确诊断。诊断不明确可辅以超声、MRI、CT 等影像学检查以协助诊断。临床需与下列疾病鉴别。

（1）睾丸鞘膜积液：肿块完全局限在阴囊内，可清楚扪及上界，鞘膜积液透光试验为阳性，而疝块则不能透光。腹股沟斜疝，可在肿块后方扪及实质感的睾丸；鞘膜积液时，睾丸在积液中间，故肿块各方均呈囊性，而不能扪及实质感的睾丸。

（2）交通性鞘膜积液：肿块外形与睾丸鞘膜积液相似。每日起床后或站立活动时肿块缓慢出现并增大，平卧和睡觉后肿块逐渐缩小，挤压肿块时其体积也可以逐渐缩小，透光试验阳性。

（3）精索鞘膜积液：肿块较小，在腹股沟管内，牵拉同侧睾丸可见肿块移动。

（4）隐睾：腹股沟管内下降不全的睾丸可被误诊为斜疝和精索鞘膜积液。隐睾肿块较小，挤压时可出现特有的疼痛感觉。病侧阴囊内睾丸缺如。

（5）急性肠梗阻：肠管被嵌顿的疝可伴发急性肠梗阻，在肠梗阻诊断时需警惕有无疝的存在；尤其是比较肥胖的患者或疝块较小时更易发生而导致治疗延误。

（6）还要注意与肿大的腹股沟淋巴结、动静脉瘘、软组织肿瘤、腹股沟区脓肿、圆韧带囊肿、子宫内膜异位症等疾病的鉴别。

四、治疗原则

腹股沟疝如不及时处理，疝块可逐渐增大，终将加重腹壁的损伤而影响日常生活和工作。斜疝又常可发生嵌顿或绞窄而威胁患者的生命。因此，除少数特殊情况外，腹股沟疝一般均应尽早施行手术治疗。

（一）非手术治疗

婴幼儿的疝有自行消失的可能。年老体弱或伴有其他严重疾病而禁忌手术者，白天可在还纳疝内容物后，用医用疝带一端的软压垫顶住疝环，阻止疝块突出。

（二）手术治疗

手术治疗是腹股沟疝最有效的治疗方法。手术方法可归纳为以下 3 种。

1.传统的疝修补术

基本原则是疝囊高位结扎、加强或修补腹股沟管管壁。常用的术式有 4 种。

（1）Bassini 法：提起精索，在其后方把腹内斜肌下缘和联合腱缝至腹股沟韧带上，置精索于腹内斜肌与腹外斜肌腱膜之间。此法临床应用最广泛。

（2）Halsted 法：与上法很相似，但其把腹外斜肌腱膜也在精索后方缝合，从而把精索移至腹壁皮下层与腹外斜肌腱膜之间。

（3）McVay 法：是在精索后方把腹内斜肌下缘和联合腱缝至耻骨梳韧带上。适用于后壁薄弱的严重病例。

（4）Shouldice 法：将腹横筋膜自耻骨结节处向上切开，直至内环，然后将切开的两叶予以重叠缝合，先将外下叶缝于内上叶的深面，再将内上叶的边缘缝于髂耻束上，以再造合适的内环，发挥其括约肌作用。适用于较大的成人腹股沟疝。

2. 无张力疝修补术

常用的术式有以下 3 种。

（1）平片无张力疝修补术：将一适当大小的补片材料置于腹股沟管后壁。

（2）疝环充填式无张力疝修补术：将一个锥形网塞入已还纳疝囊的疝环中并加以固定，再将一成型补片置于精索后以加强腹股沟管后壁。

（3）巨大补片加强内脏囊手术：又称 Stoppa 手术，是在腹股沟处置入一块较大的补片以加强腹横筋膜，通过巨大补片挡住内脏囊，后经结缔组织长入，补片与腹膜发生粘连实现修补目的，多用于复杂疝和复发疝。

3. 经腹腔镜疝修补术

具有创伤小、术后疼痛轻、恢复快、复发率低、无局部牵扯感等优点，目前临床应用越来越多。对于双侧腹股沟疝的修补，尤其是多次复发或隐匿性疝，经腹腔镜疝修补更具优势。方法有以下 4 种。

（1）经腹腔的腹膜前修补：因进入腹腔，更易发现双侧疝、复合疝和隐匿疝。对于嵌顿疝及疝内容物不易还纳的病例，也便于观察与处理。

（2）完全经腹膜外路径的修补：因不进入腹膜腔，对腹腔内器官干扰较轻是其优点。

（3）腹腔内的补片修补：在以上两种方法实施有困难时使用，暂不推荐作为腹腔镜手术的首选方法。修补材料须用具有防粘连作用的材料。

（4）单纯疝环缝合法：是用钉或缝线使内环缩小，只用于较小儿童斜疝。

4. 嵌顿性和绞窄性疝

具备下列情况者可先试行手法复位。

（1）嵌顿时间在 3 ～ 4 小时，局部压痛不明显，也无腹部压痛或腹肌紧张等腹膜刺激征者。

（2）年老体弱或伴有其他较严重疾病而估计肠袢尚未绞窄坏死者。

除上述情况外，嵌顿性疝原则上需要紧急手术治疗，以防止疝内容物坏死并解除伴发的肠梗阻。

5. 复发性腹股沟疝

腹股沟疝修补术后发生的疝称复发性腹股沟疝（简称复发疝），包括以下 3 种情况。

（1）真性复发疝：在疝手术的部位再次发生疝。再发生的疝与初次手术的疝相同。

（2）遗留疝：由于伴发疝较小，临床上未发现，术中又未进行彻底的探查，成为遗留的疝。

（3）新发疝：手术若干时间后再发生疝的类型与初次手术的疝相同或不相同，但解剖部位不同，为新发疝。

手术的基本要求：①由具有丰富经验的、能够做不同类型疝手术的医师施行；②所采用的手术步骤及修补方式只能根据每个病例术中所见来决定。

五、预防

增强腹壁肌肉力量，治疗慢性咳嗽、排尿困难、严重便秘、腹水等增大腹内压力的情况，就可以预防腹股沟疝的发生。

参考文献

1. 吴孟超，吴在德，黄家驷 . 外科学 . 7 版 . 北京：人民卫生出版社，2008；120.
2. 陈孝平，汪建平，赵继宗 . 外科学 . 9 版 . 北京：人民卫生出版社，2018；111.
3. 李航宇，顾岩，王明刚，等 . 老年腹股沟疝诊断和治疗中国专家共识（2019 版）. 中国实用外科杂志，2019，39（8）：782-787.
4. 唐健雄，李航宇，王明刚，等 . 青年腹股沟疝诊断和治疗中国专家共识（2020 版）. 中国实用外科杂志，2020，40（7）：754-757.
5. 中华医学会外科学分会疝与腹壁外科学组，中国医师协会外科医师分会疝和腹壁外科医师委员会 . 成人腹股沟疝诊断和治疗指南（2018 年版）. 中华疝和腹壁外科杂志（电子版），2018，56（7）：495-498.
6. 唐健雄，郑民华，陈杰，等 . 腹腔镜腹股沟疝手术操作指南（2017 版）. 中华疝和腹壁外科杂志（电子版），2017，11（11）：1238-1242.
7. 中华医学会外科学分会疝和腹壁外科学组，中国医师协会外科医师分会疝和腹壁外科医师委员会 . 成人腹股沟疝诊疗指南（2014 年版）. 中国实用外科杂志，2014，34（6）：484-486.

（杨海瑞　顾国利）

第四节　丹毒

一、定义

丹毒（erysipelas）是一种皮肤及其淋巴管网被乙型溶血性链球菌侵袭感染所致的急性非化脓性皮肤病。细菌可通过皮肤或黏膜组织细微损伤侵入，比如足癣、趾甲真菌病、小腿溃疡、鼻炎、慢性湿疹等均可诱发本病，不良的生活习惯（如长期酗酒）、下肢淋巴阻塞或水肿、机体抵抗力低下（如糖尿病、慢性肝病、营养不良等）均可成为促发因素。

二、临床表现

（一）临床表现

丹毒好发于面部、小腿、足背等处，多为单侧性，双侧同时发病者较少见。起病急，发病前可有全身不适、寒战、发热、头痛、恶心、呕吐等症状。典型皮损为水肿性红斑，与周围正常组织有明显界限，表面紧张发亮，迅速向四周扩大，用手指轻压，红色即可消退，病变区可有烧灼感、触痛。可出现区域淋巴结肿大及不同程度的全身症状，病情多在 4 ～ 5 天达到高峰，随着局部炎症的发展，中央红色逐渐消退，消退后局部可留有轻度色素沉着及脱屑。

（二）临床分型

在红斑基础上发生水疱、大疱或脓疱者，分别称为水疱型、大疱型、脓疱型丹毒；炎症深达皮下组织并引起皮肤坏疽者，称为坏疽型丹毒；皮损一边消退，一边发展扩大，呈岛屿状蔓延者，称为游走型丹毒；于某处多次反复发作者，称复发型丹毒。下肢丹毒反复发作可致皮肤淋巴管受阻，淋巴液回流不畅，致受累组织肥厚，日久形成"象皮肿"。

三、诊断与鉴别诊断

（一）诊断

本病依据典型临床表现，结合全身中毒症状和实验室检查即可确诊。一般通过观察皮损的外观即可做出诊断，难以确诊者可通过抗链球菌溶血素"O"和抗 DNA 酶 B 测定试验进一步明确诊断，直接免疫荧光和乳胶凝集试验也可用来检测皮损组织中的链球菌。下肢丹毒应行足趾间皮屑真菌学检查；面部丹毒应行鼻旁窦放射线检查。实验室检查时可发现白细胞总数升高，以中性粒细胞升高为主，可出现核左移和中毒颗粒；可从脓疱或大疱中提取疱液进行细菌学检查；此外红细胞沉降率和 C- 反应蛋白可有升高；患处组织病理学检查可见真皮弥漫水肿，有大量中性粒细胞浸润，淋巴管扩张，真皮灶性化脓性坏死及真皮表皮分离。无原发性坏死性血管炎、血栓形成或白细胞破碎病变。

（二）鉴别诊断

本病需与蜂窝织炎、接触性皮炎、类丹毒和癣菌疹等进行鉴别诊断。

1.蜂窝织炎

多由溶血性链球菌和金黄色葡萄球菌感染引起，常继发于外伤、溃疡、其他局限性化脓性感染，也可由细菌直接通过皮肤微小创伤而侵入。该病好发于四肢、面部、外阴和肛周等部位，皮损中央部位红肿最明显，与周围正常组织间的境界不清，严重时可形成深部化脓和组织坏死。

2. 接触性皮炎

接触性皮炎是由于接触某些外源性物质后，在皮肤黏膜接触部位发生的急性或慢性炎症反应，可分为原发性刺激物所致和接触性致敏物所致。原发接触性皮炎可分布在身体任何部位，接触物浓度通常较高；超敏反应性及接触性皮炎的分布位置准确地与接触物相对应。本病主要依据发病前接触史和典型临床表现进行诊断，病变区一般无灼烧感、疼痛和触痛，去除病因后经适当处理皮损很快消退也提示本病，斑贴试验是诊断接触性皮炎的最简单可靠的方法。

3. 类丹毒

类丹毒是由猪红斑丹毒丝菌引起的，主要表现为丹毒样皮肤损害的一种急性感染性疾病。人感染丹毒丝菌后引起类丹毒，主要因接触病鱼、病兽或其皮革而感染，多发生于兽医、屠宰工人、厨师、渔民和肉类加工人员等。本病损害较局限，多为边界清楚的局限性肿胀，红或紫红色，边际稍隆起，中间稍下陷，向周边发展，可伴低热。偶有水疱、坏死，局部灼痛或痒感，伴淋巴结肿大。本病可根据职业特点和手部切伤或刺伤接触感染史诊断。

4. 癣菌疹

癣菌疹是皮肤癣菌感染灶出现明显炎症时，远隔部位皮肤发生的多形性皮损，是机体对真菌代谢产物的一种变态反应，其严重程度多与感染灶炎症成正比。感染灶局部炎症反应强烈时，其代谢产物可进入血液循环，并作为抗原刺激机体产生抗体或致敏淋巴细胞，导致超敏反应，出现多形性皮肤损害。本病多见于夏秋季节，常发生于各种皮肤癣菌病急性炎症期，其临床表现复杂，可分为疱疹型、湿疹样型、丹毒样型（分布于单侧或双侧下肢，皮损为轻度水肿性红斑，散在数片或融合成大片，类似于丹毒但无明显局部发热疼痛症状）。该病主要诊断依据有：①发生于皮肤癣菌感染灶炎症明显时，并随炎症消退而消退；②起病急，皮损多形性，常对称分布；③皮损真菌检查阴性；④皮肤癣菌素试验阳性。

四、治疗原则

本病以系统药物治疗为主，同时辅以外用药物治疗。患者应卧床休息，抬高患肢，缓解下肢水肿。

（一）系统药物治疗

早期、足量、高效的抗生素治疗可缓解全身症状、控制炎症蔓延并防止复发。丹毒治疗首选青霉素，每天480万～640万单位静脉注射，一般于2～3天后体温恢复正常，但应持续用药2周左右以防止复发；青霉素过敏者可选用红霉素、喹诺酮类药物或第一代头孢菌素。复发性丹毒患者在淋巴管炎的活动期间，大剂量抗菌药物治疗有效，但需继续以间歇性、小剂量维持较长时间以取得完全效果。

（二）外用药物治疗

可用 25% ～ 50% 硫酸镁或 0.5% 呋喃西林液或 3% 硼酸溶液湿敷，并外用抗生素软膏（如莫匹罗星软膏等）。

（三）物理治疗

采用紫外线照射、音频电疗、超短波、红外线等有一定疗效。

（四）手术治疗

已化脓者应行手术切开排脓。

五、疾病预防

本病无特效预防措施。应注意保持环境卫生、养成良好的生活习惯、积极控制慢性病、保持机体抵抗力正常等。反复发作患者应注意寻找并积极处理可导致致病菌进入的皮肤病变，如湿疹的搔抓、破损处，外伤处或慢性病灶（如足癣等）。

参考文献

1. 吴孟超，吴在德 . 黄家驷 . 外科学 . 7 版 . 北京：人民卫生出版社，2008：120.
2. 张学军，郑捷 . 皮肤性病学 . 9 版 . 北京：人民卫生出版社，2018：78-79.
3. 张建中，高兴华 . 皮肤性病学 . 3 版 . 北京：人民卫生出版社，2015：90-91.
4. 陈孝平，汪建平，赵继宗 . 外科学 . 9 版 . 北京：人民卫生出版社，2018：111.
5. KLOTZ C，COURJON J，MICHELANGELI C，et al. Adherence to antibiotic guidelines for erysipelas or cellulitis is associated with a favorable outcome. European Journal of Clinical Microbiology & Infectious Diseases：Official Publication of the European Society of Clinical Microbiology，2019，38（4）：703-709.
6. 陈列 . 老年类丹毒败血症误诊 1 例 . 中国感染控制杂志，2014，13（7）：440-441.
7. 陈惠玲，叶惠芬 . 红斑丹毒丝菌致败血症一例 . 中华传染病杂志，2008，26（6）：328.

（张智　顾国利）

第四篇

第五节　泌尿系感染

一、定义

泌尿系感染（urinary tract infections，UTI）又称尿路感染，是肾、输尿管、膀胱和尿道等泌尿系统各个部位感染的总称，包括膀胱炎（膀胱/下尿路感染）和肾盂肾炎（肾脏/上尿路感染）。大多数 UTI 是由来源于肠道菌群的兼性厌氧菌感染引起的，所以其本质上是内源性感染。此外，UTI 也可由来源于阴道菌群和会阴部皮肤的表皮葡萄球菌和白念珠菌等所引起，上述致病菌定植于尿道口，然后通过尿道侵入膀胱。当病原体通过输尿管升至肾脏时，会引发肾盂肾炎。肾盂肾炎也可以由菌血症的肾脏播种引起。肾盂肾炎的某些病例可能与淋巴管中细菌播种于肾脏有关。

二、临床表现

膀胱炎的症状和体征包括尿频、尿急、尿痛，耻骨上区不适和腰骶部疼痛，可以伴有肉眼血尿。患有急性复杂性尿路感染的患者也可有发热或全身性症状（包括畏寒、明显疲劳、乏力等），这表明感染已扩展到膀胱以外。

肾盂肾炎除了上述膀胱炎症状外，主要的症状和体征还包括发热、寒战、腰痛、恶心、呕吐、肋脊角压痛和肾区叩痛等，有些患者膀胱炎症状并不明显，以上腹或小腹疼痛为主要症状。

三、诊断和鉴别诊断

（一）病情评估

1. 诊断标准

（1）膀胱炎：尿痛、尿频、尿急，伴或不伴耻骨上区疼痛、会阴区疼痛不适，结合实验室尿常规检查白细胞升高。

（2）急性肾盂肾炎：尿痛、尿频、尿急，并伴发热、畏寒、腰痛等全身性症状，查体有肋脊角压痛和肾区叩痛，并结合实验室尿常规检查白细胞升高。

2. 鉴别诊断

（1）女性阴道炎、生殖器溃疡：通过妇科检查结合实验室尿常规检查可鉴别。

（2）膀胱过度活动症：有尿频、尿急症状，但无尿痛，无肉眼血尿，实验室尿常规检查无异常，无耻骨上区疼痛、会阴区疼痛等症状。

（3）男性前列腺炎、前列腺增生：前列腺超声提示前列腺增大，尿常规检查无异常。

（4）泌尿系结核：有尿路刺激症状，尿常规可见脓细胞，抗生素治疗无效，PPD 试验、结核菌 γ 干扰素检查可鉴别。

（二）辅助检查

1. 尿常规检查

尿常规检查包括尿液理学检查、尿液生化检查和尿液沉渣检查。

（1）尿液理学检查：检查尿液是否浑浊，症状性菌尿多可出现尿液浑浊。

（2）尿液生化检查：尿液生化检查根据检查方法及仪器不同，项目为 8 ~ 11 项，与泌尿系感染相关的主要指标包括以下几项。①亚硝酸盐：正常值为阴性，阳性多见于大肠埃希菌等革兰阴性杆菌感染，尿液中细菌数大于 105/mL 时可呈阳性，阳性程度与细菌数成正比。②白细胞：正常值为阴性，阳性提示尿液中存在白细胞，为细胞免疫反应，提示泌尿系感染存在。

（3）尿液沉渣镜检：尿液离心后尿液沉渣镜检白细胞 1 ~ 2/HP 表示非离心尿液中白细胞为 10 个 /mm³。尿液沉渣镜检白细胞＞ 5/HP 有诊断性意义。可结合尿液生化检查白细胞数量判断泌尿系感染程度。

2. 尿培养

治疗前的中段尿培养是诊断泌尿系感染最可靠的指标，结合药敏试验指导治疗用药，可加快治愈泌尿系感染。

3. 实验室检查

血常规、C- 反应蛋白、降钙素原、白细胞介素 -6 等，均对泌尿系感染有辅助诊断意义。病史无法排除怀孕的女性患者，可进行妊娠试验。

4. 影像学检查

因很少产生阳性结果，故不推荐常规行影像学检查。当怀疑患者有泌尿系结石及梗阻时可行泌尿系影像学检查，包括泌尿系超声、CT 及 MRI 检查。

5. 膀胱镜检查

根据患者具体病情，若影像学检查不能明确病变性质，可选择膀胱镜检查。

四、治疗原则

（一）一般治疗

包括对症治疗，多饮水及调整生活习惯等。对于无症状菌尿患者，如无其他并发症，可予以观察，无须使用抗菌药物治疗。

（二）抗菌药物治疗

抗菌药物治疗是泌尿系感染的主要治疗方法，建议根据药敏试验结果和药物性质选择抗菌药物。抗菌药物根据作用机制不同分类如下。

1. 干扰细菌细胞壁合成药物

β- 内酰胺类的青霉素、头孢菌素、碳青霉烯类、万古霉素等。

2. 损伤细菌细胞膜药物

多黏菌素 B、制霉菌素等。

3. 影响细菌蛋白质合成药物

氨基糖苷类、四环素类、红霉素、林可霉素等。

4. 抑制细菌核酸代谢药物

氟喹诺酮类、利福霉素类等。

5. 影响叶酸合成药物

磺胺类药物。对于急性泌尿系感染患者在药敏试验结果明确前可予以患者经验性药物治疗，如氟喹诺酮类左氧氟沙星及第二、第三代头孢菌素类均可应用，应用前应明确患者既往是否有过敏史。

（三）手术治疗

很多泌尿外科感染性疾病如果不通过手术去除病因，仅通过药物治疗很难控制，需选择适当时机针对感染病灶或引起感染的病因实施相应手术治疗，例如结石梗阻引起的感染需解除梗阻才能控制感染。

五、预防

泌尿系感染预后良好，但仍有复发风险，预防措施包括每日饮水量达 2 L 以上，避免憋尿，保持会阴部清洁，适当锻炼，提高机体抵抗力等。

参考文献

1. GUPTA K, HOOTON T M, NABER K G, et al. International clinical practice guidelines for the treatment of acute uncomplicated cystitis and pyelonephritis in women: a 2010 update by the Infectious Diseases Society of America and the European Society for Microbiology and Infectious Diseases. Clin Infect Dis, 2011, 52 (5): e103-e120.

2. WALKER E, LYMAN A, GUPTA K, et al. Clinical management of an increasing threat: outpatient urinary tract infections due to multidrug-resistant uropathogens. Clin Infect Dis, 2016, 63 (7): 960-965.

3. TALAN D A, TAKHAR S S, KRISHNADASAN A, et al. Fluoroquinolone-resistant and extended-spectrum β-lactamase-producing escherichia coli infections in patients with pyelonephritis, United States (1). Emerg Infect Dis, 2016, 22 (9): 1594-1603.

4. POPEJOY M W, PATERSON D L, CLOUTIER D, et al. Efficacy of ceftolozane/tazobactam against urinary tract and intra-abdominal infections caused by ESBL-producing Escherichia coli and Klebsiella pneumoniae: a pooled analysis of Phase 3 clinical trials. J Antimicrob Chemother, 2017, 72 (1): 268-272.

5. CARMELI Y, ARMSTRONG J, LAUD P J, et al. Ceftazidime-avibactam or best available therapy in patients with ceftazidime-resistant Enterobacteriaceae and Pseudomonas aeruginosa complicated urinary tract infections or complicated intra-abdominal infections (REPRISE): a randomised, pathogen-directed, phase 3 study. Lancet Infect Dis, 2016, 16 (6): 661-673.

6. KAYE K S, BHOWMICK T, METALLIDIS S, et al. Effect of Meropenem-Vaborbactam vs Piperacillin-Tazobactam on clinical cure or improvement and microbial eradication in complicated urinary tract infection: the tango i randomized clinical trial. JAMA, 2018, 319 (8): 788-799.

7. WAGENLEHNER F M E, CLOUTIER D J, KOMIRENKO A S, et al. Once-daily plazomicin for complicated urinary tract infections. N Engl J Med, 2019, 380 (8): 729-740.

8. KAYE K S, RICE L B, DANE A L, et al. Fosfomycin for injection (ZTI-01) versus piperacillin-tazobactam for the treatment of complicated urinary tract infection including acute pyelonephritis: zeus, a phase 2/3 randomized trial. Clin Infect Dis, 2019, 69 (12): 2045-2056.

9. SHAH K J, CHERABUDDI K, SHULTZ J, et al. Ampicillin for the treatment of complicated urinary tract infections caused by vancomycin-resistant Enterococcus spp (VRE): a single-center university hospital experience. Int J Antimicrob Agents, 2018, 51 (1): 57-61.

10. VAN NIEUWKOOP C, VAN DER STARRE W E, Stalenhoef J E, et al. Treatment duration of febrile urinary tract infection: a pragmatic randomized, double-blind, placebo-controlled non-inferiority trial in men and women. BMC Med, 2017, 15 (1): 70.

（李迪　李建业）

传染病及疫情防控

第三十五章 虫媒传染病的防控

第一节 概述

虫媒传染病是以节肢动物作为传播媒介的一类传染病，主要通过昆虫等节肢动物吸血叮咬而感染发病，大多是自然疫源性疾病，分布广，危害大，如伊蚊传播的登革热、黄热病，按蚊传播的疟疾、丝虫病，库蚊传播的流行性乙型脑炎、西尼罗脑炎，虱传播的流行性回归热，蜱传播的森林脑炎。虫媒传染病主要流行于热带和亚热带地区，是热带和亚热带地区的特有和多发传染病，也是造成东南亚地区人群伤害的主要原因之一。虫媒传染病的发生与流行，不但与地理条件、季节气候有关，而且与该地区的媒介生物种类息息相关。当前，全球新发和再发媒介生物传染病异常活跃，我国媒介生物传染病存在新发和再发及输入和本地暴发的双重风险和负担，可根据会议举办的地点和季节提前做好预防性工作。

一、传播媒介生物的流行病学意义

具有医学重要性的媒介生物不只限于节肢动物门昆虫纲的昆虫，还包括节肢动物门蛛型纲、甲壳纲、辰足纲、倍足纲和蠕形纲中可危害人类健康的昆虫。一种昆虫能成为传染病的传播媒介，一般需要具备6个条件。

（1）当时、当地的优势种或常见种类。

（2）与人关系密切。如果病原体的寄生部位是血液，昆虫必须是吸人血兼吸畜血的媒介，吸血频率越高，传播的机会越大。

（3）有较长的寿命并适宜病原体的发育或增殖。在昆虫体内能检出自然感染的病原体，而且已发育到感染期。

（4）具备实验室感染能力。在实验室中能人工感染病原体，病原体发育或增殖并可完成其传播环节。

（5）有可靠的流行病学关联。媒介昆虫的地理分布和季节消长与其所传播疾病的流行区和流行季节相一致，采取杀虫措施并且这种节肢动物被控制后，疾病的发病率也会相应下降。

（6）有自然生存的能力。对外界不利因素有适应能力，如耐旱、耐寒和抗药性等。

二、节肢动物的种类和危害方式

一种虫媒病的传播媒介，在不同的流行地区可能相同，也可能不同，可能只有一种，也可能有数种，并可分为主要传播媒介和次要传播媒介。在具有传播病原体能力的吸血节肢动物中，以蚊虫和蜱最重要。虫媒病毒的传播媒介种类繁多，分布广泛，是虫媒病毒在全世界广泛分布的原因。

根据节肢动物媒介与传播病原体结合的密切程度，间接危害又可分为机械性传播和生物性传播。机械性传播情形下病原体在昆虫体内或体外时数量和形态不发生变化，无发育变化和增殖过程，昆虫媒介只是机械地携带病原体，起着运载传递作用，主要以非吸血蝇类和蜚蠊为主；在流行病学上，机械性传播不是专性的，病原体并非全部依赖昆虫携带，亦可由其他途径传播，如各种细菌性和寄生虫性消化道疾病。生物性传播情形下昆虫主要通过叮咬病原宿主吸血而将病原体吸入体内，病原体在昆虫体内必须经过一定时间的发育、繁殖后才具有感染性，病原体与媒介之间建立了特定的生物学关系，具有外潜伏期的特点，可分为发育式、发育繁殖式、繁殖式、经卵传递式4种形式；从流行病学而言，生物性传播是专性的，如登革热、流行性乙型脑炎、疟疾和丝虫病等疾病，若能有效防治媒介昆虫，即可阻断相应疾病的流行，如登革热。

三、虫媒传染病的种类

（一）按病原体分类

虫媒传染病种类较多，广泛按照病原体的生物属性来分类。

1. 虫媒病毒病

（1）虫媒病毒性脑炎：包括流行性乙型脑炎、西尼罗脑炎、森林脑炎、东方马脑脊髓炎等。

（2）虫媒出血性病毒病：包括登革热、登革出血热、流行性出血热、新疆出血热、基孔肯雅病、黄热病等。

2. 虫媒立克次体与埃立克体病

包括恙虫病、鼠源性斑疹伤寒、流行性斑疹伤寒、Q热、斑点热、猫抓热、战壕热、无形体病、埃立克体病等。

3. 虫媒细菌病

虫媒细菌病包括鼠疫、野兔热等。

4. 虫媒螺旋体病

虫媒螺旋体病包括莱姆病、蜱传回归热等。

5. 虫媒寄生虫病

虫媒寄生虫病包括疟疾、黑热病、弓形虫病、丝虫病、眼结膜吸吮线虫感染、美丽简线虫病等。

（二）按传播媒介分类

如按照传播媒介的生物属性来分类有以下几种。

1. 蚊媒传染病

蚊媒传染病包括伊蚊传播的登革热、基孔肯雅热、黄热病、寨卡病毒病和裂谷热等，按蚊传播的疟疾和淋巴丝虫病，以及库蚊传播的流行性乙型脑炎（乙脑）、西尼罗热和淋巴丝虫病等。

2. 蜱媒传染病

蜱媒传染病包括森林脑炎、新疆出血热等病毒病、Q热、回归热、埃立克体病等。

3. 蚤媒传染病

蚤媒传染病包括鼠疫、地方性斑疹伤寒等。

4. 白蛉传染病

白蛉传染病如黑热病。

5. 螨媒传染病

螨媒传染病包括流行性出血热、恙虫病等。

6. 虱媒传染病

虱媒传染病包括流行性斑疹伤寒、回归热等。

第二节　虫媒传染病的流行危害和趋势

我国已知的虫媒传染病主要有疟疾、丝虫病、黑热病、鼠疫、登革热、基孔肯雅热、流行性乙型脑炎、流行性出血热等，其中登革热近年在广东、云南、福建、浙江、广西等多省多次出现本地病例暴发，是当下最值得关注的虫媒传染病。近年来我国输入性寨卡病毒病、黄热病、西尼罗病毒病也有报告。

虫媒传染病大多数是自然疫源性疾病，当病原体、动物贮存宿主、特异性传播媒介三者同时存在并相互作用时才能实现，受社会环境、自然地理因素和季节气候因素的影响和制约。人类进入自然疫源地，传播媒介将病原体通过机械性和生物性传播的方式传播给人类，人类就有可能受到感染，人类的感染只是病原体传播循环的末端，自然疫源性疾病的保持和循环并不取决于人类。

一、虫媒传染病是以动物为主的人兽共患病

虫媒传染病病原体的贮存宿主是携带或感染病原体的温血脊椎动物（包括野生的脊椎动物，尤其是兽类、啮齿类和禽类）和（或）某些节肢动物。在自然疫源性条件下人不是虫媒传染病的传染源。节肢动物叮咬人或人接触这些宿主的血液、排泄物才会受感染而发病，传播循环上具有以下特征。

（一）传播方式相对单一

虫媒传染病在自然界的传播循环是以"动物—昆虫—动物"的方式传播。以人类为有效宿主，并以"人—昆虫—人"的方式传播循环的病种仅见于疟疾、丝虫病、登革热和城市型黄热病。

（二）可辐射性传播

当一宿主携带某种病原体时，可以被无数媒介吸血并叮咬人类造成当地多人发病，极具辐射性。也可以随气温变化，媒介迁移栖息地时，将病原体从一个地区带到另一地区，引起扩散，波及更广的范围。

（三）可跨季节传播

当宿主处于冬眠季节时一般不传播，宿主进入冬眠状态后，体内病原体的繁殖受到抑制，呈隐性感染，不具传染源作用，当宿主越过冬眠季节后，病原体才开始繁殖，再成为具有传染作用的宿主。

二、节肢动物的吸血叮咬是人类感染虫媒传染病的主要传播途径

节肢动物是人类感染虫媒传染病的传播媒介，主要是通过媒介昆虫的刺叮吸血而感染。除生物性传播和机械性传播外，还可通过呼吸道、消化道及破损的皮肤黏膜等途径感染，如鼠疫、流行性出血热、虱传斑疹伤寒等均可通过上述多种途径传播。

三、人、兽对病原体有不同的易感性

人和动物由于长期进化的结果，对虫媒传染病的病原体各有不同的易感性，如疟原虫，

人类感染间日疟、恶性疟、三日疟和卵形疟原虫，且仅对人类易感，而猴疟则只对猴类易感。虫媒病原体对人、兽的致病性也不同，多数虫媒传染病的病原体，在动物感染后呈隐性感染，而在人体感染后则表现出明显的临床症状，如汉坦病毒、乙脑病毒、登革病毒等在鼠类、猪类、蚊虫类感染后并无明显的症状，而在人类感染后则分别引起流行性出血热、乙型脑炎、登革热等。

四、虫媒传染病具有明显的地域性

虫媒传染病的发生和流行与虫媒生物种类的地理分布一致。除少数媒介昆虫分布于全世界外，大都各有其自然地理分布的特点。我国森林脑炎的主要媒介为全沟硬蜱，该蜱主要分布于东北和新疆，大量存在于原始森林里，人类经常出没于林区，遭受其成虫和幼虫侵袭便会生病。疟疾虽然遍及世界各个国家，但传播疟疾的媒介按蚊则随地区的不同而不同，如我国的南方山区主要由微小按蚊传播，而中部和北方平原地区则由中华按蚊传播。

五、虫媒传染病具有明显的季节性

季节性是虫媒传染病发生和流行的另一重要流行特征。虫媒传染病的发生常随虫媒生物数量的增加而暴发流行，两者的季节消长趋势具有明显的一致性，虫媒生物发生在前，传染病发生在后。研究表明全球气候变暖对登革热媒介伊蚊可产生直接影响，气候变暖可以提高蚊虫繁殖速度，增加叮咬率，延长其活动季节和扩大地理分布，进而影响疾病传播。

六、虫媒传染病具有一定的职业和性别特点

经常从事野外工作的人员一般比其他人有较多机会接触某些特定的自然疫源性虫媒病，例如，森林脑炎主要发生在林业工人中；由于生产活动中性别分工的不同，使得某些虫媒病存在明显的性别差别。

第三节　虫媒传染病的防控策略

会议期间，虫媒传染病的预防和控制的保障重点、策略保障与其他传染病有所不同，关键是尽早发现传染源、切断或控制传播途径，并通过多种措施改善与提高人群免疫力，保护易感人群。

一、监测媒介昆虫的消长情况

做好虫媒传染病防治工作的前提是建立媒介昆虫的消长情况监测系统，及时掌握媒介昆虫的消长情况，一旦发现媒介昆虫的物种出现变化、携带病原体或出现危险虫情警戒线时，要及时研究其对人类威胁的严重性，并向政府报告，责成相关决策部门制定应对措施及早消除媒介昆虫对人类的威胁。

二、虫媒传染病的疫情报告

及时做好风险评估及病例报告。任何单位或个人一旦发现虫媒传染病疫情都要及时向疾病预防控制机构和有关机构报告，以便尽早开展流行病学调查，弄清该传染病的传染来源和传播的媒介昆虫，有针对性的消除传播媒介，尽早切断传播途径，控制疫情的扩散与蔓延，及时采取有效措施救治患者。

三、疫源动物的管理

哺乳动物、禽类对虫媒病原体均易感。除个别外，大多动物本身不"发病"。但病原体能在动物体内增殖、产生较高含量的病毒血症，形成极具危险的病原体储存宿主，成为主要的传染源。根据动物的生活习性，可分为：①家养动物，包括家畜、家禽、观赏动物等；②野生兽类动物；③半野生动物，包括鼠类、鸟类、蝙蝠等，其中鼠类危害最大。

四、疫源检疫和国际卫生检疫

疫源检疫就是要对接触者即接触过患者、受染动物或受污染的环境后，有可能受到感染的人进行流行病学监测，包括医学观察、采集标本检测等方式。疫源检疫的目的在于早期发现患者，给予相应的医学处理，减少发病，避免死亡。

实际工作中各级出入境检验检疫机构负责做好国际卫生检疫，对于前往登革热、寨卡病毒病、黄热病、基孔肯雅热和西尼罗病毒病等蚊媒传染病流行区的旅行者，居住于流行地区的中国公民，以及从虫媒传染病流行地区归国的参会人员（如登革热是分布最广、发病最多、危害很大的一种虫媒病毒性疾病，广泛流行于全球热带和亚热带的非洲、美洲、东南亚和西太平洋地区）应做好出入境时的宣传教育和健康提示；同时加强口岸卫生检疫，重点对来自疫区的人员进行入境时测量体温和医学巡查；一旦发现疑似病例，应及时通报属地卫生健康行政部门，共同做好疫情调查和处置。

五、阻断虫媒传染病的传播途径

虫媒传染病防治的关键在于有效控制传播媒介。媒介昆虫等节肢动物的种类较多，其滋生习性与生态习性也较复杂，对其防制必须依据不同种类的生态习性，遵循昆虫综合治理原理，以标本兼治，侧重以本为主的原则，以经济、有效、简便和安全为目的，因地因时制宜地采用环境治理、化学防治、生物防治和（或）其他有效手段组成的综合防控措施，把靶标媒介控制在不足为害的水平，以达到除害灭病的目的。其主要手段包括：环境治理、化学防制、物理防制、生物防制、个人防护、遗传防制和法规防制。

六、提高群体免疫力和抗病能力以保护易感人群

可以通过免疫接种和药物预防来提高群体免疫力和抗病能力。有计划地进行预防接种是提高群体抗病能力、控制和消灭虫媒传染病发生和流行的重要措施。

七、媒介生物可持续控制策略

媒介蚊虫可传播登革热、基孔肯雅热、黄热病、寨卡病毒病等急性传染病，目前这些疾病多数尚无有效的疫苗和特异性治疗药物，重症时可引发严重并发症乃至死亡。因此，对媒介蚊虫的控制是防控登革热等传染病的唯一有效手段，实际工作中强调媒介生物可持续控制策略，其含义为：兼顾社会、经济生态和健康效益，开展及时、有效的媒介生物监测，对媒介生物及相关疾病做出切实的风险评估、控制规划和准备，有序地选用环境友好的控制技术和综合措施，始终实施监测指导下的媒介生物综合控制和管理，开展多部门合作及全民参与的协调行动，将媒介生物长期控制在不足为害的水平。

第四节　病媒生物控制策略与技术

人类在与病媒生物长期的斗争中，积累了丰富的防控经验，也使用了各种各样的防控方法。同时，随着现代文明发展和社会进步，病媒管理也越来越被重视。适宜的病媒生物控制技术，在人们的有效管理中充分发挥作用，使蚊、蝇、鼠、蟑等有害生物得到控制，也使鼠疫、流行性出血热、疟疾、登革热等疾病得到控制。病媒生物防制为会议前期和会议期间虫媒传染病的防控提供了重要保障。

一、病媒生物综合治理

病媒生物综合治理的主要内涵是：应用各种适当的技术和管理方法，以经济合算的方式，取得有效的媒介控制。主要内容是：①从蚊虫及其环境及社会经济条件的整体观点出发；②根据标本兼治而以治本为主，以及安全、有效、经济和简便，包括对环境无害的原则；③因地因时制宜地对有害蚊种，综合采用合理的环境治理、化学防治、生物防治或其他有效手段，组合成一套系统的防治措施，把防治对象的种群控制在不足为害的水平，并争取予以清除，以达到除害灭病或减少骚扰的目的。

二、病媒生物可持续控制策略

实施的主要内容有：①病媒生物监测和风险评估；②病媒生物控制规划和准备；③病媒生物综合治理；④病媒生物控制效果评估等。

三、重要病媒生物控制基本技术

了解当地重要病媒生物的种类、滋生特点、生物学与生态学习性、季节消长规律等，是控制其危害的基础。蚊、蝇、鼠、蜚蠊等种类不同，其控制方法也不同，但是归纳起来主要有如下基本措施。

（一）物理防治

利用声、光、电、热、冷、胶、陷阱、小型设备等防治有害生物的方式，称为物理防治措施。如诱蚊灯、捕蚊器，诱蝇笼、粘蝇纸，粘蟑板、蟑螂屋，粘鼠板、捕鼠笼、超声波灭鼠器，冷冻杀灭、开水烫杀灭、紫外线引诱杀灭等。

（二）化学防治

使用化学物质（杀虫剂、杀鼠剂等）控制有害生物的方法，统称为化学防治方法，化学防治是传染病媒介生物防控的高效快速手段，在常规病媒生物防控和应急病媒生物防控中都起到非常重要的作用。

常见的化学杀虫剂：有机氯类杀虫剂、有机磷类杀虫剂、氨基甲酸酯类杀虫剂、拟除虫菊酯类杀虫剂等，目前我国使用最多的是拟除虫菊酯类杀虫剂。常见的杀鼠剂有急性杀鼠剂、慢性杀虫剂等，目前我们使用的杀鼠剂多数属于慢性杀虫剂中的第二代抗凝血剂。

（三）生物防治

利用生物或生物的代谢产物，控制有害生物的方法称为生物防治。生物防治是综合治理策略的重要组成部分。主要有微生物农药，如苏云金杆菌以色列变种和球形芽孢杆菌，这是较为常用的细菌类防控蚊虫的微生物农药。白僵菌、绿僵菌可以使昆虫致病而死亡，但是到目前，尚无商品化的产品，我国在其开发与推广应用中，有很大的发展空间。食蚊鱼类、蝙蝠等对蚊幼虫有较好的控制效果。我国有些地区，曾经用稻田养鱼的方式，防治水稻田滋生的三带喙库蚊和中华按蚊的幼虫；食蚊鱼在我国很早就用于防控登革热媒介伊蚊；另外，其他的水生生物如中剑水蚤、华丽巨蚊幼虫对蚊虫都有很好的控制作用，保护生物环境，保护生物多样性，就能对蚊虫等多种有害生物起到控制作用。

直接或间接应用有或无代谢物的天敌防治，可防治包括人类疾病媒介在内的有害生物，但这不包括遗传防治和生长调节剂的应用。

四、传染病暴发流行现场媒介生物控制

（一）病媒生物应急监测与控制

1. 预案的选择

了解当地的疫情、病媒生物发生情况和当时的气象与环境条件，由病媒生物应急监测与控制协调机构专家组进行综合判断，选择预案。

2. 人员要求

病媒生物监测与控制由疾病预防控制机构专业技术人员执行或指导。专业技术人员应掌握监测技术，具备数据处理与分析的能力。

3. 应急监测

选择一般布点、哨点、重点地区、重点场所，参照病媒生物常规监测方案，进行适宜的病媒生物密度监测，了解灾情、疫情、病媒生物发生情况，确定防治范围和防治强度，实施监测指导下的病媒生物应急控制。

4. 个人防护

病媒生物监测与控制人员应采取适当的个人防护措施，包括使用防护服、眼罩、口罩、手套、防护袜、防护面具等防护用品，注射疫苗，使用驱避剂和相关疾病的预防性药物。

5. 应急控制

根据抗药性及病媒生物种类背景资料，科学选择药物、剂型、器械及应用技术，实施以化学防治为主的病媒生物综合防制，快速有效地降低病媒生物密度，预防或消除病媒生物危害。

使用具有生产批准证书号、农药登记证号（或农临时登记证号）、产品标准号的卫生杀虫灭鼠药物，禁用违禁药物和未经农业部登记生产的药物。

6. 控制效果

评价根据病媒生物控制前后的调查结果，进行控制效果评价。

（二）病媒生物应急监测与控制的终止

当某种媒介生物性传染病暴发流行消退、政府指定某些紧急状态结束或自然灾害恢复正常，根据病媒生物密度、疫情动态，经过病媒生物应急控制协调机构或相应组织综合评估，确认对人群健康不再有威胁，报请相应的政府决策机构终止应急监测与控制状态。

第五节　病媒生物控制个人防护

一、病媒生物的防护

病媒生物调查和控制过程中要注意避免被病媒生物叮咬，防止传染病相关疾病。同时也要重视对杀虫药的个人防护。会议期间应尽量待在会议地区，避免前往不熟悉区域。如必须前往，应做好个人防护措施。

（一）蚊、白蛉的防护

对蚊、白蛉传染病病例进行调查时可穿防护服或宽松长衣长裤，不穿凉鞋，穿棉袜，裸露部位定期涂擦有效的驱避剂。对蚊、白蛉调查处置时，除上述防护，还可戴防蚊帽。疫区室内休息时房屋应有纱窗，使用蚊香和蚊帐。

（二）蚤类的防护

病例调查处置时，应穿白色工作服或浅色长衣长裤，穿防蚤袜。不穿防护服时，应在裤腿、袖口、领口部位喷洒驱避剂。对蚤（游离和鼠体）调查处置时应穿防护服和防蚤袜，脱防护服、防蚤袜时应先检查、清除携带的蚤类。不要在有鼠洞的地方坐卧或长时间停留。捕获鼠后应装入可封口的布袋或塑料袋，防止鼠体蚤叮咬人。

（三）蜱、恙螨的防护

对蜱、恙螨传染病病例进行居民家或医院调查时可不需特殊防护；如调查居民区有蜱可按野外蜱、恙螨调查要求防护。

对野外蜱、恙螨调查处置时应穿有帽子的连体带拉链防护服，戴乳胶或丁腈手套，手套口应包裹住防护服袖口。防护服不带袜子则必须穿防蚤袜，可在防蚤袜、防护服裤腿、袖口上喷洒对蜱、螨有效的驱避剂。调查过程中随时相互检查和清除身上的蜱。调查结束后洗澡，检查有无蜱、恙螨叮咬。

（四）鼠类防护

鼠疫等可经呼吸道传播的疾病按接触相关传染源要求防护，通过鼠体寄生虫传播的疾病（鼠疫除外）按蚤类防护。鼠类现场调查处置根据传播途径采取相应防护措施。

二、病媒生物叮咬的处理

（1）传染病调查过程中被传病媒介叮咬后，可对叮咬部位外用止痒药膏，如有有效的抗生素可预防用药。鼠类咬伤应接种狂犬疫苗，送医院处理伤口。

（2）被叮咬人员应在一个最长潜伏期内观察是否有发热等相关传染病症状，如出现症状则应就近就医，向医务人员提供接触史，接受检查和治疗。

三、病媒生物杀灭药物的安全防护

会议前期准备期间及会议期间，根据虫媒传播风险评估结果，采用针对性消杀措施，以最大限度降低发病风险。

（1）施药人员应佩戴过滤油性或非油性颗粒物口罩或面罩，穿防护服、工作鞋，戴手套。施用高毒或挥发性杀虫剂应戴防护相关气体的自吸过滤式防毒面具。在施药操作时禁止吸烟、喝水、吃食物，不能用手擦嘴、眼睛。每日工作后要用肥皂彻底清洗手、脸和漱口。

（2）施药人员每天喷药时间一般不得超过6小时。使用背负式机动药械，要两人轮换操作。连续施药3～5天后应停休1天。

（3）施药前要警示施药区域居民，要求无关人员离开施药现场，食物移开，遮挡不宜接触药物的物品。室外施药人员应处于上风向位置。

（4）被农药污染的工作服要及时换洗。药物意外接触皮肤、眼睛，应及时清洗。施药人员如有头痛、头晕、恶心、呕吐等中毒症状时，应立即离开施药现场并脱去污染的衣服，漱口，擦洗手、脸和皮肤等暴露部位，及时送医院治疗。

第六节　卫生杀虫剂类型和剂型

一、杀虫剂的类型

按原料的来源分为无机杀虫剂和有机杀虫剂。无机杀虫剂，主要由矿物质加工而成，如硼酸、磷化铝、石灰、硫黄等。有机杀虫剂根据其来源和性质分为，植物源杀虫剂（烟草除虫菊印楝等）、矿物油杀虫剂（石油乳剂、机油乳剂）、微生物杀虫剂（苏云金杆菌、球形芽孢杆菌、多杀菌素等）、及人工合成的化学杀虫剂。人工合成的化学杀虫剂是目前我国公共卫生领域应用最多的，又主要分为有机氯类杀虫剂、有机磷类杀虫剂、氨基甲酸酯类杀虫剂、拟除虫菊酯类杀虫剂。

按照作用方式，主要分为胃毒剂（如鼠类、蝇类、蟑螂等控制的饵剂）、触杀剂（如防控蚊蝇蟑等的空间喷洒剂和滞留喷洒剂）、熏蒸剂（如磷化氢、甲烷、硫酰氟）、内吸剂（如吡虫啉、乙酰甲胺磷）、拒食剂（如印楝素）、驱避剂（如避蚊胺、羟哌酯、香茅草）、引诱剂（如糖诱饵性引诱剂）等。

二、杀虫剂的剂型

盘式蚊香、电热蚊香液、电热蚊香片、气雾剂、膏剂、颗粒剂、饵剂、块剂、片剂、乳油、粉剂、可湿性粉剂、悬浮剂、水乳剂、微乳剂、水分散粒剂、微胶囊悬浮剂、水剂，烟剂、驱避剂（驱蚊液、驱蚊霜、驱蚊膏）、长效蚊帐、涂抹剂（纱窗涂抹剂、涂料）、药笔、药纸等。

三、卫生杀虫剂的选用原则

卫生杀虫剂选用原则如下：①是否有农药登记证号，且在有效期内，是否有生产许可和产品标准号，扫描标签上的二维码，查看并核对产品信息可靠性；②仔细阅读产品标签，以便了解该产品的使用防治对象、使用剂量和方法及注意事项等信息；③选用与使用方法配套的卫生杀虫剂种类和剂型；④在同一个地区，交替使用具有不同抗药性机制的杀虫剂，延缓杀虫剂抗药性发展。

参考文献

1. LIANG L，GONG P. Climate change and human infectious diseases：a synthesis of research findings from global and spatio-temporal perspectives. Environ Int，2017，103：99-108.
2. 董柏青，景怀琦，林玫，等.传染病预防控制技术与实践.2版.北京：人民卫生出版社，2020.
3. 方美玉，林立辉，刘建伟.虫媒传染病.北京：军事医学科学出版社，2005.
4. 李朝品.医学昆虫学.北京：人民军医出版社，2007.
5. 汪春晖，贾德胜，曹勇平，等.东南沿海地区虫媒病及自然疫源性疾病流行特点与防控对策.中华卫生杀虫药械，2019，25（6）：507-512.
6. 刘起勇.媒介伊蚊可持续控制策略及关键技术.新发传染病电子杂志，2018，3（2）：75-79.
7. 许国章，白勇.实用病媒生物防制技术.上海：复旦大学出版社，2010.
8. 钱万红，王忠灿，吴光华.消毒杀虫灭鼠技术.北京：人民卫生出版社，2008.
9. 刘起勇.新时代媒介生物传染病形势及防控对策.中国媒介生物学及控制杂志，2019，30（1）：1-6.
10. SHAFIQUE M，LOPES S，DOUM D，et al. Implementation of guppy fish（Poecilia reticulata），and a novel larvicide（Pyriproxyfen）product（Sumilarv 2MR）for dengue control in Cambodia：a qualitative study of acceptability，sustainability and community engagement. PLoS Negl Trop Dis，2019，13（11）：e0007907.
11. 汪春晖，张锦海，叶福强.传染病诊疗与社区防控指南.苏州：苏州大学出版社，2020.

（张小东　胡亚华）

第三十六章 食源性疾病的防控

第一节 食源性疾病

一、食源性疾病概述

2015 年修订实施的《中华人民共和国食品安全法》将食源性疾病定义为食品中致病因素进入人体引起的感染性、中毒性等疾病，包括食物中毒。食源性疾病源于传统的食物中毒，但随着人们对疾病认识的深入和发展，其范畴在不断扩大，既包括传统的食物中毒，还包括经食物而感染的肠道传染病、食源性寄生虫病及食物过敏等。

食源性疾病是一个备受人们关注的公共卫生问题。全球每年约有 220 万人死于食源性疾病，其中多数是儿童。中国作为最大的发展中国家，2006 年，中国工程院院士陈君石在"中国食品安全问题论坛"上指出，食源性疾病已成为目前中国头号食品安全问题。据全国食源性疾病暴发监测网统计的 2015 年食源性疾病暴发监测数据，2015 年全国 31 个监测地区共上报食源性疾病暴发事件 2401 起，累计发病 21 347 人，死亡 139 人。餐饮服务场所为暴发的主要场所之一，事件起数占比 43.8%（1501/2401），发病人数占比 68.9%（14 727/21 347）。餐饮服务场所中宾馆饭店和单位食堂暴发事件共计 542 起，占比 22.6%，发病人数共计 7176 人，占比 33.5%。

食源性疾病可以有不同的病原，也可以有不同的病理和临床表现。但是，这类疾病有一个共同的特征，就是通过进食行为而发病，为预防会议中食源性疾病的发生，要加强食品卫生监督管理，倡导合理营养，控制食品污染，提高食品卫生质量，可有效地预防食源性疾病的发生。

二、食物过敏

食物过敏是一种人体对食物中抗原物质产生的由免疫介导的不良反应，由此可引起身体产生一系列临床病理生理的变化，严重时可能产生过敏性休克，甚至危及生命。进入 21 世纪以来，过敏性疾病发病率明显上升，已成为影响人类健康最常见的全球性疾病。据世界卫生组织的数据表明，目前全球有 22% ~ 25% 的人患有过敏性疾病，并以每 10 年 23 倍的速度增加，在我国就有两亿多人患有过敏性疾病，由食品过敏引发的过敏疾病已占过敏总数的 90% 左右。

引起食物过敏的食品约有 160 多种，但常见的致敏食品主要有 8 类：①牛乳及乳制品；②蛋及蛋制品；③花生及其制品；④大豆和其他豆类及各种豆制品；⑤小麦、大麦、燕麦等谷物及其制品；⑥鱼类及其制品；⑦甲壳类及其制品；⑧坚果类及其制品。

食物过敏通常表现为摄入某些食物后引起一些不适症状，如皮肤瘙痒、哮喘、荨麻疹、胃肠功能紊乱等。据估计，至少有 30% 的人在一生中会经历一次或多次食物过敏事件，但只有不到 2% 的人真正发生过食物过敏。

食物过敏主要有以下流行病学特征：①婴幼儿及儿童的发病率高于成人；②发病率随年龄的增长而降低；③人群中实际发病率较低。

三、食物中毒

（一）食物中毒的概念

食物中毒系指摄入含有生物性、化学性有毒有害物质的食品或把有毒有害物质当作食品摄入后所出现的非传染性的急性、亚急性疾病。

食物中毒事件是我国突发公共卫生事件中主要的事件类型之一，是食源性疾病暴发的主要表现形式。食物中毒在我国突发公共卫生事件报告管理信息系统中，作为突发公共卫生事件的主要类别进行报告管理。根据 2004—2013 年中国大陆食物中毒的统计资料，微生物因素导致的食物中毒人数一直是最多的，占历年总中毒人数的 58% ~ 72%，其次是有毒动植物及毒蘑菇中毒，再次是不明原因食物中毒。第三季度是食物中毒事件发生的高发期，其中以 9 月份食物中毒人数最多，7 月份死亡人数最多。全国不同就餐场所食物中毒以集体食堂最多，其中化学性食物中毒是导致学生食物中毒死亡的主要原因；其次是家庭，尽管食物中毒人数少于集体食堂，但死亡人数最多；再次是餐饮服务单位；最后是其他场所。

（二）引起食物中毒的食品

（1）被致病菌和（或）毒素污染的食品。

（2）被有毒化学品污染的食品。

（3）外观与食物相似而本身含有有毒成分的物质，如毒蕈。

（4）本身含有有毒物质，而加工、烹调不当未能将有毒物质去除的食品，如河豚。

（5）由于贮存条件不当，在贮存过程中产生有毒物质的食品，如发芽的马铃薯、霉变粮食等。

（三）食物中毒的发病特点

食物中毒发生的原因虽各不相同，但发病具有以下共同特点。

（1）发病潜伏期短，来势急剧，呈暴发性，短时间内可能有多数人发病，发病曲线呈突然上升又很快下降趋势，没有传染病发病曲线所出现的余波。

（2）发病与食物有关，患者有食用同一污染食物史；流行波及范围与污染食物供应范围一致；停止污染食物供应后，流行即告终止。

（3）中毒临床表现基本相似，以恶心、呕吐、腹痛、腹泻等胃肠道症状为主。

（4）人与人之间无直接传染。

这些特点对诊断食物中毒有重要意义。

（四）食物中毒的分类

按病原物分类，一般可将食物中毒分为五类。

1. 细菌性食物中毒

细菌性食物中毒指摄入含有细菌或细菌毒素的食品而引起的食物中毒。细菌性食物中毒是食物中毒中最多见的一类，发病率通常较高，但病死率较低。

2. 真菌及其毒素食物中毒

真菌及其毒素食物中毒指食用被真菌及其毒素污染的食物引起的食物中毒。中毒主要由被真菌污染的食品引起，用一般烹调方法加热处理不能破坏食品中的真菌毒素，发病率较高，死亡率也较高。

3. 动物性食物中毒

动物性食物中毒指食用动物性有毒食品而引起的食物中毒。发病率及病死率较高，我国发生的动物性食物中毒主要是河豚中毒。

4. 有毒植物中毒

有毒植物中毒指食用植物性有毒食品引起的食物中毒，如含氰苷果仁、木薯、毒蕈引起的食物中毒。

5. 化学性食物中毒

化学性食物中毒指食用化学性有毒食品引起的食物中毒，如有机磷农药、鼠药、亚硝酸盐等引起的食物中毒。

第二节　食物中毒的预防

一、细菌性食物中毒

细菌性食物中毒是最常见的食物中毒。分析 2008—2010 年我国"突发公共卫生事件报告管理信息系统"报告的食物中毒，微生物类导致的食物中毒中，报告事件数最多的是副溶血性弧菌，病例数最多的是沙门菌，死亡数最多的是肉毒中毒。

（一）沙门菌食物中毒

1. 病原学特点

沙门菌属是肠杆菌科的一个重要菌属，系革兰阴性杆菌，需氧或兼性厌氧，绝大部分具有周身鞭毛，能运动。沙门菌属不耐热，55 ℃加热 1 小时、60 ℃加热 15 ～ 30 分钟或 100 ℃加热数分钟即可被杀灭。此外，由于沙门菌属不分解蛋白质、不产生靛基质，食物被污染后无感官性状的变化，故对贮存较久的肉类，即使没有腐败变质，也应注意彻底加热灭菌，以防引起食物中毒。

2. 流行病学特点

沙门菌食物中毒的发病率较高，青壮年多发。虽然全年皆可发生，但季节性较强，多见于夏、秋两季。发病点多面广，暴发与散发并存，以水源性和食源性暴发较为多见。引起沙门菌食物中毒的食品主要为动物性食品，特别是蓄肉类及其制品，其次为禽类、蛋类、乳类及其制品。

3. 预防措施

（1）防止沙门菌污染肉类食品：加强卫生管理，防止肉类食品在储藏、运输、加工、烹调或销售等各环节被沙门菌污染，特别要防止熟肉类制品被食品从业人员带菌者、带菌的容器及生食品污染。

（2）控制食品中沙门菌的繁殖：低温储存食品是控制沙门菌繁殖的重要措施。食品生产企业、副食品商店、集体食堂、食品销售网点均应配置冷藏设备，低温贮藏肉类食品。生熟食品应分开保存，防止交叉污染。

（3）彻底加热以杀灭沙门菌：加热杀灭病原菌是防止食物中毒的关键措施，但必须达到有效的温度。经高温处理后可供食用的肉块，重量不应超过 1 kg，并持续煮沸 2.5 ～ 3 小时，或应使肉块的深部温度至少达到 80 ℃，并持续 12 分钟，使肉中心部位变为灰色而无血水，以便彻底杀灭肉类中可能存在的沙门菌并灭活毒素。加工后的熟肉制品长时间放置后应再次加热后才能食用。

（二）副溶血性弧菌食物中毒

1. 病原学特点

副溶血性弧菌为革兰阴性杆菌，呈弧状、杆状、丝状等多种形态，无芽孢，主要存在于近岸海水、海底沉积物和鱼、贝类等海产品中。该菌不耐热，56 ℃加热 5 分钟，或 90 ℃加热 1 分钟，或用含 1% 醋酸的食醋处理 5 分钟，均可将其杀灭。

2. 流行病学特点

（1）地区分布：我国沿海地区为副溶血性弧菌食物中毒的高发区。近年来，随着海产食品大量流向内地，内地也有此类食物中毒事件发生。

（2）季节性及易感性：7～9月是副溶血性弧菌食物中毒的高发季节。男女老幼均可发病，但以青壮年为多。

（3）中毒食品：主要是海产食品，其中以墨鱼、带鱼、黄花鱼、虾、蟹、贝类、海蜇最为多见；其次为盐渍食品，如咸菜、腌制的肉禽类食品等。

3. 预防措施

与沙门菌食物中毒的预防基本相同，也要抓住防止污染、控制繁殖和杀灭病原菌三个主要环节，其中控制繁殖和杀灭病原菌尤为重要。各种食品，尤其是海产食品及各种熟制品应低温贮藏。鱼、虾、蟹、贝类等海产品应煮透，蒸煮时需加热至 100 ℃并持续 30 分钟。凉拌食物清洗干净后在食醋中浸泡 10 分钟或在 100 ℃沸水中漂烫数分钟即可杀灭副溶血性弧菌。此外，盛装生、熟食品的器具要分开，并注意消毒，以防止交叉污染。

（三）肉毒梭菌食物中毒

1. 病原学特点

肉毒梭菌为革兰阳性、厌氧、产孢子的杆菌，广泛分布于自然界，特别是土壤中。肉毒梭菌食物中毒是由肉毒梭菌产生的毒素即肉毒毒素所引起的。肉毒毒素是一种毒性很强的神经毒素。肉毒毒素对消化酶（胃蛋白酶、胰蛋白酶）、酸和低温稳定，但对碱和热敏感。

2. 流行病学特点

一年四季均可发生，主要发生在 4～5 月。肉毒梭菌广泛分布于土壤、水及海洋中。引起中毒的食品种类国内以家庭自制植物性发酵品多见，如臭豆腐、豆酱、面酱等，对罐头瓶装食品、腊肉、酱菜和凉拌菜等引起的中毒也有报道。

3. 预防措施

（1）加强卫生宣教，建议牧民改变肉类的贮藏方式和生吃牛肉的饮食习惯。

（2）对食品原料进行彻底的清洁处理，以除去泥土和粪便。家庭制作发酵食品时应彻底蒸煮原料，加热温度为 100 ℃，并持续 10～20 分钟，以破坏毒素。

（3）加工后的食品应迅速冷却并在低温环境贮存，避免再污染和在较高温度或缺氧条件下存放，以防止毒素产生。

（4）食用前对可疑食物进行彻底加热是破坏毒素预防中毒发生的可靠措施。

二、有毒动植物中毒

有毒动植物中毒是指一些动植物本身含有某种天然有毒成分或由于贮存条件不当形成某种有毒物质，被人食用后引起的中毒。

（一）河豚中毒

河豚在我国沿海各地及长江下游均有出产，在淡水、海水中均能生活。河豚味道鲜美，但由于其含有剧毒，民间有"拼死吃河豚"的说法，可见食用河豚要冒生命危险。

1. 有毒成分的来源

引起中毒的河豚毒素是一种非蛋白质神经毒素。河豚毒素为无色针状结晶、微溶于水，易溶于稀醋酸，对热稳定，煮沸、盐腌、日晒均不能将其破坏。河豚毒素几乎存在鱼体的所有组织中，其中以卵巢毒性最大，肝脏次之。通常情况下，河豚的肌肉大多不含毒素或仅含少量毒素，但产于南海的河豚不同于其他海区，肌肉含有毒素是其一大特征，应引起注意。

2. 流行病学特点

河豚中毒多发生在沿海居民中，以春季发生中毒的起数、中毒人数和死亡人数最多。引起中毒的河豚有鲜鱼、内脏，以及冷冻的河豚和河豚干。

3. 预防措施

（1）加强卫生宣传教育，首先让广大居民认识到河豚有毒，不要食用；其次让广大居民能识别河豚，以防误食。

（2）水产品收购、加工、供销等部门应严格把关，防止鲜河豚进入市场或混进其他水产品中。

（3）新鲜河豚必须统一收购，集中加工。加工后必须经鉴定合格后方可食用。不新鲜的河豚不得食用，内脏、头、皮等要专门处理销毁，不得任意丢弃。

（二）麻痹性贝类中毒

麻痹性贝类中毒是由贝类毒素引起的食物中毒。麻痹性贝类毒素是一种毒性极强的海洋毒素，几乎全球沿海地区都有过麻痹性贝类毒素中毒致死的报道。

1. 有毒成分的来源

贝类含有毒素，与海水中的藻类有关。当贝类食入有毒的藻类后，其所含的有毒物质即进入贝体内，呈结合状态，而对贝类本身没有毒性。当人食用这种贝类后，毒素可迅速从贝肉中释放出来对人呈现毒性作用。藻类是贝类毒素的直接来源，但它们并不是唯一的或最终的来源，与藻类共生的微生物也可产生贝类毒素。

2. 流行病学特点

麻痹性贝类中毒有明显的地区性和季节性，以夏季沿海地区多见，这一季节易发生赤潮，而且贝类也容易捕获。

3. 预防措施

主要应进行预防性检测，当发现贝类生长的海水中有大量海藻存在时，应测定捕捞的贝类中所含有的毒素量。

（三）毒蕈中毒

蕈类通常称蘑菇，属于真菌植物。我国野生蕈类资源丰富，分布广泛。目前我国已经鉴定的可食用蕈类有近300种，有毒蕈类有100种左右，其中最常见的是褐鳞环柄菇、致命白毒伞、毒伞、秋盔孢伞、鹿花菌等10多种。毒蕈与可食用蕈不易区别，常因误食而中毒。误将野生毒蕈当作可食用蕈是中毒的主要原因。其他引起中毒的原因还有：餐馆或商家出售的野生食用菌混杂了不适宜食用的蕈类,食用者一次食用过多的蕈类而引起肠胃不适应,加工方式不当,如没有完全煮透等。

1. 有毒成分的来源

不同类型的毒蕈含有不同的毒素,也有一些毒蕈同时含有多种毒素。目前,人类已确定了部分毒蘑菇毒素的结构及中毒机制,主要包括环型多肽、毒蝇碱、色胺类化合物、异恶唑衍生物、鹿花菌素、鬼伞素及奥来毒素7类。

2. 流行病学特点

野生蕈类适合在潮湿温暖的环境生长,夏秋雨季适合大多数野生蕈类生长。因此,我国毒蕈中毒有明显的季节性,6～9月是毒蕈中毒事件的高发期,所致死亡人数占各类食物中毒事件总死亡人数的50.0%以上;7月则是毒蕈中毒高发月份。毒蕈中毒报告事件数较多的省份多集中在我国西南部地区,云南、广西、四川、贵州是毒蕈中毒的高发省份。

3. 预防措施

预防毒蕈中毒最根本的方法是不要采摘自己不认识的蘑菇食用;毫无识别毒蕈经验者千万不要自己采摘蘑菇食用。目前毒蘑菇毒素的研究尚未完善,已知的毒蘑菇识别方法均存在一定局限性,人类迄今为止尚未找到一种有效鉴定毒蘑菇的方法。

三、化学性食物中毒

化学性食物中毒是指由于食用了被有毒有害化学物质污染的食品、被误认为是食品及食品添加剂或营养强化剂的有毒有害物质、添加了非食品级的或伪造的或禁止食用的食品添加剂和营养强化剂的食品、超量使用了食品添加剂的食品或营养素发生了化学变化的食品等所引起的食物中毒。

有统计资料表明,2004—2008年的化学性食物中毒中,第1位的中毒因子是亚硝酸盐,其中误食和食品加工制作过程中滥用、过量使用亚硝酸盐是最主要的中毒方式;第2位中毒因子是有机磷等农药,污染是其重要的中毒方式。

(一)亚硝酸盐中毒

1. 理化特性及毒性

常见的亚硝酸盐有亚硝酸钠和亚硝酸钾,为白色和嫩黄色结晶,呈颗粒状粉末,无臭,味咸涩,易潮解,易溶于水。亚硝酸盐具有很强的毒性,其生物半衰期为24小时,摄入0.3～0.5 g就可以中毒,1～3 g可致人死亡。

2. 引起中毒的常见原因

(1)意外事故,亚硝酸盐外观上与食盐相似,容易误将亚硝酸盐当作食盐食用引起中毒。

(2)过量使用中毒,亚硝酸盐作为发色剂在肉类食品加工中被广泛应用,食用含亚硝酸盐过量的肉类食品可引起食物中毒。

(3)食用含有大量硝酸盐、亚硝酸盐的蔬菜而引起中毒,如贮存过久的蔬菜、腐烂的蔬菜、煮熟后放置过久的蔬菜及刚腌制不久的蔬菜。

3. 预防措施

（1）加强对集体食堂的管理，将亚硝酸盐和食盐分开贮存、明显标注，避免误食。

（2）肉类食品企业要严格按照国家标准规定添加硝酸盐和亚硝酸盐。

（3）保持蔬菜新鲜，勿食用存放过久或变质的蔬菜；剩余的蔬菜不可在高温下存放过久；腌菜时所加盐的含量应达到 12% 以上，至少腌制 20 天以上再食用。

（二）有机磷农药中毒

1. 理化特性

有机磷农药在酸性溶液中较稳定，在碱性溶液中易分解失去毒性，故大多数有机磷农药与碱性物质，如肥皂、碱水、苏打水接触时可被分解破坏（但敌百虫例外，其遇碱可生成毒性更大的敌敌畏）。

2. 引起中毒的常见原因

食用农药残留过高的蔬菜水果等植物性食品，此外与消费者和相关食品从业人员卫生知识欠缺、卫生意识与自我保护能力不强也有关，如蔬菜加工前用清水浸泡时间不够甚至不浸泡、有机磷等剧毒农药使用及存放不够安全等。

3. 预防措施

（1）广泛开展食品卫生知识宣传，增强自我防护意识。建立和完善蔬菜专业批发市场、农村集贸市场及广大食品生产经营单位的农药残留检测机制，及时对绿色叶菜进行农药速测，防患于未然。

（2）严格遵守《农药安全使用标准》，有机磷农药必须专人保管，必须有固定的专用贮存场所。

（3）喷洒农药及收获瓜、果、蔬菜，必须遵守安全间隔期。

（4）加强对食品从业人员卫生知识和法律法规的业务培训，建立和完善有机磷农药食物中毒预警机制，确保广大消费者的身体健康。

第三节　会议食品安全保障

一、重大活动的食品卫生监督

随着经济和社会的发展，各类国际、国内大型活动、会议日益频繁，确保饮食卫生安全尤为重要。

为规范重大活动食品卫生监督工作，防止食品污染和有害因素对人体健康的危害，保障食品卫生安全，原国家卫生部依据《中华人民共和国食品卫生法》《突发公共卫生事件应急条例》《餐饮业食品卫生管理办法》等法律、法规于 2006 年组织制定了《重大活动食品卫生监督规范》。尽管该规范适用于具有特定规模的政治、经济、文化、体育及其他重大社会活动的专项食品卫生监督，但也是各类会议的保健人员开展食品监督工作的重要依据。

重大活动接待单位必须具备下列基本条件：①持有有效的食品卫生许可证；②具备与重大活动供餐人数、规模相适应的接待服务能力；③食品卫生监督量化分级管理达到A级标准（或具备与A级标准相当的卫生条件）；④食品从业人员持有效健康检查证明，健康档案记录完备；⑤食品及原料供应渠道符合卫生要求，相关证件资料完备；⑥生活饮用水水质符合国家生活饮用水卫生标准；⑦省级卫生行政部门根据重大活动情况提出的其他条件。

卫生行政部门对接待单位进行食品卫生监督评估应包括以下内容：①接待单位卫生管理组织、管理人员、卫生管理制度设立情况；②食品生产经营场所布局设置、卫生设备设施运行情况；③食品生产加工制作过程卫生监督检查情况；④直接入口食品及食品工具、用具、容器卫生监测情况；⑤食品从业人员身体健康检查证明及健康状况；⑥接待单位存在的食品卫生隐患问题及卫生监督意见；⑦省级卫生行政部门根据重大活动情况规定的其他内容。

重大活动全程食品卫生监督主要包括：①审查食谱、食品采购、食品库房、从业人员健康、加工环境、加工程序、冷菜制作、餐具清洗消毒、备餐与供餐时间、食品中心温度、食品留样、自带食品和赞助食品等内容；②卫生行政部门选派专职卫生监督人员进驻重大活动现场，对食品生产加工制作环节进行动态卫生监督，填写卫生监督笔录和卫生监督意见书；③实施食品卫生计划监测和现场食品卫生快速监测。

有下列情形之一的食品，接待单位应停止使用：①食谱审查认定可能引发食物中毒的食品；②卫生检验可疑阳性的生活饮用水和食品；③未能出示有效食品卫生许可证的直接入口食品；④超过保质期限的食品、食品原料、半成品和成品；⑤外购散装直接入口熟食制品；⑥省级卫生行政部门为预防食物中毒而规定禁止食用的食品；⑦国家、地方法律法规规定的其他禁止生产经营的食品。

二、食品卫生监督措施

（一）会议前食品卫生监督

承担会议食品卫生监督任务的卫生行政部门，应根据实际情况，在会议前对接待单位、食品供应单位进行卫生监督，向食品生产经营单位负责人明确阐述存在的食品卫生问题并要求限期予以整改，并将卫生监督情况汇总报上级卫生行政部门和会议主办单位。

1. 制定预案

会议从确定到召开都有一段时间，把监督工作重心前移，努力做好前期的预防性卫生监督是极为重要的。工作预案包括会议驻地食品卫生工作预案，活动场馆饮水、就餐工作预案，定型包装食品卫生要求，工作人员盒饭工作预案等。

2. 卫生知识培训

分别对有关卫生监督员、各级接待单位的负责人、从业人员进行专业卫生技术培训，目的是统一对食品卫生的具体要求，提高卫生监督水平及从业人员整体卫生素质。

3. 食品从业人员健康检查

食品从业人员应每年进行一次健康检查。管理人员、厨师、服务人员都应依法取得本年度"预防健康体检合格证和卫生知识培训证"。临时借调的食品从业人员也必须进行健康体检，体检合格后再参与食品的加工服务工作。

4. 货源供应渠道的卫生审查

卫生行政部门和接待单位食品采购部门应严格控制食品和食品原料采购供应的卫生质量，对会议接待任务中所使用的食品、饮品的进货渠道及卫生资质进行审查。

（二）会议期间进驻性卫生监督

向每个接待单位派出2名监督员负责卫生监督工作。在会议期间的食品卫生监督中，监督员要集监督、服务于一体，高度负责，按程序严格执法，要深入现场做业务指导，对发现的问题提出切实可行的整改措施。

1. 食谱审查

应分类分析，如将凉菜、易腐败、生食、海鲜或加热不彻底即可食用的食品视为危险食品，重点进行监督。

2. 现场监督主要内容

（1）个人卫生：重点环节是凉菜制作、烹调、面点、烧烤人员等。主要检查有无健康证明、卫生习惯及手（含腕部以上至肩部）有无伤口。同时应对接待单位医务室从业人员取药情况进行调查，推测是否患有有碍食品卫生的疾病。

（2）采购食品原料：重点是采购、验货及储藏。采购食品时应固定进货渠道，避免临时变更。应注意索证，确认卫生许可证、检验报告齐全，如是进口食品应索取口岸检验报告。验货是非常重要的环节，建立健全采购人员、库管人员、厨房人员三级进货验货制度，确保不采购和不使用过期、变质、不洁及可疑食品。检查储藏时应重点查看冷库及保鲜库的温度，确保冷藏设施正常运转。

（3）厨房操作的卫生监督：初加工即检查食品是否有腐败变质；烹调的监督可使用中心温度计，现场监测食品的中心温度；凉菜加工注意加工时间、储存时间、凉菜间温度及操作中是否有交叉污染。

（4）自助餐的卫生监督：大型活动中供餐方式采用自助餐形式较多。特别是大型活动，就餐人员就餐时间不固定，应注意自助餐食品从烹饪到食用的时间及储藏条件：一般超过2小时食用的食品应在高于 60 ℃或低于 10 ℃的条件下存放。

（5）食（饮）具消毒的监督：食（饮）具感官检查、储藏条件；化学消毒时重点是检查药物配比，确保有效浓度；热力消毒时重点检查洗碗机是否正常运转（测试水温）。

3. 监督留样

接待单位应对每餐的重点危险食品（危险性大的食品，如凉菜、动物性食品）进行留样，以便出现问题能及时调查。接待单位要做到专人负责、专用工具（容器）、专用冰箱，留样时间为 48 小时。

活动期间成立巡查组，每日对接待单位进行巡视。主要巡查卫生状况和及时解决监督员提出的疑难问题。

（三）食物中毒诊断标准及技术处理总则

食物中毒的诊断主要以流行病学调查资料、中毒患者的潜伏期、特有的临床表现为依据，并经过必要的实验室诊断确定中毒的病因。

1. 食物中毒现场调查处理的基本任务和要求

（1）尽快查明食物中毒暴发事件发病原因：确定食物中毒病例，查明中毒食品，确定食物中毒致病因素及其来源。

（2）提出和采取控制食物中毒的措施。

（3）协助医疗机构对中毒患者进行救治。

（4）收集和固定对违法单位和人员处罚的证据。

（5）提出预防类似事件再次反生的措施和建议。

2. 食物中毒诊断标准

（1）中毒患者在相近的时间内均食用过某种共同的中毒因子，未食用者不中毒。停止食用中毒食品后，发病很快停止。

（2）潜伏期较短，发病急剧，病程亦较短。

（3）所有中毒患者的临床表现基本相似。

（4）一般无人与人之间的直接传染。

（5）从中毒食品和中毒患者的生物样品中检测出能引起与中毒临床表现一致的病原。

3. 食物中毒处理总则

（1）及时向卫生行政部门报告。

（2）对患者采取紧急处理，主要包括停止食用中毒食品；采取患者血液、尿液、吐泻物等样本以备送检；进行对症治疗和特殊治疗，如纠正水和电解质失衡，使用特效解毒药等。

（3）控制处理中毒食品，主要包括保护现场，封存中毒食品或疑似中毒食品；采集剩余可疑中毒食品，以备送检；追回已售出的中毒食品或疑似中毒食品；对中毒食品进行无害化处理或销毁等。

（4）根据不同的中毒食品，对中毒场所采取相应的消毒处理。

参考文献

1. 全国人民代表大会常务委员会 . 中华人民共和国食品安全法 [S]. 北京：第十二届全国人民代表大会常务委员会第十四次会议，2015.
2. SENIOR K. Estimating the global burden of foodborne disease. Lancet Infect Dis，2009，9（2）：80-81.
3. 胡汝源 . 我国食源性疾病现状及控制策略 . 公共卫生与预防医学，2007，18（3）：55-56.
4. 付萍，王连森，陈江，等 . 2015 年中国大陆食源性疾病暴发事件监测资料分析 . 中国食品卫生杂志，2019，31（1）：64-70.
5. 孙长颢 . 营养与食品卫生学 . 6 版 . 北京：人民卫生出版社，2007：443.
6. 罗海波，何来英，叶伟杰，等 . 2004—2013 年中国大陆食物中毒情况分析 . 中国食品卫生杂志，2015，27（1）：45-49.
7. 褚发军，冉陆，马莉，等 . 2008—2010 年全国突发公共卫生事件网络报告食物中毒流行病学分析 . 中国食品卫生杂志，2012，24（4）：387-390.
8. 任引津，张寿林，倪为民，等 . 实用急性中毒全书 . 北京：人民卫生出版社，2003：1056.
9. 王锐，高永军，丁凡，等 . 中国 2004—2011 年毒蕈中毒事件分析 . 中国公共卫生，2014，30（2）：158-161.
10. 李林静，李高阳，谢秋涛 . 毒蘑菇毒素的分类与识别研究进展 . 中国食品卫生杂志，2013，25（4）：383-387.
11. 刘大星，唐功臣，刘延秋 . 2004—2008 年国内化学性食物中毒文献分析 . 实用医药杂志，2010，27（3）：254-256.
12. MARDER E P，CIESLAK P R，CRONQUIST A B，et al. Incidence and trends of infections with pathogens transmitted commonly through food and the effect of increasing use of culture-independent diagnostic tests on surveillance-foodborne diseases active surveillance network，10U. S. Sites，2013-2016 [R]. MMWR Morb Mortal Wkly Rep，2017，66（15）：397-403.
13. DEWEY-MATTIA D，KARUNYA M，ARON J H，et al. Surveillance for foodborne disease outbreaks-United States，2009-2015. MMWR Surveill Summ，2018，67（10）：1-11.

（张小东　滕文赫）

第五篇

第三十七章　呼吸道传染病的防控

近些年来，严重急性呼吸窘迫综合征（serious acute respiratory distress syndrome，SARDS）、甲型 H1N1 流感、甲型 H7N9 流感、中东呼吸综合征（middle east respiratory syndrome，MERS）和新型冠状病毒肺炎（简称新冠肺炎）等新发呼吸道传染病相继发生，尤其是自 2019 年底出现第一例不明原因肺炎病例以来，新冠肺炎疫情已造成全球大流行，给人类生命带来严重危害。防控呼吸道传染病面临着前所未有的严峻挑战。呼吸道传染病的传播途径主要包括近距离飞沫、气溶胶、接触患者分泌物等方式。人员聚集开会，室内空间受限，自然空气流动性差易引发呼吸道传染病的传播。应针对传染病流行的 3 个环节（传染源、传播途径、易感人群），通过对参会及相关人员规范管理、实施有效的环境清洁消毒、加强个人防护等措施以达到确保参会人员安全。

一、参会人员和工作人员管理要求

（一）参会人员管理要求

（1）检疫：来自或近期去过中高风险地区或与确诊、疑似病例有间接接触史的人员，要先隔离医学观察 14 天＋7 天，即集中隔离 14 天，居家观察 7 天。所有参会人员会前需做 48 小时内新冠核酸及血清 IgM、IgG 检测。对每个参会人员建立《参会人员身体状况监测表》。

（2）对参会人员应实施封式管理：原则上应限制人员私自外出，不得私自接待访客。必须生活品、零用品及私件由宾馆负责提供或委托会议工作人员处理。

（3）宾馆及会议场所门口应设立预检岗，配备体温监测设备及免洗手消毒剂；所有进入人员必须扫健康宝、出示行程码及测体温，无异常后才能进入宾馆或会场。

（4）参会人员住宾馆应安排一人一间，房间应每天通风不少于 2 次，每次不少于 30 分钟，不同宿舍人员应避免互相串门，尽可能避免在公共场合多人聚集聊天交流，必要时要戴一次性外科口罩，并保持 1 米以上距离。

（5）参会人员须戴一次性外科口罩。安排座位前后、左右间距不少于 1 米，会议休息人员应尽量避免聚集交流，必要时保持一米以上距离。

（6）乘坐会议专车时，人员应隔位而坐，相互间尽量保持一定距离，全程佩戴一次性外科口罩。

（7）若参会人员受访，应在采访前确认媒体工作人员身体状况良好；采访时，须佩戴医用口罩或一次性医用外科口罩，尽量与采访人员保持一米以上距离。

（8）每日落实对参会人员早晚各一次体温测量及询问有关身体情况，并在《参会人员身体状况监测表》上做好记录。若发现有体温超过 37.3 ℃或身体出现其他不适的人员立即上报。若有需外出诊疗的人员，经会议主管单位批准后，须由医护人员陪送。全程佩戴医用外科口罩。会议主管部门要及时协调就诊院方开放特殊绿色通道，确保快速、准确地完成就诊。

（9）参会人员就餐管理：禁止集体公共用餐，提倡自助餐。取餐时佩戴口罩并保持一米以上距离。用餐桌面要放置隔离屏障，要保持一定间距。条件许可也可采用送餐制，由工作人员送餐到各房间。参会人员在各自房间用餐，也可实行配餐盒饭制度，参会人员各自到餐厅取盒饭回房间就餐，减少聚集现象。

（二）会议宾馆工作人员管理要求

参与会议相关的所有工作人员应在会议前做流行病学排查。应做新冠核酸及血清 IgM、IgG 检测以排除潜在感染危险，并建立《参会人员身体状况监测表》。

会议期间，除外勤工作人员外，其他工作人员原则上不得随意外出，实施封闭式管理。每天至少两次体温检测并做记录，发现异常应及时上报妥当处置。

参会工作人员在会议期间应正确规范佩戴医用口罩或医用外科口罩。在和他人近距离接触时，要保持一米外以上社交距离，穿工作服并保持工作服清洁，每次进入会场均要检测体温。

二、清洁消毒要求

制定清洁消毒管理制度，组建清洁消毒小组。全面负责会议清洁消毒工作，主要包括清洁消毒方案制定、实施及效果安全性监督工作。

（一）空气清洁与消毒

（1）宾馆或会议场所应加强通风换气，保持室内空气流通。冬季注意调节达到适宜温度。开窗自然通风每日至少 2 次，每次 30 分钟以上，不能开窗通风或通风不良的，可使用电风扇、排风扇、空调等机械通风方式，必要时使用循环风空气消毒机消毒，使用时应关闭门窗。

（2）通风设备清洁消毒：排风扇机械通风设备每周清洁消毒一次；分体空调设备过滤网和过滤器每周清洁消毒一次；暂停使用集中空调，必要时应对集中空调通风系统定期清洗消毒。消毒可采用 250 ～ 500 mg/L 含氯消毒液，消毒 10 ～ 30 分钟；消毒前先去除挡板上的积尘污垢。集中空调通风系统的清洗消毒应由具有清洗消毒资质的专业机构完成。

（二）环境消毒

1. 物体表面

经常接触或触摸的物体表面，如门把手、台面、桌椅、扶手、窗把手、水龙头、电梯按键、电脑键盘等每天至少消毒 2 次；不经常触及的物体表面可每天消毒 1 次。可使用抹布进行擦拭消毒或常规喷雾器喷洒消毒，可使用 250 mg/L 含氯消毒剂或 100 ～ 250 mg/L 二氧化氯消毒剂，消毒 10 ～ 30 分钟。消毒前见有肉眼可见的污染时，应先去除可见污染后再行喷洒消毒；并应喷洒至物体表面被完全润湿；精密设备或操作仪表等使用湿巾擦拭消毒。

2. 地面、墙壁

一般情况下，墙面不需要进行常规消毒；地面每天消毒 2 次。可采用 250 ～ 500 mg/L 含氯消毒剂进行拖拭、擦拭或常规喷雾喷洒消毒，消毒时间为 10 ～ 30 分钟；消毒前先清除地面的污迹。

3. 办公用品

电话机、传真机、打印机、电脑键盘、鼠标等表面可采用 1% 过氧化氢湿巾或 75% 乙醇擦拭消毒，1 次 / 日。

4. 餐桌、餐饮具

餐桌使用前应采用 250 mg/L 含氯消毒剂或 75% 的乙醇擦拭消毒；餐饮具的清洁消毒首选物理方法，要严格执行"一洗二冲三消毒四保洁"制度，应做到一人一用一清洗消毒，消毒采用流通蒸汽 100 ℃消毒 20 ～ 30 分钟，或煮沸消毒 15 ～ 30 分钟或按说明书使用消毒箱（柜）。

5. 洗手水池、便器

每天采用 500 ～ 1000 mg/L 含氯消毒剂或 250 ～ 500 mg/L 二氧化氯消毒剂消毒 15 ～ 20 分钟，2 次 / 日。

6. 垃圾

分类收集及时清运。垃圾桶等垃圾盛装容器表面使用浸有 1000 ～ 2000 mg/L 的含氯消毒剂或二氧化氯消毒剂的抹布擦拭消毒或用常规喷雾器喷洒消毒，每天消毒 2 次。

7. 清洁用品

不同区域使用不同的拖布和抹布；每次使用后用 250 mg/L 含氯消毒剂浸泡消毒 30 分钟以上，悬挂晾干。有条件的可烘干后存放。

三、手卫生

宾馆洗手设施要齐全，大厅、餐厅和电梯间口、会议场所等人员出入频繁的区域要配备速干手消毒剂。一般情况下应采用流动水和洗手剂按照七步洗手法充分搓洗，必要时可用速干手消消毒剂揉搓双手。参会人员及工作服务人员需在饭前、便后、入会场前、接收外来快递包裹物品或信件后及时洗手或用快速干手消毒剂擦拭。

四、综合保障

（一）物资保障

（1）根据会议时间、参会人数等配备储备医用口罩、速干手消毒剂、消毒湿巾、空气喷雾机、隔离防护服等消毒产品和个人防护物资。确保及时充分供应。

（2）使用的食品原料须定点供给，冷链食品须新冠核酸检测阴性，以确保食品安全。

（二）医疗保障

（1）组建医疗卫生保障组，设立办公室，除常规疾控医护人员外，必要时增配一名有经验的呼吸科医师。

（2）医疗卫生保障组医护人员要利用早、晚餐会议休息时间巡诊参会人员，及时发现发热、咳嗽、咽痛等症状人员，及时报告和处置。

（三）应急机制

建立会议呼吸道传染病应急处理制度。会议宾馆内设应急区域，参会人员及相关工作人员一旦出现发热、咳嗽、咽痛等疑似症状时，应立即到该区域进行暂时隔离，再按相关规范要求做进一步处理。

参考文献

1. 国家卫生健康委办公厅关于印发医疗机构内新型冠状病毒感染预防与控制技术指南（第一版）的通知（国卫办医函 [2020]65 号）[EB/OL].
2. 国务院应对新型冠状病毒感染的肺炎疫情联防联控机制综合组，关于印发新冠肺炎流行期间办公场所和公共场所空调通风系统运行管理指南的通知（肺炎机制综发 [2020]50 号）[EB/OL].
3. 中华人民共和国卫生部，中国国家标准化管理委员会. 普通物体表面儿消毒剂的卫生要求：GB27952—2011[S]. 北京：中国标准出版社，2012.

（张小东　叶高峰）

会场常用技术操作的 SOP 及考核标准

第三十八章　常用监测技术

第一节　体温测量

【目的】

（1）判断体温有无异常。

（2）动态监测体温变化，分析热型及伴随症状。

（3）协助诊断，为预防、治疗及护理提供依据。

【用物准备】

体温计、纱布、润滑油、棉签、卫生纸、手表、记录本、笔、酒精棉片、弯盘。

【评估】

（1）被测量者年龄、病情、意识、治疗情况，心理状态及合作程度。

（2）测温前 30 分钟内有无剧烈运动、进食、沐浴等。

【操作流程】（图 38-1）

【注意事项】

（1）为意识不清或不合作被测试者测量时，护士不宜离开。

（2）精神异常、昏迷、不合作、口鼻手术或呼吸困难被测试者，禁忌测量口温。

（3）进食，吸烟，面颊部做冷、热敷者应推迟 30 分钟后再测口腔温度。

（4）腋下有创伤、手术、炎症，腋下出汗较多，极度消瘦的被测试者，不宜腋下测温；沐浴后需待 20 分钟再测量腋下温度。

（5）腹泻、直肠或肛门手术、心肌梗死者不宜用直肠测量法。

（6）体温和病情不相符合时需重复测温，必要时可同时采取两种不同的测量方式作为对照。

【体温计校对方法】

（一）水银体温计

（1）将体温计的水银柱甩至 35 ℃以下。

（2）于同一时间放入已测好的 40 ℃以下的水中，3 分钟后取出检查。

（3）若误差在 0.2 ℃以上，玻璃管有裂痕，水银柱自行下降，则不能使用。

（4）将合格的体温计用纱布擦干，放入清洁容器内备用。

（二）电子体温计

（1）外观完好无破损，开机正常使用。

（2）与 3 名被试者所测水银体温计温度进行对照，误差在 0.2 ℃以内。

（3）每周校准 1 次。

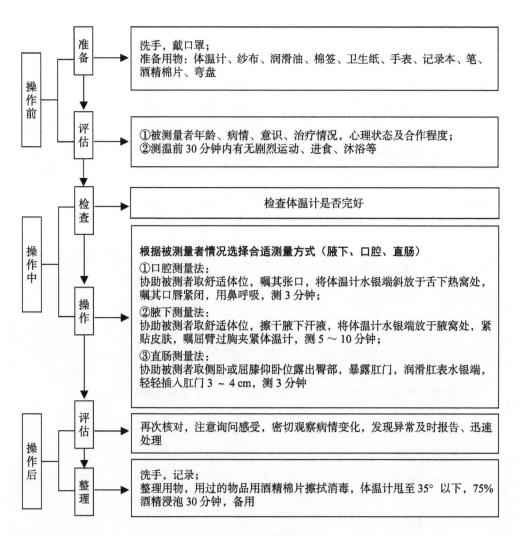

图 38-1　体温测量操作流程

【操作考核评分标准】（表 38-1）

表 38-1　体温测量操作考核评分标准

项目	分值	操作技术要求	评分等级 A	B	C	D	得分	存在问题
操作前	20	评估到位	20	15	10	5		
	10	讲解注意事项	10	8	6	4		
操作中	腋温 40 ★	1. 协助被测试者取自然体位，擦干腋下	20	18	16	14		
		2. 将体温计放在腋窝，被测试者曲臂过胸，夹紧体温计，测量 5 ～ 10 分钟	20	18	16	14		
	口温 40 ★	1. 体温计水银端斜置于舌下热窝处	20	18	16	14		
		2. 嘱闭唇含住体温计，用鼻呼吸，必要时用手托住体温计，测量 3 分钟	20	18	16	14		
	肛温 40 ★	1. 屏风遮挡，协助取合适体位	20	18	16	14		
		2. 石蜡油润滑肛温体温计前端，缓慢插入肛门内 3 ～ 4 cm，测量时间为 3 分钟	20	18	16	16		
	耳温 40 ★	准备红外线耳温测温计，操作者一手将被测试者的外耳向上向后提，另一手持测温计，体温探头置入外耳道鼓膜最温暖的区域（最前端的 1/3），读取耳温数值	40	36	32	28		
操作后	10	1. 判断体温是否正常或是否与病情相符	6	5	4	3		
		2. 判断体温计是否完好	4	3	2	1		
	6	在体温单或在护理记录单上做相应记录	6	5	4	3		
评价	6	体温与病情的一致性	6	5	4	3		
整体	8	1. 做好体温计消毒及存放工作	4	3	2	1		
		2. 人文关怀，整体协调性	4	3	2	1		
总分	100							

注：有★号的为可选择项目，可选择此项或前一项进行考核。

参考文献

1. 李小寒，尚少梅 . 基础护理学 . 5 版 . 北京：人民卫生出版社，2012：206-217.

（祁烨　任兴华）

第二节 呼吸、脉搏测量

【目的】

（1）了解疾病的发生、发展、转归及护理对象心理状况的变化。

（2）协助医师做出正确的判断，反映病情的好转及恶化，为疾病预防、治疗和护理提供依据。

【用物准备】

纱布、记录本、笔、手表、弯盘、听诊器、棉球。

【评估】

（1）全身情况：年龄、目前病情、神志和意识情况。

（2）局部情况：30分钟内有无进食、饮冷饮、吸烟或面颊部冷、热敷和沐浴等。

（3）心理状态：有无害怕、紧张、焦虑等情绪变化。

【操作流程】（图38-2）

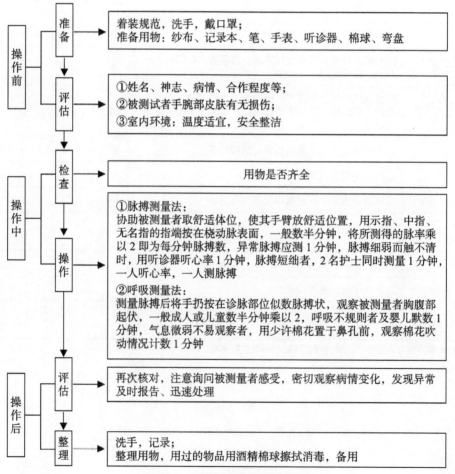

图38-2 呼吸脉搏测量操作流程

【注意事项】

（1）测量前应使被测试者保持安静，如有剧烈活动，应先休息 20 分钟后再测。

（2）不可用拇指诊脉，因拇指小动脉搏动易与被测量者的脉搏相混淆。

（3）如发现有脉搏短绌，应由两人同时测量脉搏及心率 1 分钟。

【操作考核评分标准】（表 38-2）

表 38-2　呼吸脉搏测量操作考核评分表

项目	分值	操作技术要求	评分等级				得分	存在问题
			A	B	C	D		
仪表	5	仪表端庄，服装整洁	5	4	3	2		
操作前	10	洗手，戴口罩	3	2	1	0		
		备齐用物	4	3	2	1		
		向被测试者解释，评估到位	3	2	1	0		
操作中	50	协助取舒适体位，沟通得体	10	8	6	4		
		测量部位正确	10	8	6	4		
		测量手法正确	10	8	6	4		
		测量时间足够	10	8	6	4		
		记录准确	10	8	6	4		
操作后	20	协助摆好舒适卧位	10	8	6	4		
		仪器消毒后备用	10	8	6	4		
评价	10	测量位置准确、动作娴熟	5	4	3	2		
		操作中观察被测试者情况，发现异常立即通知医师	5	4	3	2		
提问	5	操作注意事项	5	4	3	2		
总分	100							

参考文献

1. 吴钟琪 . 医学临床"三基"训练护士分册 . 5 版 . 长沙：湖南科学技术出版社，2018：271.

（苏金桥　任兴华）

第三节　无创血压测量

【目的】

（1）记录血压的变化，以判断被测量者血压有无异常。

（2）监测血压变化，间接了解循环系统的功能状况，以了解疾病的情况。

（3）用于高血压疾病的诊断依据。

【用物准备】

水银血压计/电子血压计、听诊器、记录本、笔。

【评估】

（1）评估被测量者年龄、病情、意识、体位、合作程度等情况，告知其目的并取得配合。

（2）评估被测量者在三十分钟内有无影响测量血压准确性的因素。

（3）了解被测量者的基础血压，既往用药情况。

（4）室内环境：温度适宜，安全整洁。

【操作流程】（图 38-3）

【注意事项】

（1）血压测量应在被测量者平静时进行，测血压应做到"四定"：定时间、定部位、定体位、定血压计。

（2）若测量前被测试者有剧烈活动、情绪波动、吸烟、进食等情况，待安静休息 30 分钟再测；若被测试者膀胱充盈，请其排空膀胱后再测。

（3）偏瘫、肢体有损伤的被测试者测血压时应选择健侧肢体。避免选择静脉输液一侧肢体，以免影响液体输入。

（4）如发现血压听不清或异常时，应重测，先驱尽袖带内空气，水银柱归"0"，稍休息片刻再行测量，必要时做对照复查。

（5）排除影响血压的外界因素：袖带过宽、过窄，袖带缠绕过松、过紧，肢体位置过高、过低，血压计水银不足等。

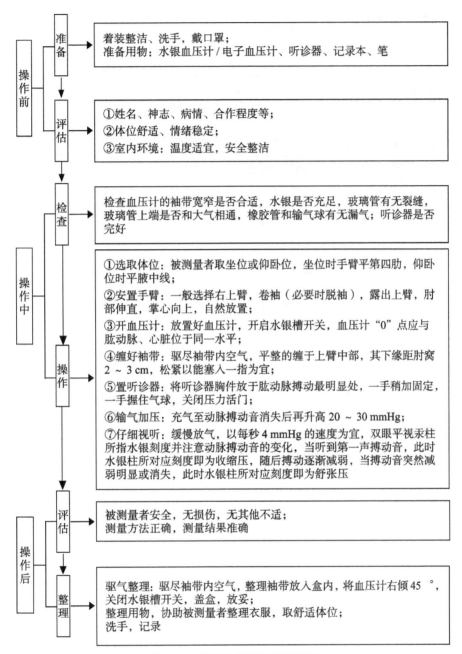

图 38-3　无创血压测量操作流程

【操作考核评分标准】（表38-3）

表38-3 无创血压测量操作考核评分标准

项目	分值	操作技术要求	评分等级				得分	存在问题
			A	B	C	D		
仪表	5	仪表端庄，服装整洁	5	4	3	2		
操作前	10	洗手，戴口罩	3	2	1	0		
		备齐用物，检查血压计、听诊器	4	3	2	1		
		向被测量者解释，评估到位	3	2	1	0		
操作中	50	协助取舒适体位，沟通得体	10	8	6	4		
		取坐位或仰卧位，坐位时手臂平第四肋，仰卧位时平腋中线	10	8	6	4		
		血压计水银柱归"0"，血压计"0"点应与肱动脉、心脏位于同一水平	10	8	6	4		
		听诊器放于肱动脉搏动最明显处	10	8	6	4		
		双眼平视汞柱所指水银刻度	5	4	3	2		
操作后	15	驱尽袖带内空气	5	4	3	2		
		整理袖带放入盒内，将血压计右倾45°，关闭水银槽开关，盖盒，放妥	5	4	3	2		
		整理，协助被测试者穿衣，取舒适体位	5	4	3	2		
评价	10	测量血压读数准确、动作娴熟	5	4	3	2		
		操作中观察被测试者情况，血压异常立即通知医师	5	4	3	2		
提问	10	操作注意事项	10	8	6	4		
总分	100							

参考文献

1. 周春美，张连辉.基础护理学.3版.北京：人民卫生出版社，2014：220-223.

（董菁 任兴华）

第四节　心电监测

【目的】

连续监测心率、心律、呼吸、血压、血氧饱和度等重要生命指标信息，及时识别各种心律失常。

【用物准备】

治疗车、治疗盘、心电监护仪，酒精棉球、电极片。

【评估】

（1）姓名、神志、病情、合作程度等。

（2）前胸皮肤有无损伤。

（3）环境、温度适宜，安全整洁，注意保护隐私。

【操作流程】（图 38-4）

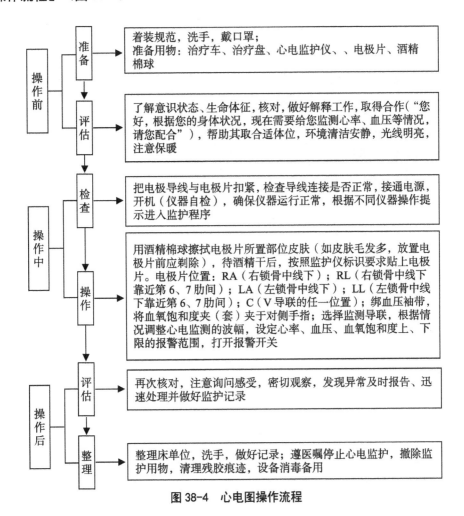

图 38-4　心电图操作流程

【注意事项】

（1）密切观察病情变化，根据医师指导调整报警范围。

（2）发现异常及时报告医师，冻结主屏，备齐抢救药品、设备。

（3）电极片贴放位置应避开除颤部位。

（4）血压袖带松紧适宜，以放进一指为宜；血氧饱和度夹（套）应定时更换手指。

（5）防止电极松脱，定时更换电极片，新的电极片要避开原先位置，防止皮肤损伤或过敏。

【操作考核评分标准】（表38-4）

表38-4　心电监测操作考核评分标准

项目	分值	操作技术要求	A	B	C	D	得分	存在问题
仪表	5	仪表端庄，服装整洁	5	4	3	2		
操作前	10	洗手，戴口罩	3	2	1	0		
		备齐用物，检查仪器	4	3	2	1		
		解释操作流程，关闭门窗、注意保暖	3	2	1	0		
操作中	50	接电源、连接导线、开机	5	4	3	2		
		用酒精棉球擦拭皮肤	10	8	6	4		
		贴电极位置正确	10	8	6	4		
		选择导联及调整波幅	10	8	6	4		
		设置报警及调整范围	10	8	6	4		
		做好监护记录	5	4	3	2		
操作后	15	协助取舒适卧位	5	4	3	2		
		如果停止监测，协助清除残胶印迹	5	4	3	2		
		整理设备处理恰当（连接线、电极片等）	5	4	3	2		
评价	10	导联电极定位准确、动作娴熟	5	4	3	2		
		血压袖带松紧适宜、位置准确	5	4	3	2		
提问	10	操作注意事项	10	8	6	4		
总分	100							

参考文献

1. 吴欣娟，张晓静.实用临床护理操作手册.北京：中国协和医科大学出版社，2018：353-354.
2. 贾彦彩，刘颖.70项护理操作技术图解与评分标准.北京：中国医药科技出版社，2017：131-133.

（任兴华　苏金桥）

第五节　血糖监测

【目的】

通过血糖仪测试血液中的血糖水平，为临床治疗诊断提供依据。

【用物准备】

75% 酒精或酒精棉签、干棉签、血糖仪、一次性采血针头、弯盘、锐器盒、血糖试纸、血糖登记单。

【评估】

（1）评估进食时间。

（2）评估当日应用药物情况。

【操作流程】（图 38-5）

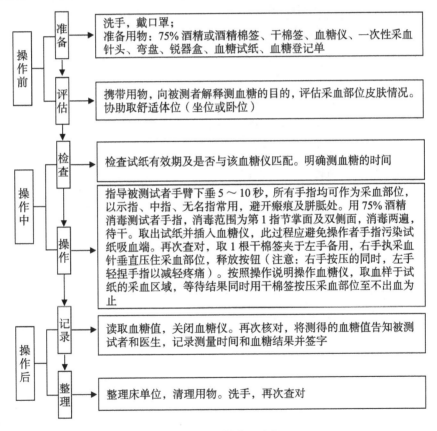

	准备	洗手，戴口罩； 准备用物：75% 酒精或酒精棉签、干棉签、血糖仪、一次性采血针头、弯盘、锐器盒、血糖试纸、血糖登记单
操作前	评估	携带用物，向被测者解释测血糖的目的，评估采血部位皮肤情况。协助取舒适体位（坐位或卧位）
	检查	检查试纸有效期及是否与该血糖仪匹配。明确测血糖的时间
操作中	操作	指导被测试者手臂下垂 5～10 秒，所有手指均可作为采血部位，以示指、中指、无名指常用，避开瘢痕及胼胝处。用 75% 酒精消毒测试者手指，消毒范围为第 1 指节掌面及双侧面，消毒两遍，待干。取出试纸并插入血糖仪，此过程应避免操作者手指污染试纸吸血端。再次查对，取 1 根干棉签夹于左手备用，右手执采血针垂直压住采血部位，释放按钮（注意：右手按压的同时，左手轻捏手指以减轻疼痛）。按照操作说明操作血糖仪，取血样于试纸的采血区域，等待结果同时用干棉签按压采血部位至不出血为止
操作后	记录	读取血糖值，关闭血糖仪。再次核对，将测得的血糖值告知被测试者和医生，记录测量时间和血糖结果并签字
	整理	整理床单位，清理用物。洗手，再次查对

图 38-5　血糖监测流程

【注意事项】

（1）采血时避免过度用力挤血。

（2）频繁监测血糖期间可十指轮流采血。

第六篇

【操作考核评分标准】（表 38-5）

表 38-5 血糖监测操作考核评分标准

项目		总分	技术操作要求	评分等级				得分	存在问题
				A	B	C	D		
仪表		5	仪表端庄，服装整齐，无长指甲	5	4	3	1		
评估		10	了解被测试者病情、年龄及意识状态	4	3	2	1		
			了解被测试者的自理、合作程度	3	2	1	0		
			与被测试者沟通，语言沟通恰当	3	2	1	0		
操作前准备		7	洗手、戴口罩	4	3	2	1		
			物品放置妥当，准备齐全	3	2	1	0		
操作中	安全与舒适	10	查对认真、规范	5	4	3	2		
			体位舒适	5	4	3	2		
	血糖测定	50	血糖仪与试纸相匹配	5	4	3	2		
			评估皮肤状况	5	4	3	1		
			皮肤消毒方法正确	5	4	3	2		
			插入试纸方法正确、无污染	4	3	2	1		
			采血针使用方法正确	4	3	2	1		
			进针部位、深度适宜	5	4	3	1		
			穿刺一针见血	4	3	2	1		
			减轻疼痛的措施有效	4	3	2	1		
			血量适宜，45°～90° 吸血，吸血 1 次成功	5	4	3	1		
			指导被测试者按压穿刺部位	4	3	2	1		
			操作熟练，遵守无菌操作规程	5	3	2	1		
操作后		10	血糖值记录准确	4	3	2	1		
			整理用物	3	2	1	0		
			洗手	3	2	1	0		
整体评价		8	动作规范、轻、稳，痛感小，无不适反应	8	5	3	0		
总分		100							

参考文献

1. 吴欣娟，张晓静. 实用临床护理操作手册. 北京：中国协和医科大学出版社，2018：173-174.
2. 贾彦彩，刘颖. 70 项护理操作技术图解与评分标准. 北京：中国医药科技出版社，2017：134-135.

（任兴华　李宗雪）

第六节 血氧饱和度监测

【目的】

监测机体组织缺氧状况。

【用物准备】

监护仪、氧饱和度监测插件、记录单。

【评估】

（1）评估意识状态、吸氧浓度、自理能力及合作程度。

（2）评估指（趾）端循环、皮肤完整性及肢体活动程度。

（3）评估周围环境光照条件。

【操作流程】（图 38-6）

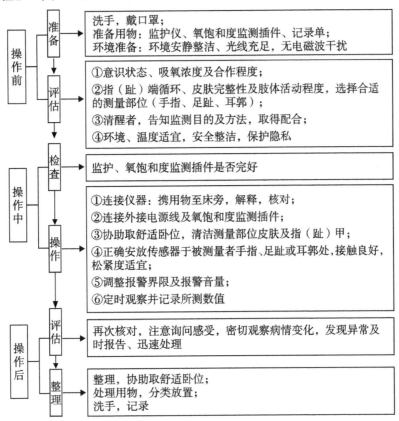

```
操作前 ──┬── 准备 ── 洗手，戴口罩；
         │          准备用物：监护仪、氧饱和度监测插件、记录单；
         │          环境准备：环境安静整洁、光线充足，无电磁波干扰
         │
         └── 评估 ── ①意识状态、吸氧浓度及合作程度；
                     ②指（趾）端循环、皮肤完整性及肢体活动程度，选择合适
                       的测量部位（手指、足趾、耳郭）；
                     ③清醒者，告知监测目的及方法，取得配合；
                     ④环境、温度适宜，安全整洁，保护隐私

操作中 ──┬── 检查 ── 监护、氧饱和度监测插件是否完好
         │
         └── 操作 ── ①连接仪器：携用物至床旁，解释，核对；
                     ②连接外接电源线及氧饱和度监测插件；
                     ③协助取舒适卧位，清洁测量部位皮肤及指（趾）甲；
                     ④正确安放传感器于被测量者手指、足趾或耳郭处，接触良好，
                       松紧度适宜；
                     ⑤调整报警界限及报警音量；
                     ⑥定时观察并记录所测数值

操作后 ──┬── 评估 ── 再次核对，注意询问感受，密切观察病情变化，发现异常及
         │          时报告、迅速处理
         │
         └── 整理 ── 整理，协助取舒适卧位；
                     处理用物，分类放置；
                     洗手，记录
```

图 38-6 血氧饱和度监测流程

【注意事项】

（1）SpO_2 监测报警低限设置为 90%，发现异常及时通知医师。

（2）注意休克、体温过低、低血压或使用血管收缩药物、贫血、偏瘫、指甲过长、同侧手臂测量血压、周围环境光照太强、电磁干扰及涂抹指甲油等对监测结果的影响。

（3）注意更换传感器的位置，以免皮肤受损或血液循环受阻。

（4）怀疑 CO 中毒者不宜选用脉搏血氧检测仪。

【操作考核评分标准】（表 38-6）

表 38-6　血氧饱和度操作考核评分标准

项目	分值	操作技术要求	评分等级				得分	存在问题
			A	B	C	D		
操作前	20	着装整洁，洗手，戴口罩	5	4	3	2		
		备齐用物并检查	5	4	3	2		
		了解意识状态、吸氧情况	5	4	3	2		
		评估局部皮肤及末梢循环状况	5	4	3	2		
操作中	50	将用物携至床旁，查对	5	4	3	2		
		解释目的，取得合作	5	4	3	2		
		环境清洁、安静、舒适	5	4	3	2		
		准备好脉搏血氧饱和度监测仪，检测仪器是否完好	5	4	3	2		
		传感器正确安放在手指、足趾或耳郭处	5	4	3	2		
		传感器接触局部组织良好，能够正常显示波形，调整报警界限	5	4	3	2		
		妥善放置导线，避免折叠受压或脱落	5	4	3	2		
		观察并记录监护参数	5	4	3	2		
		停止监测时，解释，取得合作	5	4	3	2		
		按顺序取下传感器，关机切断电源	5	4	3	2		
操作后	10	协助摆好舒适卧位	5	4	3	2		
		仪器消毒后备用	5	4	3	2		
评价	10	动作轻柔、准确，操作熟练、规范	5	4	3	2		
		交流有效，感觉舒适	5	4	3	2		
提问	10	操作注意事项	10	8	6	4		
总分	100							

参考文献

1. 吴欣娟，张晓静. 实用临床护理操作手册. 北京：中国协和医科大学出版社，2018：107-108.
2. 贾彦彤，刘颖. 70 项护理操作技术图解与评分标准. 北京：中国医药科技出版社，2017：137-139.

（祁烨　任兴华）

第七节　心电图检查

【目的】

（1）记录心脏搏动的电位变化，以判断心脏的状态。

（2）用于心律失常、心肌梗死、心绞痛等心脏疾病的诊断。

【用物准备】

心电图机、心电图记录纸、酒精棉球、生理盐水、纱布或纸巾。

【评估】

（1）姓名、神志、病情、合作程度等。

（2）被测试者双腕部、双踝部及前胸皮肤有无损伤。

（3）环境温度适宜、安全整洁，注意保护隐私。

【操作流程】（图 38-7）

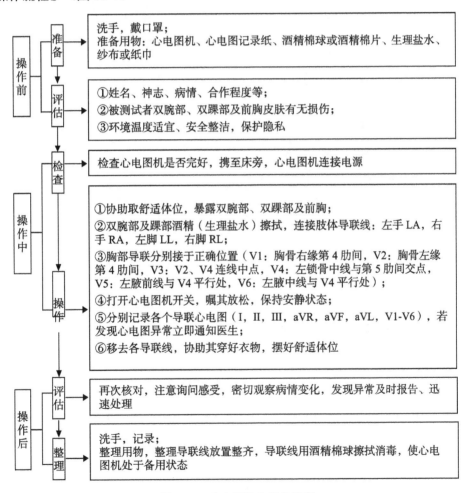

图 38-7　心电图检查操作流程

【注意事项】

（1）清洁局部皮肤，若毛发过长应剃除，确保贴附电极的皮肤没有毛发或衣服。

（2）操作过程中注意保护被测试者隐私。

（3）叮嘱被测试者在做心电图过程中，不要随意活动，保持正常呼吸，避免使用手机，防止磁场干扰。

（4）若发现心电图异常立即通知医师。

（5）操作后注意保暖。

【操作考核评分标准】（表 37-7）

表 37-7　心电图检查操作考核评分标准

项目	分值	操作技术要求	评分等级				得分	存在问题
			A	B	C	D		
仪表	5	仪表端庄，服装整洁	5	4	3	2		
操作前	10	洗手，戴口罩	3	2	1	0		
		备齐用物，检查仪器	4	3	2	1		
		向被测试者解释，评估到位	3	2	1	0		
操作中	50	协助取舒适体位，沟通得体	10	8	6	4		
		接电源开机	5	4	3	2		
		用酒精棉球擦拭皮肤	5	4	3	2		
		双腕及踝部导联位置连接正确	10	8	6	4		
		胸部导联位置连接正确	10	8	6	4		
		记录各导联心电图正确	10	8	6	4		
操作后	15	移去各导联线	5	4	3	2		
		协助穿好衣物，摆好舒适卧位	5	4	3	2		
		设备处理恰当（连接线等）	5	4	3	2		
评价	10	导联线定位准确、动作娴熟	5	4	3	2		
		操作中观察被测试者情况，心电图异常立即通知医师	5	4	3	2		
提问	10	操作注意事项	10	8	6	4		
总分	100							

参考文献

1. 胡雪慧，靳雁，张敏. 临床护理技术操作规范. 西安：第四军医大学出版社，2017：461-462.

（任兴华　乔海燕）

第三十九章　常用急救技术

第一节　心肺复苏术

【目的】

通过徒手操作对心搏骤停者实施基础生命支持，重建自主循环、呼吸和意识，以保证重要脏器的血液和氧气供应，为随后进行的药物和仪器进一步生命支持争取时间。

【用物准备】

胸外按压板、简易呼吸器、氧气装置、手电筒、纱布。

【评估】

（1）周围环境是否安全。

（2）意识状态、口咽鼻有无分泌物，异物等。

（3）心跳、呼吸、胸部有无外伤。

（4）面色、瞳孔大小及反射情况。

【操作流程】（图 39-1）

【注意事项】

（1）按压部位要准确，压力要适当，过轻则无效，过重易造成损伤。

（2）避免在按压间隙倚靠在被抢救者胸部。

（3）每 2 分钟轮换一次按压员，如疲劳可提前轮换，轮换应在心脏按压吹气间隙进行，中断不得超过 10 秒。

（4）人工呼吸前需确保气道通畅，吹气时防止气体从口鼻逸出，吹气时间为 1 秒，应避免过度通气。

【操作考核评分标准】（表 39-1）

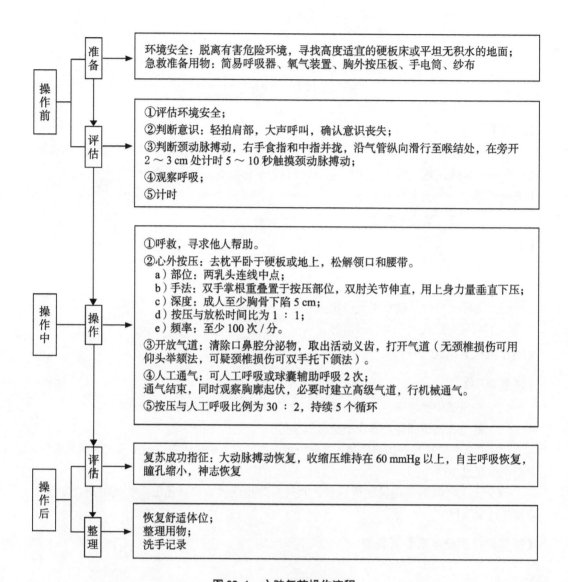

准备

环境安全：脱离有害危险环境，寻找高度适宜的硬板床或平坦无积水的地面；急救准备用物：简易呼吸器、氧气装置、胸外按压板、手电筒、纱布

操作前

评估

①评估环境安全；
②判断意识：轻拍肩部，大声呼叫，确认意识丧失；
③判断颈动脉搏动，右手食指和中指并拢，沿气管纵向滑行至喉结处，在旁开2～3 cm处计时5～10秒触摸颈动脉搏动；
④观察呼吸；
⑤计时

操作

①呼救，寻求他人帮助。
②心外按压：去枕平卧于硬板或地上，松解领口和腰带。
　a）部位：两乳头连线中点；
　b）手法：双手掌根重叠置于按压部位，双肘关节伸直，用上身力量垂直下压；
　c）深度：成人至少胸骨下陷5 cm；
　d）按压与放松时间比为1：1；
　e）频率：至少100次/分。
③开放气道：清除口鼻腔分泌物，取出活动义齿，打开气道（无颈椎损伤可用仰头举颏法，可疑颈椎损伤可双手托下颌法）。
④人工通气：可人工呼吸或球囊辅助呼吸2次；
通气结束，同时观察胸廓起伏，必要时建立高级气道，行机械通气。
⑤按压与人工呼吸比例为30：2，持续5个循环

操作中

评估

复苏成功指征：大动脉搏动恢复，收缩压维持在60 mmHg以上，自主呼吸恢复，瞳孔缩小，神志恢复

操作后

整理

恢复舒适体位；
整理用物；
洗手记录

图39-1　心肺复苏操作流程

表 39-1　心肺复苏操作考核评分标准

项目		总分	技术操作要求	评分等级				得分	存在问题
				A	B	C	D		
仪表		5	仪表端庄，服装整洁	5	4	3	2		
评估		10	评估环境安全	3	2	1	0		
			判断意识、动脉搏动、呼吸方法正确	5	4	3	2		
			呼救，计时	2	1	0	0		
操作过程	胸外按压	40	操作者位置正确	5	4	3	2		
			立即松解衣领、腰带，背部垫按压板，复苏体位正确	5	4	3	2		
			定位方法、按压部位正确	5	4	3	2		
			按压方法正确（掌跟重叠，手臂与胸骨水平垂直）	5	4	3	2		
			按压深度适度（胸骨下陷至少 5 cm）	5	4	3	2		
			按压频率适度（至少 100 次 / 分）	5	4	3	2		
			按压有效	5	4	3	2		
			按压与放松比例适当（1：1）	5	4	3	2		
	开放气道	10	按需清理呼吸道	5	4	3	2		
			打开气道方法正确（举颏、抬颈、拉颌）	5	4	3	2		
	人工通气	25	一手将气道打开，一手捏鼻方法正确	5	4	3	2		
			人工呼吸前深吸气，张口呼吸方法正确（无漏气）	5	4	3	2		
			吹气有效（胸廓有起伏）	5	4	3	2		
			观察胸廓起伏方法正确	5	4	3	2		
			按压与人工呼吸比 30：2	5	4	3	2		
评价		10	动作迅速、准确、熟练、有爱伤意识	4	3	2	1		
			抢救及时，程序正确，操作规范	3	2	1	0		
			2 分钟内完成 5 个循环	3	2	1	0		
总分		100							

参考文献

1. 王一镗，陈彦．心肺脑复苏术操作训练规范．2 版．上海科学技术出版社，2019．

2. 美国心脏协会．心肺复苏和心血管急救指南．2020 版．

3. 李国宏．60 项护理技术操作流程（修改版）．南京：东南大学出版社，2015：204-212．

（乔海燕　任兴华）

第二节 心脏除颤术

【目的】

纠正室性、房性心律失常。

【用物准备】

除颤仪、导电糊、手消毒液、记录单、纱布、医疗垃圾桶。

【评估】

（1）意识状态，心律失常类型，身体状况。

（2）除颤仪性能及蓄电池充电情况。

【操作流程】（图 39-2）

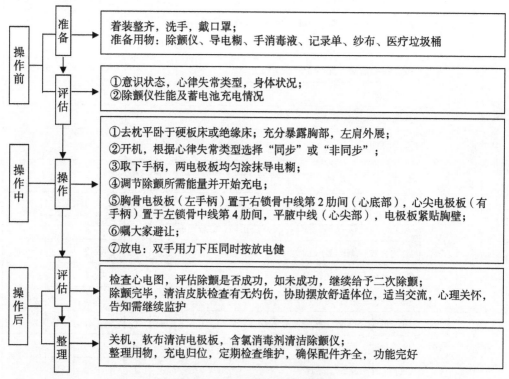

图 39-2 心脏除颤术操作流程

【注意事项】

（1）放电除颤时，注意与其他人、物绝缘，以免触电。

（2）一般除颤能量选择，单项波 360 J，双向波 150 ～ 200 J。

（3）除颤时电极板应紧贴皮肤并稍微加压，不能留有空隙，边缘不能翘起。

（4）安放电极处的皮肤应均匀涂导电糊，紧急时可使用盐水纱布或清水，禁用酒精。

（5）消瘦而肋间隙明显凹陷导致电极与皮肤接触不良者宜用盐水纱布，并可多用几层，改善皮肤和电极的接触。两个电极板之间要保持干燥，避免因导电糊或盐水相连造成短路。

（6）成人心搏骤停者尽早除颤，再行心肺复苏，从心室颤动到给予电击时间不应超过 3 分钟，并且应在等待除颤器就绪时进行心肺复苏。

（7）不建议使用 2 台除颤器同时进行除颤。

（8）对于能明确区分 QRS 和 T 波的室速，应进行同步电复律；无法区分者，采用非同步电复律。

（9）对于有植入式起搏器的患者，应避免将心律转复除颤器的电极片或电极板放在植入装置上，应将电极片放在距离装置至少 8 cm 以外的位置，可选择前、后位置除颤。

【操作考核评分标准】（表 39-2）

表 39-2　心脏除颤术操作考核评分标准

项目	分值	操作技术要求	评分等级				得分	存在问题
			A	B	C	D		
仪表	5	仪表端庄，着装整洁	5	4	3	2		
操作前	10	洗手，戴口罩	3	2	1	0		
		备齐用物	3	2	1	0		
		评估到位	4	3	2	1		
操作中	60	协助取合适体位	10	8	6	4		
		开机选择合适的除颤方式	10	8	6	4		
		导电糊涂抹均匀	10	8	6	4		
		调节能量，充电	10	8	6	4		
		除颤电极板位置正确	10	8	6	4		
		双手同时按压放电键放电，力度合适	10	8	6	4		
操作后	15	评估，检查，适当交流，心理关怀	5	4	3	2		
		整理床单位及用物	5	4	3	2		
		除颤仪擦拭、充电备用	5	4	3	2		
评价	10	操作准确、熟练	5	4	3	2		
		急救意识、爱伤观念强	5	4	3	2		
总分	100							

参考文献

1. 吴欣娟、张晓静 . 实用临床护理操作手册 . 北京：中国协和医科大学，2018：344-345.
2. 美国心脏协会 . 心肺复苏和心血管急救指南 . 2020 版 .
3. 李国宏 . 60 项护理操作技术图解与评分标准（修订版）. 南京：东南大学出版社，2015：229-331.

（乔海燕　任兴华）

第三节 气管插管术

【目的】

保持呼吸道通畅，清除气管内分泌物或异物，防止异物进入呼吸道，进行有效的人工或机械通气，改善缺氧和二氧化碳潴留。

【用物准备】

气管导管、导丝、可视喉镜一套、10 mL 注射器、牙垫、石蜡油棉签、无菌手套、听诊器、简易呼吸器、面罩、备用气管导管、胶布、压舌板。

【评估】

（1）全身情况：年龄、目前病情、神志和意识情况。

（2）局部情况：检查有无松动龋齿，义齿应摘下，清除口鼻内分泌物、血液或胃反流物。

（3）检查张口度，在 2 cm 以下者不能经口插管，应改为其他途径。

（4）检查颈部活动度，活动受限者，插管有困难。

【操作流程】（图 39-3）

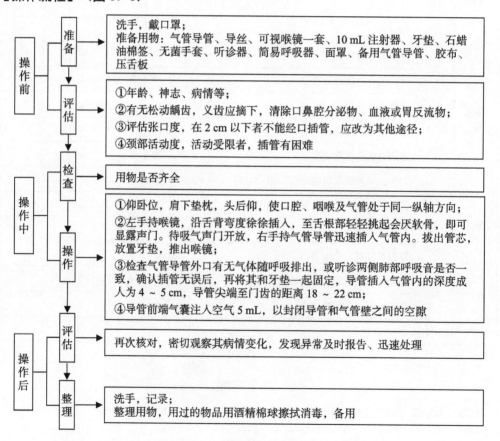

图 39-3　气管插管术操作流程

【注意事项】

（1）插管操作中必须轻柔，以免损伤牙齿。待声门开启时再插入导管，避免导管与声门相顶，以保护声门、后部黏膜，减少喉头水肿的发生。

（2）防止牙齿脱落误吸。术前应检查有无义齿和已松动的牙齿，将其去除或摘掉，以免在插管时损伤或不小心致其脱落、滑入气道，引起窒息而危及生命。

（3）防止气囊滑脱。如果气囊固定在导管上，一般不会滑脱；如果导管与气囊分开，则应选择与导管相匹配的气囊，并用丝线捆扎在导管上，防止其滑脱落入气道，造成严重的后果。

（4）检查导管的位置。一般气管插管后或机械通气后应常规行床边 X 线检查，以确定导管位置。

（5）防止插管意外。气管插管时，尤其是在挑起会厌时，由于迷走神经反射，有可能造成被插管者的呼吸、心搏骤停，特别是生命垂危或原有严重缺氧、心功能不全的人群更容易发生。因此插管前应向家属交代清楚，取得理解和配合。插管时应充分吸氧，并进行监测，备好急救药和器械。

【操作考核评分标准】（表 39-3）

表 39-3　气管插管术操作考核评分标准

项目	分值	操作技术要求	评分等级				得分	存在问题
			A	B	C	D		
仪表	3	仪表端庄，服装整洁	3	2	1	0		
操作前	11	洗手，戴口罩	3	2	1	0		
		备齐用物，放置有序	5	4	3	2		
		口述适应证、禁忌证	3	2	1	0		
操作中	60	摆放体位：仰卧位，抬颏推额法使其头后仰，打开口腔，使口、咽、喉三点成一直线	15	8	6	4		
		检查口腔：清除口腔内假牙及异物，头部充分后仰	10	8	6	4		
		暴露声门：左手持喉镜，右手将其上下齿分开，将喉镜叶片沿口腔右颊侧置入，将舌体推向左侧，即可见到悬雍垂，再继续深入，即可见到会厌，把喉镜向上提起，并挑起会厌充分暴露声门	15	12	10	8		
		直视下插入气管导管：右手持气管导管，对准声门，插入 3～5 cm，如有管芯，立即拔出，向导管气囊内注入空气 5～7 mL	10	8	6	4		
		确定导管在气管后，退出喉镜，放入牙垫，用胶布将气管导管与牙垫固定	10	8	6	4		

续表

项目	分值	操作技术要求	评分等级				得分	存在问题
			A	B	C	D		
操作后	10	插管结束后，摆好舒适体位	5	4	3	2		
		仪器消毒后备用	5	4	3	2		
评价	12	操作动作轻柔、熟练、手法正确，避免造成损伤	3	2	1	0		
		反复插管时，避免时间过长，中间要注意供氧	3	2	1	0		
		从开始插管至连接简易呼吸器第一次通气，必须在 20 秒以内完成	3	2	1	0		
		整个操作过程不超过 2 分 30 秒	3	2	1	0		
提问	4	操作注意事项	4	3	2	1		
总分	100							

参考文献

1. 胡雪慧，靳雁，张敏.临床护理技术操作规范.西安：第四军医大学出版社，2017：228.
2. 吴欣娟，张晓静.实用临床护理操作手册.北京：中国协和医科大学，2018：346-347.

（苏金桥　任兴华）

第四节 自动体外除颤

【目的】

自行分析诊断特定的心律失常，并给予电击除颤。常用于心源性猝死。

【用物准备】

自动体外除颤器（automated external defibrillator，AED）。

【评估】

（1）评估现场：当被保障对象突然倒地时，立即将其置于平地或硬板上呈平卧位，并确认现场及周边环境安全，避免二次伤害发生。

（2）判断意识：拍打双肩并呼喊，判断有无意识。

（3）判断生命特征：看胸部有无起伏，触摸颈动脉有无搏动，上述操作需要在 10 秒内完成。

（4）急救：若心搏骤停应立即行心肺复苏术，并快速取得自动体外除颤器。

【操作流程】（图 39-4）

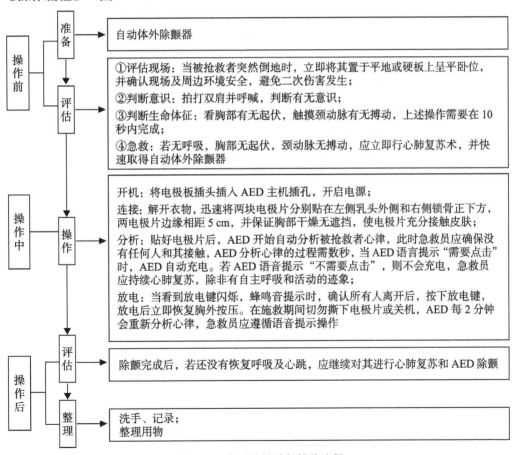

图 39-4 自动体外除颤操作流程

【注意事项】

（1）AED 主要针对失去反应、失去呼吸或仅有濒死喘息者，不应对其他出现胸闷、胸痛者使用，避免 AED 诊断失误或进行不必要的治疗。

（2）使用过程中注意胸部干燥、胸部皮肤无遮挡。如为溺水者，应擦干胸部，再贴电极片；胸毛较多者，需使用除颤器中携带的剃刀剃除毛发（紧急情况可忽略此操作）；女性应脱去内衣，再使用除颤器。

（3）可在雪地或潮湿地面使用，避免在水中时使用。

（4）若装有心脏起搏器，电极贴片距起搏器至少 2.5 cm。

【操作考核评分标准】（表 39-4）

表 39-4 自动体外除颤操作考核评分标准

项目	分值	操作技术要求	评分等级				得分	存在问题
			A	B	C	D		
仪表	5	仪表端庄，服装整洁	5	4	3	2		
操作前	20	备齐用物	5	4	3	2		
		评估现场安全	5	4	3	2		
		判断意识、生命指征	10	8	6	4		
操作中	40	AED 位置正确	5	4	3	2		
		电极板接头插入正确	5	4	3	2		
		正确开机	5	4	3	2		
		胸部干燥无遮挡	5	4	3	2		
		电极片位置正确	5	4	3	2		
		等待分析心律过程勿触碰	5	4	3	2		
		除颤前确认远离	5	4	3	2		
		正确放电	5	4	3	2		
操作后	10	评估到位	5	4	3	2		
		整理用物	5	4	3	2		
评价	15	操作过程熟练，动作一次到位	5	4	3	2		
		良好的人文关怀	10	8	6	4		
提问	10	操作注意事项	10	8	6	4		
总分	100							

参考文献

1. 窦英茹 . 现场急救知识与技术 . 北京：科学出版社，2018：15-16.
2. 吴欣娟，张晓静 . 实用临床护理操作手册 . 北京：中国协和医科大学，2018：42-44.

（李宗雪 任兴华）

第五节　呼吸机的使用

【目的】

（1）维持适当的通气量，使肺泡通气量满足机体需要。

（2）改善气体交换功能，维持有效气体交换。

（3）减少呼吸肌的做功。

（4）肺内雾化治疗。

（5）呼吸衰竭预防性治疗。

【用物准备】

（1）操作用物：手电筒、气囊测压表、一次性呼吸机管路、人工鼻或湿化罐（湿化罐需备灭菌注射用水）、模拟肺、弯盘、手消毒液。

（2）床边用物：呼吸机、听诊器、简易呼吸囊、吸引器、吸氧装置、氧源、压缩空气、电源。

【评估】

（1）评估生命体征（心率、心律、呼吸、血压、血氧饱和度）、意识、瞳孔变化。

（2）有无禁忌证。

（3）人工气道类型、型号、位置、固定是否牢固、气囊压力。

（4）自然、全面地解释目的及注意事项。

【操作流程】（图 39-5）

【注意事项】

（1）呼吸机使用相对禁忌证：①未引流的张力性气胸或气胸；②大咯血或严重误吸引起的窒息性呼吸衰竭；③伴肺大疱的呼吸衰竭；④严重心力衰竭继发性的呼吸衰竭。

（2）呼吸机电源插于 UPS 上，使用过程中，注意各管道和电源的连接情况，观察有无松动、漏气、脱落现象。

（3）严密观察生命体征变化并做好记录，严格无菌操作。

（4）呼吸机管路连接正确，开关呼吸机顺序正确。

（5）及时观察处理各种报警。

（6）异常报警及时通知医师，无法处理的报警应立即脱机，给予吸氧或人工辅助通气。

【操作考核评分标准】（表 39-5）

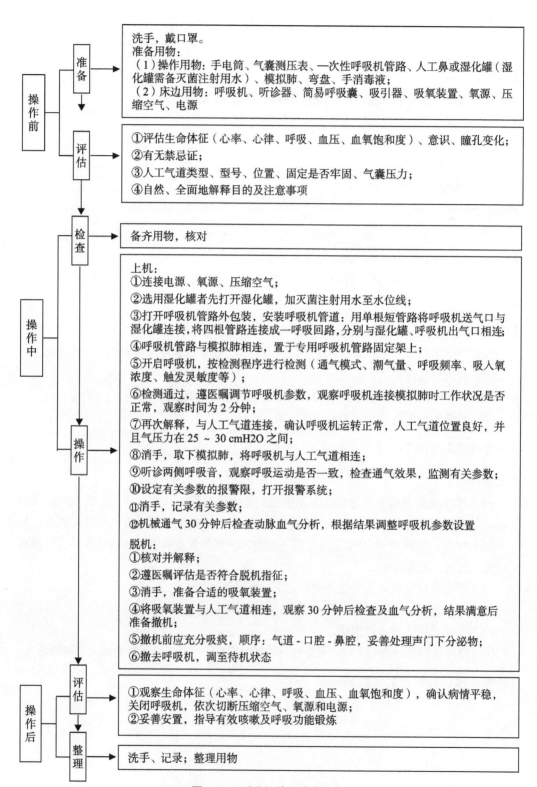

图 39-5 呼吸机使用操作流程

表 39-5　呼吸机使用操作考核评分标准

项目	分值	操作技术要求	评分等级				得分	存在问题
			A	B	C	D		
仪表	5	仪表端庄，服装整洁	5	4	3	2		
操作前	10	洗手，戴口罩	3	2	1	0		
		备齐用物，核对	4	3	2	1		
		解释，评估到位	3	2	1	0		
操作中	50	核对，沟通得体、到位	5	4	3	2		
		各管路连接正确	5	4	3	2		
		检测程序正确	5	4	3	2		
		与人工气道连接正确，并确认	5	4	3	2		
		听诊、检查、参数、报警设置正确	5	4	3	2		
		脱机指征评估正确	5	4	3	2		
		吸氧装置连接正确	5	4	3	2		
		吸痰顺序正确	5	4	3	2		
		观察、记录到位	5	4	3	2		
		遵守无菌原则	5	4	3	2		
操作后	15	评估到位，妥善安置	5	4	3	2		
		撤机顺序正确	5	4	3	2		
		整理用物，垃圾分类正确	5	4	3	2		
评价	10	遵守无菌原则，操作过程熟练，动作一次到位	5	4	3	2		
		良好的人文关怀	5	4	3	2		
提问	10	操作注意事项	10	8	6	4		
总分	100							

参考文献

1. 李国宏.60 项护理操作技术图解与评分标准（修订版）.南京：东南大学出版社，2015：221-225.
2. 胡雪慧，靳雁，张敏.临床护理技术操作规范.西安：第四军医大学出版社，2017：228.

（李宗雪　任兴华）

第六节　简易呼吸器的使用

【操作目的及意义】

维持人体有效的呼吸活动，保证机体足够的氧气供给，排出二氧化碳。

【评估】

（1）病情，意识状态，合作程度。

（2）有无自主呼吸、呼吸形态、呼吸道是否通畅。

（3）生命体征、脉氧饱和度。

（4）检查有无假牙或牙齿松动。

（5）有无禁忌证：如中等以上的活动性咯血、心肌梗死、大量胸腔积液等。

【用物准备】

简易人工呼吸器、氧气装置、氧气流量表、纱布、弯盘、20 mL 注射器。

【操作步骤】

1.护士

洗手、戴口罩。

2.操作过程

（1）测试简易人工呼吸器是否完好，备齐用物，携用物至床旁。

（2）评估意识、呼吸及颈动脉搏动情况。

（3）使被抢救者处于去枕平卧位，头偏向一侧，清除呼吸道分泌物，取出假牙，保护松动牙齿。

（4）充分开放气道，头颈部居正中，保持气道呈开放状态。

（5）简易呼吸器连接氧气装置，调节氧流量为 6～8 L/min 或 8～10 L/min。

（6）操作者立于头位，左手虎口完全且紧密扣压面罩于被抢救者口鼻部，采用"EC"手法防止漏气，同时用力上提下颌保持气道开放状态。

（7）右手有规律地挤压气囊，使球体下陷 1/2～2/3，将气体压入肺内，见胸廓抬起后松开球囊，挤压频率为 12～16 次/分。

（8）在挤压简易呼吸器气囊的同时，注意观察五项有效指征：单项呼吸活瓣活动正常，面罩内有雾气，被抢救者口唇、颜面、甲床发绀减轻，胸廓有规律起伏，脉氧饱和度上升。

（9）维持有效通气直至改用其他方式给氧。

【难点及重点】

1.如何保证气道始终处于开放状态

（1）仰头抬颌法：左手置于被抢救者的前额，掌根向后方用力，右手示指及中指置于下颌下方拇指置于下颌上方，同时向上向前用力，使气道开放。

（2）抬颌法：将头向后仰起，双手拇指、示指分别放于下颌角处同时向上抬起，使气道开放。

（3）仰头抬颈法：一手以小鱼际侧下压前额，另一手抬起颈部，使其头后仰，气道开放。

（4）在挤压气囊的过程中，操作者的左手应用力上提下颌，保持气道始终处于开放状态。

2. 如何保证有效通气

（1）保证气道始终处于开放状态。

（2）面罩紧扣于口鼻部。

（3）有规律的挤压球囊，挤压与放松时间比为 1 ∶ 2，每次送气量为 500 ～ 600 mL。

（4）球囊挤压频率为 12 ～ 16 次 / 分，机械通气按照呼吸机设定频率挤压球囊。

3. 如何正确地挤压球囊

单手挤压时，应捏住气囊中间部分，拇指和其他四指张开相对，用力均匀挤压球囊；双手挤压气囊时应两手捏住气囊中间部分，两拇指相对向内，四指并拢或略分开，两手用力均匀挤压气囊。待气囊重新膨胀后才能开始下一次挤压。对于有自主呼吸者应尽量在吸气时挤压球囊。

4. 如何判断通气有效

（1）单项呼吸活瓣活动正常。

（2）面罩内有雾气。

（3）口唇、颜面、甲床发绀减轻。

（4）胸廓有规律起伏。

（5）脉氧饱和度上升。

【注意事项】

（1）使用人工呼吸器应维持呼吸道通畅（如果进入气体阻力增大，应首先检查气道是否通畅），挤压气囊时压力不可过大，以气囊的 1/3 ～ 2/3 为宜（送气量为 500 ～ 600 mL），挤压频率宜恒定，以免损伤肺组织，造成呼吸中枢紊乱，影响呼吸功能的恢复。

（2）如被抢救者有自主呼吸，应按照呼吸动作加以辅助，以免影响其自主呼吸运动。

（3）对清醒者做好心理护理，解释应用简易人工呼吸器的目的及意义，缓解紧张情绪，使其主动配合，并在挤压气囊的同时指导其进行呼吸动作。

（4）选择合适的面罩，使面罩与口鼻部贴合紧密，防止漏气，如为充气式面罩即需冲入气量恰当，以便得到最佳使用效果。

（5）小儿应用简易人工呼吸器时应使用安全阀装置，自动提供压力调整，防止小儿肺损伤。

（6）自张型气囊放置时不宜挤压变形，以免影响其弹性。

（7）定时检查、测试、维修和保养简易人工呼吸器，使其处于备用状态、性能完好。

（8）复用型简易人工呼吸器使用完毕后须进行清洗和消毒。

【清洗和消毒】

（1）将简易人工呼吸器各配件依顺序拆开，置于 1 ∶ 1000 有效氯溶液中浸泡消毒 30 分钟。

（2）取出后用清水冲洗所有配件，去除残留的消毒剂。

（3）储氧袋只需清水擦拭消毒即可，禁用消毒剂浸泡。

（4）遇特殊感染者，可使用环氧乙烷熏蒸消毒。

【测试方法】

（1）气囊测试：取下单向呼吸活瓣和储氧袋，挤压球囊，将手松开，气囊应很快自动弹回原状，说明气囊弹性良好。将气囊进、出气口堵住，挤压气囊，如发觉气囊不易被压扁，说明气囊完好无漏气。

（2）进气阀测试：将出气口用手堵住，挤压气囊时，气囊不易被压扁。如气囊被压扁，请检查进气阀组装是否正确。

（3）储氧袋测试：取下面罩，接头处连接储氧袋，挤压气囊，单向呼吸活瓣张开，储氧袋膨胀。如储氧袋没有膨胀，请检查组装是否正确或储氧袋是否漏气。

【操作考核评分标准】（表 39-6）

表 39-6 简易呼吸器使用的操作考核评分标准

项目	总分	技术操作要求	评分等级				得分
			A	B	C	D	
评估	10	评估一般情况、病情、生命体征	5	3	1	0	
		评估口腔情况，有无禁忌证	5	3	1	0	
操作前	15	服装整洁、仪表端庄、戴口罩	5	3	1	0	
		备齐用物，测试物品完好性，洗手	5	3	1	0	
		环境整洁、舒适、安全	5	3	1	0	
操作中	60	协助取正确体位	5	3	1	0	
		清理呼吸道方法正确	5	3	1	0	
		开放气道方法正确	8	6	3	0	
		连接吸氧装置，调节氧流量正确	5	3	1	0	
		面罩固定于口鼻不漏气，保持气道开放状态	5	3	1	0	
		有节律的挤压气囊，挤压方法及频率正确	8	6	3	0	
		观察单项呼吸活瓣活动	4	3	2	0	
		观察面罩内雾气	4	3	2	0	
		观察口唇、颜面、甲床色泽	4	3	2	0	
		观察胸廓起伏	4	3	2	0	
		观察脉氧饱和度	4	3	2	0	
		整理床单位及用物，洗手，记录	4	3	2	0	

项目	总分	技术操作要求	评分等级				得分
			A	B	C	D	
评价	15	操作程度熟练，动作规范	5	3	1	0	
		操作过程中注意保护安全	5	3	1	0	
		操作过程中注意沟通	5	3	1	0	
总分	100						

参考文献

1. 皮红英，陈海花，田晓丽. 军队医院护士必读. 北京：人民卫生出版社，2013：190.

2. 皮红英，王玉玲. 专科护理技术评分规范与操作标准. 北京：人民军医出版社，2014：176-177.

3. 黄金，李乐之. 常用临床护理技术操作并发症的预防及处理. 北京：人民卫生出版社，2013：112.

4. 贾灵芝. 实用 ICU 护理手册. 北京：化学工业出版社，2012：180-181.

5. 孔祥萍. ICU 护士一本通. 2 版. 北京：化学工业出版社，2014：196-198

6. 杨一丹，喻姣，王燕娥. 心肺复苏中简易呼吸器使用常见技术错误分析及对策. 护理实践与研究，2010，7（7）：35-37.

7. 胡雪慧，靳雁，张敏. 临床护理技术操作规范. 西安：第四军医大学出版社，2017：228.

（林建梅　任兴华）

第六篇

第七节　海姆立克法

【目的】

解除气道异物阻塞。

【用物准备】

手电筒，手表，记录卡，手消毒剂。

【评估】

（1）周围环境是否安全。

（2）判断被抢救者意识状态，了解其能否说话和咳嗽。

（3）询问被抢救者，确定其是否被异物噎住，以能否发声来判断气道梗阻程度。

【操作流程】

1. 立位腹部快速冲击法（图 39-6）

操作者站在或跪在被抢救者身后，并将双手环绕在患者腹部。一手攥拳，将攥拳的拇指侧紧抵被抢救者腹部，位于脐上和胸骨下的腹中线上。另一只手握住攥拳的手，向上快速冲击其腹部。反复快速冲击，直至把异物从气道内排出，或被抢救者失去反应。每一次新的快速冲击都要快速有力，以便于解除梗阻。若被抢救者失去反应，应轻轻让其躺在地上，开始心肺复苏，首先进行胸外按压，不要检查脉搏。此法勿用于婴儿窒息。

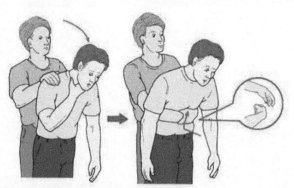

图 39-6　立位腹部快速冲击法

2. 仰卧位腹部冲击法（图 39-7）

平卧，抢救者面对被抢救者，骑跨在患者的髋部；一手置于另一手上，将下面一手的掌跟放在胸廓下脐上的腹部，用身体重量，快速冲击被抢救者的腹要点部，直至异物排出。检查口腔，如异物已经被冲出，迅速用手指从口腔一侧钩出。呼吸道异物取出后应及时检查呼吸心跳，如无，应立即行心肺复苏术。

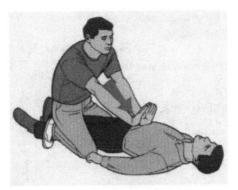

图 39-7　仰卧位腹部冲击法

3. 自救腹部冲击法（图 39-8）

一手握拳头，另一只手抓住该手，快速冲击腹部；或用圆角或椅背快速挤压腹部。在这种情况下，任何钝角物件都可以用来挤压腹部，使阻塞物排出。

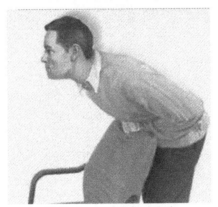

图 39-8　自救腹部冲击法

【注意事项】

（1）不要给被抢救者喂食任何东西，尤其是用水将异物顺下去的做法是错误的。

（2）如果被抢救者气道进入异物（被噎住了），但呼吸正常，应嘱其用力咳嗽，暂时不要干预，用力咳嗽是排出气道异物最有利的方法，在采取任何急救措施之前，先看看是否可以通过自己用力咳嗽自行将异物咳出。

（3）千万不要直接拍背，也不要用手直接去清除异物，那样只会让异物落的更深。

（4）过程中一旦发现患者意识丧失，应使其处于仰卧体位，马上开始心肺复苏。

（5）对于成人，任何钝角物件（自己的拳头、椅背等等）都可以用来快速挤压冲击腹部作为自救工具。避免在按压间隙倚靠胸部。

【操作考核评分标准】（表 39-7）

表 39-7　海姆立克法操作考核评分标准

项目		分值	操作技术要求	评分等级				得分	存在问题
				A	B	C	D		
操作准备		12	1.仪表端庄，服装整洁	4	3	2	1		
			2.用物：手电筒，手表，记录卡，手消毒剂	8	6	4	2		
评估		20	1.评估环境是否安全	5	3	2	1		
			2.判断被抢救者意识了解其能否说话和咳嗽。观察有无气道异物	5	4	3	2		
			3.此时可以询问"你被东西卡了吗？"，如点头表示"是的"，即立刻施行"海姆立克"手法抢救。如无法回答，则应观察以下 6 个征象：a.气体交换不良或无气体交换；b.微弱、无力的咳嗽或完全没有咳嗽；c.吸气时出现尖锐的噪音或完全没有噪音；d.呼吸困难；e.可能发绀；f.不能哭	10	8	6	4		
操作过程	立位腹部冲击法	25	立位腹部冲击法：抢救者站在被抢救者背后，用两手臂环绕其腰部。一手握空心拳，将拇指侧顶住被抢救者腹部正中线肚脐上方两横指处、剑突下方。用另一手抓住拳头、快速向内、向上挤压冲击其腹部，约每秒 1 次，直至异物排出或失去反应。若被抢救者非常肥胖致施者双手无法环抱腹部做挤压，则在胸骨下半段中央（CPR 按压部位）垂直向内做胸部按压，直到气道阻塞解除。检查口腔，如异物已经被冲出，迅速用手指从口腔一侧钩出。呼吸道异物取出后应及时检查呼吸心跳，如无，应立即行心肺复苏术。	25	20	10	5		
	仰卧位腹部冲击法	25	仰卧位腹部冲击法：平卧，抢救者面对被抢救者，骑跨在其髋部；一手置于另一手上，将下面一手的掌跟放在操作胸廓下脐上的腹部，用身体重量，快速冲击其腹部，直至异物排出。检查口腔，如异物已经被冲出，迅速用手指从口腔一侧钩出。呼吸道异物取出后应及时检查呼吸心跳，如无，应立即行心肺复苏术	25	20	10	5		
评价		18	①异物排出	4	3	2	1		
			②急救者手法娴熟，关键位点掌握好	4	3	2	1		
			③未发生不良后果和伤害	5	3	2	1		
			④海姆立克急救技术并发症知晓掌握	5	3	2	1		
总分		100							

参考文献

1. 美国心脏协会.基础生命支持课程.2020.

（张静瑜　邢俊华）

第八节　环甲膜穿刺术

【目的】

保健对象发生急性喉梗阻（如过敏、颈部创伤、喉炎、喉部肿瘤），危及生命但又无法有效建立人工气道或其他紧急气道时，可行环甲膜穿刺置管以解除呼吸道梗阻，挽救其生命。可为气管切开术赢得时间，是现场急救的重要组成部分。

【用物准备】

环甲膜穿刺针或通气的粗针头、无菌注射器、2% 利多卡因注射液、治疗药物、无菌手套、手消毒液、胶布或固定带。

【评估】

（1）保健对象咽喉部有无异物阻塞。

（2）保健对象的意识、呼吸形态、脉搏、血压等。

（3）穿刺部位及周围皮肤情况。

（4）会场环境、温度适宜，安全整洁。

【操作流程】（图 39-9）

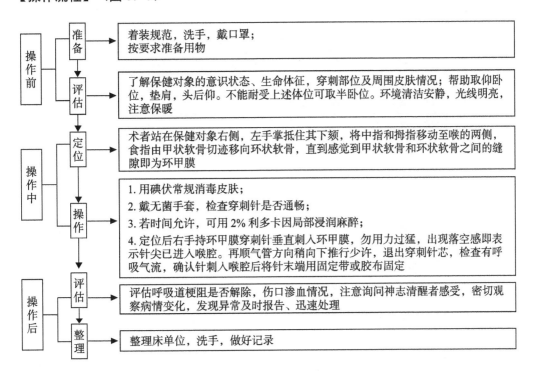

图 39-9　环甲膜穿刺术操作流程

【注意事项】

（1）穿刺时进针不要过深，避免损伤喉后壁黏膜。

（2）必须回抽有空气，确定针尖在喉腔内才能注射药物。

（3）该手术是一种急救措施，应争分夺秒，在尽可能短的时间内实施完成。留置时间一般不超过 24 小时。

（4）如遇血凝块或分泌物阻塞套管，可用注射器注入空气，或少许生理盐水冲洗，以保证其通畅。

（5）术后如保健对象咳出带血的分泌物，嘱其勿紧张，一般均在 12 天内即消失。

（6）若穿刺部位皮肤出血较多，应注意止血，以免血液反流入气管内。

（7）下呼吸道阻塞者勿用环甲膜穿刺。

【操作考核评分标准】（表 39-8）

表 39-8　环甲膜穿刺术操作考核评分标准

项目	分值	操作技术要求	评分等级				得分
			A	B	C	D	
仪表	5	仪表端庄，服装整洁	5	4	3	2	
操作前	10	洗手，戴口罩	3	2	1	0	
		备齐用物，检查无菌物品性状良好	4	3	2	1	
		评估意识、生命体征等	3	2	1	0	
操作中	50	床旁讲解操作目的、方法及配合方式	5	4	3	2	
		确认气道梗阻，给予正确体位	10	8	6	4	
		穿刺部位选择正确	10	8	6	4	
		常规消毒穿刺部位，戴无菌手套	10	8	6	4	
		进针手法正确	10	8	6	4	
		妥善固定	5	4	3	2	
操作后	15	协助取舒适卧位，清除血渍印迹	5	4	3	2	
		整理现场用物，给予心理安慰	5	4	3	2	
		分类整理使用后的医疗用物	5	4	3	2	
评价	10	穿刺部位定位准确、动作娴熟，全过程稳、准、快，符合操作原则	5	4	3	2	
		方法正确，气道梗阻解除	5	4	3	2	
提问	10	操作注意事项内容	10	8	6	4	
总分	100						

参考文献

1. 王辰，陈荣昌．呼吸支持技术．北京：人民卫生出版社，2018.

（张静瑜　邢俊华）

第九节　胃肠减压术

【目的】

（1）解除或缓解肠梗阻所致的症状。

（2）进行胃肠道手术的术前准备，以减少胃肠胀气。

（3）术后吸出胃肠内气体和胃内容物，减轻腹胀，减少缝线张力和伤口疼痛，促进伤口愈合，改善胃肠壁血液循环，促进消化功能的恢复。

（4）通过对胃肠减压吸出物的判断，可观察病情变化和协助诊断。

【用物准备】

治疗盘、治疗巾、一次性胃管、治疗碗、20 或 50 mL 注射器、一次性手套、液体石蜡、棉签、胶布、听诊器、胃肠减压器 1 套、镊子、纱布。

【评估】

（1）病情、生命体征、意识状态及合作程度、胃肠减压的目的。

（2）鼻腔情况，有无鼻中隔偏曲，鼻腔黏膜有无炎症、肿胀，有无息肉等。

（3）心理状态：有无焦虑、悲伤或忧郁反应，对胃肠减压的认识与合作程度。

（4）用物评估：胃管有无破损，是否通畅，粗细，软硬是否合适。

（5）环境评估：环境是否清洁、整齐。

（6）操作者评估：着装是否整洁，是否了解胃肠减压的原因。

【操作流程】 （图 39-10）

【注意事项】

（1）要经常检查减压器的工作情况，避免导管曲折、堵塞、漏气。

（2）应用电动胃肠减压器时，负压不要超过 6.67 kPa，否则易引起消化道黏膜出血或胃管头孔的堵塞。

（3）为防止管腔被胃内容物堵塞，应每 4 小时用生理盐水冲洗胃管 1 次。

（4）持续减压时，注意口腔卫生的护理。

（5）应及时倾倒出抽出液，每次倾倒前注意观察抽出液的性质、颜色和量并详细记录。

第六篇

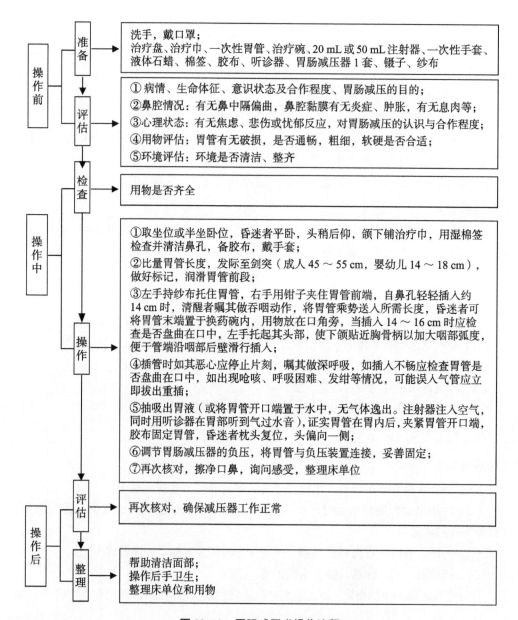

图 39-10　胃肠减压术操作流程

【操作考核评分标准】（表 39-9）

表 39-9　胃肠减压术操作考核评分标准

项目	分值	操作技术要求	评分等级					
			A	B	C	D		
仪表	5	仪表端庄，服装整洁	5	4	3	2		
操作前	10	洗手，戴口罩	3	2	1	0		
		备齐用物，放置合理	4	3	2	1		
		告知置管及减压目的方法，取得配合	3	2	1	0		
操作中	60	协助取正确体位，下颌铺治疗巾，选择并清洁鼻腔	10	8	6	4		
		插管长度正确，润滑正确	10	8	6	4		
		插入时动作轻柔，至咽喉部时嘱做吞咽动作，观察反应	10	8	6	4		
		检查胃管是否在胃内方法正确	10	8	6	4		
		胶布固定是否正确，纱布包裹开口端	10	8	6	4		
		减压器连接正确，妥善固定	10	8	6	4		
操作后	15	分类整理用物	5	4	3	2		
		协助取舒适体位	5	4	3	2		
		洗手、记录	5	4	3	2		
评价	5	核对正确，操作过程顺利	5	4	3	2		
提问	5	操作注意事项	5	4	3	2		
总分	100							

参考文献

1. 吴钟琪.临床医学"三基"训练护士分册.5 版.湖南：湖南科技出版社，2016：251-253.
2. 魏颖.胃肠减压的研究进展.医学信息，2014（25）：685.

（苏金桥　任兴华）

第四十章　其他常用技术

第一节　静脉血标本采集

【目的】

（1）为被采血者采集、留取静脉血标本。

（2）协助疾病诊断及治疗。

【用物准备】

治疗盘、采血针/注射器、止血带、治疗巾、采血管、碘伏棉签、输液贴、化验单。

【评估】

（1）姓名、神志、病情、合作程度等。

（2）评估被采血者局部皮肤组织及血管情况。

（3）室内环境、温度适宜，安全整洁。

【操作流程】（图40-1）

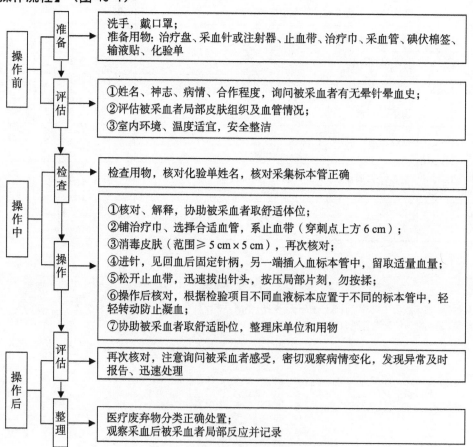

图 40-1　静脉血标本采集操作流程

【注意事项】

（1）根据检验项目准备标本容器，容器外必须粘贴标识。

（2）在采血过程中，应当避免震荡标本管，以免导致溶血。

（3）需要抗凝的血标本，应将血液与抗凝剂混匀。

（4）若被采血者正在进行输液或输血，不宜在同侧手臂采血。

（5）多项检测同时采集时应按下列顺序采血：血培养、抗凝管、促凝管。

（6）采血过程中发现异常立即通知医师。

【操作考核评分流程】（表 40-1）

表 40-1　静脉血标本采集操作考核评分标准流程

项目	分值	操作技术要求	评分等级 A	B	C	D	得分	存在问题
仪表	5	仪表端庄，服装整洁	5	4	3	2		
操作前	10	洗手，戴口罩，核对标本管	3	2	1	0		
		评估被采血者身体状况，血管情况	4	3	2	1		
		评估周围环境清洁，安静	3	2	1	0		
操作中	50	协助取舒适体位，沟通得体	10	8	6	4		
		选择合适静脉、消毒范围≥5 cm×5 cm	5	4	3	2		
		穿刺成功、见回血	5	4	3	2		
		标本管采集顺序正确	10	8	6	4		
		松开止血带、拔针迅速、局部按压	10	8	6	4		
		再次核对标本管，血量及标识正确	10	8	6	4		
操作后	15	正确处理医疗废物	5	4	3	2		
		协助穿好衣物，摆好舒适卧位	5	4	3	2		
		评估被采血者穿刺处情况	5	4	3	2		
评价	10	穿刺动作娴熟，标本管选择正确	5	4	3	2		
		操作中观察被采血者情况，如有异常立即通知医师	5	4	3	2		
提问	10	操作注意事项	10	8	6	4		
总分	100							

参考文献

1. 冯雁，杨顺秋，金丽芬 . 新编临床常用 50 项护理技术操作规程及评分标准 . 北京：军事医学科学出版社，2012：32-34.

（董菁　任兴华）

第二节　动脉血标本采集

【目的】

（1）采集动脉血进行血气分析，判断氧合情况，判断机体有无缺氧和二氧化碳潴留，帮助诊断呼吸衰竭并指导治疗。

（2）为呼吸功能不全和酸碱失调的诊断与治疗提供依据。

（3）根据血气分析结果，指导医师调整呼吸机参数和决定是否撤离呼吸机。

（4）心肺复苏后的继续监测。

（5）各种创伤、手术、疾病所导致的呼吸功能障碍的监测。

【用物准备】

（1）治疗车上层：治疗盘、治疗巾、消毒液、2 mL 或 5 mL 一次性注射器或一次性动脉血气针、肝素适量、棉签或无菌纱布、小沙袋、化验申请单、手消毒液。

（2）治疗车下层：生活垃圾桶、医用垃圾桶、锐器回收盒。

【评估】

（1）病情、治疗情况、意识状态及肢体活动能力。

（2）对动脉血标本采集的认识和合作程度。

（3）穿刺部位的皮肤及血管状况。

（4）用氧或呼吸机使用情况。

（5）自然、全面地解释目的及注意事项。

【操作流程】（图 40-2）

【注意事项】

（1）严格执行无菌操作技术，预防感染。

（2）桡动脉穿刺点为前臂掌侧腕关节上 2 cm、动脉搏动明显处；股动脉穿刺点在腹股沟股动脉搏动明显处。穿刺时，取仰卧位，下肢伸直略外展外旋，以充分暴露穿刺部位。

（3）若饮热水、洗澡、运动，需休息 30 分钟后再取血，避免影响检查结果。

（4）拔针后，应当压迫穿刺部位止血至不出血为止。禁忌环揉，以免出血或出现血肿。

（5）血气分析标本必须与空气隔绝，立即送检。

（6）有出血倾向者慎用动脉穿刺法采集动脉血标本。

【操作考核评分标准】（表 40-2）

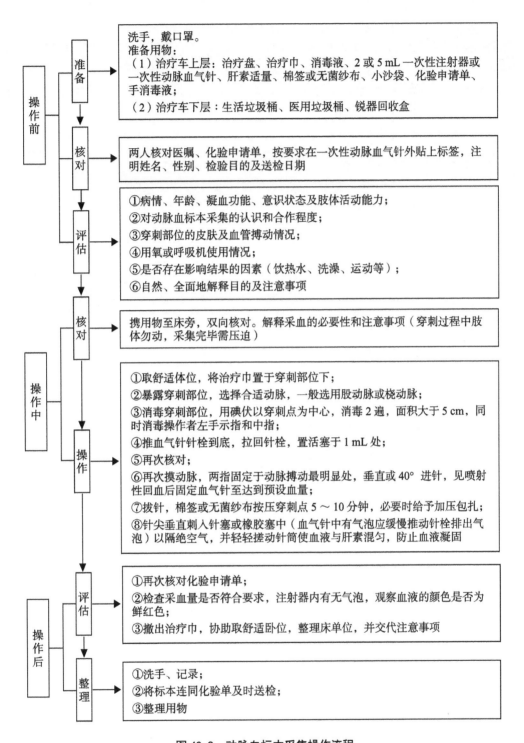

图 40-2　动脉血标本采集操作流程

表 40-2 动脉血标本采集操作考核评分标准

项目	分值	操作技术要求	评分等级				得分	存在问题
			A	B	C	D		
仪表	5	仪表端庄，服装整洁	5	4	3	2		
操作前	10	洗手，戴口罩	3	2	1	0		
		备齐用物，双人核对	4	3	2	1		
		向被采集者解释，评估到位	3	2	1	0		
操作中	50	双向核对，沟通得体到位	5	4	3	2		
		协助取舒适体位，暴露穿刺部位，垫治疗巾，选择合适动脉	5	4	3	2		
		消毒穿刺部位范围不小于 5 cm×5 cm	5	4	3	2		
		消毒术者手指	5	4	3	2		
		推拉血气针针栓，活塞位置正确	5	4	3	2		
		再次核对	5	4	3	2		
		穿刺手法、角度正确	5	4	3	2		
		穿刺成功，采血量正确	5	4	3	2		
		隔绝空气，搓动针筒手法正确	5	4	3	2		
		按压部位、手法、时间正确	5	4	3	2		
操作后	15	再次核对，及时送检	5	4	3	2		
		摆好舒适卧位	5	4	3	2		
		整理用物，垃圾分类正确	5	4	3	2		
评价	10	遵守无菌原则，操作过程熟练，动作一次到位	5	4	3	2		
		良好的人文关怀	5	4	3	2		
提问	10	操作注意事项	10	8	6	4		
总分	100							

参考文献

1. 李国宏 . 60 项护理操作技术图解与评分标准（修订版）. 南京：东南大学出版社，2015：190-193.

2. 李小寒，尚少梅 . 基础护理学 . 6 版 . 北京：人民卫生出版社，2017:455-457.

3. 张素 . 呼吸科护士规范操作指南 . 北京：中国医药科技出版社，2016：1-8.

（李宗雪　任兴华）

第三节　咽拭子标本采集

【目的】

通过采集咽部或鼻咽部分泌物做细菌培养或病毒分类，协助临床诊断。

【用物准备】

手消液、无菌干棉签、无菌罐内备生理盐水、手电筒、纸巾、压舌板、登记表、生物安全转运罐、生物安全转运箱、75% 酒精喷壶、医疗垃圾桶。

采集物品包：试剂采集管、条形码、密封袋、聚酯纤维拭子。

个人防护设备（PPE）：N95 口罩、外科口罩、手套、帽子、鞋套、防护服、护目镜、面屏、防渗透的隔离衣。

【评估】

（1）姓名、意识、生命体征、合作程度等。

（2）被检测部位黏膜是否完好，有无出血，感染溃疡。

（3）检测环境是否符合防控要求，独立空间，通风良好，有明确区分的清洁区、污染区，配备有手卫生设施或装置，有清晰的指引标识。

（4）检测者有独立的等候区域，人员能实行单向流动，设置有 1 米线，严控人员密度。

【操作流程】（图 40-3）

【注意事项】

（1）采集前后，测试者应戴好口罩，保持安全距离。

（2）测试者采集过程中尽量不做呼气动作。

（3）采集过程中，拭子不得触及无菌拭子采样管管口及其他部位，避免标本被污染而影响检验结果。

（4）避免在进食后 2 小时内采集，以免刺激咽部引起呕吐等不适，动作轻稳、敏捷，拭子不要触及其他部位以免影响检测结果。

（5）采样管应直立于专用密封运转箱内，避免泼洒，采集后及时送检。

（6）做细菌培养时，须在溃疡面采集，并且最好在使用抗菌药物前采集。

【操作考核评分标准】（表 40-3）

第六篇

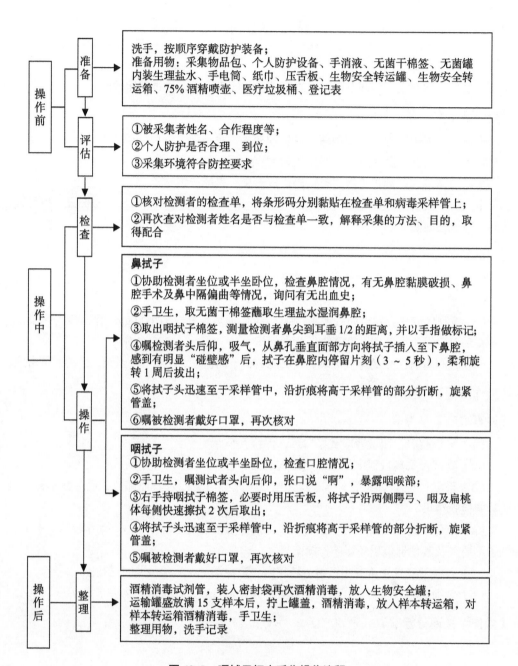

图 40-3 咽拭子标本采集操作流程

表 40-3　咽拭子标本采集操作考核评分标准

项目	分值	操作技术要求	评分等级				得分	存在问题
			A	B	C	D		
仪表	5	严格二级或以上防护装备	5	4	3	2		
操作前	10	环境评估：符合防控要求	3	2	1	0		
		病情评估：询问检测者既往病情，采集部位有无异样	4	3	2	1		
		备齐用物并检查	3	2	1	0		
操作中	55	核对检测者信息，解释操作方法及目的，采集时间及配合要点，沟通得体	5	4	3	2		
		协助检测者取合适体位，评估采集部位情况	5	4	3	2		
		再次核对	5	4	3	2		
		按采集部位要点进行采集	10	8	6	4		
		检测完毕，嘱被检测者戴口罩	5	4	3	2		
		采集完毕将拭子快速放入试剂盒，	5	4	3	2		
		手不可触及试管口及试管盖子内侧，避免污染	5	4	3	2		
		再次核对	5	4	3	2		
		将试管放入密封袋，酒精消毒	5	4	3	2		
		放试管的密封袋直立放入试管储存罐	5	4	3	2		
操作后	15	整理用物，废弃物分类处置正确	5	4	3	2		
		按要求标本及时送检	5	4	3	2		
		洗手、记录、签字	5	4	3	2		
评价	10	动作娴熟、轻柔、准确，无不适	5	4	3	2		
		沟通有效，体现人文关怀	5	4	3	2		
总分	100							

参考文献

1. 中华医学检验医学分会 .2019 新型冠状病毒核酸检测专家共识 . 中华医学杂志，2020，100（13）：968-973.
2. 中华预防医学会医院感染控制分会 . 临床微生物标本规范化采集和送检中国专家共识 . 中华医院感染学杂志，2018，28（20）：3192-3199.
3. 李国宏 .60 项护理技术操作流程（修改版）. 南京：东南大学出版社，2015：201-203.

（乔海燕　苏金桥）

第四节 氧气疗法

【目的】

（1）提高血氧含量及动脉血氧饱和度。

（2）纠正机体缺氧。

【用物准备】

氧气装置、灭菌水、一次性吸氧管、棉签、胶布、标签、记录单。

【评估】

（1）姓名、神志、病情、合作程度等。

（2）吸氧者的缺氧程度，鼻黏膜有无损伤。

（3）室内环境、温度适宜，安全整洁。

【操作流程】（图40-4）

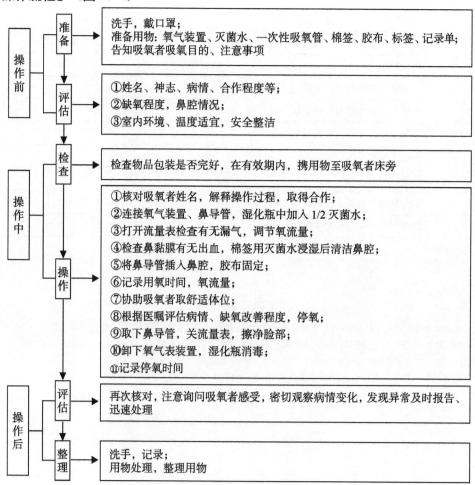

图40-4 氧气疗法操作流程

【注意事项】

（1）使用氧气瓶吸氧时用物需加扳手，余同中心供氧吸氧法。氧气筒放置于阴凉处，防火、防油、防热、防震。筒内氧气至少保留 5 kg/cm² 压强，氧气筒应悬挂"空""满"的标志。

（2）氧流量换算公式：吸氧浓度（%）= 21 + 4× 氧流量（L/ 分钟）。

（3）持续吸氧者，每日清洁或更换鼻导管 2 次。

（4）使用氧气时，应先调节流量后应用，停用时应先拔出鼻导管再关闭氧气开关。

（5）随时观察各连接管是否脱离。

（6）用氧过程中评估吸氧者生命体征、判断用氧效果。

（7）吸氧过程中发现异常立即通知医师。

【操作考核评分标准】（表 40-4）

表 40-4 氧气疗法操作考核评分标准

项目	分值	操作技术要求	评分等级				得分	存在问题
			A	B	C	D		
仪表	5	仪表端庄，服装整洁	5	4	3	2		
操作前	10	洗手，戴口罩	3	2	1	0		
		备齐用物，检查用物	4	3	2	1		
		向吸氧者解释，评估到位	3	2	1	0		
操作中	55	协助取舒适体位，沟通得体	5	4	3	2		
		打开流量表，检查有无漏气，调节氧流量	10	8	6	4		
		用棉签蘸灭菌水清洁鼻腔	5	4	3	2		
		将鼻导管插入鼻腔，胶布固定	5	4	3	2		
		记录吸氧时间，氧流量	5	4	3	2		
		根据医嘱评估病情、缺氧程度改善	10	8	6	4		
		停氧时取下鼻导管，关流量表，擦净面部	5	4	3	2		
		卸下氧气装置，湿化瓶消毒	5	4	3	2		
		记录停氧时间	5	4	3	2		
操作后	10	协助吸氧者摆好舒适卧位	5	4	3	2		
		用物处理恰当	5	4	3	2		
评价	10	氧流量表安装准确、动作娴熟	5	4	3	2		
		操作中观察吸氧者用氧情况，如有异常立即通知医师	5	4	3	2		
提问	10	操作注意事项	10	8	6	4		
总分	100							

第六篇

参考文献

1. 冯雁，杨顺秋，金丽芬. 新编临床常用 50 项护理技术操作规程及评分标准. 北京：军事医学科学出版社，2012：64-66.
2. 张素. 呼吸科护士规范操作指南. 北京：中国医药科技出版社，2016：96-102.

（董菁　任兴华）

第五节　静脉输液

【目的】

（1）补充水分及电解质，纠正水、电解质和酸碱失衡。

（2）补充营养，供给热量。

（3）输入药物，治疗疾病。

（4）增加循环血量，改善微循环，维持血压。

（5）输入脱水药，降低颅内压，利尿消肿。

【用物准备】

（1）治疗车上层：治疗本、加药单、输液卡、药液、砂轮、注射器、输液器、网套、治疗盘、治疗巾、止血带、棉签、消毒液、输液贴、贴膜、弯盘。

（2）治疗车下层：生活垃圾桶、医用垃圾桶、锐器回收盒。

【评估】

（1）病情、治疗情况、意识状态及肢体活动能力。

（2）对静脉输液的认识和合作程度。

（3）穿刺部位的皮肤及血管状况。

（4）自然、全面地解释目的及注意事项。

（5）协助排尿。

（6）准备输液架。

【操作流程】（图 40-5）

【注意事项】

（1）严格执行无菌操作及查对制度，预防感染及差错事故的发生。

（2）选择静脉时，避开静脉瓣、关节，对需长期输液者，要注意保护和合理使用静脉，一般从远端开始穿刺（抢救时可例外）。

（3）对小儿、昏迷或不合作者，输液时穿刺处应加强固定。

（4）注意药物的配伍禁忌，对于刺激性或特殊药物，应在确认针头已刺入静脉内时再输入。

（5）输液前要排尽输液管及针头内的空气，药液滴尽前要及时更换液体或拔针，严防造成空气栓塞。

（6）根据病情需要合理安排输液顺序，并根据治疗原则，按急缓及药物半衰期等情况合理分配药物。

（7）要根据病情、年龄及药液性质调节滴速。对有心、肺、肾疾病，老年人，婴幼儿，以及输注高渗含钾或升压药液者，要适当减慢输液速度；对严重脱水、心肺功能良好者可适当加快输液速度。

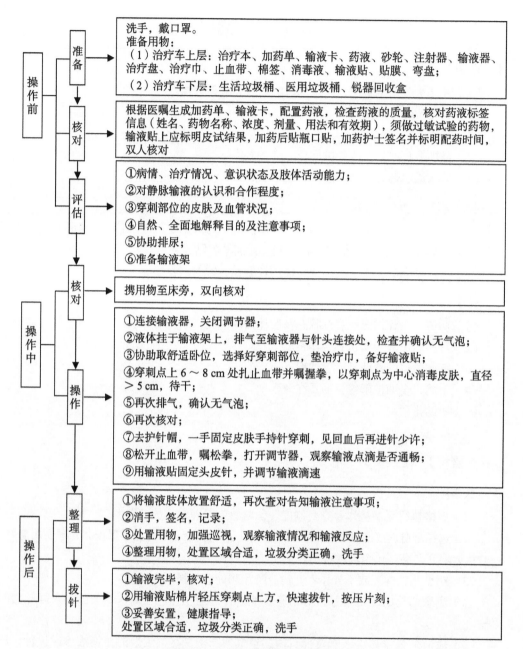

图 40-5 静脉输液操作流程

（8）输液过程中要加强巡视，注意观察：①滴入是否通畅，针头或输液管有无漏液，针头有无脱出、阻塞或移位，输液管有无扭曲、受压。②有无溶液外溢，注射局部有无肿胀或疼痛。有些药物如甘露醇、去甲肾上腺素等外溢后会引起局部组织坏死，如发现上述情况，应立即停止输液并通知医师予以处理。③密切观察有无输液反应，如出现心悸、畏寒、持续性咳嗽等情况，应立即减慢或停止输液，并通知医师，及时处理。

（9）每次观察巡视后，应做好记录。

【操作考核评分标准】（表 40-5）

表 40-5　静脉输液操作考核评分标准

项目	分值	操作技术要求	评分等级 A	B	C	D	得分	存在问题
仪表	5	仪表端庄，服装整洁	5	4	3	2		
操作前	10	洗手，戴口罩	3	2	1	0		
		备齐用物，双人核对	4	3	2	1		
		解释、评估到位，协助排尿	3	2	1	0		
操作中	50	双向核对，沟通得体到位	5	4	3	2		
		连接输液器正确，无污染	5	4	3	2		
		协助取舒适体位，暴露穿刺部位，垫治疗巾，选择合适静脉	5	4	3	2		
		扎止血带位置、正确	5	4	3	2		
		消毒方法、范围	5	4	3	2		
		两次排气方法正确	5	4	3	2		
		再次核对	3	2	1	0		
		穿刺手法、角度正确，一针见血	8	7	6	5		
		穿刺后及时"三松"（止血带、拳、调节器）	4	3	2	1		
		正确固定针头，合理调节滴速	5	4	3	2		
操作后	15	再次核对，及时送检	5	4	3	2		
		摆好舒适卧位，整理床单位	5	4	3	2		
		整理用物，垃圾分类正确	5	4	3	2		
评价	10	遵守无菌原则，操作过程熟练	5	4	3	2		
		良好的人文关怀	5	4	3	2		
提问	10	操作注意事项 输液反应	10	8	6	4		
总分	100							

第六篇

参考文献

1. 李国宏 . 60 项护理操作技术图解与评分标准（修订版）. 南京：东南大学出版，2015：44-47.

2. 李小寒，尚少梅 . 基础护理学 . 北京：人民卫生出版社，2015：376-382.

（李宗雪　任兴华）

第六节　搬运技术

【目的】

运送不能下床或行走障碍的人员，协助完成各种检查、治疗、手术或转运。

【用物准备】

平车、毛毯或棉被，如为骨折，应有木板垫于平车上，并将骨折部位固定稳妥；如为颈椎、腰椎骨折或病情较重，应备有帆布中单或布中单。

【评估】

被搬运者体重、意识状态、病情与躯体活动能力。被搬运者损伤的部位和理解合作程度。

【操作流程】（图40-6）

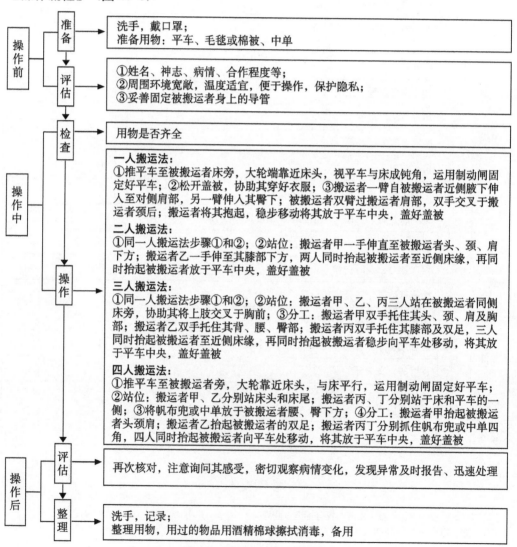

操作前	准备	洗手，戴口罩； 准备用物：平车、毛毯或棉被、中单
	评估	①姓名、神志、病情、合作程度等； ②周围环境宽敞，温度适宜，便于操作，保护隐私； ③妥善固定被搬运者身上的导管
操作中	检查	用物是否齐全
	操作	**一人搬运法：** ①推平车至被搬运者床旁，大轮端靠近床头，视平车与床成钝角，运用制动闸固定好平车；②松开盖被，协助其穿好衣服；③搬运者一臂自被搬运者近侧腋下伸入至对侧肩部，另一臂伸入其膝下；被搬运者双臂过搬运者肩部，双手交叉于搬运者颈后；搬运者将其抱起，稳步移动将其放于平车中央，盖好盖被 **二人搬运法：** ①同一人搬运法步骤①和②；②站位：搬运者甲一手伸直至被搬运者头、颈、肩下方；搬运者乙一手伸至其膝部下方，两人同时抬起被搬运者至近侧床缘，再同时抬起被搬运者放于平车中央，盖好盖被 **三人搬运法：** ①同一人搬运法步骤①和②；②站位：搬运者甲、乙、丙三人站在被搬运者同侧床旁，协助其将上肢交叉于胸前；③分工：搬运者甲双手托住其头、颈、肩及胸部；搬运者乙双手托住其背、腰、臀部；搬运者丙双手托住其膝部及双足，三人同时抬起被搬运者至近侧床缘，再同时抬起被搬运者稳步向平车处移动，将其放于平车中央，盖好盖被 **四人搬运法：** ①推平车至被搬运者旁，大轮靠近床头，与床平行，运用制动闸固定好平车；②站位：搬运者甲、乙分别站床头和床尾，搬运者丙、丁分别站于床和平车的一侧；③将帆布兜或中单放于被搬运者腰、臀下方；④分工：搬运者甲抬起被搬运者头部肩部；搬运者乙抬起被搬运者的双足；搬运者丙丁分别抓住帆布兜或中单四角，四人同时抬起被搬运者向平车处移动，将其放于平车中央，盖好盖被
操作后	评估	再次核对，注意询问其感受，密切观察病情变化，发现异常及时报告、迅速处理
	整理	洗手，记录； 整理用物，用过的物品用酒精棉球擦拭消毒，备用

图40-6　搬运技术操作流程

【注意事项】

（1）搬运时注意动作轻稳、准确，确保安全、舒适。

（2）搬运过程中，注意观察病情变化，避免造成损伤等并发症。

（3）保证被搬运者的持续性治疗不受影响。

【操作考核评分标准】（表 40-6）

表 40-6　搬运技术操作考核评分标准

项目	分值	操作技术要求	评分等级				得分	存在问题
			A	B	C	D		
仪表	3	仪表端庄，服装整洁	3	2	1	0		
操作前	45	洗手，戴口罩	5	4	3	2		
		备齐用物	5	4	3	2		
		核对医嘱、姓名，了解运送目的	5	4	3	2		
		评估被搬运者体重、伤情、沟通理解、合作能力及心理状态，周围环境	3	2	1	0		
		胸外伤及骨折、开放创伤的紧急处置和运送方法	3	2	1	0		
		搬运距离、合适的体位、搬运工具及方法	3	2	1	0		
		告知搬运目的、方法及可能出现的风险	3	2	1	0		
		教会被搬运者必要合作的方法（防跌倒）	3	2	1	0		
		检查轮椅、平车的性能及使用中的安全性	3	2	1	0		
		根据病情测量生命体征、吸痰、协助大小便	3	2	1	0		
		昏迷者取下活动假牙，痉挛者使用牙垫，防止舌咬伤	3	2	1	0		
		妥善固定被搬运者身上的管道（无脱落、受压、逆流）	3	2	1	0		
		松衣被，协助穿衣，注意保暖	3	2	1	0		
操作中	32	协助取舒适体位，沟通得体	5	4	3	2		
		运送工具适应证及辅助工具（约束带等）符合要求	5	4	3	2		
		床边置位合理（轮椅、担架、平车）	5	4	3	2		
		移送过程省力安全，符合流程要求	5	4	3	2		
		肢体的摆放功能、卧位的轮端取向符合要求	4	3	2	1		
		过程中严密观察生命体征（采取措施及时有效）	4	3	2	1		
		到达目的地，特殊情况处置交接明确	4	3	2	1		

续表

项目	分值	操作技术要求	评分等级				得分	存在问题
			A	B	C	D		
操作后	9	搬运者无不适	3	2	1	0		
		协助穿好衣物，摆好舒适卧位	3	2	1	0		
		仪器消毒后备用	3	2	1	0		
评价	6	测量位置准确、动作娴熟	3	2	1	0		
		操作中观察被搬运者情况，发现异常立即通知医师	3	2	1	0		
提问	5	操作注意事项	5	4	3	2		
总分	100							

参考文献

1. 李小寒，尚少梅.基础护理学.5版.北京：人民卫生出版社，2017：42-54.

2. 吴欣娟，张晓静.实用临床护理操作手册.北京：中国协和医科大学出版社，2018：17-19.

3. 贾彦彩，刘颖.70项护理操作技术图解与评分标准，北京：中国医药科技出版社，2017：70-71.

（苏金桥　任兴华）

第七节　导尿术（男性）

【目的】

（1）为尿潴留人员引流导出尿液，以减轻痛苦。

（2）协助临床诊断，如留取未受污染的尿标本作细菌培养，测量膀胱容量、压力及检查残余尿液，进行尿道或膀胱造影等。

（3）为膀胱肿瘤人员进行膀胱化疗。

【用物准备】

（1）治疗车：一次性导尿包、手消毒液、弯盘（单独）、一次性尿垫。

（2）根据环境情况酌情准备屏风。

【评估】

（1）病情、临床诊断、导尿的目的、意识状态、生命体征、合作程度、心理状况、生活自理能力。

（2）排尿情况、膀胱充盈程度及会阴部皮肤、黏膜的情况。

（3）环境温度适宜，安全整洁，注意保护隐私。

【操作流程】（图 40-7）

【注意事项】

（1）严格执行查对机制和无菌操作技术原则。

（2）在操作过程中注意保护隐私，并采取适当的保暖措施防止受凉。

（3）对膀胱高度膨胀且极度虚弱的人员，第一次排尿不得超过 1000 mL。大量放尿可使腹腔内压力急剧下降，血液大量滞留在腹腔内，导致血压下降而虚脱；另外膀胱内压突然降低，还可导致膀胱黏膜急剧充血，发生血尿。

（4）为避免损伤和导致泌尿系统的感染，必须掌握男性尿道的解剖特点。

【操作考核评分标准】（表 40-7）

第六篇

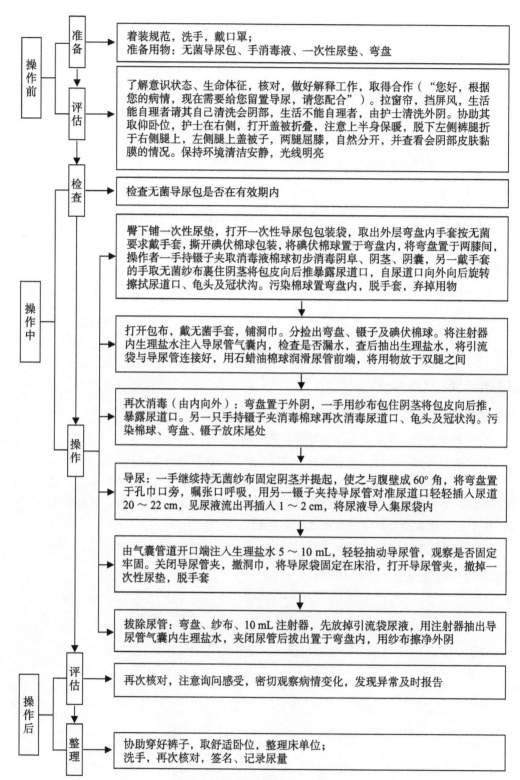

图 40-7 导尿术（男性）操作流程

表 40-7 导尿术（男性）操作考核评分标准

项目		总分	技术操作要求	评分等级				参考人员		
				A	B	C	D			
仪表		5	仪表端庄，服装整洁	5	4	3	2			
评估		10	了解病情、膀胱充盈度、会阴皮肤黏膜情况	4	3	2	1			
			了解被操作者自理、合作程度、耐受力及心理反应	3	2	1	0			
			解释导尿目的、方法及指导配合，语言规范，态度和蔼	3	2	1	0			
操作前准备		4	洗手，戴口罩	2	1	0	0			
			备齐用物、并按顺序放置	2	1	0	0			
操作过程	安全与舒适	10	环境安静、清洁（关门窗、围屏风）	2	1	0	0			
			核对医嘱，保护隐私，注意心理反应	4	3	2	1			
			体位正确、舒适、注意保暖	2	1	0	0			
			检查无菌物品	2	1	0	0			
	导尿	53	术者体位正确	2	1	0	0			
			核对后臀下垫一次性尿垫	1	0	0	0			
			打开导尿包不污染，放置合理	3	2	1	0			
			使用无菌钳和物品不污染	4	3	2	1			
			初步消毒阴茎方法正确	5	4	3	2			
			戴手套方法正确，不污染	4	3	2	1			
			铺孔巾，不污染	4	3	2	1			
			检查气囊尿管，连接引流袋正确	6	5	4	3			
			滑润导尿管不污染	4	3	2	1			
			提起阴茎与腹壁成 60° 角	4	3	2	1			
			消毒尿道口方法正确	4	3	2	1			
			插尿管方法正确	5	4	3	2			
			观察插管深度、尿液性质及引流情况方法正确	5	4	3	2			
			拔管方法正确并擦净外阴	2	1	0	0			
操作后		8	协助整理衣裤、床铺，取舒适卧位	4	3	2	1			
			用物处理恰当，洗手后执行签字	4	3	2	1			
评价		10	动作熟练、正确，无不适感	5	4	3	2			
			无菌区与非无菌区概念明确（如有严重污染为不及格，并终止操作）	5	4	3	2			
总分		100								

参考文献

1. 李小寒，尚少梅．基础护理学．北京：人民卫生出版社，2015.
2. 胡雪慧，靳雁，张敏．临床护理技术操作规范．西安：第四军医大学出版社，2017：228.

（柴玉倬 任兴华）

第八节 导尿术（女性）

【目的】

（1）为尿潴留人员引流导出尿液，以减轻痛苦。

（2）协助临床诊断，如留取未受污染的尿标本作细菌培养；测量膀胱容量、压力及检查残余尿液，进行尿道或膀胱造影等。

（3）为膀胱肿瘤人员进行膀胱化疗。

【用物准备】

（1）治疗车：一次性导尿包、手消毒液、弯盘（单独）、一次性尿垫。

（2）根据环境情况酌情准备屏风。

【评估】

（1）病情、临床诊断、导尿的目的、意识状态、生命体征、合作程度、心理状况、生活自理能力。

（2）排尿情况、膀胱充盈程度及会阴部皮肤、黏膜的情况。

（3）病室环境、温度适宜，安全整洁，注意保护隐私。

【操作流程】（图 40-8）

【注意事项】

（1）严格执行查对机制和无菌操作技术原则。

（2）操作过程中注意保护隐私，并采取适当的保暖措施防止受凉。

（3）膀胱高度膨胀且极度虚弱，第一次排尿不得超过 1000 mL。大量放尿可使腹腔内压力急剧下降，血液大量滞留在腹腔内，导致血压下降而虚脱；另外膀胱内压突然降低，还可导致膀胱黏膜急剧充血，发生血尿。

（4）老年女性尿道口回缩，插管时应仔细观察、辨认，避免误入阴道。

（5）为女性插尿管时，如果尿管误入阴道，应更换无菌导尿管，然后重新插管。

（6）为避免损伤和导致泌尿系统的感染，必须掌握女性尿道的解剖特点。

【操作考核评分标准】（表 40-8）

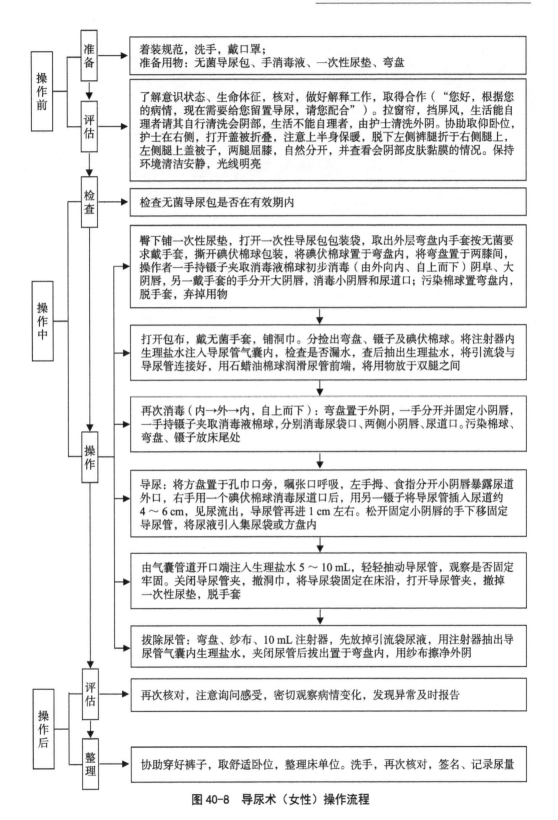

操作前	准备	着装规范，洗手，戴口罩； 准备用物：无菌导尿包、手消毒液、一次性尿垫、弯盘
	评估	了解意识状态、生命体征，核对，做好解释工作，取得合作（"您好，根据您的病情，现在需要给您留置导尿，请您配合"）。拉窗帘，挡屏风，生活能自理者请其自行清洗会阴部，生活不能自理者，由护士清洗外阴。协助取仰卧位，护士在右侧，打开盖被折叠，注意上半身保暖，脱下左侧裤腿折于右侧腿上，左侧腿上盖被子，两腿屈膝，自然分开，并查看会阴部皮肤黏膜的情况。保持环境清洁安静，光线明亮
操作中	检查	检查无菌导尿包是否在有效期内
	操作	臀下铺一次性尿垫，打开一次性导尿包包装袋，取出外层弯盘内手套按无菌要求戴手套，撕开碘伏棉球包装，将碘伏棉球置于弯盘内，将弯盘置于两膝间，操作者一手持镊子夹取消毒液棉球初步消毒（由外向内、自上而下）阴阜、大阴唇，另一戴手套的手分开大阴唇，消毒小阴唇和尿道口；污染棉球置弯盘内，脱手套，弃掉用物
		打开包布，戴无菌手套，铺洞巾。分捡出弯盘、镊子及碘伏棉球。将注射器内生理盐水注入导尿管气囊内，检查是否漏水，查后抽出生理盐水，将引流袋与导尿管连接好，用石蜡油棉球润滑尿管前端，将用物放于双腿之间
		再次消毒（内→外→内，自上而下）：弯盘置于外阴，一手分开并固定小阴唇，一手持镊子夹取消毒液棉球，分别消毒尿袋口、两侧小阴唇、尿道口。污染棉球、弯盘、镊子放床尾处
		导尿：将方盘置于孔巾口旁，嘱张口呼吸，左手拇、食指分开小阴唇暴露尿道外口，右手用一个碘伏棉球消毒尿道口后，用另一镊子将导尿管插入尿道约 4 ~ 6 cm，见尿流出，导尿管再进 1 cm 左右。松开固定小阴唇的手下移固定导尿管，将尿液引入集尿袋或方盘内
		由气囊管道开口端注入生理盐水 5 ~ 10 mL，轻轻抽动导尿管，观察是否固定牢固。关闭导尿管夹，撤洞巾，将导尿袋固定在床沿，打开导尿管夹，撤掉一次性尿垫，脱手套
		拔除尿管：弯盘、纱布、10 mL 注射器，先放掉引流袋尿液，用注射器抽出导尿管气囊内生理盐水，夹闭尿管后拔出置入弯盘内，用纱布擦净外阴
操作后	评估	再次核对，注意询问感受，密切观察病情变化，发现异常及时报告
	整理	协助穿好裤子，取舒适卧位，整理床单位。洗手，再次核对，签名、记录尿量

图 40-8　导尿术（女性）操作流程

第六篇

表 40-8 导尿术（女性）操作考核评分标准

项目		总分	技术操作要求	评分等级				参考人员			
				A	B	C	D				
仪表		5	仪表端庄，服装整洁，无长指甲	5	4	3	2				
评估		10	了解病情、膀胱充盈度、会阴部皮肤、黏膜情况	4	3	2	1				
			了解被操作者自理、合作程度、耐受力及心理反应	3	2	1	0				
			解释导尿目的、方法，语言规范，态度和蔼	3	2	1	0				
操作前准备		4	洗手、戴口罩	2	1	0	0				
			备齐用物、按顺序放置	2	1	0	0				
操作过程	安全与舒适	10	环境安静、清洁；（关门窗、围屏风）	2	1	0	0				
			核对规范，保护隐私，注意心理反应	4	3	2	1				
			体位舒适、注意保暖	4	3	2	1				
	导尿	53	操作者体位正确，符合力学原理	2	1	0	0				
			臀下铺一次性尿垫	1	0	0	0				
			打开导尿包不污染，放置合理	3	2	1	0				
			使用无菌钳，物品不污染	4	3	2	1				
			消毒会阴方法正确	5	4	3	2				
			戴无菌手套方法正确，不污染	4	3	2	1				
			铺孔巾方法正确，不污染	4	3	2	1				
			检查气囊尿管，连接引流袋正确	4	3	2	1				
			润滑导尿管不污染	6	5	4	3				
			消毒尿道口方法正确	5	4	3	2				
			插尿管方法正确	8	6	4	2				
			观察插管深度、尿液性质及引流情况	5	4	3	2				
			拔管方法正确并擦净外阴	2	1	0	0				
操作后		8	协助整理衣裤、床单位，恢复舒适卧位	3	2	1	0				
			用物处理恰当，洗手后记录并执行签字	3	2	1	0				
			再次核对	2	1	0	0				
评价		10	动作熟练、步骤正确，被导尿者无不适；	5	4	3	2				
			无菌区与非无菌区概念明确（如严重污染为不及格，立即停止操作）	5	4	3	2				
总分		100									

参考文献

1. 李小寒，尚少梅.基础护理学.北京：人民卫生出版社，2015.
2. 胡雪慧，靳雁，张敏.临床护理技术操作规范.西安：第四军医大学出版社，2017：228.

（柴玉倬 任兴华）

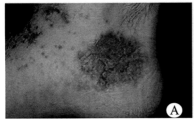 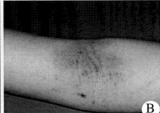

A：足部湿疹 B：肘窝湿疹。

彩插 1 急性湿疹典型皮损（见正文 300 页）

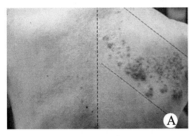 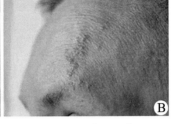

A：肩背部带状疱疹 B：额面部带状疱疹

彩插 2 带状疱疹典型皮损（见正文 304 页）

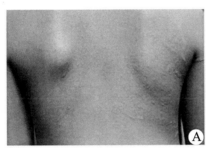 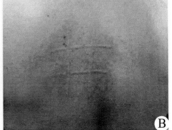

A：背部荨麻疹 B：背部荨麻疹，皮肤划痕症阳性

彩插 3 荨麻疹典型皮损（见正文 307 页）

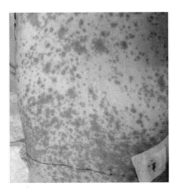 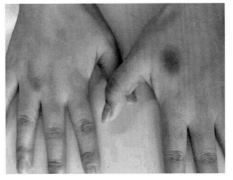

彩插 4 麻疹样药疹（见正文 310 页）　　彩插 5 固定型药疹（见正文 310 页）

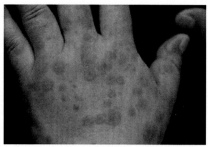 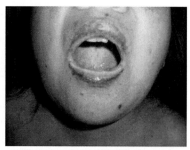

彩插6 多形红斑型药疹（见正文310页）　　彩插7 Stevens-Johnson综合征（见正文310页）

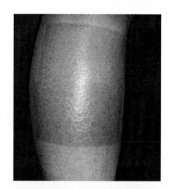

彩插8 接触性皮炎（见正文314页）

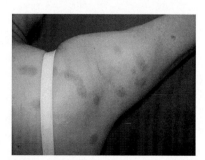

彩插9 虫咬皮炎（见正文317页）